ACETABULAR FRACTURES

DIAGNOSIS,INDICATIONS,TREATMENT STRATEGIES

髋臼骨折

——诊断、适应证与治疗策略

主　编　[德] Axel Gänsslen

　　　　[德] Michael Müller

　　　　[德] Michael Nerlich

　　　　[芬] Jan Lindahl

主　译　吴立生　朱仕文

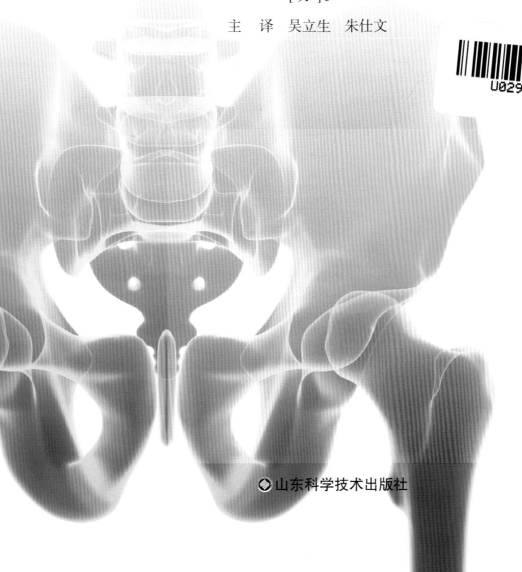

U0299079

山东科学技术出版社

图书在版编目（CIP）数据

髋臼骨折: 诊断、适应证与治疗策略 / (德) 阿克塞尔·甘斯伦 (Axel Gänsslen) 等主编; 吴立生, 朱仕文主译. — 济南 : 山东科学技术出版社, 2020.7
ISBN 978-7-5723-0214-5

Ⅰ. ①髋… Ⅱ. ①阿… ②吴… ③朱… Ⅲ. ①髋臼—骨折—诊疗 Ⅳ. ①R683.3

中国版本图书馆CIP数据核字（2020）第025891号

版权登记号：图字 15-2019-154

髋臼骨折——诊断、适应证与治疗策略
KUANJIU GUZHE—ZHENDUAN, SHIYINGZHENG YU ZHILIAO CELUE

责任编辑：崔丽君
装帧设计：李晨溪
部分图片提供：dreamstime

主管单位：山东出版传媒股份有限公司
出 版 者：山东科学技术出版社
　　　　　　地址：济南市市中区英雄山路 189 号
　　　　　　邮编：250002 电话：（0531）82098088
　　　　　　网址：www.lkj.com.cn
　　　　　　电子邮件：sdkj@sdcbcm.com
发 行 者：山东科学技术出版社
　　　　　　地址：济南市市中区英雄山路 189 号
　　　　　　邮编：250002 电话：（0531）82098071
印 刷 者：济南新先锋彩印有限公司
　　　　　　地址：济南市工业北路188-6号
　　　　　　邮编：250101 电话：（0531）88615699

规格：16开（210mm×285mm）
印张：27 字数：600 千 印数：1~2000
版次：2020 年 7 月第 1 版 2020 年 7 月第 1 次印刷
定价：260.00元

主　编

Axel Gänsslen, MD

Consultant Trauma and Orthopaedic Surgeon

Department of Trauma Surgery

Wolfsburg Hospital

Wolfsburg, Germany

Michael Müller, MD, PD

Chief

Department of Trauma and Reconstructive Surgery

Bayreuth Hospital

Bayreuth, Germany

Michael Nerlich, MD

Professor and Chief

Department of Trauma Surgery

University Hospital Regensburg

Regensburg, Germany

Jan Lindahl, MD, PhD

Professor and Chief

Pelvis and Lower Extremity Trauma Unit

Department of Orthopaedics and Traumatology

Helsinki University Central Hospital

Helsinki, Finland

编 者

Friedrich Anderhuber, MD
Professor and Director
Institute of Macroscopic and Clinical Anatomy
Medical University of Graz
Graz, Austria

Bore Bakota, MD, PhD, FICS
Brighton and Sussex University Hospital
NHS Trust
Brighton, United Kingdom

Florian Baumann, MD, PD
Department of Trauma Surgery
University Hospital Regensburg
Regensburg, Germany

Arne Berner, MD, PhD, PD
Division of Musculoskeletal Surgery
University Medicine Berlin, Charité
Berlin, Germany

Matej Cimerman, MD
Professor and Chairman
Department of Traumatology
University Medical Centre Ljubljana
Ljubljana, Slovenia

Hans-Gunther Clement, MD, PD
Department of Orthopedics and Traumatology
Medical University of Graz
Graz, Austria

Thomas Dienstknecht, MD, PD
Department of Orthopedics and Traumatology
St. Augustinus Hospital
Düren, Germany

Axel Gänsslen, MD
Consultant Trauma and Orthopaedic Surgeon
Department of Trauma Surgery
Wolfsburg Hospital
Wolfsburg, Germany

Stephan Grechenig, MD, PD
Department of Trauma Surgery
University Hospital Regensburg
Regensburg, Germany

Wolfgang Grechenig, MD
Professor
Department of Orthopedics and Traumatology
Medical University of Graz
Graz, Austria

Frank Hildebrand, MD, MHBA
Professor and Chief
Department of Orthopedic Trauma Surgery
University Hospital Aachen
Aachen, Germany

Gloria Hohenberger, MD
Department of Orthopedics and Traumatology
Medical University of Graz
Graz, Austria

Jan Lindahl, MD, PhD
Professor and Chief
Pelvis and Lower Extremity Trauma Unit
Department of Orthopaedics and Traumatology
Helsinki University Central Hospital
Helsinki, Finland

Veronika Matzi, MD
Department of Surgery
Country Hospital Hochsteiermark
Leoben, Austria

Michael Müller, MD, PD
Chief
Department of Trauma and Reconstructive Surgery
Bayreuth Hospital
Bayreuth, Germany

Michael Nerlich, MD
Professor and Chief

Department of Trauma Surgery
University Hospital Regensburg
Regensburg, Germany

Christian G. Pfeifer, MD, PD
Department of Trauma Surgery
University Hospital Regensburg
Regensburg, Germany

Daniel Popp, MD, PD
Department of Trauma Surgery
University Hospital Regensburg
Regensburg, Germany

Paul Schmitz, MD
Department of Trauma Surgery

University Hospital Regensburg
Regensburg, Germany

Mario Staresinic, MD, PhD
Assistant Professor
School of Medicine
University of Zagreb
University Hospital Merkur
Zagreb, Croatia

Norbert Peter Tesch, MD
Professor
Institute of Macroscopic and Clinical Anatomy
Medical University of Graz
Graz, Austria

主　译　吴立生　朱仕文

副主译　高万里　裴保安　朱　兵　曹振华

译　者（以姓氏笔画为序）

朱　兵　朱仕文　刘军利　杜国栋　李东方
李烨辰　吴立生　张存华　陈　明　陈芝印
贾庆运　柴纪伟　钱　坤　徐　亮　徐世杰
徐会涛　高万里　曹振华　裴保安

前　言

"没有解剖知识储备的外科医生就如同鼹鼠一样，在黑暗的土丘中徒手摸索。"

（Tiedemann）

"解剖离不开临床正如临床离不开解剖一样。"

（Platzer）

这些 Graz 解剖研究所入口处的标语深深地影响了作者，并使作者最终确定本书以实践为导向针对髋臼骨折进行介绍。

尽管 Emile Letournel 和 Robert Judet 的工作具有传奇意义，并在髋臼骨折的诊断和治疗方面制订了标准，但外科医生仍面临着巨大的挑战，因为髋关节解剖结构位于组织深处。

髋臼骨折的罕见性和骨折类型的多样性即使对经验丰富的外科医生也提出了较高的要求。髋关节与周围神经血管结构密切相关，对典型患者群体具有突出的生物力学意义（年轻患者群体要预防创伤性关节炎的发生；对老年患者要注意多种治疗方式的选择，包括关节重建、最佳假体及次选假体的使用），为了获得最佳的远期疗效，医生需要最大限度地掌握解剖学和外科知识。

Marvin Tile 曾称："髋臼骨折意味着患者下肢废用。"

因此，无论伴随何种外部和内部因素，任何髋臼骨折的首要治疗目标都是完成关节的解剖重建，以确保髋关节具有尽可能长的生存时间。

为此，借助适当评估参数下的影像学诊断来完成最佳适应证及骨折类型的选择，以及对不同复位和固定技术的深度理解是必要的。

在过去 20 年里，越来越多的骨盆内入路对标准入路进行了补充，如 Kocher-Langenbeck 入路和髂腹股沟入路。

经验表明，目前对各种骨折类型进行综合分析的做法很难预测个体的治疗结果。因此，本书的重点放在了各种骨折类型上，包括诊断、适应证、入路选择、复位和固定技术，以及以实践为导向对具体骨折类型可达到的长期结果进行描述。

此外，本书还对老年骨折、骨质疏松问题，以及当前知识水平下对诸如血栓栓塞、异位骨化等典型并发症的认识进行了详细介绍。书中还增加了具体的检查表和操作方法。

因此，本书旨在对深耕于髋臼骨折治疗领域的外科医生提供支持，并为初学者和经验丰富的创伤外科医生提供实用的方法。

Axel Gänsslen

Michael Müller

Michael Nerlich

Jan Lindahl

致　谢

首先要感谢 Graz 医科大学解剖研究所团队多年来的帮助，并对其杰出的解剖和外科专业知识表示敬佩。此外，要特别感谢我们的朋友 Friedrich Anderhuber、Peter Tesch 和 Andreas Weiglein。

研究所精彩的学术讨论及对解剖学基础知识的说教性介绍大大扩展了我们对这一领域的认知。

我们还要感谢 Wolfgang Grechenig。他孜孜不倦地以卓越的能力创造了本书的基础，并将其作为 Graz 骨盆课程内容的一部分。

特别感谢我们的欧洲朋友，尤其是 Matej Cimerman、Bore Bakota 和 Mario Staresinic 的支持，是他们让我们对髋臼骨折手术领域有了更多的了解。

很高兴认识大家并与你们一起工作。

Axel Gänsslen

Michael Müller

Michael Nerlich

Jan Lindahl

中文版序

髋臼骨折常继发于高能量损伤，髋臼骨折是关节内骨折，所以应遵循关节内骨折的治疗原则，即尽可能达到解剖复位、牢固固定及早期的关节功能锻炼。因髋臼形状不规则且周围组织结构复杂，其诊断和治疗对于大多数骨科医生来说仍然具有挑战性。髋臼骨折治疗的难点在于解剖复杂、手术暴露困难、骨折的粉碎程度严重以及复位和固定困难。

所以要做好髋臼骨折手术，需要经历很长的"学习曲线"，要掌握准确的骨折分型、正确的手术入路选择、熟练的复位固定技术以及指导患者术后锻炼和康复，这方面的专业书籍很少，而由 Axel Gänsslen、Michael Müller、Michael Nerlich、Jan Lindahl 共同主编的 *Acetabular Fractures-Diagnosis, Indications, Treatment Strategies* 一书为广大创伤骨科医生，特别是致力于髋臼骨折治疗的专科医生，提供了更加系统而全面的专业工具书。

本书旨在为骨科医生提供诊断和评估髋臼骨折的策略，适应个体化治疗的需求，采取解剖学引导下的恰当的复位和固定方法。本书图文并茂，基础部分从髋臼外科解剖、生物力学、影像学诊断、髋臼骨折分型、流行病学、治疗适应证及计划、手术入路等方面进行详细讲解。临床部分，按照 Letournel 分型对各类型髋臼骨折分别从骨折特点、影像学标准、病理生物力学、合并伤、髋关节稳定性、骨折生物力学、适应证、内固定技术、预后等方面结合最新临床数据加以系统分析阐述。此外，结合解剖学及影像学系统介绍了髋臼特殊螺钉的定位及操作技巧。最后，本书详细介绍了老年及儿童髋臼骨折的特点、分型、治疗、预后，以及异位骨化及血栓栓塞等并发症的发生、预防及预后问题。全书手术技术先进，内容翔实，编写质量上佳，参考价值高，尤其有助于年轻医生的参考与学习。

在吴立生、朱仕文教授及翻译团队全体成员的共同努力下、在山东科学技术出版社的大力支持下，该书中文版得以面世，对他们的辛勤付出表示感谢！也祝愿该书为国内创伤骨科事业的发展增砖添瓦。

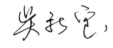

目 录

1 外科解剖

髋关节是一种典型的球窝活动关节，由半月形的髋臼及与其相匹配的股骨头构成。髋关节可以在3个平面进行旋转运动：围绕横轴的屈伸运动、围绕纵轴的内外旋转及围绕矢状轴的内收与外展。通常这种球形关节并不是完全匹配的，只有在完全负重时才能达到吻合[1]。

1.1 骨骼与韧带

Rouvièr认为，髋骨、半骨盆（图1.1）由两柱构成。柱的原理是理解Letournel髋臼骨折分型的基础[2,3]。两柱形成一个倒"Y"形结构，并在其连接处与髋臼整合在一起（图1.1）。

后柱包括坐骨和部分髂骨（图1.2）。后柱在生物力学上具有重要作用，它将身体的重量通过骶髂关节、髋关节的后部及后上部传导至股骨近端。因此，后柱的骨质厚而致密。在影像学中，髋臼缘是后柱的一部分，它与某些诊断评估相关[4]。后柱的后缘由坐骨大切迹、坐骨棘、坐骨小切迹及坐骨结节构成。后柱的内侧部分由部分坐骨体及四边体的后部构成。

前柱包括耻骨和部分髂骨（图1.3），起于髂嵴，穿过髋臼，止于闭孔前份的耻骨下支。前柱的内侧面是四边体面的前部，构成了闭孔的骨性边界。髂肌起源于髂窝，并同腰大肌一起共同形成位于股骨小转子间的中央"通道"。髂耻隆起形成髋臼前壁的外侧皮质（图1.4）。前柱的内侧边界大致与月状面前角的远端相对应，因此可作为外科手术的重要参考点。前柱整合了髋臼的前、上2个区域（图1.3）。

近一半的髋臼部分位于Letournel所描述的前柱和后柱之间。因此，3块骨盆骨的会合共同形

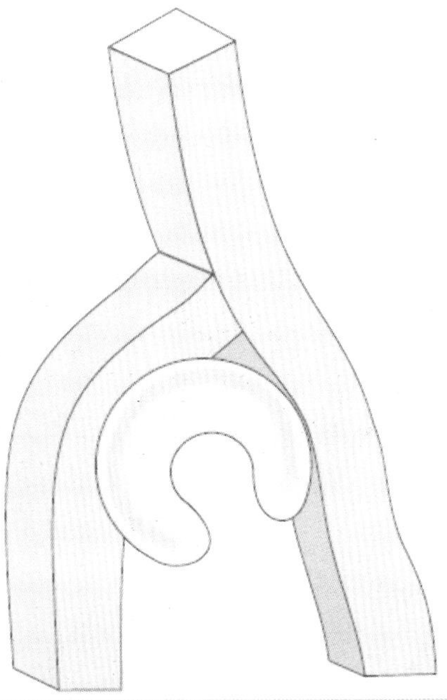

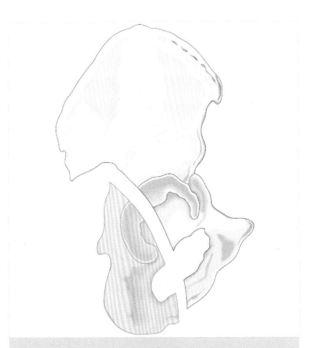

图1.1 Rouvièr提出的骨盆柱状结构是Letournel髋臼骨折分类的依据（引自Wirth CJ, Zichner L. Orthopädie und Orthopädische Chirurgie. Band "Becken," Hrsg. Tschauner Ch. Stuttgart: Thieme; 2004.）

图1.2 根据Letournel描述所绘制的后柱（黄色部分）

成了髋臼，它们分别是位于上方的髂骨、后方的坐骨及前方的耻骨。这3块骨在青春期时融合并形成半骨盆（髋骨）[5]。其中，髂骨约占40%，坐骨约占40%，耻骨约占20%[6]。

髋臼的入口平面向前外及下方倾斜，与水平面形成50°~60°的夹角，与矢状面的角度为25°~30°[7]。髋臼具有18.9°的前倾角。与女性相比，男性的髋臼前倾角较小[7]。髋臼的直径取决

于体格的大小，平均直径为50 mm[7-9]。

真正的关节面，即月状面，是由狭窄的前角、宽阔的后角及关节上部较宽的部分——臼顶形成的，身体负重通过臼顶传递到股骨（图1.5）。为与其功能相适应，C形月状面的上部及后部软骨厚度>2.5 mm[10,11]。高达10%的尸体解剖中可以看到深层的软骨缺失，通常起自内侧缘，也可横断整个关节面。大部分缺失位于臼顶部分，少有病例累及前角和后角[10]。月状面的面积约为2 294 mm²[12]。

Hatem等对前角和后角距其最远端10 mm的部分进行测量。前角的平均宽度是14.8 mm，后角的平均宽度比前角大，约为19.7 mm[7]。

前角宽度占髋臼直径的31%，后角占41%，这表明臼窝宽度占髋臼直径的28%[7]。

在前角和后角之间，粗糙的髋臼窝（杯状窝）形成没有软骨覆盖的中央髋臼底板。髋臼的内侧壁非常薄，当从内侧面观察时，它形成了四边体表面的大部分。臼窝边缘形状不规则[10]。髋臼窝包括枕区、滑膜覆盖的脂肪垫，以及位于关节内、滑膜外的圆韧带。

在髋臼前角和后角之间，位于部分关节表面处，有一髋臼切迹（髋臼边缘缺损），内有横韧带跨过，横韧带是连接后角和前角的非软骨性盂

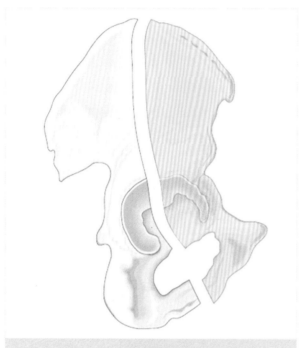

图1.3 根据Letournel描述所绘制的前柱（黄色部分）

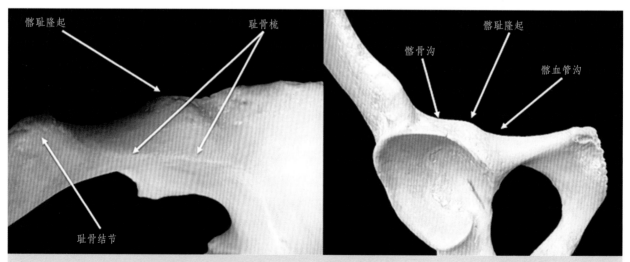

图1.4 半骨盆内上方视图。髂耻隆起为突出的骨性结构。在髂耻隆起内侧，可以看见髂血管沟。耻骨梳在内侧为一坚强的骨嵴，髂耻筋膜附着在这里。腹股沟韧带附着于耻骨结节处

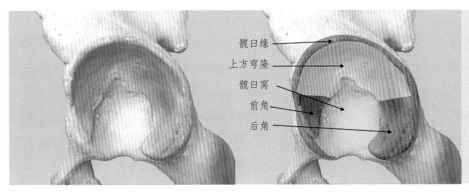

髋臼缘
上方穹隆
髋臼窝
前角
后角

图1.5 髋臼的骨性解剖。月状窝形状不规则，呈马蹄形，前角小于后角，上方穹隆为主要承重区。髋臼缘环绕关节

唇延伸。它的宽大部分起自后角，并延续到前角的前外侧部分。髋臼窝陷于月状面 3~5 mm，高 4~5 cm，宽 2~3 cm。髋臼枕区被脂肪组织填充，它松散地附着在骨膜上并被内侧滑膜的基部所包裹。关节内韧带——股骨头韧带也位于此处。股骨头韧带从髋臼窝底部延伸到股骨头中央凹（股骨头中心），平均长度为 3.5 cm，宽度不等（可达 1 cm）。它通常有三部分来源：后侧源于后角的内侧，韧而均一；前侧源于前角的内侧，较脆弱；中间源于髋臼横韧带，较脆弱[13]。其外表面覆盖股骨头，内表面覆盖枕区。股骨头韧带由内侧滑膜所包裹，因此实际上它并不属于关节内。韧带的大小和强度不一，在特殊情况下，有可能仅由松散的结缔组织构成。但是，它却是股骨头韧带动脉的引导结构，韧带动脉位于韧带中央。

髋臼的外缘由髋臼骨缘组成，也称为髋臼边缘，形成髋臼入口平面。前缘的形状不一：曲形边缘约占 47.4%，直行边缘约占 21.8%，不规则边缘约占 14.3%，成角边缘约占 16.4%[9,14-16]。

月状面因纤维–软骨状关节唇而被扩大，关节唇附着于骨性的髋臼缘上。其上、后两侧宽度约为 1 cm，前、下两侧宽度约为 0.5 cm。上唇呈三角形横截面状，延伸至关节间隙，形成关节囊与关节唇之间的间隙，通常在髋臼横韧带区缺失。上唇附着于髋臼缘，于关节囊处分开，关节囊向更外侧嵌入[17]。特别是在后缘，它显著增加了股骨头的覆盖范围[18,19]。上唇使髋臼深度增加了约 30%[20]，优化了关节周围的力分布[21,22]。它前后连接于髋臼横韧带。

1.2 关节囊解剖

关节囊是髋关节的重要稳定装置，以圆柱套筒状包绕在关节周围，从髋臼边缘一直延续到股骨颈基底部，后侧的止点比前侧更加靠近近端[23]。

关节囊内有三组起支持作用的韧带，分别为髂股韧带、耻股韧带及坐股韧带、轮匝带。

- 髂股韧带：最大最厚的韧带，由内侧和外侧两部分组成，两部分形成一个倒"Y"形结构。
  - 内侧、下段起源于髂前下棘（AIIS）和髋臼缘髂骨部分之间[23-25]，垂直方向的纤维止于远端转子间线；韧带在外旋和伸展时处于紧张态[25]。
  - 外侧、上段起源于髂前下棘的近端，与大转子的前嵴保持水平[23-25]，在髋关节外旋和屈曲或伸髋内外旋时处于紧张态[25,26]。
- 耻股韧带：起源于耻骨支上部，止于股骨转子间线的远端[23-25]，在髋关节外旋、伸髋[23]和外展[25]时处于紧张态。
- 坐股韧带：上、下带源于髋臼缘坐骨部分，在内侧分别止于大转子基底部的前上、后内侧[23-25]，内旋时处于紧张态[26]。
- 轮匝带是围绕在股骨颈周围较厚的纤维束，通过将股骨头保持在髋臼内来维持髋关节的稳定性[25,27]。

总的来说，髋臼关节囊起点位于髂前下棘远端约 13.0 mm、髂骨隆起外侧约 11.1 mm，以及髋臼骨性边缘近端约 5.1 mm 处[28]。前侧关节囊的平均厚度为 1.3 mm，上侧关节囊是最坚韧的部分，厚度为 3.7~4.0 mm[28]。与前、上侧关节囊相比，后侧关节囊较薄且不稳定[25]。在髂骨韧带内侧带和耻股韧带之间有一个前关节囊的薄弱区，这表明在髋关节和髂腰肌滑囊间存在进行性沟通的风险。

与之相反，在股骨止点处，前方的关节囊比后方的厚[29,30]。

髋关节囊最松弛的位置是 45° 屈曲位，此时最低囊内压开始增加[31]。

数条肌肉止于关节囊的不同位置，增强了关节囊的动态稳定性[28,32]。

- 髂小肌：加强前内侧关节囊的大部分。
- 股直肌间接（反射）头：加强髋臼前上缘。
- 臀小肌肌腱：扩展外侧关节囊的附着点。
- 梨状肌肌腱：无关节囊附着。
- 髋三头肌：后上侧小而连续的囊性附着。
- 闭孔外肌肌腱：后下侧小而连续的囊性附着。

1.3 圆韧带（股骨头韧带）

圆韧带是关节内韧带，连接股骨头和髋臼。它的远端呈梯形，起始于髋臼的骨性缺口及横韧带，止于圆形的非关节面区域的股骨头小凹。圆韧带分 2 束附着于骨膜，分别源于髋臼切迹的坐骨缘和耻骨缘[33]。韧带内部可呈锥形束状[23]。在屈曲和内旋时圆韧带可能不稳定，但在外旋时则会处于紧张状态[33]。它是髋关节强有力的稳定装置，能够抵抗髋关节的半脱位[33,34]。

1.4 髋关节周围的滑囊

关节周围的滑囊具有手术相关性。根据其位置的不同可进行解剖划分。

- 前侧滑囊：髂耻囊是髋周最大的滑囊，在 98% 的病例中出现。它通常位于髋关节前方，耻股韧带与髂股韧带的连接处，在 15% 的病例中存在与关节的交通，与髂腹

股沟入路解剖相关[35]。

- 外侧滑囊：在髋关节的外侧区通常存在数个滑囊，这些滑囊一般是指大转子滑囊，但又可细分为转子/臀大肌下滑囊、臀中肌/前臀中肌下滑囊、臀小肌下滑囊、梨状肌/后臀中肌下滑囊和臀股滑囊[35,36]。
- 后侧滑囊：髋关节后侧有 3 个主要滑囊，它们与 Kocher-Langenbeck 入路相关。闭孔外肌滑囊位于后下髋关节与闭孔外肌肌腱之间[35,37]，在闭孔内肌肌腱以"回旋镖"状绕行坐骨后侧近坐骨棘处可见到闭孔内肌滑囊，坐骨或坐骨结节滑囊位于坐骨结节和臀大肌之间[35]。

1.5 髋关节周围肌肉

由于髋臼骨折治疗中单一入路是首选，因此关节周围肌肉的外科解剖可分为后肌群和前肌群。

Kocher-Langenbeck 入路解剖过程中的相关后部肌肉包括股方肌、闭孔外肌、髋三头肌（包括下孖肌、闭孔内肌和上孖肌）、梨状肌、臀中肌和臀小肌。尽管臀大肌被切开，但通常不需要解剖其腱性附着。此外，在 Ganz 髋关节脱位手术入路中必须考虑股直肌的 2 个起点。

髋臼手术入路中的相关前部肌肉取决于所选的手术入路。在髂腹股沟入路中，对腹壁肌肉的解剖（如腹内斜肌、腹外斜肌）及腹横肌、腹股沟韧带和髂腰肌的解剖认识至关重要。在骨盆内入路中，闭孔内肌、髂腰肌与该区域特殊的韧带和筋膜解剖特征密切相关。

1.5.1 后肌群

后侧肌群从远端向近端自股方肌向臀肌进行描述（图 1.6，1.7）。

臀大肌

臀大肌是最重要的伸肌，起自骶骨后面的侧方、髂后外侧及胸腰椎筋膜。除了附着在髂胫束外，

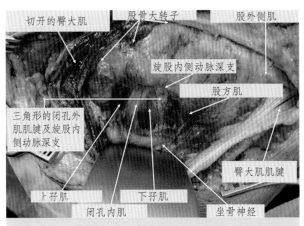

图1.6　尸体解剖。骨盆内入路的内侧肌肉解剖。闭孔内肌起自四边体表面和闭孔

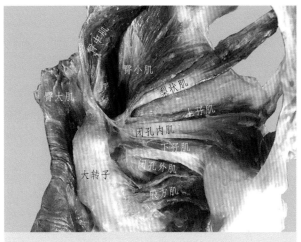

图1.7　尸体解剖。后/内侧肌肉走行

还广泛附着于股骨粗线，长约 7.5 cm[38]。

股方肌

股方肌呈四边形或长方形，沿坐骨结节前方起自耻骨下支后侧的下外侧缘，略高于肌腱起点。在股骨近端的后内侧有一 40 mm 宽的附着区，沿着大小转子间的转子间嵴分布，距离粗线尖部的后内侧约 2 cm[38]。

> **临床意义**
>
> 由于肌肉的纤维走向与股骨长轴相垂直，因此术中该肌很容易识别。

在前方，闭孔外肌的部分肌腱与上股方肌肌腹密切相关，而在其肌腹的后方，坐骨神经嵌入脂肪组织中。

> **临床意义**
>
> 在股方肌后方能够轻易触摸到或看到坐骨神经。

在肌腹的上缘，可见一三角形脂肪组织区域，该区域止于下孖肌下缘的上方。在该脂肪组织区域内，近股骨处可见股外侧肌肌腱。

从手术的角度来看，股方肌远端几乎不需要

解剖。在此处，臀大肌有广泛的肌腱附着，且无须通过肌腱的部分切开来加强活动度。

在功能上，股方肌对髋关节起到内收、外旋作用。

闭孔外肌

作为髋三头肌的一部分，闭孔外肌具有外旋髋关节的作用。该肌起于闭孔外骨缘的前方，其圆柱状肌腱绕过股骨颈下部，与关节囊相连，附着于大转子的梨状窝。椭圆形覆盖区位于大转子下内侧，在距其上内侧边界前端的后 2/3 处[38]。因此，该肌可将股骨头限制在髋臼内并保持其动态稳定性，同时允许髋关节在中立位和 90° 屈曲位进行外旋。此外，在髋屈曲时闭孔外肌还具有内收作用[39]。闭孔外肌全长 11 cm，肌腱长度约为 5 cm[40]。

> **临床意义**
>
> 旋股内侧动脉（MCFA）的深支和转子支在靠近其附着部穿过肌腱。

旋股内侧动脉（MCFA）的深支负责股骨头的相关血供。通常转子支的位置相对固定，它可以提示深支的位置。

髋三头肌

髋三头肌是髋关节的主要外旋肌。该肌群包括下孖肌、上孖肌、闭孔内肌及其肌腱。这 3 块肌肉具有不同的神经支配，但有共同的神经根。因此，这 3 块肌肉被认为是同一块肌肉的 3 个不同的头[41]。

其确切位置位于大转子的内表面，占据上内侧边界全长的后 40%[38]。

闭孔内肌起源于闭孔的骨盆内部分和四边体的表面（见图 1.6）。该肌肌腹通过坐骨大切迹离开真骨盆。肌肉总长度为 16cm，肌腱长度为 10cm[40]。

下孖肌通常起源于坐骨结节的外侧面及骨盆内表面[42]。

梨状肌

梨状肌起源于 S2~S4 椎体的前外侧面，通过坐骨大切迹离开骨盆，并形成梨上孔和梨下孔。梨状肌肌腱附着于大转子的前外侧面，常与闭孔内肌肌腱（联合肌腱）和其他外旋肌肌腱相连。其确切位置位于大转子上内侧边界中心的下内侧[38]。

这些肌腱与髋关节囊，尤其是臀中肌有多个连接点[40]。梨状肌总长度为 14 cm，肌腱长度为 10 cm[40]。

梨状肌和闭孔内肌肌腱在大转子处的止点是可变的[43]。这 2 条肌腱作为联合腱附着或者闭孔内肌肌腱穿过梨状肌肌腱。此外，2 条肌腱也可以以平行的方式附着[44]。

> **临床意义**
>
> 整个梨状肌肌腹通常位于坐骨神经后。64%~90% 的尸体解剖中，坐骨神经穿过梨状肌下孔，位于肌腹下方。

在文献[45~47]中可以看到一些变异。最常见的变异是梨状肌分为 2 个头，腓总神经走行于其中[45,47]。

臀中肌

目前，仍没有对臀中肌的明确解剖学描述，尤其是臀中肌的起点、肌肉走行及止点[48]。总的来说，很多文献认为臀中肌起源于髂骨外侧。更为科学的分析表明，其起源可能是臀部筋膜及髂嵴的不同区域[48]。

扇形肌腹由三部分组成，与髂骨外侧没有相关的连接纤维。后肌腹与股骨颈平行，而前肌腹几乎与股骨颈垂直[49]。臀上神经通过不同的分支支配这三部分。肌腱在大转子的确切附着部位尚不完全清楚。最常见的描述是位于大转子的侧面[38,48]。

臀小肌

目前来说，仍没有对臀小肌的明确解剖学描述，尤其是臀小肌的起点、肌肉走行及止点[48]。总的来说，很多文献认为臀小肌起源于髂骨外侧，通常位于前臀线与下臀线之间。Beck 等描述臀小肌起源于髂外表面，从髂前上棘（ASIS）下方 3~5 mm，在髂前上棘和髂前下棘之间开始，从髂嵴到髂结节，沿着臀前线到坐骨大切迹[50]。肌肉部分主要附着在关节囊上。总体上看，整块肌肉呈现出扇形结构。

大多数情况下，臀小肌以一个长而薄的肌腱附着于大转子前方[48,50]。其准确位置是位于大转子的前部，其中心距前尖端的下外侧约 2 cm[38]。

1.5.2 前壁相关解剖

采用髂腹股沟入路和骨盆内入路时，必须了解前壁内、外侧的解剖结构。

盆腔外腹壁

采用髂腹股沟入路时需要了解前壁的基本解剖结构、腹股沟韧带的走行及肌腔隙和血管腔隙的解剖。

在行髂腹股沟入路手术时，最主要的解剖步

骤是辨认腹股沟韧带。解剖后，覆于腹股沟浅环（Poupart 韧带）处的腱膜、腹内斜肌及腹横肌的肌纤维将从腹股沟韧带上显露出来。这些肌肉的腱性附着由髂腰肌筋膜增厚的带状结构组成，并形成髂耻弓的上外侧部分[51]。腹股沟韧带通常无肌腱附着。

腹股沟韧带起源于髂前上棘，止于耻骨结节内侧（图 1.9）。腹股沟韧带的纤维反折到耻骨上支上形成腔隙韧带，腔隙韧带是腹股沟管的一部分[52,53]。

腹横肌是上外侧腹股沟管的一部分，其筋膜纤维下部与靠近耻骨结节的部分腹内斜肌广泛附着，成为 Cooper 韧带的一部分，这是耻骨上支内侧增厚的骨膜（见下文）。

总之，腹股沟管由腹外斜肌腱膜组成，并形

成其前壁，腹股沟韧带构成其下缘，腹横肌形成上壁、侧壁的一部分。

腹直肌附着于耻骨上支前侧的耻骨联合处。

盆腔内腹壁

髂腹股沟入路和骨盆内入路解剖时，需要辨认相关解剖结构。

打开耻骨后方区域，耻骨上支即可显露。

从大体上看，耻骨上支与真骨盆的直接边界是由耻骨梳韧带（Cooper 韧带）形成的，它覆盖了耻骨梳的后部。Cooper 韧带也表现为腔隙韧带（Gimbernat 韧带）外侧腱膜向耻骨上支延伸[54]。耻骨梳韧带呈新月形走向，外侧附着稀疏，与髂耻韧带（髂耻弓）的附着处没有连接。髂耻韧带止于髂耻隆起处[52,55]。髂耻弓表现为髂耻筋膜的纤维，位于 Cooper 韧带外侧，并与 Cooper 韧带垂直[54]。耻骨梳韧带的平均长度为 53 mm[55]。总的来说，耻骨梳韧带（Cooper 韧带）表现为耻骨筋膜增厚，而不是骨膜增厚[55]。

髂耻弓将肌腔隙与血管腔隙分开（图 1.8~1.10）。在髂腹股沟入路中，相关的手术步骤之一就是识别髂耻弓，将其切开才能显露耻骨上支及部分髂耻隆起。

盆腔内入路中，在不切开髂耻弓的情况下辨

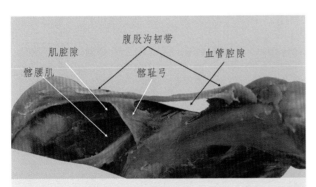

图1.8 尸体解剖。图示腹股沟韧带解剖及髂耻弓横跨形成的肌腔隙和血管腔隙解剖

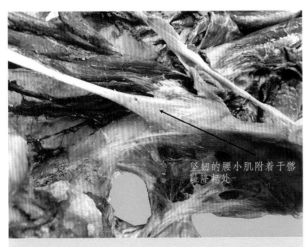

图1.9 尸体解剖。非典型的坚韧的腰小肌附着于髂耻隆起处

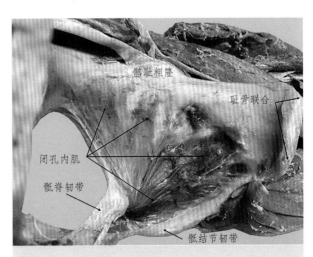

图1.10 尸体解剖

认整个耻骨上支及其延伸到髂窝下方的位置时，耻骨梳韧带周围的切口和调整具有至关重要的作用。

1.6 血管解剖

本节描述手术相关的髋臼周围的血管解剖。

1.6.1 半骨盆血管分布

Henle 已经对髋臼血管供应进行了详细描述[56]。Bergoin、Louis[57]、Letournel[3]、Beck 等[58] 及 Kathagen 等[59] 的研究，进一步丰富了对髋臼血管供应的描述。

髋臼周围有一个血管环，由臀上动脉、臀下动脉、阴部内动脉和闭孔动脉组成，闭孔动脉额外提供四边体表面的血供[58-63]。

髂骨后方的血管化程度明显高于髂骨前方，这与其生物力学意义相对应[63]。在内侧，上支和骨盆边缘被一个矩形的血管结构包围，分别为前方的死亡冠、上方的髂总血管、后方的髂内血管和下方的闭孔血管[58,63]。

髋臼周围的血管主要由来自臀下动脉的髋臼顶动脉、来自阴部内动脉的坐骨动脉及闭孔动脉的髋臼分支组成[63]。Beck 等认为，髋臼顶动脉主要来自臀上动脉，而臀下动脉分支血管的主要作用是连接臀上动脉与闭孔动脉[58]。即使在髋臼周围截骨术后，也没有发现血管供应的相关变化，因为所产生的髋臼骨折片表明臀上动脉的髋臼上支、髋臼支，以及闭孔动脉和臀下动脉的分支能够提供足够的血供[58]。

髂外窝血液主要由臀上动脉提供（图1.11）。在内侧，血供来自第四腰椎动脉分支、髂腰动脉和旋髂深动脉。第四腰椎动脉穿行于腰大肌和髂肌之间，分为2支：第一支在髂内侧嵴与旋髂深动脉吻合，第二支在髂翼后部与髂腰动脉吻合。

髂腰动脉分为3支：腰支、髂支和脊髓支。腰支和髂支直接穿过终线或到达骶髂关节前

21 mm 处[64]。髂支供应髂窝，终线由旋髂深浅动脉的吻合支供应，髂前上棘附近由臀上动脉的吻合支供应。在髂前下棘附近，由旋股内、外侧动脉的吻合支供血[58]。

臀上动脉

臀上动脉（SGA）供应髋臼上顶部区域（图1.11），与旋股外侧动脉（LCFA）的上升支形成多个吻合。

臀上动脉通过梨状肌近端的坐骨神经切迹出骨盆，并分为2个分支：浅支和深支。浅支供应臀中肌和臀大肌，并穿行于这些肌肉之间。深支供应臀中肌和臀小肌，并穿行于这2条肌肉间[58,59,65,66]。深支最后分为上支和下支，下支进一步细分为髋臼上支和髋臼支[67]。

深支的上支沿臀小肌边缘向髂前上棘方向行

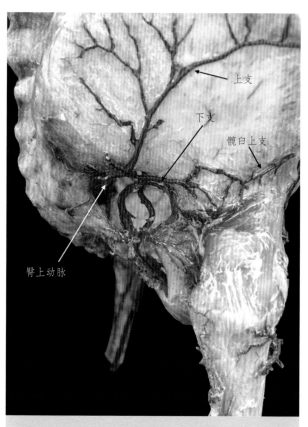

上支

下支

髋臼上支

臀上动脉

图1.11　附有动脉的儿童骨盆尸体解剖，侧面观。臀上动脉供应髂骨翼的外侧面。髋臼上支穿行于臀中肌和臀小肌之间供应髋臼上部

进，与旋髂浅、深动脉及髂腰动脉分支形成吻合。

深支的下支沿臀小肌外侧和臀上神经向阔筋膜张肌方向行进，与旋股外侧动脉升支形成吻合。旋股外侧动脉升支也是供应阔筋膜张肌的主要血管。深支的上支和下支的平均直径为 1.5~2 mm。

髋臼上支最终进入臀小肌，从肌内到达髋臼上缘并与髋臼支吻合，贯穿臀小肌的背侧至尾端。

臀下动脉

臀下动脉（IGA）通过梨状肌下孔出骨盆，供应臀大肌、梨状肌和坐骨神经，为髋臼后壁提供 2~3 个较小的分支[58]（图 1.12）。

它还通过闭孔动脉的后支供应后柱和坐骨结节，部分髋臼后上壁由臀上动脉的吻合支供应[58,59,62]。

出现血管变异时，臀上动脉和臀下动脉可以共同血管干的形式存在，并通过梨状肌上孔离开

骨盆。然后这条主干于梨状肌上缘再分为臀上动脉和臀下动脉[58,59,62]。

阴部内动脉

阴部内动脉（IPA）也通过梨状肌下孔离开骨盆，向内侧延伸至坐骨棘。在半骨盆外侧，可支持后壁和后柱后下段的血液供应[59]。

闭孔动脉

闭孔动脉（OA）起源于髂内动脉的前支，也可能起源于髂外动脉，甚至是腹壁下动脉[59]。其供应四边体表面血供，通过闭孔管（图 1.13）离开真骨盆，并供应股内侧间室的肌肉。OA 首先分出髋臼支，通过髋臼切迹进入臼窝并为其供血，另一个分支通过臼窝进入股骨头韧带。OA 在内收肌端头上缘分为前支和后支。前支可与旋股内侧动脉分支吻合。后支供应深部内收肌群，提供髋臼下缘的血供并与臀下动脉吻合[59]。

髋臼不同部位的相关动脉供应总结见表 1.1。

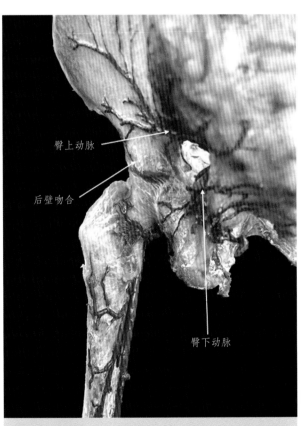

图 1.12 附有动脉的儿童骨盆尸体解剖，后面观（后柱）。臀上动脉离开坐骨大结节后向近端走行，并供应髂骨外翼。臀下动脉供应后壁并与臀上动脉相吻合

表 1.1 髋臼周围动脉供应

位置	动脉
髂骨外侧	臀上动脉
臼顶	臀上动脉
后壁	臀下动脉
后柱	臀下 / 阴部动脉
髂窝	髂腰动脉、髂外周肾动脉 / 腰椎（Ⅳ）动脉
前壁	闭孔动脉
上支	闭孔动脉

1.6.2 髋臼动脉供应的临床意义

采用 Kocher-Langenbeck 入路时，有损坏后壁和后柱血液供应的潜在风险。该区域来自臀上动脉、臀下动脉及闭孔动脉的丰富动脉网降低了骨和包膜结构的医源性血管损伤风险。

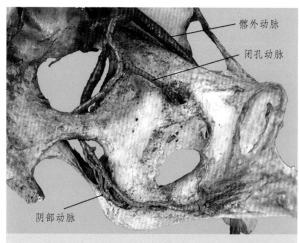

图1.13　附有动脉的骨盆尸体解剖。四边体周围的血管供应

髂内动脉及其分支围绕前柱和四边体表面的血供降低了因前入路造成的血管受损的风险。

与此相反，采用扩大入路时，由于形成带蒂动脉外展肌皮瓣，有损坏血管的风险，尤其是SGA，可能会导致臼顶区域的血管损伤。髂肌同时从内侧进行骨膜下分离，会对髂窝的血供产生损伤，理论上，这会导致髂骨的严重血管损伤[59]，但由于骨内丰富的吻合支的存在，此损伤在临床上并不常见[68]。

SGA在移位的骨盆后环骨折中受损[69~71]或在扩大入路中结扎到SGA[72]，会存在很大的风险。临床数据并不统一[73,74]。

临床意义

髋臼骨折手术导致血管的医源性损伤很少发生[5,70~72,75~79]。尽管骨折引起的血肿并不少见，但血管的医源性损伤几乎仅作为病例报道发表[61,80~83]。在较大样本观察中，医源性血管损伤的发生率很低。通常情况下，仅在髂腹股沟入路报道中可见供应血管的损伤[3,72,81]。此外，在高位延长的后柱骨折达到坐骨大切迹的情况下有损伤SGA的风险[3,69]。

据报道，医源性损伤的总发生率为0.3%~4.9%[3,72,76,77,84]。

1.6.3　股骨头的血供

几个世纪以来，对股骨头血液供应的分析一直是热点。

4条不同的动脉参与股骨头的血供：旋股内侧动脉（MCFA）、旋骨外侧动脉（LCFA）、IGA和OA。

文献均提及SGA和第一穿支（股深动脉）可以增加股骨头的血供，但如果有的话，这2条动脉似乎也只起到次要作用[85]。

MCFA和LCFA各自在股骨近端形成一个上行分支，形成一个血管环（并不总是闭环）[86]。

总的来说，MCFA为股骨头提供82%的血供，为股骨颈提供67%的血供，而LCFA所提供的血供分别为18%和33%。LCFA对股骨颈前下方提供约48%的血供[87]。

旋股内侧动脉

MCFA最常来源于股深动脉（见于64.6%的尸体解剖中），其次常来源于股总动脉（见于约32.2%的尸体解剖中）[88]。在0.3%的病例中，旋股内侧动脉可能阙如，之后作为OA的更大上升支出现[85]。

正常情况下，MCFA在耻骨肌和髂腰肌之间向闭孔外肌的前面走行，并分为相应分支供血。

Gautier定义了旋股内侧动脉的5个恒定分支：浅支，走行于耻骨肌和长收肌之间；上升支，供应短收肌、大收肌及闭孔外肌；髋臼支，发出小凹动脉（骨膜内动脉）；降支，走行于股方肌和大收肌之间，为坐骨肌提供血供；深支，与股骨头血供最为相关[89]。

在远至闭孔外肌下缘的小转子前，后下韧带血管由主血管干发出。

最近的研究表明，vincular动脉是来自MCFA的一个更大的血管分支，它对股骨头的血供起到更大的作用，这可能是因为其在骨内具有相关的血管吻合[90]。

MCFA进一步分为后深支和上升支（或源于深支的上升支）。深支向MCFA方向延伸，平行于股四头肌肌纤维方向直到股骨转子间嵴后方。

在 Kocher-Langenbeck 入路中，可以在股四头肌上缘与下孖肌下缘之间的间隙中识别出深支。

在对 MCFA 的基础分析中，Gautier 等进一步确定了一个恒定的分支，即股骨转子支，它穿过转子嵴，向大转子的外侧走行[89]。主深支穿过闭孔外肌肌腱后，穿过髋三头肌肌腱下方（从后看），最后到达股骨转子近端和关节囊，并穿入髋关节囊，分为 2~4[89] 或 4~9[91] 个终末支。股骨头颈交界处的外侧有 2~4 mm 的穿孔。Gautier 等并没有观察到后侧的韧带血管[89]。

通常可看到与臀下动脉（梨状肌分支）的恒定吻合支，有时会出现旋股外侧动脉的上升支。因此在某些情况下，IGA 是供应股骨头的主要血管[92,93]。它有时与 SGA 吻合[94,95]。梨状肌分支与 MCFA 的升支（深支）在臀下肌和闭孔外肌肌腱的间隙吻合[96]。股骨转子支（或分支）位于股方肌的颅缘，可为找到血管主干提供必要的指导。

在过去的 10 年中，一些研究报道了股骨头和髋臼血液供应的血管相关性。

已经证实，与股骨头最相关的血供来自上方和后下方的韧带血管[92,93,95]，而小凹动脉与此无关[93]。鉴于旋股内侧动脉上升支或者深支的走行，

在行后入路时应仔细解剖位于股方肌和梨状肌之间的整个间隙[93]，因为与其最相关的吻合支是臀下动脉的梨状肌分支[95]。后者已经在 CT 血管造影中得到证实[97]。

通过比较不同的髋关节入路，建议尽可能保留后外侧旋转支，以免损伤血管供应[98]。

此外，有研究表明，关节囊血管对髋臼后部骨质的血供有额外的作用，同时在解剖关节囊与周围肌肉时存在损伤的风险，尤其是髋三头肌和臀小肌[92]。

总的来说，对股骨头和髋臼血供的分析增加了对保护囊性结构及对髋臼周围解剖的理解和必要性。解剖危险区已经得到确认[98]。

临床意义

在髋臼骨折手术中，MCFA 的深支和滑膜下外侧韧带分支是股骨头内血液循环所必需的（图 1.14，1.15）。当采用 Kocher-Langenbeck 入路或扩大入路时，MCFA 深支与小外旋装置的关系是非常重要的，以避免医源性损伤股骨头血运。了解韧带血管进入囊内的入口点对于手术治疗髋关节脱位的入路选择非常重要。

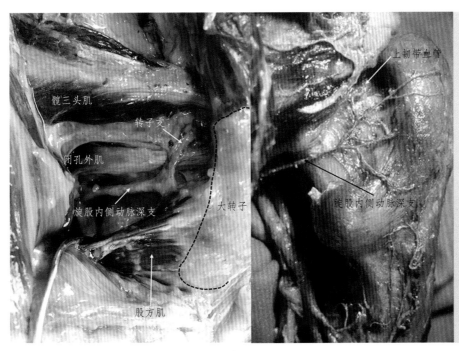

图1.14　附有右髋动脉的骨盆尸体解剖，后面观。旋股内侧动脉深支清晰可见，其终末支（上韧带血管）与后方肌肉有关

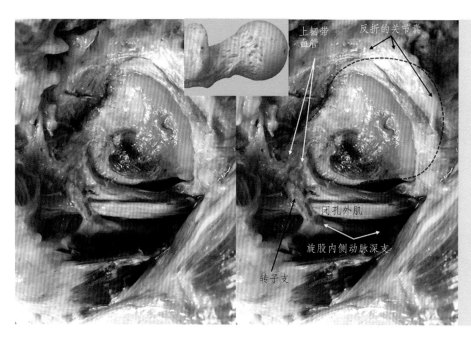

图1.15　上韧带血管在股骨头颈交界处的穿入点

旋股外侧动脉

旋股外侧动脉通常起源于股深动脉（占尸体解剖的76.1%），少部分来自股总动脉（约占20%）[99]。

旋股外侧动脉分为3支：降支、横支和上升支。升支穿过髂腰肌，沿股骨转子间线走行，在股直肌下方朝向阔筋膜张肌方向穿行。在股骨颈处，出现前韧带血管，与股骨头的血液供应无关。血管吻合可以出现在臀肌动脉，有时也可以出现在旋股内侧动脉。

小凹动脉

股骨头韧带内动脉的作用取决于年龄。在新生儿中，这条动脉在股骨中心凹周围供应一小块区域（因此有时被称为小凹动脉）。只有1/3的血管到达骨化中心[100]。骨骺闭合后，仅在28.5%~45%的尸体解剖中发现该血管提供股骨头的血液供应[101~103]，从4~7岁开始，MCFA几乎完全负责股骨头的血液供应[103~106]。青春期前（即0~12岁），经由小凹动脉的血供再次增加，超过2/3的病例可持续到成年[100,107]。

尽管随着年龄的增长，后下韧带动脉数量减少，但后下韧带动脉的直径增加，因此二者变得更为相关。总之，旋股外侧动脉变得不那么重要。股骨头周围有一个血管网，70%的病例由小凹动脉提供血液供应[100]。

另有作者报道了一些与之不同的结论[108]。15%的病例中血管吻合出现在小凹动脉与后下韧带动脉之间，68%的病例中吻合出现在旋股内侧动脉和后下方的血管之间，仅在17%的病例中血管吻合于这三部分血管之间。Sevitt和Thompson[109]的一项研究发现，在股骨头颈交界处完全截骨术中，6.3%的病例中仅有小凹动脉的残余循环；而在部分截骨术中，由于保留了外侧皮质骨（具有后下支持动脉），所有病例的股骨头血供均得到保留。当截骨术保留内侧皮质骨（后下韧带动脉）时，仅在12.5%的病例中得到血供维持。

韧带动脉

20世纪初，人们发现了韧带血管与股骨头血供的相关性。MCFA和LCFA的韧带血管环绕头颈区，有来自旋股内侧动脉的上、下韧带血管和来自旋股外侧动脉的前韧带血管[100]。

上韧带动脉是非常重要的。根据来自16世纪的分析，这些血管在20世纪早期被命名为Weitbrecht韧带[110,111]。

而且，有学者在 60 年前就已经发现它们对股骨头的血供有很高的价值[112]。

1949 年，Tucker 认为"韧带血管由 3 个独立的血管组构成：后上、后下和前侧血管组。在所有年龄段中这些血管均是骨骺和股骨头的主要供应。小凹动脉是股骺的一个小的辅助血供"[100]。

1953 年，Harty 分析了股骨头的血供及其临床意义，指出"股骨头和股骨颈的重要血供来源于股骨颈基底部关节囊周围的血管吻合。这些穿行于关节囊附着部的血管在髋关节脱位和股骨颈基底部骨折时处于严重的创伤和压迫之中。这些因素加上局部出血产生的压力，会危及股骨头的血管通道"[113]。

1965 年，Sevitt 等对韧带动脉的价值进行了详细分析。他们发现"上韧带动脉是股骨头最重要的动脉供应……其供应股骨头的上、内、中和外侧部分，通过吻合，它们还可以供应前后节段、凹下段和下段，这些部位可通过其得到不同程度的血供"[109]。相比之下，韧带和下韧带动脉的相关性不大。有趣的是，股骨颈很少由上韧带动脉供应，这表明股骨颈骨折很少导致股骨头坏死（FHN）。

最近，有学者对这些韧带进行了详细分析，指出上（外侧）和下（内侧）韧带动脉与股骨头滋养动脉的相关性[114]。它们更多在前上方和后上方区域进入骨[115]（见图 1.14）。下韧带血管在股骨颈前下方有一个恒定的分支，源于下韧带动脉[91]。

此外，一些分析聚焦于这些韧带血管对创伤预后的影响，特别是对股骨头坏死进展的影响[116,117]。

在对移位的 Garden Ⅲ 型和 Ⅳ 型股骨颈骨折进行分析时发现，所有的 Garden Ⅲ 型和 95% 以上的 Garden Ⅳ 型骨折后韧带完整[118]。

在部分髋臼骨折病例中可以观察到股骨头血管严重受损，这可能与股骨头坏死的发展相关[119,120]。

保护股骨头血供的重要性近期在髋关节置换中得到体现[90,121~123]。

此外，在股骨头坏死患者中可以观察到上韧带血管损伤与股骨头坏死早期发展的风险有关[124]。

临床上，正电子发射断层扫描（PET）-CT 和磁共振成像（MRI）分析都能检测股骨颈骨折和髋臼骨折后股骨头血管的相关变化[116,117,119]。

1.6.4 死亡冠

"corona mortis"一词首次出现于疝气手术（特别是在股疝）中，因为这些血管围绕着股疝，因此将其称为"死亡冠"。

报道中有 2 种主要变异。

- 一是变异的闭孔动脉，起自腹壁下动脉，在腔隙动脉后方下行至闭孔。
- 二是腹壁下动脉的闭孔支与闭孔动脉的耻骨支之间有一粗大的吻合支，后者位于腔隙韧带后方。

在这 2 种情况下，股疝都会被血管从 3 个侧面包绕，即股静脉的外侧、颅侧及变异闭孔动脉的内侧（图 1.16）。

实际上，Henle 在 1876 年写道："闭孔动脉在 Gimbernati 韧带（腔隙韧带）上表面走行以前被称为'Todtenkranz'。"[56]

在创伤手术中，死亡冠是指闭孔血管与髂

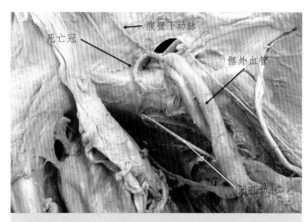

图 1.16　附有动脉的骨盆尸体解剖，内侧视图。图中显示死亡冠为腹壁下动脉和闭孔动脉的吻合血管

外或腹壁下血管之间的任何吻合（图 1.16）。这些血管吻合与临床有相关性，有时会导致大出血[125~127]。

这些吻合可以表现为单纯的动脉或静脉吻合，以及动脉和静脉吻合，后者较为罕见[3,128~132]。

从耻骨上支上方的耻骨联合开始，这些血管吻合的平均长度为 52 mm。

据报道，动脉吻合约占 30.2%（占临床和尸体病例的 20%~43%）[53,128,131,133~138]，而静脉吻合占 46.5%~96%[53,128,131,133,135,137~139]，同时出现静脉和动脉吻合者约占 34.1%[3,56,130,131,133]。

血管直径 2 mm 以上的吻合被认为是临床相关的死亡冠[53,128,135,138]。静脉血管的平均直径通常比动脉血管大 0.5 mm[135]。

临床数据表明，死亡冠的临床意义较小。采用不同手术入路治疗骨盆环骨折和髋臼骨折时，在 41% 的患者中可观察到这些血管[140]。

文献报道了几种临床分析，总结这些结果可得出以下结论。

- 静脉往往比动脉更接近耻骨联合[128,141,142]，但这是可变的[130]。
- 静脉比动脉要粗大[133,135]。
- 关于出血并发症或死亡率，死亡冠的存在与临床结果之间没有关联[140]。

> **临床意义**
>
> 在骨盆或髋臼骨折治疗过程中，尤其是采取髂腹股沟入路或骨盆内入路时，这些血管损伤可通过血管残端收缩导致大量出血，尤其是回缩进入闭孔管时[3,53,129,134,138,139,143]。

1.7 神经

由于臀上神经、坐骨神经、股外侧皮神经、股神经和闭孔神经在髋臼骨折手术中具有一定的影响，故本文对其进行详细讨论。

1.7.1 臀上神经

臀上神经是骶丛最主要的颅支，与臀上血管一起，通过梨状肌上缘与坐骨神经大切迹骨缘之间的梨状肌上孔进入外骨盆。在梨状肌之上，可分为上支和下支。

通常情况下可以观察到喷雾状的分支[144~148]，它们走行在由该神经支配的臀中肌和臀小肌之间的臀小肌表面。最后，神经止于阔筋膜张肌[144]。

髋臼骨折延伸至坐骨大切迹上部（如后柱骨折）或发生双柱骨折时，臀上神经处于危险状态。在坐骨大切迹附近进行解剖时，神经血管束可能在骨折片的处理过程中受损。

临床上，神经干在大转子与髂后下棘连线上距离大转子尖端约 5.5 cm 处离开真骨盆[144,148]，而下支更靠近大转子[148]。

采用标准外侧解剖入路进行臀中肌解剖的过程中存在损伤神经的额外风险。在男性和女性中，臀上神经的最下分支分别位于股骨轴上近大转子尖端约 6.6cm 和 4.5cm 处[147]。因此，在臀中肌和臀小肌内，离大转子尖端近端 >4cm 处解剖可能导致受伤风险增加[149,150]。最近，该安全区被缩小到 3.8cm[144]。此外，在臀中肌和阔筋膜张肌之间进行解剖，存在损伤神经的潜在风险[144]。

在行 Kocher-Langenbeck 入路和扩大入路解剖时，这些区域会受到影响。肌电图（EMG）评估证实，在 77% 的解剖中，可以观察到神经损伤的证据[151]。相反，临床上可观察到的病变很少[152]。

> **临床意义**
>
> 臀上神经的损害似乎比预期更多。因此对外展装置的仔细解剖是必需的。

1.7.2 臀下神经

臀下神经通过梨状孔出骨盆，位于梨状肌肌

腹下方，靠近坐骨神经内侧[153]。

采用后入路进入髋关节时存在一定风险。臀下神经于距大转子尖端近端约5cm处进入臀大肌深面。此外，即使第一神经纤维在臀大肌解剖过程中被发现，也存在损伤神经的风险[153]。神经进入肌肉的位置较低[153,154]。

危险区已被确定。坐骨结节的上外侧端和大转子的上内侧端与髂后下棘相连，形成的三角形的上半部分包含神经干及其主要分支[154]。与大转子的最小距离为5.4 cm。

因此，采用Kocher-Langenbeck入路解剖臀大肌时，建议沿髂后上棘的方向向上或向下（尤其是用手指）进行钝性解剖。

1.7.3 坐骨神经

坐骨神经由2个主要神经分支组成：腓神经和胫神经。坐骨神经的外侧部分是腓总神经。在约80%的患者中神经通过梨状肌下方的梨状孔离开骨盆。约20%的患者存在变异，包括神经穿入梨状肌后以分支穿行于梨状肌纤维、单纯梨上通道及其他形式[155~157]。

髋臼骨折采用后入路切开复位内固定时存在发生医源性神经损伤的风险。术中应通过数字或可视化手段对神经进行识别，通常不需要进行神经解剖。此外，可将膝关节置于屈曲位来进行保护。

神经损伤存在损伤相关风险，尤其是在后壁骨折脱位时，因为它靠近后壁。血肿的形成和骨碎片引起的神经紧张可导致神经功能障碍。

与之相应，坐骨神经是髋臼骨折中最常见的受伤神经。Giannoudis等报道原发性坐骨神经损伤发生率高达17%，医源性损伤发生率为8%[158]。

由于神经走行相对稳定，故术中医源性损伤容易预防。但由于软组织牵拉不易控制，故可能导致压迫和牵拉损伤。

> **临床意义**
>
> 坐骨神经是髋臼骨折后最常损伤的神经，另有一定的医源性损伤发生。

1.7.4 股外侧皮神经

股外侧皮神经（LCFN）靠近髂前上棘，在行髂腹股沟入路时存在损伤风险。通常，神经干从腹股沟韧带下方穿出骨盆，距髂前上棘内侧15~20 mm，在髂前上棘水平下方约5 cm处分为若干分支（图1.17）[159~161]。

股外侧皮神经偶尔（4%~13%）出现变异，通过腹壁走行到髂前上棘外侧5 cm处。这会导致神经因髂嵴切口过于靠前而受损[30,162,163]。Sürücü等的一项研究中，44例患者中有14例神经穿过腹股沟韧带，2例患者的神经在靠近腹股沟韧带处更早分支，其中1例患者的两支都穿过腹股沟韧带[161]。类似的结果可以在近期的文献中找到[164~167]。

> **临床意义**
>
> 股外侧皮神经在骨盆处走行的变异率较高。

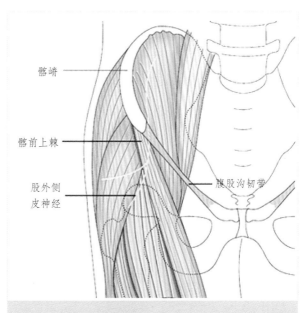

图1.17 位于腹股沟韧带下方髂前上棘内侧的股外侧皮神经典型走行示意图

1.7.5 股神经

股神经沿着髂腰肌纤维筋膜内的保护路线走行，穿过肌腔隙离开骨盆，直达髂耻筋膜外侧，髂耻筋膜在采用髂腹股沟入路时可作为重要参考，它将肌腔隙与内侧血管腔隙分开。

46%的临床和尸体解剖中，股神经位于髂前上棘内侧，髂前上棘和耻骨联合之间[168]。

在髂腹股沟入路取切口时存在发生神经损伤的潜在风险。直接神经损伤相对少见，可忽略不计[3,72,162,163,169,170]。相反，在髂腰肌活动时，必须考虑继发性损伤的发生风险。

最近的一项分析侧重于神经损伤的流行病学数据。Lehmann等报道前路手术损伤率为1.8%[171]。

临床意义

由骨折或医源性原因引起的股神经损伤较为罕见，预后良好。

1.7.6 闭孔神经

闭孔神经沿腰大肌纤维向下走行，在进入闭孔前与前柱骨接触。其路径较高，位于闭孔动、静脉前方，因此是闭孔内最容易观察到的结构。

在大多数病例中，闭孔内可见一个共同的主干，而在1/4的病例中，真骨盆内可观察到2个主要分支[172,173]。

骨盆内入路和髂腹股沟入路存在发生神经损伤的潜在风险[156]，尤其是涉及前柱的骨折。临床上，这种神经损伤很少发生[70,162]。

最近的一项分析侧重于神经损伤的流行病学数据。Lehmann等报道前路手术损伤率为1.4%[171]。

临床意义

由于骨折或医源性原因导致的闭孔神经损伤较为罕见，预后良好。

参考文献

[1] Putz R, Simon U, Claes L, Nötzli H, Wyss T. Funktionelle Anatomie und Biomechanik. In: Claes L, et al. (Hrsg.), AE-Manual der Endoprothetik-Hüfte und Hüftrevision, Springer-Verlag; 2012:21-45

[2] Judet R, Letournel E. Surgical management of fractures of the acetabulum, In: Tronzo R, Lea & Febiger, eds. Surgery of the hip joint. Philadelphia, PA; 1973:472-505

[3] Letournel E, Judet R. Fractures of the acetabulum. 2nd ed. Berlin Heidelberg New York: Springer-Verlag; 1993

[4] Kummer B. Biomechanik, Form und Funktion des Bewegungsapparates. Deutscher Ärzteverlag, Köln; 2005

[5] Johnson EE, Eckardt JJ, Letournel E. Extrinsic femoral artery occlusion following internal fixation of an acetabular fracture. A case report. Clin Orthop Relat Res. 1987(217):209-213

[6] Schuenke M, Schulte E, Schumacher U. THIEME Atlas of Anatomy. In: Ross L, Lamperti E, eds. General Anatomy of the Musculoskeletal System. New York, NY: Thieme; 2006

[7] Hatem MA, Cunha LAM, Abdo J, Martin HD. Parameters for assessment of the inferior acetabulum morphology in 300 adult hips. J Hip Preserv Surg. 2016; 4(1):97-105

[8] Varodompun N, Thinley T, Visutipol B, Ketmalasiri B, Pattarabunjerd N. Correlation between the acetabular diameter and thickness in Thais. J Orthop Surg (Hong Kong). 2002; 10(1):41-44

[9] Vyas K, Sghroff B, Zanzrukiya K. An osseous study of morphological spacet of acetabulum of hip bone. Int J Res Med. 2013; 2(1):78-82

[10] Anderhuber F. Klinische Anatomie. In: Die Hüfte. Tschauner Ch (Hrsg). Stuttgart: Enke; 1997:4-12

[11] Kurrat HJ, Oberländer W. The thickness of the cartilage in the hip joint. J Anat. 1978; 126(Pt 1):145-155

[12] Salamon A, Salamon T, Sef D, Jo-Osvatić A. Morphological characteristics of the acetabulum. Coll Antropol. 2004; 28 Suppl 2:221-226

[13] Löhe F, Eckstein F, Sauer T, Putz R. Structure, strain and function of the transverse acetabular ligament. Acta Anat (Basel). 1996; 157(4):315-323

[14] Aksu F, Ceri N, Arman C, Tetik S. Morphology and morphometry of the acetabulum. DEÜ Tip Fakültesi Dergisi. 2006; 20:143-148

[15] Govsa F, Ozer MA, Ozgur Z. Morphologic features of the acetabulum. Arch Orthop Trauma Surg. 2005; 125(7):453-461

[16] Maruyama M, Feinberg JR, Capello WN, D'Antonio JA. The Frank Stinchfield Award: Morphologic features of the acetabulum and femur: anteversion angle and implant positioning. Clin Orthop Relat Res. 2001(393):52-65

[17] Seldes RM, Tan V, Hunt J, Katz M, Winiarsky R, Fitzgerald RH, Jr. Anatomy, histologic features, and vascularity of the adult acetabular labrum. Clin Orthop Relat Res. 2001(382):232-240

[18] Putz R, Schrank C. [Anatomy of the labro-capsular complex]. Orthopade. 1998; 27(10):675-680

[19] Uhthoff HK. Die Embryologie der menschlichen Hüfte unter besonderer Berücksichtigung der Entwicklung der Labra. Z Orthop Ihre Grenzgeb. 1990; 128(4):341-343

[20] Tan V, Seldes RM, Katz MA, Freedhand AM, Klimkiewicz JJ, Fitzgerald RH, Jr. Contribution of acetabular labrum to articulating surface area and femoral head coverage in adult hip joints: an anatomic study in cadavera. Am J Orthop. 2001; 30(11):809-812

[21] Kim YH. Acetabular dysplasia and osteoarthritis developed by an eversion of the acetabular labrum. Clin Orthop Relat Res. 1987(215):289-295

[22] Tanabe H. [Aging process of the acetabular labrum-an electron-microscopic study]. Nippon Seikeigeka Gakkai Zasshi. 1991; 65(1):18–25

[23] Dalmau-Pastor M, Vega J, Golanó P. Anatomy of the hip joint. ASPETAR Sports Med J. 2014; 3(2):400-407

[24] Shin D, Hwang S, Park J, et al. Hip Joint Ligaments, a Cadaver Imaging Study for Education. Int J Morphol. 2014; 32(3):822-828

[25] Wagner FV, Negrão JR, Campos J, et al. Capsular ligaments of the hip: anatomic, histologic, and positional study in cadaveric specimens with MR arthrography. Radiology. 2012; 263(1):189-198

[26] Martin HD, Savage A, Braly BA, Palmer IJ, Beall DP, Kelly B. The function of the hip capsular ligaments: a quantitative report. Arthroscopy. 2008; 24(2):188-195

[27] Malagelada F, Tayar R, Barke S, Stafford G, Field RE. Anatomy of the zona orbicularis of the hip: a magnetic resonance study. Surg Radiol Anat. 2015; 37(1):11-18

[28] Cooper HJ, Walters BL, Rodriguez JA. Anatomy of the hip capsule and pericapsular structures: A cadaveric study. Clin Anat. 2015; 28(5):665-671

[29] Domb BG, Philippon MJ, Giordano BD, Domb BG, Philippon MJ, Giordano BD. Arthroscopic capsulotomy, capsular repair, and capsular plication of the hip: relation to atraumatic instability. Arthroscopy. 2013; 29(1):162-173

[30] Aszmann OC, Dellon ES, Dellon AL. Anatomical course of the lateral femoral cutaneous nerve and its susceptibility to compression and injury. Plast Reconstr Surg. 1997; 100(3):600-604

[31] Yen CH, Leung HB, Tse PY. Effects of hip joint position and intra-capsular volume on hip joint intra-capsular pressure: a human cadaveric model. J Orthop Surg. 2009; 4:8

[32] Walters BL, Cooper JH, Rodriguez JA. New findings in hip capsular anatomy: dimensions of capsular thickness and pericapsular contributions. Arthroscopy. 2014; 30(10):1235–1245

[33] Cerezal L, Kassarjian A, Canga A, et al. Anatomy, biomechanics, imaging, and management of ligamentum teres injuries. Radiographics. 2010; 30 (6):1637-1651

[34] Bardakos NV, Villar RN. The ligamentum teres of the adult hip. J Bone Joint Surg Br. 2009; 91(1):8-15

[35] Souza P, Santos E. Bursae around the hip: anatomy, pathology, and mimics. EPOS- Eur Soc Radiol 2014.10.1594/ecr2014/C-0476

[36] Woodely S, Mercer S, Nicholson H. Morphology of the Bursae Associated with the Greater Trochanter of the Femur. J Bone Joint Surg. 2008; 90(2):284-294

[37] Robinson P, White LM, Agur A, Wunder J, Bell RS. Obturator externus bursa: anatomic origin and MR imaging features of pathologic involvement. Radiology. 2003; 228(1):230-234

[38] Philippon MJ, Michalski MP, Campbell KJ, et al. Surgically Relevant Bony and Soft Tissue Anatomy of the Proximal Femur. Orthop J Sports Med. 2014; 2(6):2325967114535188

[39] Gudena R, Alzahrani A, Railton P, Powell J, Ganz R. The anatomy and function of the obturator externus. Hip Int. 2015; 25(5):424-427

[40] Solomon LB, Lee YC, Callary SA, Beck M, Howie DW. Anatomy of piriformis, obturator internus and obturator externus: implications for the posterior surgical approach to the hip. J Bone Joint Surg Br. 2010; 92(9):1317–1324

[41] Shinohara H. Gemelli and obturator internus muscles: different heads of one muscle? Anat Rec. 1995; 243(1):145–150

[42] Aung HH, Sakamoto H, Akita K, Sato T. Anatomical study of the obturator internus, gemelli and quadratus femoris muscles with special reference to their innervation. Anat Rec. 2001; 263(1):41-52

[43] Windisch G, Braun EM, Anderhuber F. Piriformis muscle: clinical anatomy and consideration of the piriformis syndrome. Surg Radiol Anat. 2007; 29(1):37-45

[44] Pine J, Binns M, Wright P, Soames R. Piriformis and obturator internus morphology: a cadaveric study. Clin Anat. 2011; 24(1):70-76

[45] Haładaj R, Pingot M, Polguj M, Wysiadecki G, Topol M. Anthropometric Study of the Piriformis Muscle and Sciatic Nerve: A Morphological Analysis in a Polish Population. Med Sci Monit. 2015; 21:3760-3768

[46] Lewis S, Jurak J, Lee C, Lewis R, Gest T. Anatomical variations of the sciatic nerve, in relation to the piriformis muscle. Trans Res Anat. 2016; 5:15-19

[47] Natsis K, Totlis T, Konstantinidis GA, Paraskevas G, Piagkou M, Koebke J. Anatomical variations between the sciatic nerve and the piriformis muscle: a contribution to surgical anatomy in piriformis syndrome. Surg Radiol Anat. 2014; 36(3):273-280

[48] Flack NA, Nicholson HD, Woodley SJ. A review of the anatomy of the hip abductor muscles, gluteus medius, gluteus minimus, and tensor fascia lata. Clin Anat. 2012; 25(6):697-708

[49] Gottschalk F, Kourosh S, Leveau B. The functional anatomy of tensor fasciae latae and gluteus medius and minimus. J Anat. 1989; 166:179-189

[50] Beck M, Sledge JB, Gautier E, Dora CF, Ganz R. The anatomy and function of the gluteus minimus muscle. J Bone Joint Surg Br. 2000; 82(3):358-363

[51] Acland RD. The inguinal ligament and its lateral attachments: correcting an anatomical error. Clin Anat. 2008; 21(1):55-61

[52] Saidi H. Endoscopic anatomy of the groin: implications for transabdominal preperitoneal herniorrhaphy. Anat J Afr. 2012; 1(1):2-10

[53] Teague D. Inguinal anatomy and retropubic vascular hazards of the ilioinguinal approach. Oper Tech Orthop. 1997; 7:175-183

[54] Steinfeld JR, Schuit KE, Keats TE. Calcification in Cooper's ligament. Am J Roentgenol Radium Ther Nucl Med. 1974; 121(1):107-108

[55] Faure JP, Hauet T, Scepi M, Chansigaud JP, Kamina P, Richer JP. The pectineal ligament: anatomical study and surgical applications. Surg Radiol Anat. 2001; 23(4):237-242

[56] Henle J. Handbuch der systematischen Anatomie des Menschen. 3. Bd., 1. Abt. Gefäßlehre. 2. Aufl. Braunschweig: Vieweg und Sohn; 1876

[57] Bergoin M, Louis R. Vascularisation artérielle de l'os coxal. Travaux de l'Institut d'Anatomie de Marseille; 1961

[58] Beck M, Leunig M, Ellis T, Sledge JB, Ganz R. The acetabular blood supply: implications for periacetabular osteotomies. Surg Radiol Anat. 2003; 25(5-6):361-367

[59] Katthagen BD, Spies H, Bachmann G. [Arterial vascularization of the bony acetabulum]. Z Orthop Ihre Grenzgeb. 1995; 133(1):7-13

[60] Bachmann G, Pfeifer T, Spies H, Katthagen BD. [3D-CT and angiography of cast preparations of pelvic vessels: demonstration of arterial blood supply of the acetabulum]. RoFo Fortschr Geb Rontgenstr Nuklearmed. 1993; 158(3):214-220

[61] Cheng SL, Rosati C, Waddell JP. Fatal hemorrhage caused by vascular injury associated with an acetabular fracture. J Trauma. 1995; 38(2):208-209

[62] Damsin JP, Lazennec JY, Gonzales M, Guérin-Surville H, Hannoun L. Arterial supply of the acetabulum in the fetus: application to periacetabular surgery in childhood. Surg Radiol Anat. 1992; 14(3):215-221

[63] Yiming A, Baqué P, Rahili A, et al. Anatomical study of the blood supply of the coxal bone: radiological and

clinical application. Surg Radiol Anat. 2002; 24(2):81-86

[64] Kacra BK, Arazi M, Cicekcibasi AE, Büyükmumcu M, Demirci S. Modified medial Stoppa approach for acetabular fractures: an anatomic study. J Trauma. 2011; 71(5):1340-1344

[65] Feugier P, Fessy MH, Béjui J, Bouchet A. Acetabular anatomy and the relationship with pelvic vascular structures. Implications in hip surgery. Surg Radiol Anat. 1997; 19(2):85-90

[66] Juliano PJ, Bosse MJ, Edwards KJ. The superior gluteal artery in complex acetabular procedures. A cadaveric angiographic study. J Bone Joint Surg Am. 1994; 76(2):244-248

[67] Reilly MC, Olson SA, Tornetta P, III, Matta JM. Superior gluteal artery in the extended iliofemoral approach. J Orthop Trauma. 2000; 14(4):259-263

[68] Brown JJ, Greene FL, McMillin RD. Vascular injuries associated with pelvic fractures. Am Surg. 1984; 50(3):150-154

[69] Bosse MJ, Poka A, Reinertcm, Brumback RJ, Bathon H, Burgess AR. Preoperative angiographic assessment of the superior gluteal artery in acetabular fractures requiring extensile surgical exposures. J Orthop Trauma. 1988; 2(4):303-307

[70] Cole JD, Bolhofner BR. Acetabular fracture fixation via a modified Stoppa limited intrapelvic approach. Description of operative technique and preliminary treatment results. Clin Orthop Relat Res. 1994(305):112-123

[71] Helfet DL, Schmeling GJ. Management of complex acetabular fractures through single nonextensile exposures. Clin Orthop Relat Res. 1994(305):58-68

[72] de Ridder VA, de Lange S, Kingma L, Hogervorst M. Results of 75 consecutive patients with an acetabular fracture. Clin Orthop Relat Res. 1994(305):53-57

[73] Hammami MN. An aneurysm of the superior gluteal artery presenting as buttock pain 6 months after a missed fracture of the acetabulum. Br J Surg. 1981; 68(6):442-444

[74] Itokazu M, Takahashi K, Matsunaga T, et al. A study of the arterial supply of the human acetabulum using a corrosion casting method. Clin Anat. 1997; 10(2):77-81

[75] Letournel E. The treatment of acetabular fractures through the ilioinguinal approach. Clin Orthop Relat Res. 1993(292):62-76

[76] Matta J. Fractures of the acetabulum: accuracy of reduction and clinical results of fractures operated within three weeks after the injury. J Bone Joint Surg Am. 1996; 78:1632-1645

[77] Mayo KA. Open reduction and internal fixation of fractures of the acetabulum. Results in 163 fractures. Clin Orthop Relat Res. 1994(305):31-37

[78] Probe R, Reeve R, Lindsey RW. Femoral artery thrombosis after open reduction of an acetabular fracture. Clin Orthop Relat Res. 1992(283):258-260

[79] Sims S. Acetabular fractures: postoperative management and complications. Orthopaedic Knowledge Update Trauma; 1996:273-280

[80] Frank JL, Reimer BL, Raves JJ. Traumatic iliofemoral arterial injury: an association with high anterior acetabular fractures. J Vasc Surg. 1989; 10(2):198-201

[81] Kessler E, Kerkmann D. Arteriovenöse Fistel der inneren Beckengefäße als Komplikation einer Hüftgelenksfraktur. Hefte Unfallheilkd. 1974; 124:176-177

[82] Roise O, Pillgram-Larsen J, Alho A. Acetabulum fracture complicated by a tear of the femoral vein-a case report. Surgery of the Pelvis and Acetabulum: The second International Consensus Pittsburgh, October 21-27, 1994

[83] Thomas G. Die arterielle Gefässversorgung des Pfannendachgebietes beim Erwachsenen. Arch Orthop Unfallchir. 1965; 58(4):300-305

[84] Pohlemann T, Gänsslen A. Hartung S. Beckenverletzungen/Pelvic Injuries. In: Becken A, ed. Hefte zu. Hefte zur Zeitschrift "Der Unfallchirurg". Berlin, Heidelberg, New York, Springer-Verlag; 1998:266

[85] von Lanz J, Wachsmuth W. Praktische Anatomie. Bd. II 8A. Becken. Berlin: Springer; 1984:1-96

[86] Crock HV. A revision of the anatomy of the arteries supplying the upper end of the human femur. J Anat. 1965; 99:77-88

[87] Dewar DC, Lazaro LE, Klinger CE, et al. The relative contribution of the medial and lateral femoral circumflex arteries to the vascularity of the head and neck of the femur: a quantitative MRI-based assessment. Bone Joint

J. 2016; 98-B(12):1582-1588

[88] Tomaszewski K, Henry B, Vikse J, et al. The origin of the medial circumflex femoral artery: a meta-analysis and proposal of a new classification system. PeerJ. 2016; 4:e1726

[89] Gautier E, Ganz K, Krügel N, Gill T, Ganz R. Anatomy of the medial femoral circumflex artery and its surgical implications. J Bone Joint Surg Br. 2000; 82 (5):679-683

[90] Boraiah S, Dyke JP, Hettrich C, et al. Assessment of vascularity of the femoral head using gadolinium (Gd-DTPA)-enhanced magnetic resonance imaging: a cadaver study. J Bone Joint Surg Br. 2009; 91(1):131-137

[91] Lazaro LE, Klinger CE, Sculco PK, Helfet DL, Lorich DG. The terminal branches of the medial femoral circumflex artery: the arterial supply of the femoral head. Bone Joint J. 2015; 97-B(9):1204-1213

[92] Kalhor M, Beck M, Huff TW, Ganz R. Capsular and pericapsular contributions to acetabular and femoral head perfusion. J Bone Joint Surg Am. 2009; 91(2):409–418

[93] Kalhor M, Horowitz K, Gharehdaghi J, Beck M, Ganz R. Anatomic variations in femoral head circulation. Hip Int. 2012; 22(3):307-312

[94] Zlotorowicz M, Czubak J. Vascular Anatomy and Blood Supply to the Femoral Head. In: Osteonecrosis, Koo Kh, Mont Ma, Jones LC, eds. Berlin: Springer; 2014

[95] Zlotorowicz M, Szczodry M, Czubak J, Ciszek B. Anatomy of the medial femoral circumflex artery with respect to the vascularity of the femoral head. J Bone Joint Surg. 2011; 93B:1471-1474

[96] Grose AW, Gardner MJ, Sussmann PS, Helfet DL, Lorich DG. The surgical anatomy of the blood supply to the femoral head: description of the anastomosis between the medial femoral circumflex and inferior gluteal arteries at the hip. J Bone Joint Surg Br. 2008; 90(10):1298-1303

[97] Zlotorowicz M, Czubak J, Kozinski P, Boguslawska-Walecka R. Imaging the vascularisation of the femoral head by CT angiography. J Bone Joint Surg. 2012; 94B:1176-1179

[98] Lazaro LE, Sculco PK, Pardee NC, et al. Assessment of femoral head and headneck junction perfusion following surgical hip dislocation using gadoliniumenhanced magnetic resonance imaging: a cadaveric study. J Bone

Joint Surg Am. 2013; 95(23):e1821-e1828

[99] Tomaszewski K, Vikse J, Henry B, et al. The variable origin of the lateral circumflex femoral artery: a meta-analysis and proposal for a new classification system. Folia Morphol (Warsz). 2016

[100] Tucker F. Arterial supply to the femoral head and its clinical importance. J Bone Joint Surg. 1949; 31B:82-93

[101] Batory I. Die Entstehung und Bedeutung der latenten, ischämischen Phase als ätiologischer Faktor des Morbus Perthes. Z Orthop Ihre Grenzgeb. 1981; 119 (4):374:381

[102] Batory I. Die Grenzen des Physiologischen und Anfänge des Pathologischen in der Etnwicklung der proximalen Femurepiphyse. Z Orthop Ihre Grenzgeb. 1995; 133(1):7:13

[103] Chung SM. The arterial supply of the developing proximal end of the human femur. J Bone Joint Surg Am. 1976; 58(7):961-970

[104] Ogden J. Anatomic and histologic study of factors affecting development and evolution of avascular necrosis in congenital hip dislocation. In: The Hip. Poceedings of the 2nd meeting of the Hip Society. St. Louis: Mosby; 1974:125-153

[105] Ogden JA. Changing patterns of proximal femoral vascularity. J Bone Joint Surg Am. 1974; 56(5):941-950

[106] Ogden J. Normal and abnormal circulation. In: Tachdijan MO, ed. Congenital dislocation of the hip. New York, Edinburgh, London, Melbourne, Livingstone; 1982:59-92

[107] Trueta J. The normal vascular anatomynof the human femoral head during growth. J Bone Joint Surg. 1957; 39-B:358:94

[108] Wertheimer L, Lopes L. Arterial supply of the femoral head. A combined angiographic and histological study. J Bone Joint Surg. 1971; 53(3):545-556

[109] Sevitt S, Thompson RG. Distribution and anastomoses of arteries supplying the head and neck of the femur. J Bone Joint Surg Br. 1965; 47:560-573

[110] Walmsley T. A note of the retinacula of WEITBRECHT. J Anat. 1916; 51 (Pt 1):61-64

[111] Weitbrecht J. Syndesmologia sive Historia Ligamentorum Corporis Humani. St. Petersburg: 1742

[112] Trueta J, Harrison M. The normal vascular anatomy of

the femoral head in adult man. J Bone Joint Surg. 1953; 35B:442-461

[113] Harty M. Blood supply of the femoral head. BMJ. 1953; 2(4848):1236-1237

[114] Gojda J, Bartoníček J. The retinacula of Weitbrecht in the adult hip. Surg Radiol Anat. 2012; 34(1):31-38

[115] Dy CJ, Thompson MT, Usreymm, Noble PC. The distribution of vascular foramina at the femoral head/neck junction: implications for resurfacing arthroplasty. J Arthroplasty. 2012; 27(9):1669-1675

[116] Dyke JP, Lazaro LE, Hettrichcm, Hentel KD, Helfet DL, Lorich DG. Regional analysis of femoral head perfusion following displaced fractures of the femoral neck. J Magn Reson Imaging. 2015; 41(2):550-554

[117] Kumar MN, Belehalli P, Ramachandra P. PET/CT study of temporal variations in blood flow to the femoral head following low-energy fracture of the femoral neck. Orthopedics. 2014; 37(6):e563-e570

[118] Papadakis SA, Segos D, Kouvaras I, Dagas S, Malakasis M, Grivas TB. Integrity of posterior retinaculum after displaced femoral neck fractures. Injury. 2009; 40(3):277-279

[119] Belehalli P, Kumar M, Prakash B, Veerappa L. Positron emission tomographycomputed tomography in the assessment of viability of femoral head in acetabular fractures. Int Orthop. 2014; 38(5):1057-1062

[120] Zlotorowicz M, Czubak J, Caban A, Kozinski P, Boguslawska-Walecka R. The blood supply to the femoral head after posterior fracture/dislocation of the hip, assessed by CT angiography. Bone Joint J. 2013; 95B:1453-1457

[121] Beaulé PE, Campbell P, Lu Z, et al. Vascularity of the arthritic femoral head and hip resurfacing. J Bone Joint Surg Am. 2006; 88 Suppl 4:85-96

[122] Schoeniger R, Espinosa N, Sierra RJ, Leunig M, Ganz R. Role of the extraosseus blood supply in osteoarthritic femoral heads? Clin Orthop Relat Res. 2009; 467(9):2235-2240

[123] Steffen RT, Athanasou NA, Gill HS, Murray DW. Avascular necrosis associated with fracture of the femoral neck after hip resurfacing: histological assessment of femoral bone from retrieval specimens. J Bone Joint Surg Br. 2010; 92(6):787–793

[124] Liu BY, Zhao DW, Yu XB, Yang L, Guo L,Wang BJ. Effect of superior retinacular artery damage on osteonecrosis of the femoral head. Chin Med J (Engl). 2013; 126(20):3845–3850

[125] Henning P, Brenner B, Brunner K, Zimmermann H. Hemodynamic instability following an avulsion of the corona mortis artery secondary to a benign pubic ramus fracture. J Trauma. 2007; 62:E14-E17

[126] Kong WM, Sun CK, Tsai IT. Delayed presentation of hypovolemic shock after a simple pubic ramus fracture. Am J Emerg Med. 2012; 30(9):2090.e1-2090.e4

[127] Wong T, Chan W, Wu W. Life threatening stable pubic rami fracture. Injury. 2005; 36:300-302

[128] Okcu G, Erkan S, Yercan HS, Ozic U. The incidence and location of corona mortis: a study on 75 cadavers. Acta Orthop Scand. 2004; 75(1):53-55

[129] Perry DC, DeLong W. Acetabular fractures. Orthop Clin North Am. 1997; 28 (3):405-417

[130] Rusu MC, Cergan R, Motoc AG, Folescu R, Pop E. Anatomical considerations on the corona mortis. Surg Radiol Anat. 2010; 32(1):17-24

[131] Sarikcioglu L, Sindel M, Akyildiz F, Gur S. Anastomotic vessels in the retropubic region: corona mortis. Folia Morphol (Warsz). 2003; 62(3):179-182

[132] Smith JC, Gregorius JC, Breazeale BH, Watkins GE. The corona mortis, a frequent vascular variant susceptible to blunt pelvic trauma: identification at routine multidetector CT. J Vasc Interv Radiol. 2009; 20(4):455-460

[133] Drewes PG, Marinis SI, Schaffer JI, Boreham MK, Cortonmm. Vascular anatomy over the superior pubic rami in female cadavers. Am J Obstet Gynecol. 2005; 193(6):2165-2168

[134] Gilroy AM, Hermey DC, DiBenedetto LM, Marks SC, Jr, Page DW, Lei QF. Variability of the obturator vessels. Clin Anat. 1997; 10(5):328-332

[135] Hong HX, Pan ZJ, Chen X, Huang ZJ. An anatomical study of corona mortis and its clinical significance. Chin J Traumatol. 2004; 7(3):165-169

[136] Karakurt L, Karaca I, Yilmaz E, Burma O, Serin E. Corona mortis: incidence and location. Arch Orthop

Trauma Surg. 2002; 122(3):163-164

[137] Lau H, Lee F. A prospective endoscopic study of retropubic vascular anatomy in 121 patients undergoing endoscopic extraperitoneal inguinal hernioplasty. Surg Endosc. 2003; 17(9):1376-1379

[138] Tornetta P, III, Hochwald N, Levine R. Corona mortis. Incidence and location. Clin Orthop Relat Res. 1996(329):97-101

[139] Berberoğlu M, Uz A, Ozmenmm, et al. Corona mortis: an anatomic study in seven cadavers and an endoscopic study in 28 patients. Surg Endosc. 2001; 15(1):72-75

[140] Jensen K, Sprengel K, Mica L, Somlyay L, Jentzsch T, Werner C. Surgical relevance of corona mortis and clinical outcome in pelvic trauma. Austin J Anat 2015;2(2):1033

[141] Darmanis S, Lewis A, Mansoor A, Bircher M. Corona mortis: an anatomical study with clinical implications in approaches to the pelvis and acetabulum. Clin Anat. 2007; 20(4):433-439

[142] Stavropoulou-Deli A, Anagnostopoulou S. Corona mortis: anatomical data and clinical considerations. Aust N Z J Obstet Gynaecol. 2013; 53(3):283-286

[143] de Kleuver M, Kooijman MA, Kauer JM, Veth RP. Pelvic osteotomies: anatomic pitfalls at the pubic bone. A cadaver study. Arch Orthop Trauma Surg. 1998; 117(4-5):270-272

[144] Apaydin N, Kendir S, Loukas M, Tubbs RS, Bozkurt M. Surgical anatomy of the superior gluteal nerve and landmarks for its localization during minimally invasive approaches to the hip. Clin Anat. 2013; 26(5):614-620

[145] Basarir K, Ozsoy MH, Erdemli B, Bayramoglu A, Tuccar E, Dincel VE. The safe distance for the superior gluteal nerve in direct lateral approach to the hip and its relation with the femoral length: a cadaver study. Arch Orthop Trauma Surg. 2008; 128(7):645-650

[146] Diop M, Parratte B, Tatu L, Vuillier F, Faure A, Monnier G. Anatomical bases of superior gluteal nerve entrapment syndrome in the suprapiriformis foramen. Surg Radiol Anat. 2002; 24(3-4):155-159

[147] Ray B, D'Souza AS, Saxena A, et al. Morphology of the superior gluteal nerve: a study in adult human cadavers. Bratisl Lek Listy (Tlacene Vyd). 2013; 114 (7):409-412

[148] Stecco C, Macchi V, Baggio L, et al. Anatomical and CT angiographic study of superior gluteal neurovascular pedicle: implications for hip surgery. Surg Radiol Anat. 2013; 35(2):107-113

[149] Jacobs LG, Buxton RA. The course of the superior gluteal nerve in the lateral approach to the hip. J Bone Joint Surg Am. 1989; 71(8):1239-1243

[150] Pérezmm, Llusá M, Ortiz JC, et al. Superior gluteal nerve: safe area in hip surgery. Surg Radiol Anat. 2004; 26(3):225–229

[151] Abitbol JJ1, Gendron D, Laurin CA, Beaulieu MA. Gluteal nerve damage following total hip arthroplasty. A prospective analysis. J Arthroplasty. 1990; 5 (4):319-322

[152] Willick SE, Margherita AJ, Carter GT. Isolated superior gluteal nerve injury: two case reports. Muscle Nerve. 1998; 21(7):951-953

[153] Ling ZX, Kumar VP. The course of the inferior gluteal nerve in the posterior approach to the hip. J Bone Joint Surg Br. 2006; 88(12):1580-1583

[154] Apaydin N, Bozkurt M, Loukas M, Tubbs RS, Esmer AF. The course of the inferior gluteal nerve and surgical landmarks for its localization during posterior approaches to hip. Surg Radiol Anat. 2009; 31(6):415-418

[155] Anbumani T, Thamarai Selvi A, Anthony Ammal S. Sciatic nerve and its variations: an anatomical study. Int J Anat Res. 2015; 3:1121-1127

[156] Bergmann R, Uz A, Ozmen M. Compendium of human anatomis variation. Baltimore, MD: Urban & Schwarzenberg; 1988:164

[157] Kanawati AJ. Variations of the sciatic nerve anatomy and blood supply in the gluteal region: a review of the literature. ANZ J Surg. 2014; 84(11):816-819

[158] Giannoudis PV, Grotz MR, Papakostidis C, Dinopoulos H. Operative treatment of displaced fractures of the acetabulum. A meta-analysis. J Bone Joint Surg Br. 2005; 87(1):2-9

[159] de Ridder VA, de Lange S, Popta JV. Anatomical variations of the lateral femoral cutaneous nerve and the consequences for surgery. J Orthop Trauma. 1999; 13(3):207-211

[160] Hospodar PP, Ashman ES, Traub JA. Anatomic study of

the lateral femoral cutaneous nerve with respect to the ilioinguinal surgical dissection. J Orthop Trauma. 1999; 13(1):17-19

[161] Sürücü HS, Tanyeli E, Sargon MF, Karahan ST. An anatomic study of the lateral femoral cutaneous nerve. Surg Radiol Anat. 1997; 19(5):307-310

[162] Mears DC, Velyvis JH, Chang CP. Displaced acetabular fractures managed operatively: indicators of outcome. Clin Orthop Relat Res. 2003(407): 173-186

[163] Rommens PM, Broos PL, Vanderschot P. Vorbereitung und Technik der operativen Behandlung von 225 Acetabulumfrakturen. Zweijahresergebnisse in 175 Fällen. Unfallchirurg. 1997; 100(5):338-348

[164] Kosiyatrakul A, Nuansalee N, Luenam S, Koonchornboon T, Prachaporn S. The anatomical variation of the lateral femoral cutaneous nerve in relation to the anterior superior iliac spine and the iliac crest. Musculoskelet Surg. 2010; 94(1):17–20

[165] Majkrzak A, Johnston J, Kacey D, Zeller J. Variability of the lateral femoral cutaneous nerve: An anatomic basis for planning safe surgical approaches. Clin Anat. 2010; 23(3):304-311

[166] Ropars M, Morandi X, Huten D, Thomazeau H, Berton E, Darnault P. Anatomical study of the lateral femoral cutaneous nerve with special reference to minimally invasive anterior approach for total hip replacement. Surg Radiol Anat. 2009; 31(3):199-204

[167] Üzel M, Akkin SM, Tanyeli E, Koebke J. Relationships of the lateral femoral cutaneous nerve to bony landmarks. Clin Orthop Relat Res. 2011; 469 (9):2605-2611

[168] Gustafson KJ, Pinault GC, Neville JJ, et al. Fascicular anatomy of human femoral nerve: implications for neural prostheses using nerve cuff electrodes. J Rehabil Res Dev. 2009; 46(7):973-984

[169] Gruson KI, Moed BR. Injury of the femoral nerve associated with acetabular fracture. J Bone Joint Surg Am. 2003; 85-A(3):428-431

[170] Hardy SL. Femoral nerve palsy associated with an associated posterior wall transverse acetabular fracture. J Orthop Trauma. 1997; 11(1):40-42

[171] Lehmann W, Hoffmann M, Fensky F, et al. What is the frequency of nerve injuries associated with acetabular fractures? Clin Orthop Relat Res. 2014; 472(11):3395-3403

[172] Anagnostopoulou S, Kostopanagiotou G, Paraskeuopoulos T, Chantzi C, Lolis E, Saranteas T. Anatomic variations of the obturator nerve in the inguinal region: implications in conventional and ultrasound regional anesthesia techniques. Reg Anesth Pain Med. 2009; 34(1):33-39

[173] Anagnostopoulou S, Mavridis I. Human obturator nerve: Gross anatomy. World J Neurol. 2013; 3:62-66

2 生物力学

2.1 髋关节的生物力学

由于髋关节的生理性不协调，在生理性负荷下，髋臼内压力分布不均匀[1-7]。在解剖学上，股骨头的大小与髋臼的相应直径存在差异，股骨头的直径稍大[8]。

由此产生的力的范围和方向决定了新月形髋臼表面的压力分布的位置和压力的大小。因此，起初负荷较低时新月形表面的前方和后方受力，压力增大时髋臼顶受力[4,5]。相应的，髋臼顶在行走时的摆动过程中不受力。

这种生理性关节不协调是非常有用的，因为在低负荷时，关节软骨与滑液的接触会为营养细胞提供足够的支持[5]。成人负重超过体重的50%时就会出现股骨头与髋臼的全骨性接触，而老年人在负重超过体重的25%时可能就已经出现。

作用于髋臼的主要力量存在于上部臼顶[7,9,10]。这表现在髋臼和相应的股骨头软骨的厚度上[10-13]。另一个相关因素是呈马蹄形的髋臼软骨。臼窝其他部分使髋臼内压力分布得到优化[14]。

髋臼横韧带具有拉伸作用[6,15]。相比之下，这种韧带损伤尚未显示对髋臼力学有影响，但应考虑存在髋臼柱骨折[16]。

在对17具人尸体骨盆进行的生物力学分析中，Konrath等发现了髋臼内的生理（正常）负荷分布[16]。横韧带横断导致髋臼软骨前、上关节区接触面积、压力峰值和压力分布无明显变化，而横韧带和臼唇联合横断导致峰后压力降低。

因此，尽管髋臼上唇扩大股骨头约30%的覆盖率，但后一种结构的损伤并不是导致创伤后骨关节炎发展的诱发因素[17]。

2.2 生理运动负荷

基于遥测髋假体的方法，Bergmann等分析了在物理治疗运动过程中作用于髋关节的力[18]。

双下肢站立位时，作用于髋关节的力高达体重（BW）的70%。在正常行走过程中，负荷峰值可以达到体重的300%；使用拐杖时，负荷可以减少1/4[19]。根据行走速度，在行走过程中，峰值负荷可增加到体重的500%，慢跑时将超过体重的700%，绊倒时负荷最大（体重的870%）[19]。理疗指导下的运动产生的最大负荷为体重的50%，而主动运动负荷将会增加到体重的250%[18]。

2.3 髋臼骨折的生物力学

与生理负荷传递不同，髋臼骨折导致髋关节生物力学发生实质性改变。数项研究分析了不同骨折位置的情况。

2.3.1 后壁骨折

Olson等分析了不同程度后壁缺损与髋臼软骨接触区域的重要性[20,21]。股骨头与髋臼表面的接触面方面，48%的病例位于上方，28%的病例位于前方，24%的病例位于后方。关节表面约33%的后壁缺损导致上方接触面积增大到64%，而前后接触面积分别减小到21%和15%。缺陷的进一步增加导致上方接触面积进一步增大，但前后接触面积减小较小。总接触面积从完整髋臼时的9.21 cm^{2}减小到后壁完全缺损后的6.87 cm^2。

2.3.2 后柱骨折

Vrahas等分析了不同后柱骨折的髋关节稳定性[22]。他们对延伸到坐骨大切迹上方的高位骨折进行区分，如中、深和极深位的骨折。后者最接近于坐骨棘水平。骨折越靠近近端，导致脱位和髋关节不稳定的可能性越大。

2.3.3 前壁骨折

Konrath 等分析了前壁缺损对关节的影响[23]。前壁骨折导致前后接触面积和峰值压力显著减小。相反，髋臼上区未见改变。

2.3.4 前柱骨折

髋臼不稳取决于骨折位置：骨折位置越低，骨折越稳定。因此，临床上最常见的位于髋臼前下角的无移位骨折是前柱骨折中最稳定的骨折类型，而延伸至髂嵴的前柱骨折属于潜在的不稳定骨折[22]。

2.3.5 横形骨折

高位延伸的横形骨折（经直肠）是最不稳定的骨折[22]。临床上，臼顶弧测量具有相关性。如果此角度为 30°~40°，则可以怀疑是不稳定骨折；若臼顶弧角度为 40°~60°，则处于稳定骨折的过渡区[22]。另一项研究确认了该结果，即稳定骨折通常见于臼顶弧角度在 60° 以下的病例中[24]。

2.3.6 双柱骨折

在模拟双柱骨折中，Levine 等分析了继发性关节匹配的影响[25]。匹配性取决于髋臼上板和后板。

结果显示，前关节面上区的力明显增加，前关节面的力也相应降低，而后部力的下降不明显[25]。

2.3.7 其他骨折类型

相关的横形伴后壁骨折、后柱伴后壁骨折、T 形骨折及前柱伴后半横形骨折的生物力学数据不可用。

临床意义

> 骨折高度决定了关节的不稳定性。前、后骨折及涉及两柱的骨折会导致髋臼顶部区域的应力集中。

近期针对骨折后髋臼软骨周围骨密度差异的分析表明，上方区域显示骨密度增加，而其功能的长期结果呈负相关[26]。

临床意义

> 髋臼顶区损伤可能是影响髋臼骨折预后的重要负面因素。

2.4 关节解剖重建的生物力学效应

多项生物力学研究报道了髋臼骨折对关节解剖重建的影响。

Olson 等分析了后壁骨折采用拉力螺钉和钢板进行关节解剖重建的效果[20]。即使关节解剖重建，也会导致髋臼顶区的应力集中，前后关节表面应力集中减少，而无法达到与完整关节相应的应力值。

Schopfer 等在模拟后柱骨折后报道了解剖固定的相似结果[27]。相反，前柱或壁骨折的解剖固定与髋臼上应力集中无关[23,28]，但未观察到与完整髋臼相同的应力值。

临床意义

> 关节解剖重建并不能完全恢复髋臼解剖功能[20,23,28~30]，这是由髋关节不协调的非生理性重建造成的[5,7]。

2.5 关节间隙和台阶的生物力学效应

前柱骨折重建后持续的台阶或间隙会导致臼顶的应力集中[28]。

Malkani 等观察到，1 mm 以内的台阶是可以容忍的，而 ≥ 2 mm 的台阶会导致髋臼峰值压力显著增加[31]。

Hak 等分析，横形骨折的高度是应力集中的重要因素。经臼顶骨折后持续存在的台阶与最高压力最大值相关，而臼窝结合部骨折后持续存在的台阶和间隙无显著性意义[29]。

> **临床意义**
>
> 与间隙相比，持续存在的台阶与臼顶峰值压力的增加更为相关，这可能会增加创伤性关节炎的发生风险。

2.6 骨合成生物力学

学者对不同骨折类型的骨合成技术进行生物力学测试[20,23,27-36]。详细结果在特殊骨折类型章节介绍。

2.7 股骨头的生物力学效应

髋臼骨折的损伤机制使股骨头和髋臼关节表面之间的接触应力显著增加。

Böhler 分析了股骨头的形态变化[37]。股骨头轴向负荷达 300~1 400 kg 时，可产生可逆的微骨折，且影像学观察不到（"乒乓球效应"）。可以假设软骨发生损伤能够引起股骨头坏死。

由于抗力减少，仍处于修复阶段，因此股骨头可能会过度损伤，故而创伤后股骨头坏死很可能是机械性损伤的结果。

Gay 等获得了类似的结果[38,39]。其对 10 具髋臼骨折多发伤患者新鲜尸体股骨头进行宏观和微观分析，常规 X 线片没有显示出影像学改变，而宏观上可以检测到表面软骨磨损和轻微软骨冲击，甚至严重软骨骨折。显微镜下观察到明显损伤的软骨有部分修复。软骨损伤与股骨头撞击髋臼骨折碎片有关。

由此导致的股骨头边缘压缩损伤与股骨头处的峰值压力增加无关，而臼顶的峰值载荷则取决于股骨头撞击的大小[40]。

> **临床意义**
>
> 髋臼骨折附加机械性股骨头损伤可导致创伤性股骨头坏死，并可引起髋臼软骨损伤。

2.8 骨折机制

Letournel 推荐了 4 种不同的髋臼骨折机制[41]。
- 经大转子的力传递。
- 屈膝 90° 的力传递。
- 伸膝时经足的力传递。
- 经骨盆后的力传递。

2.8.1 经大转子的力传递

力经大转子或沿股骨颈向髋臼传递后所产生的骨折类型取决于关节的伸展状态，如外展、内收及内旋、外旋。

单纯横形骨折以及横形伴后壁骨折内旋程度最大，而单纯横形骨折或 T 形骨折以及部分两柱骨折的内旋程度较小。

外旋可导致前柱和前壁骨折，外旋的增加往往导致前壁骨折[41]。额外的外展或内收可将产生的力转移到髋臼下部或上部。

Letournel 在 95.3% 的病例中观察到前柱骨折和双柱骨折：13% 的病例为前柱或前壁骨折，34.5% 的病例有横形骨折片（包括相关的前柱和后半横形骨折），47.6% 的病例为双柱骨折，仅 4.7% 的病例为后壁或后柱骨折[41]。

Lansinger 等在尸体分析中证实了这些结果[42]。侧位挤压机制产生了 75% 的髋臼骨折，其中横形骨折占 73.3%，前柱骨折占 20%。伸髋时髋关节的旋转位置对骨折类型无影响[42]。

Siegel 等分析了车祸伤情况，并报道了髋臼骨折的频率取决于事故机制。仅 2% 的髋臼骨折与车辆变形导致挤压身体相关，更常见的是骶骨骨折（8%~18%）或耻骨骨折（6%~25%）[43]。没有关于髋臼骨折类型的数据报道。

Dakin 等进行了类似的分析，并证实了

Letournel 的结果[44]。8% 的患者有前柱或前壁骨折，48% 的患者出现横形骨折，44% 的患者出现双柱骨折。

2.8.2 屈膝 90° 的力传递

屈膝 90°，力沿股骨干向髋臼传递，典型代表为"仪表盘"损伤[45]。根据施加力的方向和髋关节的位置，后壁碎片可能直接位于后方（臼顶下方）、后上方或后下方。

根据屈曲、外展或内收的程度，以及股骨前倾程度，力相应地作用于后外侧、中央或颅侧。

髋关节屈曲小于 90° 更易导致向后的骨折脱位。屈曲 90° 左右会导致典型的后壁骨折，屈曲 90° 以上会导致髋臼后缘的后下方损伤[41]。

Letournel 观察到在这种损伤机制下，后壁和后柱骨折的发生率为 78%。其余的骨折类型是横形骨折，通常合并后壁骨折[41]。

Rupp 等针对该机制进行了临床和实验研究[46]。平均 5 700 N 的力会产生 74% 的髋臼骨折。其中 3 例出现股骨颈骨折。14 例中的 12 例（86%）发生髋臼骨折，包括单纯后壁骨折、后壁骨折伴横形或 T 形骨折[46]。

McCoy 等报道了 40 例正面碰撞事故患者，其中 70% 发生髋臼后脱位，但未伴髋臼后壁骨折[47]。

Dakin 等利用事故数据库的数据分析了"仪表盘"损伤的机制，并报道后壁骨折发生率为 96%。在所有后壁骨折中，均存在直接作用于前面或前外侧的轴向暴力[44]。

与侧方挤压损伤相比，Siegel 等观察到正面撞击后髋臼骨折发生率高达 40%[43]，但未区分确切的骨折类型[43]。

2.8.3 伸膝时经足的力传递

这种机制在高处坠落时尤为重要。除髋关节伸展外，常有轻微外展。因此，应怀疑有高位（经直肠）横形骨折，但临床上，骨折常发生在后柱[41]。据推测，这可能是因摔倒时重心前移导致额外的髋关节屈曲造成的。

2.8.4 经骨盆后的力传递

髋关节的损伤机制和位置无论在理论上还是临床上可能都会有很大的不同，因此，可能出现各种不同的骨折类型[41]。

2.9 总结

髋臼骨折的生物力学基础包括髋关节的生理不协调。虽然髋臼横韧带和上唇对髋臼力学的影响很小，但关节解剖重建是至关重要的。

然而，迄今为止所有的生物力学分析显示，与完整的髋臼相比，髋臼骨折后力学发生了改变。

关节生理性不协调很可能无法重建，因为骨折导致固有骨张力丧失。

持续的关节间隙，甚至台阶的存在，会导致髋臼上部区域的压力集中，并有发生继发性骨关节炎的风险。

对股骨头的额外机械损伤，特别是在有边缘嵌入区域，可能导致创伤后股骨头坏死或髋臼软骨损伤。

"仪表盘"损伤机制和侧向挤压都被认为是导致髋臼骨折的典型骨折机制。

参考文献

[1] Afoke NY, Byers PD, Hutton WC. The incongruous hip joint. A casting study. J Bone Joint Surg Br. 1980; 62-

B(4):511-514

[2] Afoke NY, Byers PD, Hutton WC. Contact pressures in the human hip joint. J Bone Joint Surg Br. 1987; 69(4):536-541

[3] Bullough P, Goodfellow J, Greenwald AS, O'Connor J. Incongruent surfaces in the human hip joint. Nature. 1968; 217(5135):1290

[4] Greenwald AS, Haynes DW. Weight-bearing areas in the human hip joint. J Bone Joint Surg Br. 1972; 54(1):157-163

[5] Greenwald AS, O'Connor JJ. The transmission of load through the human hip joint. J Biomech. 1971; 4(6):507-528

[6] Löhe F, Eckstein F, Putz R. Die Beanspruchung des Ligamentum transversum acetabuli unter physiologischer Belastung des Hüftgelenks. Unfallchirurg. 1994; 97(9):445-449

[7] von Eisenhart-Rothe R, Witte H, Steinlechner M, Müller-Gerbl M, Putz R, Eckstein F. [Quantitative determination of pressure distribution in the hip joint during the gait cycle]. Unfallchirurg. 1999; 102(8):625-631

[8] Afoke NY, Byers PD, Hutton WC. The incongruous hip joint: a loading study. Ann Rheum Dis. 1984; 43(2):295-301

[9] Kurrat HJ. Die Beanspruchung des menschlichen Hüftgelenks. VI. Eine funktionelle Analyse der Knorpeldickenverteilung am menschlichen Femurkopf. Anat Embryol (Berl). 1977; 150(2):129–140

[10] Kurrat HJ, Oberländer W. The thickness of the cartilage in the hip joint. J Anat. 1978; 126(Pt 1):145-155

[11] Tillmann B. Die Beanspruchung des menschlichen Hüftgelenks, III: Die Form der Facies lunata. Z Anat Entwickl Gesch. 1969; 128(4):329-349

[12] Tillmann B, Schleicher A. Funktionelle Anatomie des menschlichen Hüftgelenkes. Hefte Unfallheilkd. 1976; 174:423-433

[13] von Lanz J, Wachsmuth W. Praktische Anatomie, Bd. II 8A. Becken. Berlin: Springer; 1984:1-96

[14] Daniel M, Iglic A, Kralj-Iglic V. The shape of acetabular cartilage optimizes hip contact stress distribution. J Anat. 2005; 207(1):85-91

[15] Löhe F, Eckstein F, Sauer T, Putz R. Structure, strain and function of the transverse acetabular ligament. Acta Anat (Basel). 1996; 157(4):315-323

[16] Konrath GA, Hamel AJ, Olson SA, Bay B, Sharkey NA. The role of the acetabular labrum and the transverse acetabular ligament in load transmission in the hip. J Bone Joint Surg Am. 1998; 80(12):1781-1788

[17] Tan V, Seldes RM, Katz MA, Freedhand AM, Klimkiewicz JJ, Fitzgerald RH, Jr. Contribution of acetabular labrum to articulating surface area and femoral head coverage in adult hip joints: an anatomic study in cadavera. Am J Orthop. 2001; 30(11):809-812

[18] Bergmann G, Rohlmann A, Graichen F. [In vivo measurement of hip joint stress. 1. Physical therapy]. Z Orthop Ihre Grenzgeb. 1989; 127(6):672-679

[19] Bergmann G, Graichen F, Rohlmann A. Hip joint loading during walking and running, measured in two patients. J Biomech. 1993; 26(8):969-990

[20] Olson SA, Bay BK, Chapman MW, Sharkey NA. Biomechanical consequences of fracture and repair of the posterior wall of the acetabulum. J Bone Joint Surg Am. 1995; 77(8):1184-1192

[21] Olson SA, Bay BK, Pollak AN, Sharkey NA, Lee T. The effect of variable size posterior wall acetabular fractures on contact characteristics of the hip joint. J Orthop Trauma. 1996; 10(6):395-402

[22] Vrahas MS, Widding KK, Thomas KA. The effects of simulated transverse, anterior column, and posterior column fractures of the acetabulum on the stability of the hip joint. J Bone Joint Surg Am. 1999; 81(7):966-974

[23] Konrath GA, Hamel AJ, Sharkey NA, Bay B, Olson SA. Biomechanical evaluation of a low anterior wall fracture: correlation with the CT subchondral arc. J Orthop Trauma. 1998; 12(3):152-158

[24] Thomas KA, Vrahas MS, Noble JW, Jr, Bearden CM, Reid JS. Evaluation of hip stability after simulated transverse acetabular fractures. Clin Orthop Relat Res. 1997(340):244-256

[25] Levine RG, Renard R, Behrens FF, Tornetta P, III. Biomechanical consequences of secondary congruence after both-column acetabular fracture. J Orthop Trauma. 2002; 16(2):87-91

[26] Lubovsky O, Kreder M, Wright DA, et al. Quantitative

measures of damage to subchondral bone are associated with functional outcome following treatment of displaced acetabular fractures. J Orthop Res. 2013; 31(12):1980-1985

[27] Schopfer A, DiAngelo D, Hearn T, Powell J, Tile M. Biomechanical comparison of methods of fixation of isolated osteotomies of the posterior acetabular column. Int Orthop. 1994; 18(2):96-101

[28] Konrath GA, Hamel AJ, Sharkey NA, Bay BK, Olson SA. Biomechanical consequences of anterior column fracture of the acetabulum. J Orthop Trauma. 1998; 12(8):547-552

[29] Hak DJ, Hamel AJ, Bay BK, Sharkey NA, Olson SA. Consequences of transverse acetabular fracture malreduction on load transmission across the hip joint. J Orthop Trauma. 1998; 12(2):90-100

[30] Olson SA, Bay BK, Hamel A. Biomechanics of the hip joint and the effects of fracture of the acetabulum. Clin Orthop Relat Res. 1997(339):92-104

[31] Malkani A, Voor M, Rennirt G, et al. Increased peak contact stress after incongruent reduction of transverse acetabular fractures: a cadaveric model. J Trauma. 2001; 51(4):704-709

[32] Chang JK, Gill SS, Zura RD, Krause WR, Wang GJ. Comparative strength of three methods of fixation of transverse acetabular fractures. Clin Orthop Relat Res. 2001(392):433-441

[33] Goulet JA, Rouleau JP, Mason DJ, Goldstein SA. Comminuted fractures of the posterior wall of the acetabulum. A biomechanical evaluation of fixation methods. J Bone Joint Surg Am. 1994; 76(10):1457-1463

[34] Sawaguchi T, Brown TD, Rubash HE, Mears DC. Stability of acetabular fractures after internal fixation. A cadaveric study. Acta Orthop Scand. 1984; 55(6):601-605

[35] Shazar N, Brumback RJ, Novak VP, Belkoff SM. Biomechanical evaluation of transverse acetabular fracture fixation. Clin Orthop Relat Res. 1998(352):215-222

[36] Simonian PT, Routt ML, Jr, Harrington RM, Tencer AF. The acetabular T-type fracture. A biomechanical evaluation of internal fixation. Clin Orthop Relat Res. 1995(314):234-240

[37] Böhler J. Experimentelle Untersuchungen über die Ursache der sog. Kopfnekrose nach Verrenkungen und Verrenkungsbrüchen des Hüftgelenkes. Chirurg. 1953; 24(8):344-349

[38] Gay B, Roman W, Arbogast R. Makroskopische und mikroskopische Veränderungen am Femurkopf nach Acetabulumfrakturen. Hefte Unfallheilkd. 1984; 164:663-669

[39] Gay B, Romen W. Makroskopische und mikroskopische Befunde am Femurkopf nach Acetabulumfraktur. Unfallheilkunde. 1983; 86(5):201-204

[40] Konrath GA, Hamel AJ, Guerin J, Olson SA, Bay B, Sharkey NA. Biomechanical evaluation of impaction fractures of the femoral head. J Orthop Trauma. 1999; 13(6):407-413

[41] Letournel E, Judet R. Fractures of the acetabulum. 2nd ed. Berlin: Springer; 1993 [42] Lansinger O, Romanus B, Goldie IF. Fracture mechanism in central acetabular fractures. An experimental study. Arch Orthop Trauma Surg. 1979; 94(3):209-212

[43] Siegel JH, Mason-Gonzalez S, Dischinger P, et al. Safety belt restraints and compartment intrusions in frontal and lateral motor vehicle crashes: mechanisms of injuries, complications, and acute care costs. J Trauma. 1993; 34(5):736-758, discussion 758-759

[44] Dakin GJ, Eberhardt AW, Alonso JE, Stannard JP, Mann KA. Acetabular fracture patterns: associations with motor vehicle crash information. J Trauma. 1999; 47(6):1063-1071

[45] Urist MR. Fracture-dislocation of the hip joint; the nature of the traumatic lesion, treatment, late complications and end results. J Bone Joint Surg Am. 1948; 30A(3):699-727

[46] Rupp JD, Reed MP, Van Ee CA, et al. The tolerance of the human hip to dynamic knee loading. Stapp Car Crash J. 2002; 46:211-228

[47] McCoy GF, Johnstone RA, Kenwright J. Biomechanical aspects of pelvic and hip injuries in road traffic accidents. J Orthop Trauma. 1989; 3(2):118-123

3 影像学诊断

3.1 简介

髋臼骨折的标准影像学诊断依靠传统的 X 线检查，主要包括髋关节前后位视图（AP）、全骨盆前后位视图（骨盆 AP 视图）、源于 Judet 的斜位视图［髂骨斜位（IOV），闭孔斜位（OOV）］[1]。

此外，多平面重建图像下的细节诊断及有无移除股骨近端的表面渲染三维重建都可以通过薄层计算机断层扫描（CT）完成。CT 可以更好地评估关节内骨折碎片，更好地显示髋臼关节面，通过 3D-CT 可以更好地了解骨折的几何结构。此外，移除对侧半骨盆可以更好地了解内侧主要骨折线[2,3]。

常规 X 线对髋臼骨折的解释基于 Letournel 和 Judet 的基础工作[1,4]。理解这些影像线为骨折病理及骨折分类提供了依据。

3.2 常规诊断

3.2.1 骨盆前后位视图

骨盆前后位视图依旧是评估髋臼骨折的金标准。骨折最佳评估的前提是在标准操作下得到的居中对称的视图。

在骨折的情况下，应避免使用生殖器遮挡物，以避免覆盖相关的骨结构。在骨盆前后位视图中，以下 6 条线（图 3.1）与骨折分类有关[4]。

髂耻线

髂耻线下部与耻骨上支相对应，因此与进入真骨盆的骨盆平面相对应。在背侧，髂耻线止于骶髂关节（SI）附近，形成坐骨大切迹（坐骨支）上方致密骨的一部分。在此处，髂耻线不再与终线或骨盆边缘相对应，因为它在终线的平面下方走行。影像学上，髂耻线通常止于第二骶骨弓状线水平（图 3.2）。

> **临床意义**
>
> 髂耻线相当于前柱的内侧 3/4 部分。

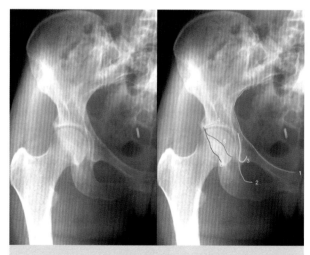

1.髂耻线；2.髂坐线；3.泪滴；4.髋臼顶；5.前壁线 6.后壁线。
图3.1　骨盆正位片上的特征性线（见正文）

图3.2　健侧（右）髂耻线，患侧（左）中断的髂耻线

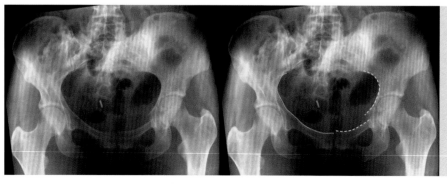

髂坐线

髂坐线从闭孔的外侧边界开始，在进一步走行的过程中对应四边体表面的骨内部分，直到接近位于第二骶骨弓状线附近的坐骨支。通常情况下，髂坐线可与髂耻线重叠，但有时 2 条线在近端是分开的。髂坐线与泪滴图像的出现息息相关，并向坐骨棘外侧延伸（图 3.3）。

后壁线

在大多数病例中，由于髋臼的生理性前倾，在骨盆前后位视图中髋臼后壁线是髋关节最外侧的部分。

后壁线由近端至远端略呈 S 形，从沟槽近端的髋臼后角到坐骨结节表现为一条内向曲线（图3.4）。由于髋臼后倾存在变异，可见与前壁线交叉（交叉征）。

前壁线

前壁线通常只在 X 线片中可见，且要求 X 线片拍摄质量完美，它对应髋臼前外侧壁。前壁线通常是一条双S形线，位于后壁线的内侧（图3.5）。

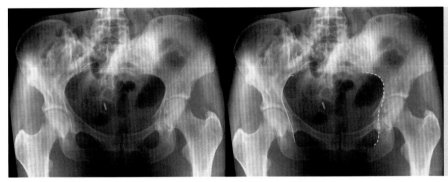

图3.3　健侧（右侧）髂坐线及患侧（左侧）中断的髂坐线

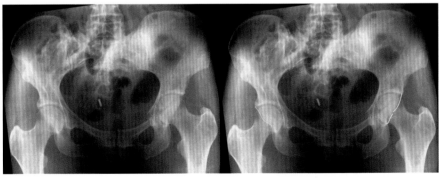

图3.4　健侧（右侧）后壁线，患侧（左侧）中断的后壁线

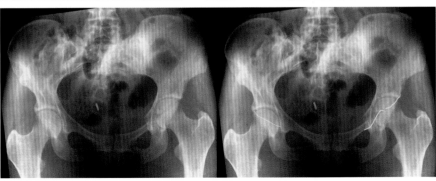

图3.5　健侧（右侧）前壁线，患侧（左侧）中断的前壁线

在其远端，前壁线通过闭孔的前缘和上缘。在髋臼后倾时，近端后壁线位于前壁线内侧，且在不同位置有交叉点[5~7]。

临床意义

典型的前壁线位于后壁线的内侧，走行于闭孔的前部分。

臼顶线

髋臼顶对应于髋臼上部2~3mm宽的软骨下骨骨质致密的狭窄骨区，它是主要的承重面（图3.6）。

临床意义

臼顶线受累代表上承重区损伤，但不能确定其范围。

泪滴

泪滴或U形图是一个影像学特征，由沿着臼窝底部的骨嵴末端的投影产生，对应髋臼外侧（髋臼窝）和内侧壁（四边形表面）的部分。其远端对应闭孔管近端（图3.7）。

临床意义

对泪滴的分析能够显示髋臼骨折中四边体表面是否受累。

顶弧测量

Matta在髋臼骨折评估中引入了顶弧测量[8,9]。在骨盆前后位视图上，确定了内侧顶弧角（图3.8）。第五章将介绍顶弧角测量的技术和结果。

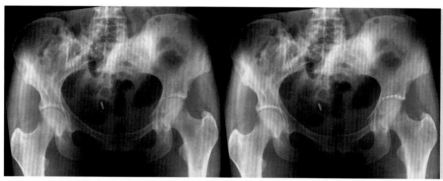

图3.6 健侧（右侧）臼顶线，患侧（左侧）中断的臼顶线

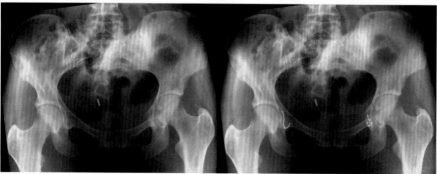

图3.7 健侧（右）泪滴，患侧（左）中断的泪滴

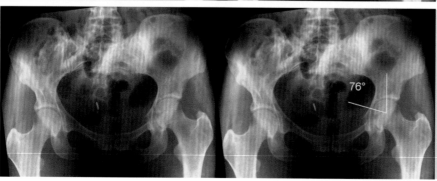

图3.8 Matta[8,9]的内侧顶-弧角：股骨头中心垂线与股骨头中心到内侧第一骨折线连线所成的夹角

进一步的影像学标准

除 6 条标准线外,骨盆正位片的分析还包括髂骨。在这里,可以看到延伸至髂嵴的额外骨折线,通常见于高位前柱骨折。此外,还可对闭孔进行定向评估,以分析骨折的可能。

3.2.2 Judet 视图

除了骨盆正位图,没有真正的放射垂直面可用。半骨盆的斜位片是基于在 2 个垂直平面上附加的投影。考虑到半骨盆的形态解剖,髂翼 / 髂窝相对于闭孔旋转 90°。

在骨盆前后位视图的真实额状面上,闭孔段和髂翼的角度约为 45°(图 3.9)。因此,通过骨盆左右旋转 45°,这些斜位视图被用于双平面分析。这 2 种视图中,闭孔和髂窝相互垂直(图 3.10)。

为了进行最佳比较,应该对整个骨盆进行 X

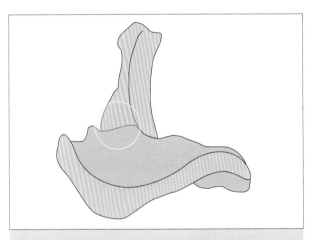

图3.9　髂窝平面和闭孔平面垂直方向示意图

线检查,因为一侧显示闭孔斜位,对侧显示髂骨斜位。

髂骨斜位

患者取仰卧位,对侧骨盆(未受伤一侧)向前旋转 45°。X 线束垂直于伤侧髋部,并垂直于髂翼,而闭孔显示重叠的骨性结构(图 3.11)。

相应地,对侧表现为闭孔斜位,因此可以与患侧的闭孔斜位进行比较。

髂骨斜位上骨盆的最内侧部分对应后柱(图 3.12),髋臼的最外侧部分对应前壁(图 3.13)(在闭孔斜位上相反,见下文)。在髂骨斜位上可清楚地看到髂嵴和髂窝,以分析可能延伸到这些区域的骨折(图 3.14)。

临床意义

髂骨斜位上可以分析髂窝、后柱以及前壁。

闭孔斜位

患者取仰卧位,同侧骨盆(伤侧)向前旋转 45°。X 线束垂直于髋关节,并垂直于闭孔,髂翼显示重叠的骨结构(图 3.15)。

在最佳投影中,尾骨略高于髋臼顶。

闭孔斜位上骨盆的最内侧部分对应前柱(图 3.16),髋臼的最外侧部分对应后壁(图 3.17)(在髂骨斜位上相反)。闭孔斜位上的闭孔最清晰,可用于分析延伸至该区域的骨折(图 3.18)。

此外,还可以分析部分髂骨。此处应关注马

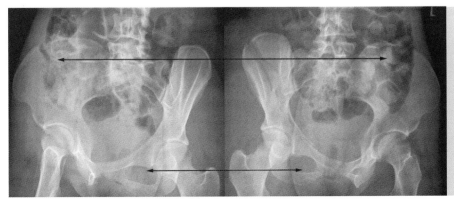

图3.10　通过45°旋转得到的髂骨斜位和闭孔斜位视图可充分显示骨盆,借此可对患侧和健侧进行对比

刺征。马刺征的解剖学基础是髂骨的一块碎片，它依旧附着在骶髂关节上，而髋臼的骨折部分向内侧移位（图3.19）。马刺征是双柱骨折的病理学特征[4,10]。

传统影像特征线的价值

Petrisor等分析了传统成像的组间可靠性，并分析了这些特征线的价值[11]。

不同评估者所得结论的一致性取决于他们的个人经验和总体上的一致性。使用骨盆前后位片，可以更好地评估后壁（骨折碎片）、髂坐线和髂耻线，但是评价臼顶线和前壁线的效果较差。

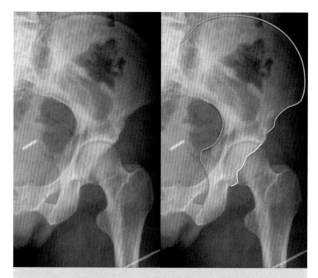

图3.11　髂骨斜位片的特点。图中显示后柱线（橙色）、前壁线（黄色）和髂窝线（蓝色）

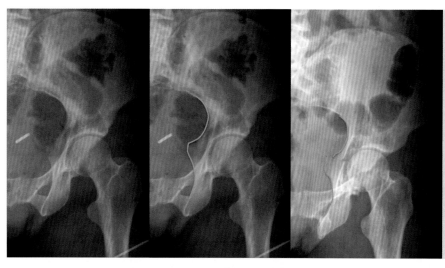

图3.12　后柱线示意图（橙色）。通过镜像健侧，可以比较患侧和健侧

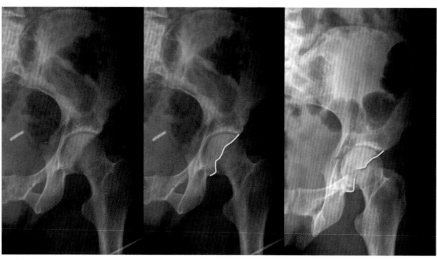

图3.13　前壁线示意图（黄色）。通过镜像健侧，可以比较患侧和健侧

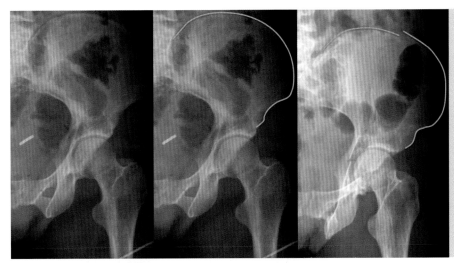

图3.14　髂嵴线示意图（蓝色）。通过镜像健侧，可以比较患侧和健侧

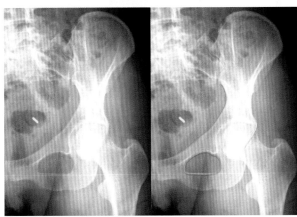

图3.15　闭孔斜位片的特征。片中示意前柱线（橙色）、后壁线（黄色）和闭孔线（蓝色）

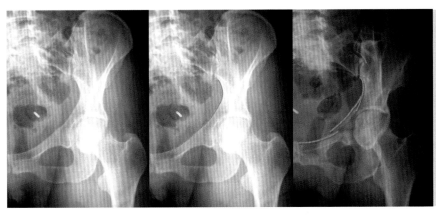

图3.16　前柱线示意图（橙色）。通过镜像健侧，可以比较患侧和健侧

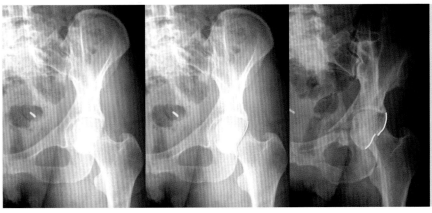

图3.17　后壁线示意图（黄色）。通过镜像健侧，可以比较患侧和健侧

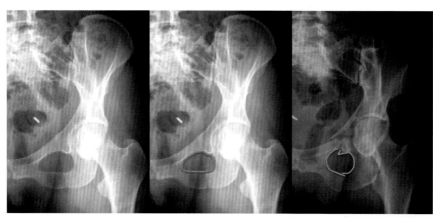

图3.18 闭孔线示意图（蓝色）。通过镜像健侧，可以比较患侧和健侧

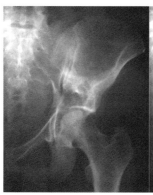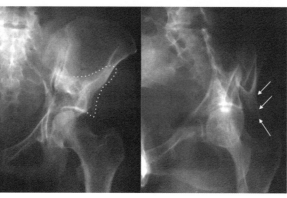

图3.19 马刺征，提示双柱骨折，骨盆正位片会产生叠加（虚线），闭孔斜位片显示最佳

Judet 视图对柱线的分析具有较好的可靠性。

由于 CT 的辐射剂量更高，使用 5 个骨盆和髋臼标准投影能更好地控制放射剂量，然而除卵巢外，CT 的器官剂量更好[12,13]。

近来，有学者对 Judet 视图的价值提出了质疑[14]。在观察者内部和观察者之间的一致性研究中，学者分析了 3 种不同的图像集。与二维和三维 CT 扫描组相比，无斜位视图组的 kappa 值为0.60，效果更好[14]。因此，额外的 Judet 视图似乎不能提高对骨折分类的可靠性。

> **临床意义**
>
> 虽然 Judet 视图对髋臼骨折的分类似乎没有价值，但其明确价值在于对术中复位结果的分析。因此，对它们的理解和解释具有重要的实用价值。

3.3 CT

髋臼骨折的 CT 扫描对于提供关节内损伤的详细分析至关重要[15~23]。

轴位 CT 可安全识别关节内碎片、边缘压缩、粉碎区、伴随的软组织损伤和股骨头病理学（图3.20）。

Adam 等发现，与 CT 相比传统的 X 线检查中30% 的关节内碎片无法被识别[15]。St.Pierre 等和Vas 等发现了相似的高骨折漏诊率[22,23]。

这些潜在的与髋臼骨折预后相关的改进方法在常规 X 线检查中没有得到充分的认识[24]。这

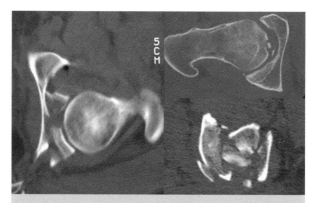

图3.20 2D-CT显示关节内骨折，除显示关节粉碎骨折外，还显示了股骨头韧带的骨撕脱

一问题在儿童骨折中尤其明显[25]。Resnick 等建议常规进行 CT 检查[26]，以便对髋臼骨折患者进行更精确的分类。

轴向 CT 的实质性优点之一是更容易区分某些骨折类型。对横形骨折或髋臼壁骨折中典型骨折线的认识能够影响治疗决策。

在髋臼骨折的评估中，清晰识别轴向 CT 图像上的典型骨折线是至关重要的。

3.3.1 柱分离

前柱位于轴位 CT 图像的前方（图像顶部），后柱位于后方（图像底部，图 3.21）。柱的分离在解剖上大致位于髋臼窝的中部（图 3.22）。具体分析如下。

- 首先，必须确定髋臼骨折的主要骨折线，轴向 CT 图像上的水平线代表柱的分离。
- 其次，确定骨折的移位，并分析不稳定的柱。
- 如果前柱移位（不稳定），则出现前柱受累的骨折（图 3.23）。
- 如果后柱移位（不稳定），则出现后柱受累的骨折（图 3.24）。
- 如果双柱移位（不稳定），则双柱都会出现骨折（图 3.25）。

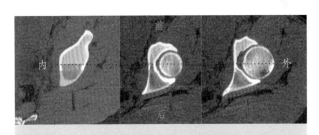

图3.24　后柱移位（橙色），前柱完整（黄色）

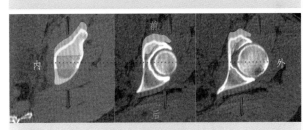

图3.25　双柱移位骨折，表明为双柱骨折

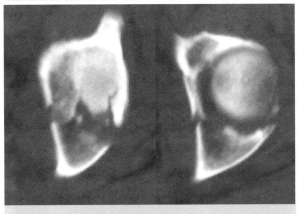

图3.26　典型的后柱骨折，在轴位CT上显示水平骨折线

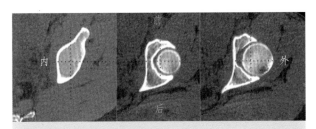

图3.21　轴位 CT 图像上前后柱分离

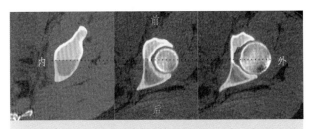

图3.22　前柱（黄色）和后柱（橙色）

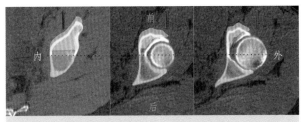

图3.23　前柱移位（黄色），后柱完整（橙色）

3.3.2 中外侧分离

横形骨折在轴向 CT 上表现为前后方向，因此可见"垂直"骨折线（图 3.27）。在前壁和后壁水平，可观察到相同的方向。相比之下，单纯前壁或后壁骨折的骨折线倾斜（图 3.30，3.31）。

对所有连续图像进行分析至关重要，不能仅分析远端平面图像，以避免将壁水平的前后骨折线理解为壁骨折。

在有横向骨折线的骨折中，内侧骨折片多不稳定（图 3.28），因为闭孔骨折片通常会移位，并通过耻骨联合绕垂直轴旋转到真骨盆中。

> **临床意义**
>
> 一条垂直的骨折线将内侧和完整的外侧骨折片分开（图 3.29）。

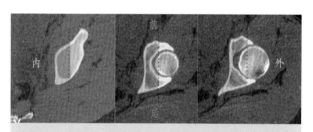

图3.27 轴位CT上内侧骨块（橙色）和外侧骨块（黄色）之间的分离。注意，当仅分析远端骨折平面时，这种断裂可能被误诊为壁断裂。由于横向骨折部分会产生倾斜，建议从轴位CT最近端骨折线开始进行完整的骨折分析

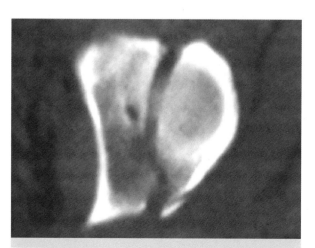

图3.28 轴位 CT 示横形骨折的典型垂直方向

3.3.3 壁骨折

前壁和后壁骨折主要发生在关节本身的部位。与具有横向成分的骨折相比，壁骨折在壁的水平上有一些角度倾斜（图 3.30，3.31）。

股骨头可视部分预期会出现壁骨折，直至消失。例外的情况是后壁的后上方骨折或前柱过渡性骨折累及髋臼上部。

3.3.4 典型骨折线总结

骨折线的典型位置及其意义如图 3.32 所示。

采用轴位 CT，根据 Letournel 骨折分型可以很容易地判断出典型的简单骨折。判断其他相关骨折类型可能会有些困难。

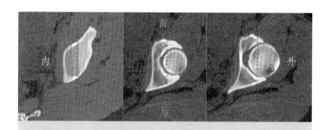

图3.29 典型的横形骨折中内侧移位的骨折块

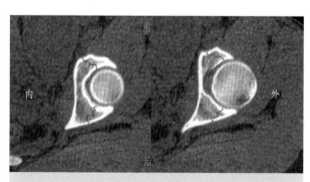

图3.30 典型的前后壁骨折

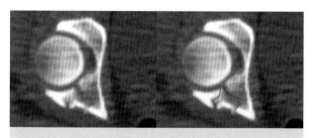

图3.31 典型的壁骨折（此处为后壁多发性骨折）

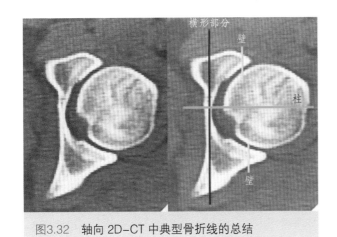

图3.32　轴向 2D-CT 中典型骨折线的总结

轴位 CT 可以安全区分双柱骨折、前柱伴后半横形骨折及 T 形骨折。

实际上，为确定骨折片的关节部分是否仍连接在轴向骨骼上，常从近端到远端对连接在骶髂关节 / 骶骨的剩余骨折块进行分析。通常情况下，可以区分双柱骨折和前柱伴后半横形骨折（图 3.33，3.34）。

轴位 CT 分析可识别以下骨折类型的典型骨折线。

- T 形骨折有一条主要的横形骨折线，在轴位 CT 图像上与垂直骨折的方向相对应；T 形骨

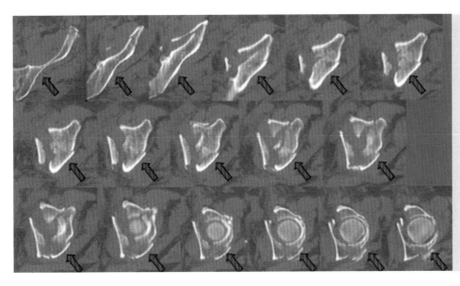

图3.33　轴位CT中的双柱骨折。注意，附着在中轴骨（骶髂关节）上的骨块没有关节成分

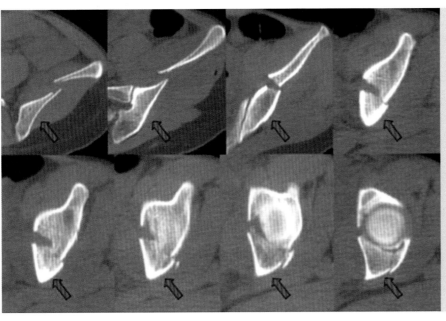

图3.34　前柱伴后半横形骨折。注意，附着在中轴骨（骶髂关节）上的骨块带有关节成分

折为远端的柱状分离，在髋关节或髋臼窝水平处有一条水平骨折线；左侧骨折可见 90° 右侧旋转的骨折线，右侧骨折可见 90° 左侧旋转的骨折线（图 3.35）。

- 前柱和后半横形骨折有一条主要的水平骨折线，在轴位 CT 图像中表示前柱和后柱分离；半横形骨折仅在髋臼后部出现典型的横断骨折（后侧垂直骨折）（图 3.36），因此，可以看到经典的 T 形骨折线；连接骶髂关节的骨片仍保留关节部分。

- 在轴位 CT 图像中双柱骨折表现为前柱和后柱完全分离，主骨折线呈横形；连接骶髂关节的骨片无关节部分（见图 3.33）。

临床意义
轴位 CT 可安全区分某些相关骨折类型。

此外，可以用 CT 图像生成 Judet 视图，但总体而言，其图像质量低于传统 X 线片（图 3.37）。

随着 CT 技术的不断发展，多平面重建成为标准术前可视化的一部分[24]。

冠状面和矢状面重建可对骨折形态进行进一步分析，同时可进行相关病理识别和定位，从而支持决策过程和治疗方法的选择。

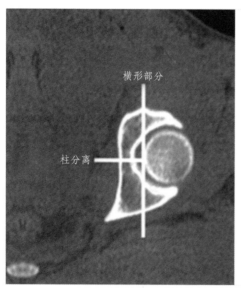 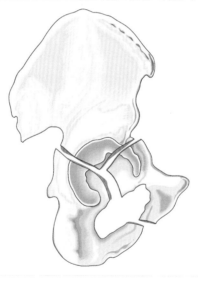

图 3.35 T 形骨折中典型骨折示意图

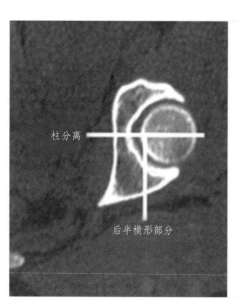 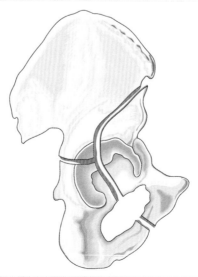

图 3.36 前柱伴后半横形骨折中典型骨折示意图

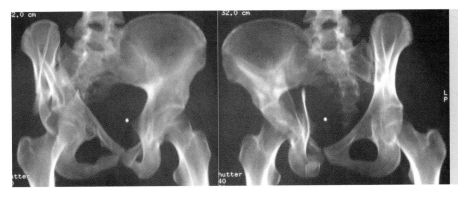

图3.37　由轴位 CT 扫描生成的闭孔斜位和髂骨斜位图

Kellam 等对 28 例髋臼骨折患者进行了分析，在对 25% 的患者进行多平面重建并对 2 例治疗理念进行分析后，改变了治疗方法[24]。此外，他们对关节内骨折片的大小和边缘压缩域的程度进行了不同的评估，2 种病理改变都比轴位 CT 的预期更大[24]。

多平面重建的另一个优点是可优化评估髋臼和股骨头之间的关节一致性（图 3.38）。

临床意义

多平面重建能够更好地进行空间定位及量化关节内病理改变。

主要的 CT 分析是利用轴向 CT 图像进行的。随着多平面重建的使用越来越多，使用额状面尤其是矢状面重建可以更好地理解主要骨折线（图 3.39）。

髋臼骨折的三维表面渲染图像能够提高对骨折的理解和分类[27]。通过 3D-CT 可以更好地对骨折进行空间定位及区分骨折类型（图 3.40）。

此外，髋臼骨折的马刺征可以在 3D-CT 上以空间定位的方式理想地显示出来（图 3.41）。

然而，对于未移位的骨折，骨折轮廓显示不佳，关节内骨折最好使用传统的 2D-CT 显示[28-30]。因此，3D-CT 仅被视为对传统 2D-CT 的补充[31]。

对 3D-CT 价值的分析表明，个人经验和 3D-CT 的有效性之间存在关联。经验丰富的检查者更有可能受益于传统的 2D-CT 诊断，经验不足的检查者利用 3D-CT 提高了他们进行骨折分类的能力[32,33]。

使用 3D-CT 的其他指征包括评估和分析异位骨化程度[34]、骨不连的具体分析[35]以及模拟骨折复位[36]。

临床意义

3D-CT 简化了常规骨折形态的识别，尤其是股骨头脱位后的识别。

术前 CT 分析能更好地确定骨折间隙和台阶的真实范围[37]。使用 CT 优化了识别 >2 mm 骨折台阶的灵敏度。使用传统的成像方式只能检测到 33% 的骨折台阶，但 CT 可以 100% 识别。总的来说，使用常规成像方式和 CT 诊断方式的差距分析具有显著不同的比较结果[37]。

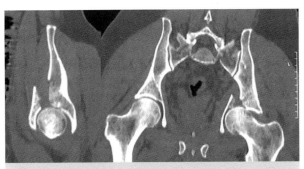

图3.38　多平面重建，髋关节的不匹配及股骨头的撞击损伤清晰可见

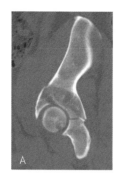
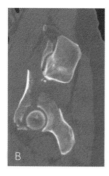
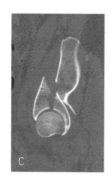
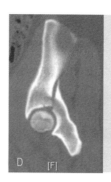

图3.39 矢状位重建呈现的典型骨折线。A.横形骨折；B.垂直的主骨折线表明前柱骨折移位；C.前柱骨折移位、后柱骨折移位和双柱骨折的马刺征；D.具有垂直骨折线的孤立性后柱骨折移位（可与图B进行比较）

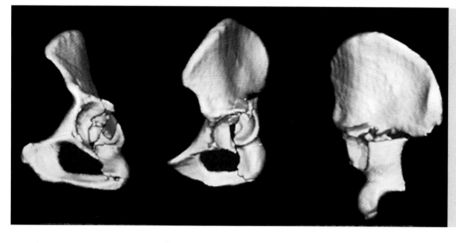

图3.40 后柱骨折时去除股骨头后的3D视图

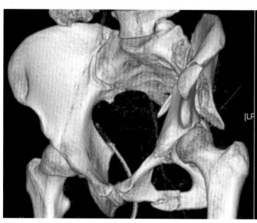
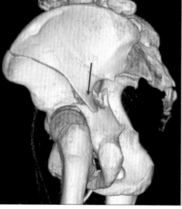

图3.41 双柱骨折的病理马刺征，在三维重建上清晰可见

3.4 磁共振成像

磁共振成像在髋臼骨折的初步评估中仍然是次要的。据报道，磁共振成像的适应证如下。

- Bungaro 等报道了其在髋臼骨折后股骨头血流评估中的应用[38]。
- Czerny 等使用其评估伴随的上盂唇病变[39]。
- 多数学者使用MRI识别骨盆深部血栓形成（图3.42）[40~43]。
- 此外，MRI 还可以分析坐骨神经的隐性损伤

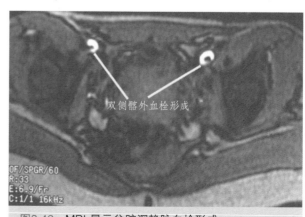

双侧髂外血栓形成

图3.42 MRI 显示盆腔深静脉血栓形成

及股骨头损伤[44]。

- Rubel 等建议对儿童髋臼骨折进行 MRI 检查，以确定未成熟髋臼的关节损伤[45]。

临床意义

MRI 的主要指征是术前盆腔血栓形成分析。

3.5 术后影像学检查

CT 是评价髋臼骨折手术后复位质量的推荐方法[46~48]。

Moed 等发现，使用 CT 评估后壁骨折复位质量优于传统方式[48]。鉴于复位质量对预后的影响，推荐采用术后 CT。

Borrelli 等发现，常规成像和术后 CT 分析相比，术后台阶分析仅存在 53% 的一致性，骨折间隙分析存在 67% 的一致性[46]。常规成像明显低估了骨折间隙的存在，且几乎无法识别台阶。

Mears 等报道的结果不太显著，但解剖重建率必须纠正[49]。

此外，CT 可用于分析关节内螺钉的位置，但与常规成像结果相当[50]。

最近的一项研究采用传统 X 线和 CT 评估的方法对术后结果进行分析。分析使用 Matta 标准，结果显示，传统 X 线检查中有 58% 的病例恢复解剖结构，29% 的病例接近解剖结构，13% 的病例解剖恢复不全。相比之下，CT 结果显示没有病例完全恢复解剖结构，51% 的病例接近解剖结构，49% 的病例解剖恢复不全。由于台阶和骨折间隙并非仅在主要承重区，因此未发现复位质量与功能结果之间的相关性[49]。

临床意义

CT 能够评估术后骨折复位质量。

除使用 CT 对术后复位质量进行评估外，报道中还使用常规骨盆前后位片对股骨头位置进行了比较评估[51]。

手术侧和健侧股骨头中心在骨盆前后位 X 线片上用圆圈标记。骨盆的纵轴通过下骶髂间线的中点和耻骨联合部的中点。从两股骨头中心到这条线画一条垂直线，水平位移为两股骨头中心到骨盆纵轴距离差的绝对值。垂直位移为 2 条平行线之间的距离（图 3.43）。

127 例髋臼骨折的平均水平（内侧）移位

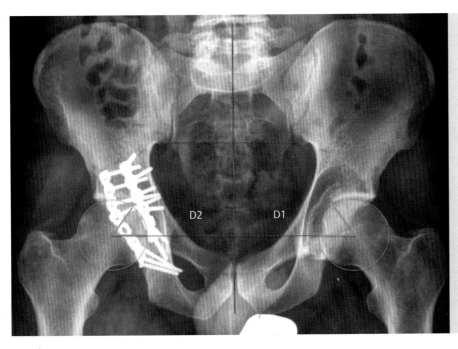

图3.43 根据Shi等的标准进行术后关节位置评估

为 2.8 mm，平均垂直移位为 2.2 mm，显示关节不对称。这些测量值与 Matta 标准有很好的相关性：解剖复位时水平移位为 1.76 mm，垂直移位为 1.59 mm；近解剖复位时水平移位为 3.53 mm，垂直移位为 2.64 mm；复位不全时水平移位为 8.16 mm，垂直移位为 6.07 mm。

3.6 总结

传统的髋臼骨折影像包括骨盆正位和附加 Judet 位（OOV、IOV）片，是髋臼骨折放射学评价的金标准。

与骨折类型相关的明确出现的骨折线概率见表 3.1。

多平面重建的轴向 CT 评估为骨折的详细分析提供了基础，特别是关于预后相关因素及骨折分类。

额外的 3D-CT 图像通常简化了骨折分类，但可能导致骨折细节被掩盖。

MRI 在术前对深部盆腔血栓形成的分析具有重要价值。

为了准确分析术前和术后移位或复位不良，CT 是必不可少的。

参考文献

[1] Judet R, Judet J, Letournel E. Fractures of the acetabulum: classification and surgical approaches for open reduction. J Bone Joint Surg Am. 1964; 46(8):1615-1646

[2] Brandser E, Marsh JL. Acetabular fractures: easier classification with a systematic approach. AJR Am J Roentgenol. 1998; 171(5):1217-1228

[3] Geijer M, El-Khoury GY. Imaging of the acetabulum in

表 3.1　在传统 X 线片上根据 Letournel 骨折分型确定典型骨折线

		PW	PC	AW	AC	Tr	Tr+PW	PC+PW	T	ACPHT	BC
AP	髂耻线	–	–	++	++	++	++	–	++	++	++
	髂坐线	(+)	++	–	–	++	++	++	++	+	++
	后壁线	+++	–	–	–	+	+++	+++	+	–	+
	前壁线	–	–	+++	(+)	+	+	–	+	++	+
	臼顶	(+)	(+)	(+)	(+)	(+)	(+)	(+)	(+)	(+)	+
	泪滴	(+)	–	(+)			(+)		(+)	(+)	+
LOV	髂窝	–	–	(+)	++			–	–	+	++
	前缘	–	–	+	(+)	+			–	–	+
	后界	(+)	+++	–	–	++	++	+++	++	++	++
OOV	髂耻线	–	–	+++	+++	++	++	–	++	++	++
	后缘	+								(+)	+
	闭孔	–	+	+	+	+					+
FH	背颅侧	++	+	–		(+)	++	++	+	–	–
	前侧	–		+							
	中央	–	++	+	+	+	+	+	++	++	++

缩略语：AP，前后位视图；IOV，髂骨斜位视图；OOV，闭孔斜位视图；FH，股骨头；PW，后壁；PC，后柱；AW，前壁；AC，前柱；Tr，横形；ACPHT，前柱伴后半横形；BC，双柱；(+)，可能中断；+，中断；＋＋，频繁中断；＋＋＋，总是中断

the era of multidetector computed tomography. Emerg Radiol. 2007; 14(5):271-287

[4] Letournel E, Judet R. Fractures of the acetabulum. 2nd ed. New York: Springer-Verlag; 1993

[5] Giori NJ, Trousdale RT. Acetabular retroversion is associated with osteoarthritis of the hip. Clin Orthop Relat Res. 2003(417):263-269

[6] Reynolds D, Lucas J, Klaue K. Retroversion of the acetabulum. A cause of hip pain. J Bone Joint Surg Br. 1999; 81(2):281-288

[7] Siebenrock KA, Schoeniger R, Ganz R. Anterior femoro-acetabular impingement due to acetabular retroversion. Treatment with periacetabular osteotomy. J Bone Joint Surg Am. 2003; 85-A(2):278-286

[8] Matta J. Operative indications and choice of surgical approach for fractures of the acetabulum. Tech Orthop. 1986; 1(1):13-22

[9] Matta JM, Anderson LM, Epstein HC, Hendricks P. Fractures of the acetabulum. A retrospective analysis. Clin Orthop Relat Res. 1986(205):230-240

[10] Johnson TS. The spur sign. Radiology. 2005; 235(3):1023-1024

[11] Petrisor BA, Bhandari M, Orr RD, Mandel S, Kwok DC, Schemitsch EH. Improving reliability in the classification of fractures of the acetabulum. Arch Orthop Trauma Surg. 2003; 123(5):228-233

[12] Jurik AG, Jensen LC, Hansen J. Total effective radiation dose from spiral CT and conventional radiography of the pelvis with regard to fracture classification. Acta Radiol. 1996; 37(5):651-654

[13] Wedegärtner U, Gatzka C, Rueger JM, Adam G. [Multislice CT (MSCT) in the detection and classification of pelvic and acetabular fractures]. RoFo Fortschr Geb Rontgenstr Nuklearmed. 2003; 175(1):105-111

[14] Clarke-Jenssen J, Øvre SA, Røise O, Madsen JE. Acetabular fracture assessment in four different pelvic trauma centers: have the Judet views become superfluous? Arch Orthop Trauma Surg. 2015; 135(7):913-918

[15] Adam P, Labbe JL, Alberge Y, Austry P, Delcroix P, Ficat RP. The role of computed tomography in the assessment and treatment of acetabular fractures. Clin Radiol. 1985; 36(1):13-18

[16] Gay B, Schindler G, Hörl M. CT-Diagnostik bei Acetabulumfrakturen. Hefte Unfallheilkd. 1985; 174:399-403

[17] Gilula LA, Murphy WA, Tailor CC, Patel RB. Computed tomography of the osseous pelvis. Radiology. 1979; 132(1):107-114

[18] Griffiths HJ, Standertskjöld-Nordenstam CG, Burke J, Lamont B, Kimmel J. Computed tomography in the management of acetabular fractures. Skeletal Radiol. 1984; 11(1):22-31

[19] Rommens PM, Gielen J, Broos PL. Die Bedeutung der CT für Diagnostik und Therapie der Frakturen des Beckenrings. Unfallchirurg. 1992; 95(4):168-173

[20] Rommens PM, Vanderschot PM, Broos PL. Conventional radiography and CT examination of pelvic ring fractures. A comparative study of 90 patients. Unfallchirurg. 1992; 95(8):387-392

[21] Senohradski K, Karovic B, Miric D. [Computer tomography in the diagnosis and therapy of acetabular fractures]. Srp Arh Celok Lek. 2001; 129(7-8): 194–198

[22] St Pierre RK, Oliver T, Somoygi J, Whitesides T, Fleming LL. Computerized tomography in the evaluation and classification of fractures of the acetabulum. Clin Orthop Relat Res. 1984(188):234-237

[23] Vas WG, Wolverson MK, Sundaram M, et al. The role of computed tomography in pelvic fractures. J Comput Assist Tomogr. 1982; 6(4):796-801

[24] Kellam JF, Messer A. Evaluation of the role of coronal and sagittal axial CT scan reconstructions for the imaging of acetabular fractures. Clin Orthop Relat Res. 1994(305):152-159

[25] Harder JA, Bobechko WP, Sullivan R, Daneman A. Computerized axial tomography to demonstrate occult fractures of the acetabulum in children. Can J Surg. 1981; 24(4):409-411

[26] Resnik CS, Stackhouse DJ, Shanmuganathan K, Young JW. Diagnosis of pelvic fractures in patients with acute pelvic trauma: efficacy of plain radiographs. AJR Am J Roentgenol. 1992; 158(1):109-112

[27] White MS. Three-dimensional computed tomography in the assessment of fractures of the acetabulum. Injury.

1991; 22(1):13-19

[28] Guy RL, Butler-Manuel PA, Holder P, Brueton RN. The role of 3D CT in the assessment of acetabular fractures. Br J Radiol. 1992; 65(773):384-389

[29] Kinast C, Wallin A, Perren S, Isler B. Dreidimensionale Darstellung von Acetabulumfrakturen. Hefte Unfallheilkd. 1987; 189:87-90

[30] Skbrensky G, König S. Das 3D-Rekonstruktionsverfahren als Indikationshilfe zur Behandlung von Hüftpfannenbrüchen. In: Szyszkowitz R, Seggl W, eds. Verrenkungsbrüche der Hüftpfanne und Beckenverletzungen. Graz: Verlag Hans Huber; 1996:29-30

[31] Scott WW, Jr, Magid D, Fishman EK, Riley LH, Jr, Brooker AF, Jr, Johnson CA. Three-dimensional imaging of acetabular trauma. J Orthop Trauma. 1987; 1(3):227-232

[32] Garrett J, Halvorson J, Carroll E, Webb LX. Value of 3-D CT in classifying acetabular fractures during orthopedic residency training. Orthopedics. 2012; 35(5):e615-e620

[33] Hüfner T, Pohlemann T, Gänsslen A, Assassi P, Prokop M, Tscherne H. [The value of CT in classification and decision making in acetabulum fractures. A systematic analysis]. Unfallchirurg. 1999; 102(2):124-131

[34] Moed BR, Smith ST. Three-view radiographic assessment of heterotopic ossification after acetabular fracture surgery. J Orthop Trauma. 1996; 10(2):93-98

[35] Kuhlman JE, Fishman EK, Ney DR, Brooker AF, Jr, Magid D. Nonunion of acetabular fractures: evaluation with interactive multiplanar CT. J Orthop Trauma. 1989; 3(1):33-40

[36] Gerber JD, Ney DR, Magid D, Fishman EK. Simulated femoral repositioning with three-dimensional CT. J Comput Assist Tomogr. 1991; 15(1):121-125

[37] Borrelli J, Jr, Goldfarb C, Catalano L, Evanoff BA. Assessment of articular fragment displacement in acetabular fractures: a comparison of computerized tomography and plain radiographs. J Orthop Trauma. 2002; 16(7):449-456, discussion 456-457

[38] Bungaro P, Gigli F, Pavone S, Specchia L. The role of magnetic resonance in necrosis of the femoral epiphysis as the sequelae of acetabular fracture (preliminary results). Chir Organi Mov. 1993; 78(4):227-232

[39] Czerny C, Hofmann S, Neuhold A, et al. Lesions of the acetabular labrum: accuracy of MR imaging and MR arthrography in detection and staging. Radiology. 1996; 200(1):225-230

[40] Montgomery KD, Potter HG, Helfet DL. Magnetic resonance venography to evaluate the deep venous system of the pelvis in patients who have an acetabular fracture. J Bone Joint Surg Am. 1995; 77(11):1639-1649

[41] Montgomery KD, Potter HG, Helfet DL. The detection and management of proximal deep venous thrombosis in patients with acute acetabular fractures: a follow-up report. J Orthop Trauma. 1997; 11(5):330-336

[42] Potter H, Montgomery K, Padgett D, Salvati E, Helfet D. Magnetic resonance imaging of the pelvis. New orthopaedic applications. Clin Orthop Relat Res. 1995(319):223-231

[43] Rubel IF, Potter H, Barie P, Kloen P, Helfet DL. Magnetic resonance venography to evaluate deep venous thrombosis in patients with pelvic and acetabular trauma. J Trauma. 2001; 51(3):622

[44] Potter HG, Montgomery KD, Heise CW, Helfet DL. MR imaging of acetabular fractures: value in detecting femoral head injury, intraarticular fragments, and sciatic nerve injury. AJR Am J Roentgenol. 1994; 163(4):881-886

[45] Rubel IF, Kloen P, Potter HG, Helfet DL. MRI assessment of the posterior acetabular wall fracture in traumatic dislocation of the hip in children. Pediatr Radiol. 2002; 32(6):435-439

[46] Borrelli J, Jr, Ricci WM, Steger-May K, Totty WG, Goldfarb C. Postoperative radiographic assessment of acetabular fractures: a comparison of plain radiographs and CT scans. J Orthop Trauma. 2005; 19(5):299-304

[47] Mack LA, Duesdieker GA, Harley JD, Bach AW, Winquist RA. CT of acetabular fractures: postoperative appearances. AJR Am J Roentgenol. 1983; 141 (5):891-894

[48] Moed BR, Carr SE, Gruson KI, Watson JT, Craig JG. Computed tomographic assessment of fractures of the posterior wall of the acetabulum after operative treatment. J Bone Joint Surg Am. 2003; 85-A(3):512-522

[49] Mears DC, Velyvis JH, Chang CP. Displaced acetabular fractures managed operatively: indicators of outcome. Clin Orthop Relat Res. 2003(407):173-186

[50] Carmack DB, Moed BR, McCarroll K, Freccero D. Accuracy of detecting screw penetration of the acetabulum with intraoperative fluoroscopy and computed tomography. J Bone Joint Surg Am. 2001; 83-A(9):1370-1375

[51] Shi HF, Xiong J, Chen YX, Wang JF, Wang YH. Radiographic analysis of the restoration of hip joint center following open reduction and internal fixation of acetabular fractures: a retrospective cohort study. BMC Musculoskelet Disord. 2014; 15:277-283

4 髋臼骨折分型

4.1 简介

骨折分型应简单易行[1]，以便于给出合理的治疗决策[2~4]，从而帮助外科医生选择基于骨折类型的治疗理念。此外，对于选定的治疗方案，应能进行预后评估[5]。

4.2 历史沿革

历史上，髋臼骨折被归类为创伤性髋关节脱位的一部分或是股骨骨折的一部分[6~10]。

Armstrong 将髋关节脱位分成股骨头骨折或髋臼骨折。髋臼骨折被进一步分类为边缘骨折或髋臼底骨折（四边体表面受累）[6]。Wiltberger 于 1948 年[10]、Bonnin 于 1958 年[11]分别报道了类似的分类，但并未给出髋臼骨折形态的确切描述。

Cauchoix 和 Truchet 于 1951 年首次对髋臼骨折进行了更详细的分类[12]，区分了向后的骨折脱位、累及髋臼底部的中央骨折及后来由 Merle d'Aubigné 提出的独立的骨盆环损伤[7]。中央骨折又分为伴有或不伴有髋关节中央骨折脱位和向后的骨折脱位。后缘或后壁骨折块的大小及臼底是否受累是进一步的分组标准。

Cagnoli 将髋臼骨折分为骨折脱位和单纯髋臼骨折[13]，共分为 9 种不同的骨折类型，首次将上髋臼和前髋臼骨折纳入这一分类中。

骨折脱位包括单纯髋臼骨折脱位、伴有股骨头骨折的骨折脱位、带有后缘／壁骨折块的向后骨折脱位，以及涉及臼顶、前髋臼或臼窝的骨折脱位。

单纯髋臼骨折又进一步分为臼窝骨折、耻骨支骨折、中央骨折脱位和节段性髋臼骨折。

Creyssel 等根据髋关节的稳定性对骨折脱位进行分类[14]。

Stewart 和 Milford 提出了将中央骨折脱位分为 4 组的更精确分类[15]。它们的区别如下。

• 臼窝线性或星形骨折（多条骨折线），无明显移位。
• 髋臼粉碎性骨折伴轻微中央脱位。
• 伴或不伴髋臼上方受累的中央骨折脱位。
• 伴股骨头或颈部骨折的中央骨折脱位。

后壁骨折的分类取决于后缘骨块的大小及髋关节的不稳定状态。

Böhler 首次提出了明确的髋臼中央骨折影像学标准[16]，包括臼窝受累情况和脱位的严重程度。使用臼顶线可以区分以下骨折类型（图 4.1）。

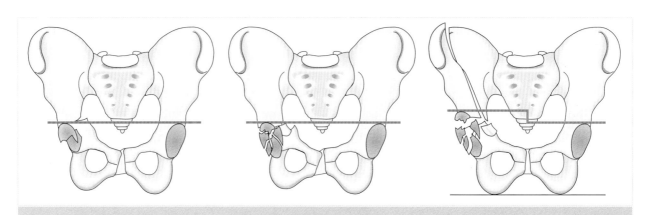

图4.1 Böhler 分类。单纯髋关节中心脱位伴单纯髋臼底骨折（左），髋关节中心脱位伴髋臼粉碎无高度偏移（中），髋关节中心骨折脱位伴高度偏移（右）

- 伴或不伴股骨头脱位的后方骨折。
- 中央骨折脱位。
- 臼底骨折，无移位。
- 臼底骨折，始于头侧并向后尾侧延伸，内侧半脱位，无高度偏移。
- 头侧（8~12 mm）和臼顶内侧移位，无股骨头半脱位。
- 臼顶头侧与内侧移位，合并股骨头半脱位。

对髋臼骨折分类的进一步建议表明，在骨折类型方面没有重大的创新和说明。

Rowe 和 Lowell 于 1961 年提出了第一个扩展的基于解剖学和生物力学的髋臼骨折分类[17]。

髋臼在解剖学上分为 3 个区域，这些区域对应原发性骨化中心。分别为前侧的耻骨部分（内壁），后侧的坐骨部分（后髋臼）和髂骨部分（上穹隆）（图4.2）

根据作用于髋臼的暴力大小和方向，该分型包括 4 组，每组又分为 2~3 个亚组。

作为主要缺点，没有明确的标准对组合亚组的损伤进行报道，并且该分型仅仅是基于骨盆前后位 X 线片完成的，因此，骨性结构的重叠可能导致错误判读。

4.3 Letournel 分型

20 世纪 60 年代初，Judet 和 Letournel 基于对髋臼形态的基本解剖和影像学分析，提出了目前有效且被广泛接受的髋臼骨折分型[18-22]。

这些研究使人们对髋臼骨折有了全新的认识，并成为使用最广的骨折分型的基础。从解剖学上讲，对柱原理的理解形成了这一分类[22]。髋臼在功能上由 2 个柱组成，前柱和后柱形成倒 Y 形结构，髋臼于两柱相交处整合。

生物力学上后柱（图 4.3）更为重要，其通过骶髂关节（SI）将躯干和脊柱的负荷转移到大腿近端，因此它由致密坚固的骨结构组成。后柱由部分髂骨和部分坐骨组成。

前柱（图 4.3）主要由前部的髂骨和耻骨组成。它从近端髂前上棘的可变点开始，沿着髂嵴延伸

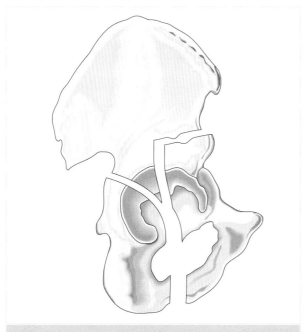

图4.2　Rowe和Lowell髋臼骨折分类

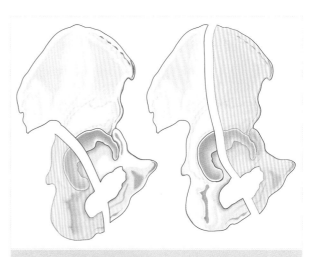

图4.3　髋臼后柱和前柱

至髂嵴的最高点，并向远端延伸至耻骨上支和耻骨联合。

这些柱状结构的解剖学基础在传统的 X 线片上得到了证实。通过对第三章中所描述的这些特殊放射线的分析，可以区分 5 种简单的基本骨折类型（只有 1 条主骨折线）和 5 种相关骨折类型。

基本骨折类型包括后壁骨折、后柱骨折、前壁骨折、前柱骨折和单纯横形骨折（图 4.4）。

相关骨折类型包括后柱伴后壁骨折、横形伴后壁骨折、T 形骨折、前柱伴后半横形骨折及双柱骨折（图 4.4）。

4.4 AO/OTA 分型

Müller 等将 Letournel 分型整合到其标准化和完整的 AO 系统中 [4,5,23]。由此产生的 AO / OTA 分型将髋关节相关的预后损伤加入髋臼骨折的

"新"综合分类系统中［骨折综合分类（CCF）＝ AO / OTA 分型］，如边缘压缩、股骨头损伤和粉碎区 [5]。主要原则是对 3 组所有骨折进行分级分类，定义了 3 种骨折类型。

- 部分关节骨折：A 型骨折包括后壁骨折、前壁骨折、后柱骨折、前柱骨折及后柱伴后壁骨折。

- 伴横形骨折的骨折：B 型骨折包括单纯横形骨折、横形伴后壁骨折、T 形骨折、前柱伴后半横形骨折。

- 完全关节骨折（漂浮髋臼）：C 型骨折包括双柱骨折的所有类型。

每种骨折类型根据其可能的骨折严重程度可进一步分为 3 个骨折组（A1、A2、A3、B1、B2、B3、C1、C2、C3）。如果不能分组，则归类为 D。

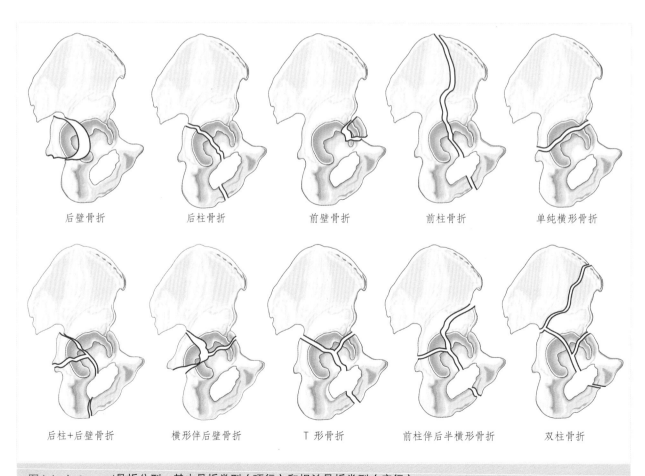

后壁骨折　　后柱骨折　　前壁骨折　　前柱骨折　　单纯横形骨折

后柱+后壁骨折　　横形伴后壁骨折　　T 形骨折　　前柱伴后半横形骨折　　双柱骨折

图4.4　Letournel骨折分型，基本骨折类型（顶行）和相关骨折类型（底行）

每个骨折组被细分为3个亚组（A1.1~C3.3）。如果骨折不能归入任何一个亚组，则标记为4。有时只能在术中或术后才能将其分为亚组（A.1.1~C.3.3）。

另外，为了对整个骨折病理学进行确切描述，学者又对分类系统进行了改良。这些改良包括可能存在于所有骨折类型中并且具有潜在预后价值的伴随关节损伤[24-27]，共确定了7种改良分型系统。

a）更精确地定义主要骨折。

b）为主要骨折提供额外信息。

其他改良描述（关节损伤）通常只能在术中进行分析。

• 髋臼损伤（浅表软骨损伤、软骨剪切损伤、边缘压缩）。

• 包括壁骨折块在内的骨折块的数量（1个、2个或2个以上骨折块）。

• 关节位移程度（间隙/台阶）：未移位（0~1 mm），1~5 mm，6~10 mm，>10 mm。

• 伴有股骨头损伤（表面软骨损伤、软骨剪切损伤、边缘嵌顿）。

• 关节内骨块，需要手术切除。

临床意义

总的来说，AO/OTA分型具有20 000多种不同的髋臼骨折分型可能。

为了简化这一分型，Harris等根据轴向CT分析确定了4种髋臼骨折类型[28,29]。

• 0级：单纯壁骨折。

• 1级：单纯柱骨折。

• 2级：双柱骨折。

• 2A：骨折仅在关节层面。

• 2B：骨折延伸至髂骨。

• 2C：骨折延伸进入闭孔。

• 3级：漂浮髋臼（双柱骨折）。

最终，这种分型也是基于原始的Letournel分

型，因此，Letournel经典的10种骨折类型仍然是目前理解骨折的基础。

4.5 髋臼骨折分类的可靠性

很多学者对Letournel髋臼骨折分型的可靠性进行了分析[30-36]。

Visutipol等就髋臼骨折三维（3D）成像与常规射线照片的相关性进行比较[36]。将20例患者分为2组，扫描2次（间隔2个月），5名骨科医生对其常规X线和CT图像进行分类。Kappa统计[37]显示，组内和组间的可靠性没有差异。常规X线和3D图像的Kappa值分别为0.4和0.24，结果为极低到中等。三维图像在髋臼骨折分型中没有优势。

Beaulé等对9名医生分2次完成(间隔2个月)的30组X线检查结果进行分析[30]。医生分为3组：接受Letournel教育的专家级人员，在髋臼骨折的外科治疗方面有15~18年的经验；有5~10年髋臼手术经验的医生；经验不足的外科医生，在过去5~10年内进行髋臼手术少于50次。随着医生经验的增加，结论的一致性显著增加，但专家和经验丰富的外科医生之间没有显著差异。

2次检测的平均Kappa值分别为0.65和0.7，一致性较好。但对特殊骨折类型，如T形骨折、双柱骨折、前壁骨折及前柱伴后半横形骨折的评估较为困难。

然而，这组医生代表了一个专家组，即便是最缺乏经验的研究人员也能够在5~10年内完成至少50例髋臼骨折手术。

2003年另一项研究分析了6名医生间隔2次分析30张X线片（骨盆AP位，Judet位）的结果[34]。尽管接受培训的医生的结果相近具有偶然性，但骨科医生的结果显示出一致性（组内相关性为0.56）。在分析髂耻线、髂坐线和后壁骨折时其一致性显著，而Judet位对改善一致性没有影响。总体而言，该一致性具有经验依赖性。

2位肌肉骨骼放射科医生在不同时间对101

例髋臼骨折进行了常规 X 线和 CT 扫描，结果相似[33]。常规 X 线分析的一致性仅为 0.42（中等一致性），CT 诊断符合率较好（k=0.70）。增加 Judet 位并没有使一致性得到优化。

相比之下，非专家、无经验的外科医生的结果较差。10 位骨科住院医师对 50 例髋臼骨折进行了评估，并分析了组内和组间的一致性。平均 Kappa 值很低，总体一致性较差。在射线照片判读方面的系统训练是无效的[38]。

临床意义

骨盆 AP 位片中，髂耻线、髂坐线和后壁骨块的存在是最相关的影像线，而 Judet 位对于分型的价值尚不明确。

Durkee 等提出了一种更关注影像中相关特征线的髋臼骨折分型方法[39]。该方法能够清楚地区分 Letournel 10 种骨折类型中的 5 种。然而，其他骨折类型仍未考虑。

将闭孔环的断裂或完整性纳入骨折分类标准使一致性概率从 59.9% 提高到 71.2%[35]。

结合常规记录，最近有学者阐述了三维图像的 CT 检查的重要性。与附加轴位 CT 或 3D-CT 检查相比，仅分析常规 X 线时组间的可靠性较差。有趣的是，与单纯 CT 分析相比，CT 数据生成的常规视图分析显示二者的结果相同[32]。

Hurson 等基于传统 X 线、CT 图像及由 CT 数据生成的骨模型进行了组间和组内分析。与传统的射线照片相比，高级医师和住院医师使用这些模型的结果更好（K 分别为 0.76、0.71 和 0.51、0.42）。

结果

利用临床影像库[40]，选择 40 组髋臼骨折 X 线片，所有病例均进行常规 X 线诊断［骨盆正位、髂骨和闭孔斜位、髂骨斜位（IOV）、闭孔斜位（OOV）］。27 组中有轴位二维 CT 图像，其中 19 组有附加的三维图像。

将这 40 例病例交由 8 名研究者（研究者间具

有可靠性）进行独立分析和分类，至少 6 周后由 6 名研究者（研究者间具有可靠性）进行重新评估，X 线分组的顺序不同。与此同时，所有研究人员都看不到这些病例。使用 Kappa 统计数据进行统计评估。

不同骨折类型的平均符合率为 81%（48%~93%）。平均 19% 的病例的评估存在差异（7%~52%）。

6 名研究者内信度平均 kappa 值为 0.77（0.56~0.91），对应一致性较好。

- 对于仅有常规 X 线诊断的病例（n=13），研究者内信度平均 kappa 值为 0.78（0.63~1.00），对应一致性较好。
- 对于附加二维 CT 的 8 例患者，kappa 值平均为 0.61（0.42~0.70），对应一致性较好。
- 在附加 3D-CT 的 19 例患者中，平均 kappa 值为 0.81（0.56~0.95），相当于几乎完全符合。

临床意义

在研究者内分析中，放射诊断的类型对一致性没有显著影响。

尽管传统放射诊断的一致性和现有的 3D-CT 几乎是相同的，但附加二维 CT 会导致结果产生一定程度的恶化。

40 例评估中研究者间信度的平均 kappa 值为 0.59，相当于中度一致。所有研究者仅对 12 例病例进行了相同的分类，分别为 6 例后壁骨折、3 例双柱骨折、1 例后柱骨折、1 例单纯横形骨折和 1 例后柱联合后壁骨折。

进一步分析以确定其他病例的骨折类型。

11 例骨折被评定为 2 种不同的骨折类型；在单纯横形骨折和后壁伴横形骨折的 3 例骨折之间没有发现一致性，在其他前柱骨折及前柱伴后半横形骨折 / 双柱骨折的 3 例患者中也未得到相关的一致性。

14 例骨折被评定为 3 种不同的骨折类型，另外 3 例骨折被评定了 4 种不同的骨折类型。

- 13 例仅用常规 X 线诊断的研究者间的信度平均 kappa 值为 0.62，相应一致性较好。其中 4 例所有检查者结论完全一致，分别为 2 例后壁骨折、1 例后柱骨折和 1 例单纯横形骨折。出现 2 种骨折类型的有 5 例，出现 3 或 4 种骨折类型的有 2 例。使用常规 X 线检查，仅基本的简单骨折类型显示出一致性。

- 对于附加二维 CT 的 8 例患者，平均 kappa 值为 0.63，对应一致性较好。2 例患者病（1 例后壁骨折、1 例双柱骨折）的评定结果完全一致（25%）。

- 在附加 3D-CT 的 19 例患者中，平均 kappa 值为 0.59，相当于中等一致性。所有研究者对其中 6 例（32%）患者的评估结果相同（3 例后壁骨折、1 例后柱和后壁骨折、2 例双柱骨折）。

总之，由不同研究者得到的一致率不受放射诊断类型的影响。

对每个分类（骨折类型）进行分析，单纯后壁骨折和双柱骨折的一致性较好，而后壁伴横形骨折、T 形骨折及前柱伴后半横形骨折的一致性较差。

临床意义

识别出的有问题的骨折类型包括后壁横形骨折、T 形骨折和前柱伴后半横形骨折。

在 11 例患者中，至少有 1 名研究者将这些病例评定为"后壁横形骨折"。研究者未对这些病例达成一致结论。可以观察到典型横形骨折的转换形式：单纯横形骨折和 T 形骨折。总体 kappa 值为 0.27，一致性较差。

在 12 例病例中，至少有 1 名研究者将这些病例评定为 T 形骨折。研究者未对这些病例达成一致结论。可观察到横形伴后壁骨折、双柱骨折和相关前柱伴后半横形骨折的转换形式。总体 kappa 值为 0.43，一致性较差。

在 13 例患者中，至少有 1 名研究者将这些病例评定为"前柱伴后半横形骨折"。研究者未对这些病例达成一致的结论。可观察到双柱骨折及前柱骨折中的 T 形骨折。总体 kappa 值 0.26，一致性较差。

4.6 改良分型的提出

对 Letournel 骨折分类内在及外在的可靠性分析结果表明，评估以下 3 种相关骨折类型存在困难。

- T 形骨折。
- 前柱伴后半横形骨折。
- 后壁横形骨折。

这并不难理解，因为并没有特定的解剖—影像学线对这 3 种骨折类型进行定义。Letournel 骨折分类也未对这 3 种骨折类型的精确解剖—影像学进行描述。这可能是由于骨盆（无名骨）严格的外侧或内侧视图上所描述的骨折解剖形态与临床放射学图像不一致，因此导致评估困难。

因此，必须更严格地定义这些过渡性骨折类型。

4.6.1 T 形骨折

T 形骨折代表一组具有可变横向成分的骨折，还具有垂直向的骨折线（T 形部分）。T 形部分的位置具有高度可变性，因此可出现向其他骨折类型的转变。除了典型的 T 形骨折（T 形部分通过闭孔中心），T 形部分可以位于非常靠后的位置（转换到相关的后壁横形骨折）。如果 T 形部分向前延伸很远，并穿过耻骨上支，可能会出现前柱、前壁合并后半横形骨折。

因此，提出以下区分点。

- 转换为后壁横形骨折。
  - 如果 T 形部分止于后侧，至少在坐骨结节的一部分，在坐骨沟（髋臼下沟槽）水平以下，骨折应归类为 T 形骨折。

    ◦ 如果 T 形部分向后延伸超过坐骨结节的最近端部分，则应将骨折分类为后壁横形骨折。

> 临床意义
>
> T 形骨折和后壁横形骨折之间的区别由后侧骨折线最远端相对于坐骨沟的位置决定。

- 转换为前柱、前壁 + 后半横形骨折。
    ◦ 如果在 OOV 上可见典型的梯形骨折块，则应将骨折分类为前柱、前壁 + 后半横形骨折。

4.6.2 前柱伴后半横形骨折

此骨折类型难以与 T 形骨折或双柱骨折相鉴别。为了区分这些骨折类型，二维 CT 是必不可少的（见第三章）。

在 X 线检查不充分的情况下，区分双柱骨折通常只能通过额外的 CT 诊断来实现。马刺征的分析是分析中最重要的部分（见第三章）。

此外，只能通过 CT 分析区别 T 形骨折，前提是存在前柱的下方部分，而不是延伸到髂前下棘水平以上（见第三章）。轴位 CT 分析能够显示典型的垂直矢状面骨折线代表骨折的横向部分，而前柱部分显示水平骨折线，可将前柱与后柱分开。

因此，在轴位 CT 上，左侧骨折时为 90° 顺时针旋转 T 形，右侧骨折时为 90° 逆时针旋转 T 形（图 4.5）。

对于前柱伴后半横形骨折，近端骨折线呈典型的横形骨折线，并将两柱分开。

此外，在可变层面上，仅存在矢状面骨折线的后侧部分，通常穿过髋臼后壁。这条直线通常与上水平线垂直。

轴位 CT 显示为 T 形，代表该骨折类型（图 4.6）。

4.6.3 后壁横形骨折

正如已经描述的 T 形骨折，可能存在后壁横形骨折的转变形式，特别是存在后壁下方骨折块时。

4.7 骨折系统分型

为了简化骨折分型，Brandser 等推荐了一种系统的髋臼骨折分类方法[41]。

该分类着眼于目前存在的各种分类的不足。建议首先区分髋臼壁骨折、髋臼柱骨折及横向骨折的部分，然后再根据 Letournel 骨折分型将骨折分为 10 种类型。

除常规 X 线片（AP、IOV、OOV）外，还必须进行 CT 评价。只有通过所有 4 种模态的分析，才能可靠地分类。

对于系统分型，共需要回答 8 个问题。

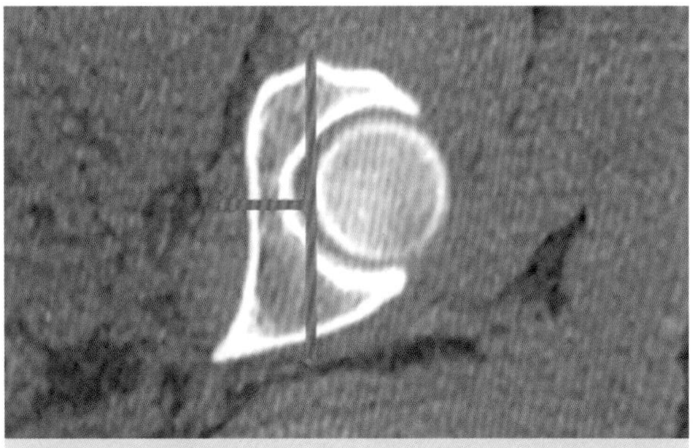

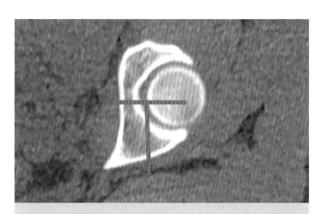

图4.5　轴位 CT上T形骨折的典型表现。垂直骨折线代表横向骨折成分，而水平骨折线是两柱的分界线

图4.6　前柱伴后半横形骨折。轴向CT中横向骨折线表现两柱的分离，垂直骨折线仅出现在后部，表示后部横形骨折成分

- 是否存在闭孔骨折？
- 髂耻线是否中断？
- 髂坐线是否中断？
- 髂骨翼是否发生骨折？
- 是否存在后壁骨折？
- 髋臼处的主要骨折线是否细分为上/下或前/后部分？
- 是否可见马刺征？
- 主骨折线的走向是什么？

通过对这些问题的回答，可以得出相对可靠的骨折分类结果。但该分类的缺点是无法明确区分前柱伴后半横形骨折及横形骨折。

> **临床意义**
>
> 根据传统 X 线片上 Letournel 推荐的放射学系统分析可排除几种骨折类型。

根据我们的经验，这一分型原则非常有用，但必须加以修改（图 4.7）。

针对这些线条的分析以及由此产生的骨折分类结果将在下文介绍。

对骨盆前后位 X 线片的 6 条推荐线进行分析，可对大多数骨折患者进行可靠分类。

最相关的线是髂耻线和髂坐线。在 IOV 和 OOV 上能看到前壁线和后壁线。

臼顶和泪滴的分析为特定骨折类型提供了相应信息，因此仅对骨折类型的亚分类有帮助。本文仅考虑典型的骨折类型，排除可能过渡到其他骨折类型的可能性。

4.7.1 髂耻线和髂坐线的分析

髂耻线

髂耻线中断意味着骨折通过前柱。相反，髂耻线完整就排除了累及前柱或前壁的骨折类型。

> **临床意义**
>
> 髂耻线完整排除了涉及前柱的 7 种骨折类型。
> - 前壁骨折。
> - 前柱骨折。
> - 伴有横形骨折（单纯横形骨折、横形伴后壁骨折、T 形骨折、前柱伴后半横形骨折）。
> - 双柱骨折。
>
> 相反，髂耻线中断排除以下 3 种仅涉及后方的骨折类型。
> - 后壁骨折。
> - 后柱骨折。
> - 后柱伴后壁骨折。

髂坐线

髂坐线断裂意味着后柱骨折。相反，髂坐线完整排除后柱骨折。

> **临床意义**
>
> 如果髂坐线完整，可以排除以下 3 种骨折类型，因其有孤立的后柱损伤。
> - 后壁骨折。
> - 后柱骨折。
> - 后柱伴后壁骨折。
>
> 相反，如果髂坐线中断，可以排除前方骨折。
> - 前壁骨折。
> - 前柱骨折。

4.7.2 髂耻线、髂坐线的综合分析

当分析这 2 条线时，存在 4 种影像学表现可能性，综合分析可得出以下结果。

髂耻线和髂坐线完整

如果这 2 条线均完整，则不存在柱的破坏（前柱和后柱）；因此，骨折中涉及至少 1 个柱的骨折都可以排除掉。

- 所有包括横形骨折的骨折（单纯横形骨折、横形伴后壁骨折、T 形骨折、前柱伴后半横形骨折、双柱骨折）。
- 所有单纯柱的骨折（后柱骨折、后柱伴后壁骨折、前柱骨折）。

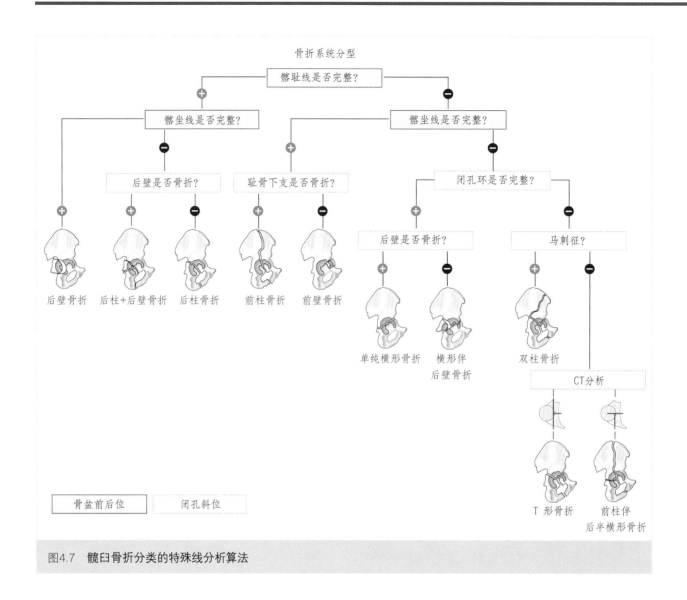

图4.7　髋臼骨折分类的特殊线分析算法

- 由于骨盆标准 AP 位具有良好的可视性，可以排除前壁骨折。

因此，在通常情况下，典型的后壁骨折不会累及这 2 条线。在极少数情况下，当累及四边体表面时，延长的后壁骨折可有髂坐线的中断。

组合 I

髂耻线：完整。

髂坐线：完整。

诊断：

　○后壁骨折。

髂耻线中断，髂坐线完整

如果髂耻线中断，但髂坐线完整，则可排除以下伴有双柱骨折的病变。

- 伴有横形骨折（单纯横形骨折、横形伴后壁骨折、T 形骨折、前柱伴后半横形骨折）。
- 双柱骨折。
- 伴有后侧的骨折（后壁骨折、后柱骨折、后柱伴后壁骨折）。

因此，仅剩 2 种骨折类型。

- 前壁骨折。
- 前柱骨折。

组合 II

髂耻线：中断。

髂坐线：完整。

诊断：

○前壁骨折。

○前柱骨折。

髂耻线完整，髂坐线中断

如果髂耻线完整而髂坐线中断，则可排除伴有横形骨折的病变（单纯横形骨折、横形伴后壁骨折、T 形骨折、前柱伴后半横形骨折）和两柱骨折。

此外，前柱区域没有单纯损伤存在，因此可排除前壁或前柱骨折。

可能存在单纯后壁骨折，这与四边体表面的远内侧有关。然而，典型后壁骨折的髂坐线保持完整。

组合 III

髂耻线：完整。

髂坐线：中断。

诊断：

○后柱骨折。

○后柱伴后壁骨折。

髂耻线中断，髂坐线中断

髂耻线和髂坐线中断表示双柱均受累，因此骨折类型可能为横形骨折或双柱骨折。

相应地，可排除单纯壁骨折（后壁骨折、前壁骨折）和单纯柱骨折（后柱骨折、前柱骨折、后柱伴后壁骨折）。

组合 IV

髂耻线：中断。

髂坐线：中断。

诊断：

○单纯横形骨折。

○后壁横形骨折。

○T 形骨折。

○前柱伴后半横形骨折。

○双柱骨折。

临床意义

总之，在分析髂耻线和髂坐骨线之后，根据 Letournel 分型原则至少可以排除 5 种骨折类型。

4.7.3 典型后壁骨折块的分析

下一步的分析包括是否存在典型的后壁骨折块。在骨盆正位片上，这种骨折块通常位于髋臼的最外侧缘和上缘。此外，还将对后壁线进行分析。由于骨折块移位，与未损伤侧相比，该区域中骨块的阴影可能不同。此线通常是髋臼的最外侧部分，但在某些情况下可观察到髋臼后倾，表现为不同位置的后壁线与前壁线交叉（交叉征）[42~46]。

在闭孔斜位片上，髋臼后缘显示最好。

前壁的分析

由于各种结构的叠加，前壁界线常不清晰。识别前壁骨折的最佳视角是闭孔斜位（见第三章）。

泪滴

对泪滴的分析通常涉及四边体表面（见第三章）。

髋臼顶

所有类型骨折都应分析髋臼顶。

进一步分类步骤

根据 Judet[18] 斜位视图（IOV 和 OOV）对骨折类型进行分析对进一步鉴别具有决定性作用。OOV 是最有用的视图，因为在一些特殊骨折类型中可提供额外信息。

骨盆正位片分析会导致考虑后壁骨折和进行必要的闭孔斜位分析。从临床经验来看，约 90% 的病例仅通过骨盆前后位片即可正确分型。

闭孔斜位片的优势在于可对闭孔进行详细分析，以及更安全地识别双柱骨折的马刺征（见第三章）。

考虑到以上所提及的问题，进一步分析组合Ⅰ～Ⅳ，以便最终确定骨折类型的诊断。特别是存在后壁骨折时，包括累及闭孔及延伸到髂窝直至髂嵴的骨折分析具有一定的相关性。

对组合Ⅰ的进一步评估

前文提及组合Ⅰ表明后壁骨折。如果有必要，可在闭孔斜位上对该诊断进行验证。通常，后壁骨折块位于复位后股骨头的外侧或与股骨头相关。

对组合Ⅱ的进一步评估

进一步分析的基础是前文所述的组合Ⅱ。只需区分前壁骨折和前柱骨折。

使用骨盆前后位视图进行分析。典型的前壁骨折显示梯形骨折块，因此髂耻线中断于2处。闭孔斜位可更清晰地显示该骨折块。闭孔受累，典型者出现耻骨下支骨折，提示前柱骨折。

> **组合Ⅴ**
>
> 髂耻线：中断。
> 髂坐线：完整。
> 闭孔：耻骨下支骨折。
> 诊断：
> 　　○前柱骨折。

> **组合Ⅵ**
>
> 髂耻线：中断。
> 髂坐线：完整。
> 闭孔：完整，耻骨上支梯形骨折。
> 诊断：
> 　　○前壁骨折。

对组合Ⅲ的进一步分析

在骨盆前后位或闭孔斜位上进行分析。必须区分后柱骨折和后柱伴后壁骨折。因此，主要步骤是识别后壁骨折块。这在闭孔斜位上最容易观察到，但除此之外，在骨盆前后位视图上也可以看到。若有后壁骨折，则骨折类型为后柱伴后壁骨折。

> **组合Ⅶ**
>
> 髂耻线：完整。
> 髂坐线：中断。
> 后壁骨块：存在。
> 诊断：
> 　　○后柱伴后壁骨折。

> **组合Ⅷ**
>
> 髂耻线：完整。
> 髂坐线：中断。
> 后壁骨块：不存在。
> 诊断：
> 　　○后柱骨折。

对组合Ⅳ的进一步分析

进一步分析组合Ⅳ必须区分其余5种骨折类型。

- 单纯横形骨折。
- 横形伴后壁骨折。
- T形骨折。
- 前柱伴后半横形骨折。
- 双柱骨折。

首先，在骨盆前后位或闭孔斜位上分析闭孔受累、骨折情况。

大多数T形骨折、前柱伴后半横形骨折或双柱骨折中存在下支骨折。如果闭孔没有骨折征象，则可排除这些骨折类型。因此，闭孔完整的情况下，仅可能出现单纯横形骨折或后壁横形骨折。后壁骨折的确定基于上述推荐的原则。

> **组合Ⅸ**
>
> 髂耻线：中断。
> 髂坐线：中断。
> 闭孔：完整。
> 后壁骨块：存在。
> 诊断：
> 　　○后壁横形骨折。

组合 X

髂耻线：中断。

髂坐线：中断。

闭孔：完整。

后壁骨块：不存在。

诊断：

○单纯横形骨折。

为了区分其余 3 种骨折类型（T 形骨折、前柱伴后半横形骨折和双柱骨折），推荐使用闭孔斜位，大多数病例使用骨盆正位即可完成其他分析步骤。

马刺征的存在提示双柱骨折。在闭孔斜位上，该骨块通常位于最外侧，表明未损伤骨附着于中轴骨上（SI 关节）（见第三章）。有时可见于骨盆正位片上。

组合 XI

髂耻线：中断。

髂坐线：中断。

闭孔：耻骨下支骨折。

马刺征：存在。

诊断：

○双柱骨折。

在常规 X 线片上鉴别 T 形骨折与前柱伴后半横形骨折有时比较困难。通常需要进行额外的 CT 分析（见第三章）。

4.8 总结

Letournel 分型是理解髋臼骨折类型的基础。该分类被整合到 AO/OTA 分类中，并以足够的一致性证实了组内和组间的可靠性。具体的骨折类型需要更详细的描述。

参考文献

[1] Lindsjö U. Classification of ankle fractures: the Lauge-Hansen or AO system? Clin Orthop Relat Res. 1985(199):12-16

[2] Frandsen PA, Andersen E, Madsen F, Skjødt T. Garden's classification of femoral neck fractures. An assessment of inter-observer variation. J Bone Joint Surg Br. 1988; 70(4):588-590

[3] Thomsen NO, Overgaard S, Olsen LH, Hansen H, Nielsen ST. Observer variation in the radiographic classification of ankle fractures. J Bone Joint Surg Br. 1991; 73(4):676-678

[4] Tile M, Helfet D, Kellam J. Fractures of the Pelvis and Acetabulum. Philadelphia: Lippincott Williams and Williams; 2003

[5] Müller M. CCF: Comprehensive Classification of Fractures: Pelvis. New York: Heidelberg; 1996

[6] Armstrong JR. Traumatic dislocation of the hip joint; review of 101 dislocations. J Bone Joint Surg Br. 1948; 30B(3):430-445

[7] Merle d'Aubigné R. Management of acetabular fractures in multiple trauma. J Trauma. 1968; 8(3):333-349

[8] Pipkin G. Treatment of grade IV fracture-dislocation of the hip. J Bone Joint Surg Am. 1957; 39-A(5):1027-1042, passim

[9] Thompson VP, Epstein HC. Traumatic dislocation of the hip; a survey of two hundred and four cases covering a period of twenty-one years. J Bone Joint Surg Am. 1951; 33-A(3):746-778, passim

[10] Wiltberger B, Mitchell C, Hedrick D. Fractures of the femoral shaft complicated by hip dislocation. J Bone and Joint Surg. 1948; 30:225

[11] Bonnin JG. Fractures and Related Injuries. London: Heinemann; 1957

[12] Cauchoix J, Truchet P. Les fractures articulaires de la hanche (col du fémur excepté). Rev Chir Orthop Repar Appar Mot. 1951; 37:266

[13] Cagnoli H. Les fractures articulaires de la hanche. Rev Chir Orthop Repar Appar Mot. 1952; 38:494

[14] Creyssel J, Boughet A, Artique H. Sur les résultats du traitement des luxations er luxations-fractures de la hanche. Rev Chir Orthop Repar Appar Mot. 1959; 45:487

[15] Stewart MJ, Milford LW. Fracture-dislocation of the hip; an end-result study. J Bone Joint Surg Am. 1954; 36 A:2:315-342

[16] Böhler L. Die Technik der Knochenbruchbehandlung. Auflage. Vienna: Verlag Wilhelm Maudrich; 1954:12-13

[17] Rowe C, Lowell J. Prognosis of fractures of the acetabulum. Journal of Bone & Joint Surgery. 1961; 43(1):30-59

[18] Judet R, Judet J, Letournel E. Fractures of the acetabulum: classification and surgical approaches for open reduction. Preliminary report. J Bone Joint Surg Am. 1964; 46(8):1615-1646

[19] Judet R, Letournel E. Surgical management of fractures of the acetabulum. In: Tronzo R, ed. Surgery of the Hip Joint. Philadelphia: Lea & Febiger; 1973:472-505

[20] Letournel E. Acetabulum fractures: classification and management. Clin Orthop Relat Res. 1980(151):81-106

[21] Letournel E, Judet R. Fractures of the acetabulum. New York: Springer-Verlag; 1981

[22] Letournel E, Judet R. Fractures of the acetabulum. 2nd ed. New York: Springer-Verlag; 1993

[23] Orthopaedic Trauma Association Committee for Coding and Classification. Fracture and dislocation compendium. J Orthop Trauma. 1996; 10 Suppl 1:vix, 1-154

[24] Gänsslen A, Pohlemann T, Paul C, Tscherne H. Welche prognostischen Faktoren beeinflussen das Langzeitergebnis nach Acetabulum-T-Frakturen? Hefte zu der Unfallchirurg. Abstractband. 1996; 262:72

[25] Moed BR, WillsonCarr SE, Watson JT. Results of operative treatment of fractures of the posterior wall of the acetabulum. J Bone Joint Surg Am. 2002; 84-A(5):752-758

[26] Saterbak AM, Marsh JL, Nepola JV, Brandser EA, Turbett T. Clinical failure after posterior wall acetabular fractures: the influence of initial fracture patterns. J Orthop Trauma. 2000; 14(4):230-237

[27] Wolinsky P, Davison B, Shyr Y, Talwalkar V, Johnson K. Predictors of total hip arthroplasty in patients following open reduction and internal fixation of acetabular fractures. 12th Annual Meeting. Boston: OTA; 1996

[28] Harris JH, Jr, Coupe KJ, Lee JS, Trotscher T. Acetabular fractures revisited: part 2, a new CT-based classification. AJR Am J Roentgenol. 2004; 182(6):1367-1375

[29] Harris JH, Jr, Lee JS, Coupe KJ, Trotscher T. Acetabular fractures revisited: part 1, redefinition of the Letournel anterior column. AJR Am J Roentgenol. 2004; 182(6):1363-1366

[30] Beaulé PE, Dorey FJ, Matta JM. Letournel classification for acetabular fractures. Assessment of interobserver and intraobserver reliability. J Bone Joint Surg Am. 2003; 85-A(9):1704-1709

[31] Hurson C, Tansey A, O'Donnchadha B, Nicholson P, Rice J, McElwain J. Rapid prototyping in the assessment, classification and preoperative planning of acetabular fractures. Injury. 2007; 38(10):1158-1162

[32] O'Toole RV, Cox G, Shanmuganathan K, et al. Evaluation of computed tomography for determining the diagnosis of acetabular fractures. J Orthop Trauma. 2010; 24(5):284-290

[33] Ohashi K, El-Khoury GY, Abu-Zahra KW, Berbaum KS. Interobserver agreement for Letournel acetabular fracture classification with multidetector CT: are standard Judet radiographs necessary? Radiology. 2006; 241(2):386-391

[34] Petrisor BA, Bhandari M, Orr RD, Mandel S, Kwok DC, Schemitsch EH. Improving reliability in the classification of fractures of the acetabulum. Arch Orthop Trauma Surg. 2003; 123(5):228-233

[35] Prevezas N, Antypas G, Louverdis D, Konstas A, Papasotiriou A, Sbonias G. Proposed guidelines for increasing the reliability and validity of Letournel classification system. Injury. 2009; 40(10):1098-1103

[36] Visutipol B, Chobtangsin P, Ketmalasiri B, Pattarabanjird N, Varodompun N. Evaluation of Letournel and Judet classification of acetabular fracture with plain radiographs and three-dimensional computerized tomographic scan. J Orthop Surg (Hong Kong). 2000; 8(1):33-37

[37] Landis R, Koch G. An application of the hierachical kappa-type statistic in the assessment of majority agreement among multiple observers. Biometrics. 1977; 33:63-374

[38] Polesello GC, Nunes MA, Azuaga TL, de Queiroz MC, Honda EK, Ono NK. Comprehension and reproducibility of the Judet and Letournel classification. Acta Ortop Bras. 2012; 20(2):70-74

[39] Durkee NJ, Jacobson J, Jamadar D, Karunakar MA, Morag Y, Hayes C. Classification of common acetabular

fractures: radiographic and CT appearances. AJR Am J Roentgenol. 2006; 187(4):915-925

[40] Pohlemann T, Paul C, Gänsslen A, Hüfner T, Rötterink H, Tscherne H. Die digitale Bilddatenbank Becken. Erfahrungen nach 18 Monaten praktischer Anwendung. Unfallchirurg. 1996; 99(8):587-594

[41] Brandser E, Marsh JL. Acetabular fractures: easier classification with a systematic approach. AJR Am J Roentgenol. 1998; 171(5):1217-1228

[42] Giori NJ, Trousdale RT. Acetabular retroversion is associated with osteoarthritis of the hip. Clin Orthop Relat Res. 2003(417):263-269

[43] Leunig M, Ganz R. [Femoroacetabular impingement. A common cause of hip complaints leading to arthrosis]. Unfallchirurg. 2005; 108(1):9–10, 12-17

[44] Reynolds D, Lucas J, Klaue K. Retroversion of the acetabulum. A cause of hip pain. J Bone Joint Surg Br. 1999; 81(2):281-288

[45] Siebenrock KA, Kalbermatten DF, Ganz R. Effect of pelvic tilt on acetabular retroversion: a study of pelves from cadavers. Clin Orthop Relat Res. 2003(407):241-248

[46] Siebenrock KA, Schoeniger R, Ganz R. Anterior femoro-acetabular impingement due to acetabular retroversion. Treatment with periacetabular osteotomy. J Bone Joint Surg Am. 2003; 85-A(2):278-286

5 流行病学

5.1 简介

髋臼骨折的流行病学数据在多个方面都能发挥作用，如术前规划、患者信息、考虑并发症时确定不良事件的风险，以及确定骨折相关和损伤相关的结局。

已发表数据的异质性使不同研究之间的比较变得困难。Giannoudis 等在 2005 年发表了基于 3 670 例髋臼骨折的 meta 分析[1]。这些数据也有明显的异质性。因此，任何结论都应谨慎对待。纳入的数据中包括几项仅涉及后壁骨折的研究[2-6]，这使得与其他骨折类型相比，该骨折类型的发生率过高。

此外，使用某些手术入路的手术治疗结果可能会导致偏倚，因为与之相关的骨折类型变得更加密切[7~11]。

有学者对 2005 年之前更多的连续流行病学数据进行了进一步分析[12~40]，分析了不同的数据参数，但并非每项研究均能得出相同的参数。

5.2 人口统计学

有学者对来自 3 434 例患者（23 篇出版物）的 3 471 例髋臼骨折的性别数据进行分析[12~21,23~36,39]。共 3 561 例患者为男性，1 396 例为女性（男女比例分别为 2.5∶1，分别占 71.8% 和 29.2%）。

关于患者受伤年龄的数据共包括 25 篇文章[12~21,23,25~37,39]，共纳入 5 004 例患者，平均年龄为 33.6（7~106）岁。

关于髋臼骨折侧别的分析共有 7 篇文章[3,12,14,20,21,23,26]。左侧髋臼骨折 338 例，右侧髋臼骨折 279 例（分别占 54.8% 和 45.2%，左右侧比例为 1.2∶1）。

关于创伤机制的详细描述共有 12 项研究[12,14~16,21,25,26,29~31,36,39]。交通事故造成的骨折占 79.2%，单纯跌倒占 8.5%，从高处坠落占 7.3%，其他创伤机制占 5%。

在 1 394 起交通事故中，74.4% 为汽车事故，12.8% 为摩托车事故，12% 为行人受伤，0.8% 为自行车事故。最近的一项分析报道指出，82.1% 的髋臼骨折是交通事故造成的[13]。

Deo 等及 Briffa 等对损伤的严重度进行了分析[13,17]。其得出的平均损伤严重度评分（ISS）[41]分别为 18 分和 17.2 分。

12 篇出版物提供了关于伴随损伤的数据[12,14,15,17,18,21,23,25~27,32,39]。总体而言，51.2%（22.3%~85%）的患者有多处损伤，23.5% 有额外的创伤性脑损伤（TBI）[15,18,21,25~27,29,36]，11.6% 有钝性胸部创伤[15,21,26,27,29,30]，8% 有钝性腹部创伤[15,21,26,27,29,36]，13.6% 有骨盆环损伤[12,16~19,21,25,29,30,36]。

来自德国多中心研究的数据表明，50.6% 的患者为单纯髋臼骨折，32.4% 的患者至少伴有一处额外损伤，17% 的患者存在多处损伤[33]。

关于死亡率的数据必须仔细分析，因为在许多研究中，长期随访结果是主要纳入标准。髋臼骨折后的预期平均死亡率为 1.1%[12,15~20,22~29,31,35~37]。然而，"实际"死亡率要比预期更高。对髋臼骨折完整随访的病例进行分析显示，死亡率为 2.9%~4.8%[33,42]。

5.3 骨折分型

许多研究使用 Letournel 分型描述和分析不同的骨折类型[24]。必须认识到的是，在大多数研究中，我们所分析的是经手术治疗后稳定的髋臼骨折患者，而对保守治疗患者的研究不充分。因此，在这些临床研究和流行病学 meta 分析中，复杂髋臼骨折（相关骨折类型）的发生概率过高。

下文将首先描述关于经手术治疗后稳定的髋臼骨折数据。

关于特定骨折类型的详细分析来自 21 项研究[12~18,20,22~25,27,28,30,31,35,36~40]。

4 047 例不同类型髋臼骨折的分布见图 5.1。

通常通过手术治疗较稳定的骨折类型包括后壁骨折、双柱骨折及横形伴后壁骨折。这 3 种骨折类型约占手术治疗的 58.9%。简单骨折类型占 39.1%，相关骨折类型占 60.9%（图 5.2）。

对手术和非手术治疗髋臼骨折的连续性数据分析才能表示更真实的骨折类型分布。通过 2 258 例髋臼骨折病例可获得更为具体的分布数据（图 5.1）。最常见的骨折类型是后壁骨折、双柱骨折和横形伴后壁骨折，这 3 种骨折类型占 54.2%。简单骨折类型占 47.7%，相关骨折类型占 52.3%（图 5.2）。

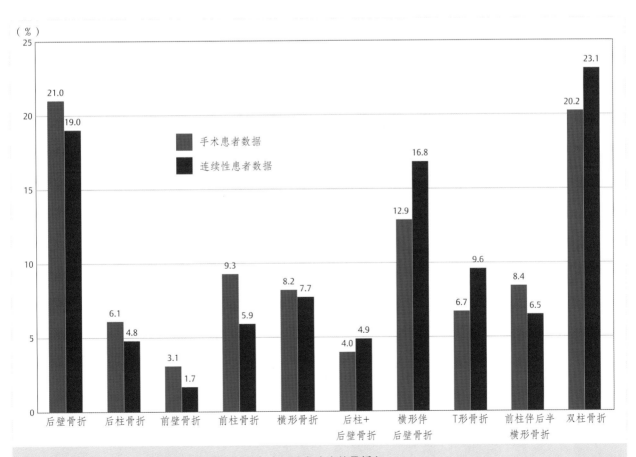

图 5.1　根据 Letournel 分型，髋臼骨折类型分布（仅手术治疗的骨折）

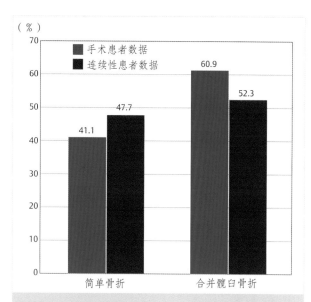

图5.2 根据 Letournel 分型，简单及合并髋臼骨折类型的分布（仅手术治疗的骨折）

5.4 复位质量

为了解手术结果，对 4 001 例髋臼骨折的复位质量进行分析[12,13,16,18,20,24,25,28,33,35,38]。分析采用 Matta 标准[43]，71% 可实现"解剖复位"（骨折间隙/台阶 0~1 mm）。对结果进行更加细致的分析发现，可获得接近解剖复位（骨折间隙/台阶 2~3 mm）和不完全复位（骨折间隙/台阶 >3 mm）者共 1 807 例。最终结果 73% 为解剖复位，19.1% 接近解剖复位，7.6% 为不完全复位[13,33,35,38]。

某些研究将解剖复位率与骨折类型相关联（图 5.3）[12,13,24,28,38]。T 形骨折和双柱骨折复位结果最差，单纯后壁骨折解剖复位率最高。

> **临床意义**
> 在所有髋臼骨折中，约 3/4 的病例可以获得解剖复位。

5.5 神经损伤

5.5.1 原发性神经损伤

Giannoudis 等的报道指出，创伤相关原发性神经损伤的发生率为 16.4%[1]。伴有髋关节后脱位病例的发生率增至 40.3%[1]。

来自德国多中心骨盆研究的流行病学数据报道，2 073 例髋臼骨折［切开复位内固定（ORIF）1 395 例］中仅 4% 有原发性神经损伤，而其中 7% 发生在出院时。1.9% 的病例存在医源性神经损伤[44]，其中仅 67.8% 进行了切开复位内固定[33,44]。因此，由 Giannoudis 等分析的初次手术患者的数据表明，由于不同的骨折类型、骨折移位增加和骨折不稳定，原发性神经损伤的发生概率较高。

根据 Letournel 分型，单纯后壁骨折和后柱骨折的原发性神经损伤发生率最高，而前柱骨折的原发性神经损伤发生率最低。

坐骨神经损伤

对来自不同出版物的 2 818 例髋臼骨折患者数据进行分析发现，14.4% 的患者有坐骨神经损伤[15,16,17,19,20,21,24,25,26,28,29,31,32,36]。一些作者区分了坐骨神经的腓神经和胫神经部分[15,16,19,29,32,36]。在这些研究中，共 11% 的病例出现坐骨神经损伤。腓神经部分损伤占 4.9%，胫神经部分损伤占 6.1%。Russel 等观察到约 14.5% 的病例有坐骨神经损伤[45]。Fassler 等描述了 15 例坐骨神经损伤患者，占 25.9%[46]。Laird 等进行的连续分析报道表明，原发性坐骨神经损伤发生率为 6.8%[42]。

股神经损伤

关于原发性股神经损伤的数据很少。Hardy 报道了一例由前柱伴后半横形骨折及严重脱位引起的原发性股神经损伤[47]。术中探查发现，90% 的股神经不连续。术后 1 年仍未恢复。

Gruson 和 Moed 报道原发性股神经损伤发生率为 0.3%[48]。研究中所有患者均部分恢复，伴有持续存在的敏感性损伤。神经损伤由后壁骨折和前柱伴后半横形骨折引起。

Matta 对手术治疗患者进行的一项研究中，1% 的患者有原发性股神经损伤[38]。

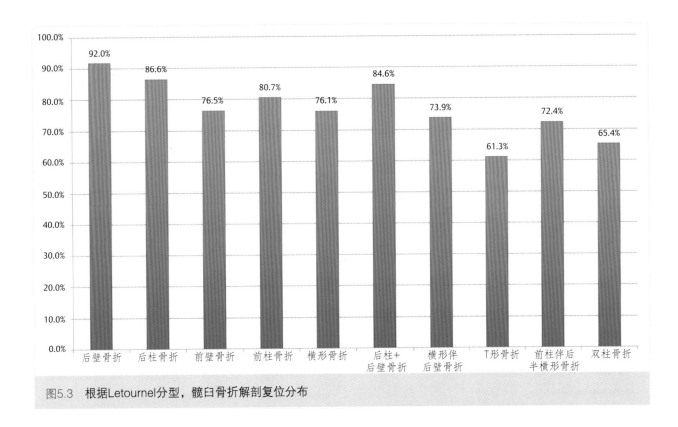

图5.3 根据Letournel分型，髋臼骨折解剖复位分布

闭孔神经损伤

闭孔神经原发性损伤十分罕见。Rommens报道了 5 例，发生率为 2.2%[36]。Ballmer 等观察到 1 例（1.3%），且无任何恢复趋势[12]。Tannast 等报道称，在手术治疗的患者中未发生闭孔神经损伤[38]。

临床意义

创伤相关的原发性神经损伤在所有髋臼骨折类型中的发生率为 7%~10%，多数病例累及坐骨神经[49]。

5.5.2 医源性神经损伤

Giannoudis 等分析表明，髋臼骨折治疗后医源性神经损伤的发生率为 8%[1]，60% 的病例坐骨神经受累。

Rommens 等报道，髋臼骨折术后继发神经损伤的发生率为 7.1%[36]。其中 3 例发生闭孔神经损伤，1 例发生股神经损伤，其他病例（4.9%）可观察到坐骨神经部分或完全损伤。

Mears 等报道的医源性坐骨神经损伤的发生率为 6%[28]。此外，还观察到 2 例闭孔神经和 3 例臀上神经损伤。

Letournel 报道的 2 例股神经损伤与髂腹股沟入路相关（1.1%）[24]。

Gruson 等报道股神经损伤的发生率为 0.3%[48]，这 2 个病例与双柱骨折（延长髂腹股沟入路）和后壁骨折（Kocher-Langenbeck 入路）的手术治疗相关。在报道中也讨论了手术治疗的持续时间、俯卧位造成的直接压迫和术中医源性神经牵拉。

股外侧皮神经（LCFN）损伤也有报道，尤其是采用髂腹股沟入路治疗骨折时。Mayo 等描述了 67 例（发生率为 41.1%）损伤，其中 7 例患者存在主观干扰性损伤[27]。Rommens 等报道髂腹股沟入路术后大腿外侧感觉缺失的发生率为 25%[36]。

Haidukewych 等研究了围手术期神经监测对坐骨神经医源性损伤发生率的影响[50]。医源性神经损伤发生率为 5.6%。在监测组中，神经损伤的发生率更高，这可能与手术入路相关。

Briffa 等描述了医源性坐骨神经损伤和闭孔神

经损伤的发生率为 1.8%，而医源性股外侧皮神经损伤的发生率为 14.3%[13]。

> **临床意义**
>
> 继发性、医源性坐骨神经损伤的报道发生率低于 5%。术中股神经损伤的发生率不足 1%，而股外侧皮神经损伤的发生率可高达 40%。

5.5.3 神经损伤后的恢复

有关髋臼骨折后神经损伤恢复率的研究很少。

Fassler 等分析了 14 例坐骨神经损伤患者的长期随访结果[46]。11 例患者持续存在神经功能缺失。恢复率最高的损伤是原发性部分腓神经或胫神经损伤，而腓神经完全损伤未显示有任何恢复。

Ballmer 等报道了 11 例永久性坐骨神经损伤中的 4 例，其中 3 例至少部分恢复。1 例股神经损害完全恢复，而 1 例闭孔神经损伤无恢复[12]。

Nooraie 等报道了 4 例坐骨神经损伤得到完全恢复，3 例无变化[32]，Liebergall 等报道 11 例中有 7 例恢复[25]，Heeg 等报道 11 例中有 6 例恢复[20]，而 Hofmann 等报道 6 例中有 1 例恢复[21]。Mears 等报道原发性创伤相关的坐骨神经损伤后完全恢复率为 50%[28]。Laird 等提到总体恢复率为 75%（完全恢复占 37.5%，部分恢复占 37.5%），而 25% 的病例坐骨神经未恢复。

> **临床意义**
>
> 坐骨神经损伤恢复率可达 50%

5.6 血管并发症

与髋臼骨折治疗相关的血管并发症发生率非常低。在目前的文献中，仅有病例报道发表[51]。预期发生率为 0.3%~4.9%。

Mayo 等报道了 2 个病例，为髂外静脉损伤和臀上静脉损伤[27]。髂腹股沟入路最常伴发血管损伤[16,24,26,36]。

Matta 和 de Ridder 等报道了在行髂腹股沟入路时会发生股动脉损伤[16,52]，但不会对患者造成损害。Letournel 报道了 195 例患者中有 3 例（1.5%）出现髂外静脉损伤[24]。Rommens 观察到 4.9% 的患者出现血管并发症[36]。

动脉血栓形成是一种非常罕见的并发症。Probe 等报道了由髂腹股沟入路手术工具定位造成的压力而引起的股动脉血栓形成[53]。Frank 等报道了 2 例由前柱骨折移位骨块引起的动脉血栓形成[54]。

后柱骨折在使用 Kocher-Langenbeck 入路向远处剥离时，有损伤臀上血管的风险[24,55]。

在前柱骨折稳定过程中，螺钉错位会增加发生血管损伤的风险[56]。

采用前方入路（例如髂腹股沟或骨盆内入路）存在发生死亡冠潜在出血的风险。Manson 等对 1 440 例手术治疗患者中 32 例接受术前血管造影以稳定其血流动力学状态的病例进行了报道，其中 12 例患者需要对损伤血管进行栓塞[57]。

> **临床意义**
>
> 髋臼骨折手术中，预期血管损伤发生率为 0.3%~4.9%。

5.7 术后感染

髋臼骨折术后，浅表伤口感染的发生率为 2%，深部伤口感染的发生率为 2%~3%[12,13,15,18~20,22,23,26~28,30,31,33,36,37,42]。

一项包括 326 例髋臼骨折病例的回顾性研究发现以下参数可增加手术部位感染的风险[58]。

- 肥胖。
- 需要重症监护治疗。
- 存在 Morel-Levallée 损伤。

> **临床意义**
>
> 髋臼骨折术后，预期浅表和深部伤口感染的发生率分别为 2% 和 2%~3%。

5.8 血栓栓塞

与髋臼骨折相关的血栓栓塞并发症的流行病学数据见第二十一章。

5.9 罕见并发症

与髋臼骨折治疗相关的罕见并发症包括髂内血管动静脉瘘[59]、骨折间隙内膀胱嵌顿[60]、骨折间隙内髂外静脉嵌顿[61]，以及出现膀胱髋臼瘘并伴有持续性髋关节积脓[62]。

5.10 髋臼骨折治疗的变化

来自德国多中心骨盆研究的数据显示出髋臼骨折总体治疗随时间的变化[33]。

比较周期为1991—1993年、1998—2000年和2005—2006年，观察到以下结果。

- 骨折类型没有改变。
- 前柱骨折更多出现在60岁以上患者中。
- 骨折损伤到手术治疗之间的时间间隔没有显著变化（7天内为68%，第八天和第十四天之间为25%）。
- 手术患者量增加（56%~77%）。
- 随着前路手术的增加，手术入路的使用情况发生显著变化。

5.11 髋臼骨折的远期疗效

20世纪80年代和90年代的一些研究集中于髋臼骨折手术稳定后的长期结果[12,14~20,23~28,30,31,32,34~37,39]，共2 752例髋臼骨折纳入分析，平均随访时间为62.5个月（24~134个月）。大多数研究[12,14,16~19,26,27,30~32,35,36]使用Merle d'Aubigné评分评估随访结果[63]。其他研究，[15,20,23,25,28,34,39]使用Harris髋关节评分[64]。

44.7%的患者功能结局非常好，没有任何功能限制，31.3%的患者功能结局良好，没有严重不适。总体而言，76%的病例可获得良好至极好的临床效果。9.8%的患者临床效果一般，14.3%

的患者功能结局较差，包括持续疼痛和功能受限。

与这些临床研究相对应，通过1 901例患者获得创伤后退行性变化的发展和严重程度的数据[12,19,20,23~26,28,30,36,39]。在随访过程中，没有创伤后退行性关节变化迹象者占70.2%，13.8%出现轻微关节炎变化，8.8%出现进行性改变，7.3%出现髋关节严重畸形。

2 009例髋臼骨折患者中，约5.6%出现创伤后股骨头坏死[12,14~20,23,24,27,28,30,32,34,37]。

2 229例患者中，712例（31.9%）出现异位骨化[12,15~18,20,23~25,28,30~32,34~37]。据Brooker报道[65]，13项研究调查了异位骨化的大小[12,15,16,18,20,23~25,28,31,32,35~37]。其中Brooker Ⅰ级者占28%，Brooker Ⅱ级者占14.7%，Brooker Ⅲ级者占7.8%，Brooker Ⅳ级者占8.4%。关于异位骨化的进一步评价见第二十章。

随访分析期间，1 801例患者中有149例（8.3%）由于继发性创伤后关节炎接受创伤后全髋关节置换术[12,14,16~20,25,27,28,30,31,35~37]。

> **临床意义**
>
> 中期随访过程中，髋臼骨折行术后76%的患者获得良好甚至极佳的功能效果，84%的患者获得良好的影像学结果。

最近的数据可用于2个大型患者群体[13,38]。

Briffa等报道了161例手术治疗的髋臼骨折患者[13]。临床评定结果，47%为优，25%为良，7%为中，20%为差。效果不佳的风险因素是手术治疗等候时间超过8天。

Tannast等分析了Matta的数据，包括816例髋臼骨折患者。本研究的终点是全髋关节置换。2、5、10、20年后髋关节的生存率分别为91%、88%、85%、79%。髋关节置换前的平均周期为1.5年。

对临床长期随访结果影响较大的参数如下[38]。

- 患者年龄。
- 术后髋臼顶部关节不匹配。
- 股骨头软骨损伤。
- 创伤性髋臼边缘压缩。
- 原发性骨折移位 >20 mm。
- 后壁骨折。
- 扩大入路的必要。

学者使用这些参数设计了一个列线图，可以用来估计术后 2 年内潜在的关节置换风险（图5.4）。

5.12 髋臼骨折术后生活质量

除了评价髋臼骨折手术治疗后的影像学和临床参数外，学者还对获得性的生活质量和运动能力进行了分析。

Giannoudis 等调查了 2001—2002 年接受治疗的 52 例患者[66]。根据运动过程的频次和 Grimby 量表对活动能力进行了分析[67]。生活质量评价采用 EuroQol-5D[68,69]。与非损伤患者相比，损伤患者活动能力和生活质量参数显著降低。尽管如此，所观察的患者中仍有 42% 能够恢复受伤前的体育活动水平。这些结果与骨折类型无关。关节的解剖重建可以带来高质量的生活和功能运动。

Borg 等在一项前瞻性研究中调查了 136 例接受手术治疗的髋臼骨折患[70]，主要使用 SF-36[71] 和生活满意度 11 问卷（LiSat-11）对其生活质量进行分析[72,73]。总的来说，生活质量出现下降。但随着创伤时间的进展，生活质量在分析的第二年内再次提高。此外，该研究还说明了生活质量与复位情况之间存在相关性。

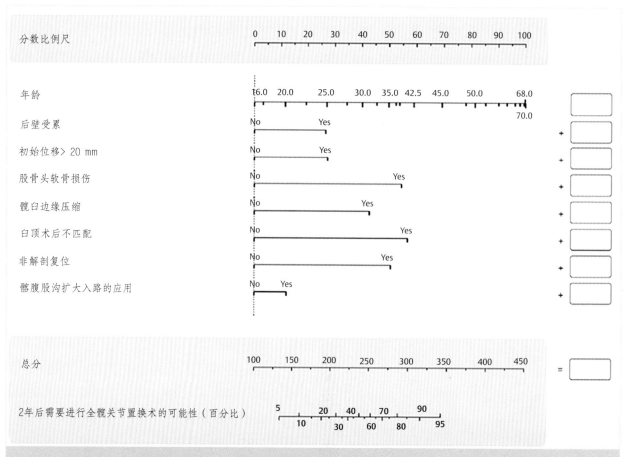

图5.4 使用列线图评价髋臼骨折后2年内行髋关节置换的概率[38]。总分数的确定：在年龄水平标尺上标记患者创伤时的年龄，从该标记向100分分数比例尺绘制一条垂直线；此后，根据其他影响预后的变量创建每个变量的结果点，并向分数比例尺做垂线，最终计算分数总和（100~450 分）；根据总分在总分水平标尺上确定标记点，并向全髋关节置换概率标尺做垂线，以评定术后2年内髋关节置换的概率

Engsberg 等分析了 15 例采用 Kocher-Langenbeck 入路治疗的患者和 15 例采用髂腹股沟入路治疗的患者。结果表明，二者在步态模式和肌力方面没有显著差异[74]。

与之相反，Kubota 等认为 12 个月后患者外展肌肌力下降，步态发生紊乱[75]。

> **临床意义**
>
> 髋臼骨折手术治疗后 1~2 年可出现相关功能受限、生活质量下降和运动活动减少。

5.13 危险因素：体重和年龄

目前，老年患者和超重患者的数量正在增加。因此，这些参数可能影响总体结果。

病理性体重指数（BMI）的影响众所周知[76~78]。Karunakar 等证明，BMI 与髋臼骨折术后并发症的发生风险存在线性关系。BMI 为 30~39 的患者，深静脉血栓形成的风险增加 2.6 倍，术中出血的风险增加 2.1 倍。严重超重（BMI ≥ 40）患者的手术时间更长、术中总失血量增加。此外，手术侧感染率显著增加[79]。另外，在 BMI ≥ 40 的患者中有骨折复位不充分的趋势[80]。

在过去的几十年中，人口结构的变化甚至导致了老年髋臼骨折的增加。在最近的一项包括 414 例手术治疗髋臼骨折的 meta 分析中，患者平均年龄为 71.8 岁，2/3 的患者为男性[81]。Keller 等报道 65 岁以上高能量创伤患者中，髋臼骨折发生率为 10%[82]。来自德国创伤数据库的数据表明，14% 的髋臼骨折患者年龄 > 65 岁[83]。

Ferguson 等分析了 235 例髋臼骨折患者，观察到 65 岁以上患者占比从 10% 增至 25%[84]。Sullivan 等证实了这一趋势，并表明 1993—2010 年间 65 岁以上患者髋臼骨折的增长因子为 2.5[85]。

在老年患者中，前柱常常是髋臼骨折的一部分。根据 Letournel 分型，常见骨折类型为前柱骨折、双柱骨折和前柱伴后半横形骨折[81,83,84,86,87]。

> **临床意义**
>
> BMI 较高可导致围手术期并发症显著增加。老年髋臼骨折患者在过去几十年增加了 2 倍以上，主要表现为前方骨折类型的增加。

参考文献

[1] Giannoudis PV, Grotz MR, Papakostidis C, Dinopoulos H. Operative treatment of displaced fractures of the acetabulum. A meta-analysis. J Bone Joint Surg Br. 2005; 87(1):2-9

[2] Aho AJ, Isberg UK, Katevuo VK. Acetabular posterior wall fracture. 38 cases followed for 5 years. Acta Orthop Scand. 1986; 57(2):101-105

[3] Chiu FY, Lo WH, Chen TH, Chen CM, Huang CK, Ma HL. Fractures of posterior wall of acetabulum. Arch Orthop Trauma Surg. 1996; 115(5):273-275

[4] Moed BR, WillsonCarr SE, Watson JT. Results of operative treatment of fractures of the posterior wall of the acetabulum. J Bone Joint Surg Am. 2002; 84-A(5):752-758

[5] Pantazopoulos T, Nicolopoulos CS, Babis GC, Theodoropoulos T. Surgical treatment of acetabular posterior wall fractures. Injury. 1993; 24(5):319-323

[6] Rommens P, Gimenez M, Hessmann M. Is the PosteriorWall Avulsion the Simplest Acetabular Fracture? Eur J Trauma. 2000; 26(4):144-154

[7] Alonso JE, Davila R, Bradley E. Extended iliofemoral versus triradiate approaches in management of associated acetabular fractures. Clin Orthop Relat Res. 1994(305):81-87

[8] Routt ML, Jr, Swiontkowski MF. Operative treatment of complex acetabular fractures. Combined anterior and posterior exposures during the same procedure. J Bone Joint Surg Am. 1990; 72(6):897-904

[9] Stöckle U, Hoffmann R, Nittinger M, Südkamp N, Haas N. Treatment of complex acetabular fractures through the modified extensile iliofemoral approach. Vancouver, British Columbia, Canada: Orthopaedic Trauma Association, 14th Annual Meeting; October 1998

[10] Weber TG, Mast JW. The extended ilioinguinal approach for specific both column fractures. Clin Orthop Relat

Res. 1994(305):106-111

[11] Zeichen J, Pohlemann T, Gänsslen A, Lobenhoffer P, Tscherne H. Nachuntersuchungsergebnisse nach operativer Versorgung von komplizierten Acetabulumfrakturen über erweiterte Zugänge. Unfallchirurg. 1995; 98(7):361-368

[12] Ballmer PM, Isler B, Ganz R. Ergebnisse operativ behandelter Acetabulumfrakturen. Unfallchirurg. 1988; 91(4):149-153

[13] Briffa N, Pearce R, Hill AM, Bircher M. Outcomes of acetabular fracture fixation with ten years' follow-up. J Bone Joint Surg Br. 2011; 93(2):229-236

[14] Brueton RN. A review of 40 acetabular fractures: the importance of early surgery. Injury. 1993; 24(3):171-174

[15] Chiu FY, Chen CM, Lo WH. Surgical treatment of displaced acetabular fractures-72 cases followed for 10 (6–14) years. Injury. 2000; 31(3):181-185

[16] de Ridder VA, de Lange S, Kingma L, Hogervorst M. Results of 75 consecutive patients with an acetabular fracture. Clin Orthop Relat Res. 1994(305):53-57

[17] Deo SD, Tavares SP, Pandey RK, El-Saied G, Willett KM, Worlock PH. Operative management of acetabular fractures in Oxford. Injury. 2001; 32(7):581-586

[18] Fica G, Cordova M, Guzman L, Schweitzer D. Open reduction and internal fixation of acetabular fractures. Int Orthop. 1998; 22(6):348-351

[19] Glas PY, Fessy MH, Carret JP, Béjui-Hugues J. [Surgical treatment of acetabular fractures: outcome in a series of 60 consecutive cases]. Rev Chir Orthop Repar Appar Mot. 2001; 87(6):529-538

[20] Heeg M, Klasen HJ, Visser JD. Operative treatment for acetabular fractures. J Bone Joint Surg Br. 1990; 72(3):383-386

[21] Hofmann AA, Dahl CP, Wyatt RW. Experience with acetabular fractures. J Trauma. 1984; 24(8):750-752

[22] Kebaish AS, Roy A, Rennie W. Displaced acetabular fractures: long-term follow-up. J Trauma. 1991; 31(11):1539-1542

[23] Kumar A, Shah NA, Kershaw SA, Clayson AD. Operative management of acetabular fractures. A review of 73 fractures. Injury. 2005; 36(5):605-612

[24] Letournel E, Judet R. Fractures of the Acetabulum. 2nd ed. New York, NY: Springer-Verlag; 1993

[25] Liebergall M, Mosheiff R, Low J, Goldvirt M, Matan Y, Segal D. Acetabular fractures. Clinical outcome of surgical treatment. Clin Orthop Relat Res. 1999(366):205-216

[26] Matta J. Fractures of the acetabulum: accuracy of reduction and clinical results of fractures operated within three weeks after the injury. J Bone Joint Surg Am. 1996; 78(11):1632-1645

[27] Mayo KA. Open reduction and internal fixation of fractures of the acetabulum. Results in 163 fractures. Clin Orthop Relat Res. 1994(305):31-37

[28] Mears DC, Velyvis JH, Chang CP. Displaced acetabular fractures managed operatively: indicators of outcome. Clin Orthop Relat Res. 2003(407):173-186

[29] Meißner A, Fell M. Spätergebnisse nach Azetabulumfrakturen. Akt Traumatol. 1994; 24:121-127

[30] Mousavi M, Pajenda G, Kolonja A, Seitz H, Vécsei V. Acetabular fractures: operative management and long term results. Wien Klin Wochenschr. 1999; 111(2):70-75

[31] Murphy D, Kaliszer M, Rice J, McElwain JP. Outcome after acetabular fracture. Prognostic factors and their inter-relationships. Injury. 2003; 34(7):512-517

[32] Nooraie H, Ensafdaran A, Arasteh MM, Droodchi H. Surgically treated acetabular fractures in adult patients. Arch Orthop Trauma Surg. 1996; 115(3-4):227-230

[33] Ochs BG, Marintschev I, Hoyer H, et al. Changes in the treatment of acetabular fractures over 15 years: Analysis of 1266 cases treated by the German Pelvic Multicentre Study Group (DAO/DGU). Injury. 2010; 41(8):839-851

[34] Pavelka T, Houcek P. Complications associated with the surgical treatment of acetabular fractures. Acta Chir Orthop Traumatol Cech. 2009; 76:186-193

[35] Ragnarsson B, Mjöberg B. Arthrosis after surgically treated acetabular fractures. A retrospective study of 60 cases. Acta Orthop Scand. 1992; 63(5):511-514

[36] Rommens PM, Broos PL, Vanderschot P. Vorbereitung und Technik der operativen Behandlung von 225 Acetabulumfrakturen. Zweijahresergebnisse in 175 Fällen. Unfallchirurg. 1997; 100(5):338-348

[37] Tan KY, Lee HC, Chua D. Open reduction and internal fixation of fractures of the acetabulum–local experience. Singapore Med J. 2003; 44(8):404-409

[38] Tannast M, Najibi S, Matta JM. Two to twenty-year

survivorship of the hip in 810 patients with operatively treated acetabular fractures. J Bone Joint Surg Am. 2012; 94(17):1559-1567

[39] Ylinen P, Santavirta S, Slätis P. Outcome of acetabular fractures: a 7-year follow-up. J Trauma. 1989; 29(1):19-24

[40] Zinghi G, Briccoli A, Bungaro P, et al. Fractures in the horizontal plane. In: Zinghi GF, ed. Fractures of the Pelvis and Acetabulum. Stuttgart: Thieme-Verlag; 2004:188-217

[41] Baker SP, O'Neill B, Haddon W, Jr, Long WB. The injury severity score: a method for describing patients with multiple injuries and evaluating emergency care. J Trauma. 1974; 14(3):187-196

[42] Laird A, Keating JF. Acetabular fractures: a 16-year prospective epidemiological study. J Bone Joint Surg Br. 2005; 87(7):969-973

[43] Matta JM, Anderson LM, Epstein HC, Hendricks P. Fractures of the acetabulum. A retrospective analysis. Clin Orthop Relat Res. 1986(205):230-240

[44] Lehmann W, Hoffmann M, Fensky F, et al. What is the frequency of nerve injuries associated with acetabular fractures? Clin Orthop Relat Res. 2014; 472(11):3395-3403

[45] Russell GV, Jr, Nork SE, Chip Routt ML, Jr. Perioperative complications associated with operative treatment of acetabular fractures. J Trauma. 2001; 51(6):1098-1103

[46] Fassler PR, Swiontkowski MF, Kilroy AW, Routt ML, Jr. Injury of the sciatic nerve associated with acetabular fracture. J Bone Joint Surg Am. 1993; 75(8):1157-1166

[47] Hardy SL. Femoral nerve palsy associated with an associated posterior wall transverse acetabular fracture. J Orthop Trauma. 1997; 11(1):40-42

[48] Gruson KI, Moed BR. Injury of the femoral nerve associated with acetabular fracture. J Bone Joint Surg Am. 2003; 85-A(3):428-431

[49] Bogdan Y, Tornetta P, III, Jones C, et al. Neurologic Injury in Operatively Treated Acetabular Fractures. J Orthop Trauma. 2015; 29(10):475-478

[50] Haidukewych GJ, Scaduto J, Herscovici D, Jr, Sanders RW, DiPasquale T. Iatrogenic nerve injury in acetabular fracture surgery: a comparison of monitored and unmonitored procedures. J Orthop Trauma. 2002; 16(5):297-301

[51] Wolinsky PR, Johnson KD. Delayed catastrophic rupture of the external iliac artery after an acetabular fracture. A case report. J Bone Joint Surg Am. 1995; 77(8):1241-1244

[52] Matta JM. Operative treatment of acetabular fractures through the ilioinguinal approach. A 10-year perspective. Clin Orthop Relat Res. 1994(305):10-19

[53] Probe R, Reeve R, Lindsey RW. Femoral artery thrombosis after open reduction of an acetabular fracture. Clin Orthop Relat Res. 1992(283):258-260

[54] Frank JL, Reimer BL, Raves JJ. Traumatic iliofemoral arterial injury: an association with high anterior acetabular fractures. J Vasc Surg. 1989; 10(2):198-201

[55] Bosse MJ, Poka A, Reinert CM, Brumback RJ, Bathon H, Burgess AR. Preoperative angiographic assessment of the superior gluteal artery in acetabular fractures requiring extensile surgical exposures. J Orthop Trauma. 1988; 2 (4):303-307

[56] Johnson EE, Eckardt JJ, Letournel E. Extrinsic femoral artery occlusion following internal fixation of an acetabular fracture. A case report. Clin Orthop Relat Res. 1987(217):209-213

[57] Manson TT, Perdue PW, Pollak AN, O'Toole RV. Embolization of pelvic arterial injury is a risk factor for deep infection after acetabular fracture surgery. J Orthop Trauma. 2013; 27(1):11-15

[58] Suzuki T, Morgan SJ, Smith WR, Stahel PF, Gillani SA, Hak DJ. Postoperative surgical site infection following acetabular fracture fixation. Injury. 2010; 41(4):396-399

[59] Kessler E, Kerkmann D. Arteriovenöse Fistel der inneren Beckengefäße als Komplikation einer Hüftgelenksfraktur. Hefte Unfallheilkd. 1974; 124:176-177

[60] McKee MD, Waddell JP. Entrapment of the bladder in an acetabular fracture. A case report. J Bone Joint Surg Am. 1997; 79(1):113-117

[61] Huijbregts JE, Luitse JS, Goslings JC, Eijer H. Entrapment of the external iliac vein in a both-column acetabular fracture. J Orthop Trauma. 2004; 18(9):630-633

[62] Morganstern S, Seery W, Borshuk S, Cole AT. Septic arthritis secondary to vesico-acetabular fistula: a case report. J Urol. 1976; 116(1):116-117

[63] Merle dÀubigné R, Postel M. Functional results of hip arthroplasty with acrylic prosthesis. J Bone Joint Surg Am. 1954; 35:451-475

[64] Harris WH. Traumatic arthritis of the hip after dislocation

and acetabular fractures: treatment by mold arthroplasty. An end-result study using a new method of result evaluation. J Bone Joint Surg Am. 1969; 51(4):737-755

[65] Brooker AF, Bowerman JW, Robinson RA, Riley LH, Jr. Ectopic ossification following total hip replacement. Incidence and a method of classification. J Bone Joint Surg Am. 1973; 55(8):1629-1632

[66] Giannoudis PV, Nikolaou VS, Kheir E, Mehta S, Stengel D, Roberts CS. Factors determining quality of life and level of sporting activity after internal fixation of an isolated acetabular fracture. J Bone Joint Surg Br. 2009; 91(10):1354-1359

[67] Grimby G. Physical activity and muscle training in the elderly. Acta Med Scand Suppl. 1986; 711 Suppl:233-237

[68] Brooks R. EuroQol: the current state of play. Health Policy. 1996; 37(1):53-72

[69] EuroQol Group. EuroQol-a new facility for the measurement of health-related quality of life. Health Policy. 1990; 16(3):199-208

[70] Borg T, Berg P, Larsson S. Quality of life after operative fixation of displaced acetabular fractures. J Orthop Trauma. 2012; 26(8):445-450

[71] McHorney CA, Ware JE, Jr, Raczek AE. The MOS 36-Item Short-Form Health Survey (SF-36): II. Psychometric and clinical tests of validity in measuring physical and mental health constructs. Med Care. 1993; 31(3):247-263

[72] Fugl-Meyer A, Bränholm I, Fugl-Meyer K. Happiness and domainspecific life satisfaction in adult northern Swedes. Clin Rehabil. 1991; 5:25-33

[73] Fugl-Meyer AR, Melin R, Fugl-Meyer KS. Life satisfaction in 18- to 64-year-old Swedes: in relation to gender, age, partner and immigrant status. J Rehabil Med. 2002; 34(5):239-246

[74] Engsberg JR, Steger-May K, Anglen JO, Borrelli J, Jr. An analysis of gait changes and functional outcome in patients surgically treated for displaced acetabular fractures. J Orthop Trauma. 2009; 23(5):346-353

[75] Kubota M, Uchida K, Kokubo Y, et al. Changes in gait pattern and hip muscle strength after open reduction and internal fixation of acetabular fracture. Arch Phys Med Rehabil. 2012; 93(11):2015-2021

[76] Byrnes MC, McDaniel MD, Moore MB, Helmer SD, Smith RS. The effect of obesity on outcomes among injured patients. J Trauma. 2005; 58(2):232-237

[77] Guss D, Bhattacharyya T. Perioperative management of the obese orthopaedic patient. J Am Acad Orthop Surg. 2006; 14(7):425-432

[78] Karunakar MA, Shah SN, Jerabek S. Body mass index as a predictor of complications after operative treatment of acetabular fractures. J Bone Joint Surg Am. 2005; 87(7):1498-1502

[79] Porter SE, Russell GV, Dews RC, Qin Z, Woodall J, Jr, Graves ML. Complications of acetabular fracture surgery in morbidly obese patients. J Orthop Trauma. 2008; 22(9):589-594

[80] Porter SE, Graves ML, Maples RA, Woodall J, Jr, Wallace JG, Russell GV. Acetabular fracture reductions in the obese patient. J Orthop Trauma. 2011; 25(6):371-377

[81] Daurka JS, Pastides PS, Lewis A, Rickman M, Bircher MD. Acetabular fractures in patients aged > 55 years: a systematic review of the literature. Bone Joint J. 2014; 96-B(2):157-163

[82] Keller JM, Sciadini MF, Sinclair E, O'Toole RV. Geriatric trauma: demographics, injuries, and mortality. J Orthop Trauma. 2012; 26(9):e161-e165

[83] Culemann U, Holstein JH, Köhler D, et al. Different stabilisation techniques for typical acetabular fractures in the elderly-a biomechanical assessment. Injury. 2010; 41(4):405-410

[84] Ferguson TA, Patel R, Bhandari M, Matta JM. Fractures of the acetabulum in patients aged 60 years and older: an epidemiological and radiological study. J Bone Joint Surg Br. 2010; 92(2):250-257

[85] Sullivan MP, Baldwin KD, Donegan DJ, Mehta S, Ahn J. Geriatric fractures about the hip: divergent patterns in the proximal femur, acetabulum, and pelvis. Orthopedics. 2014; 37(3):151-157

[86] Carroll EA, Huber FG, Goldman AT, et al. Treatment of acetabular fractures in an older population. J Orthop Trauma. 2010; 24(10):637-644

[87] Hill BW, Switzer JA, Cole PA. Management of high-energy acetabular fractures in the elderly individuals: a current review. Geriatr Orthop Surg Rehabil. 2012; 3(3):95-106

6 适应证和治疗计划

6.1 简介

多数髋臼骨折应进行手术治疗，以取得最佳长期随访结果[1]。如果考虑某些因素，有些骨折类型适合保守治疗。

本章节对髋臼骨折手术治疗和保守治疗的一般适应证进行讨论。对某些特殊骨折类型的详细讲解请参阅相关章节。

选择手术还是保守治疗，闭合复位的可能性及其预期结果都应该在考虑范围之内。尽管在大多数情况下可以实现关节内骨块位置的改善，但通过闭合复位技术实现解剖复位的困难比较大[2,3]。对于双柱骨折，闭合复位可通过韧带趋向性获得最佳复位结果[4]。

闭合复位的主要技术难题是对骨块的旋转控制，特别是 T 形骨折和双柱骨折，因为在这些骨折类型中，骨折块的翼状移位可导致髋关节中心脱位[4]。

牵引通常也是不充分的，因为无论牵引持续时间长短，牵引解除后常会出现再脱位[5]。

通常来说，我们应考虑骨折的特点[6,7]。应对以下因素进行分析：患者的期望和对功能需求、患者的生理和心理状态、外科医生在髋臼骨折手术中的个人经验，以及围手术期设备要求，例如仪器适当、血库和重症监护室配合等。

本章重点介绍保守治疗的适应证，手术治疗的适应证将在相应章节详细介绍。

6.2 保守治疗适应证

保守治疗的典型适应证如下[4]。

- 无移位或轻微骨折移位。
- 关节内骨折移位无预后相关性。
- 出现继发性匹配的双柱骨折。

- 局部软组织损伤。
- 医疗禁忌证。
- 骨质疏松症。

非手术治疗的其他适应证包括髋关节较稳定、髋关节充分匹配、臼顶负重区轻微受累[1,5,8~12]。无移位骨折是否选择保守治疗不能仅根据前后位（AP） X 线片判断，至少应将 Judet 视图作为评价的一部分，建议使用多平面重建 CT 详细评估骨折形态和移位程度（图 6.1）。此外，必须排除边缘压缩和关节内骨折。

Matta 认为保守治疗容许的最大骨折移位为 3 mm[5,13]。

骨折线延伸到非负重区的移位骨折，如髋关节稳定的后缘骨折，可以选择保守治疗。根据 Rowe 和 Lowell 的研究，这些骨折应位于关节负重区以外，通常位于关节上部[14]。根据 Matta[4,5] 顶弧角测量及 Olson 等[12] 的 CT 评估对该区域进行定量优化（参见下文）。

有一种特殊情况是双柱骨折中的继发性匹配概念[1]。根据定义，在双柱骨折中，完整的关节面与轴向骨骼分离，因此，骨块可以几乎以近乎解剖方式附于股骨头周围（图 6.2）。Matta 认为最大移位间隙 10mm 以内可进行保守治疗[4]。与切开复位内固定相比，这些损伤并不一定能够取得良好的效果，因此保守治疗主要适用于老年患者。

Gänsslen 等对继发性匹配的临床结局进行了分析，数据来源于 35 例因不同原因导致无移位双柱骨折年轻患者（平均年龄 37 岁）且均采取保守治疗[15]，共有 88% 愈合，继发性匹配良好。随访时，80% 的患者无疼痛或仅有轻微疼痛，77% 的患者在 Merle d'Aubigné 评分中显示出良

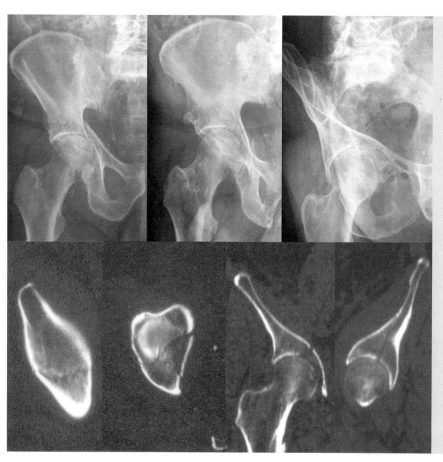

图6.1 轻微移位的前柱骨折。多平面重建CT扫描显示最大移位为1~2 mm，因此，尽管涉及臼顶和轻微不匹配，仍可选择非手术治疗

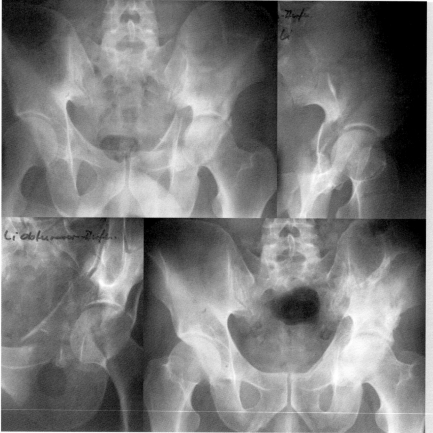

图6.2 骨折块与股骨头保持相对同心圆结构的双柱状骨折具有良好的继发性匹配。4年后，骨折愈合轻微移位，关节完整，无骨关节炎征象

好或极好的临床结局，17% 的患者出现影像学关节失效，但是无法确定长期随访预测结果的参数。

局部软组织损伤，尤其是 Morel–Levallé 损伤，由于存在继发伤口感染的风险，通常被认为是手术治疗的潜在禁忌证。这类损伤常见于股骨转子区[1]。损伤产生的筋膜间隙中充满液体和坏死的脂肪组织[16,17]。即使是在闭合损伤中，感染的风险也会增加[1,16,18]。因此，无论是开放手术还是微创手术，在切开复位内固定之前都应进行彻底清创和坏死组织切除[16,19,20]。如果对这些病变治疗不充分或者感染持续，则应考虑非手术治疗。

医学禁忌证是相对的，它取决于损伤的严重性及患者的风险，而手术风险又源于手术持续时间、手术的侵袭性以及伴随的麻醉风险。因此，必须进行风险—获益分析。

有多种不同标准能够对髋关节负重区的受累程度进行评估。最常见的标准是 Matta 对顶弧角的测量[4,5]。

临床上，在 3 个标准视图上测量顶弧角，使用骨盆正位 X 线片测量内侧顶弧角，使用髂骨斜视图测量后顶弧角，使用闭孔斜位图测量前侧顶弧角。通过髋关节旋转中心画一条垂直线，从旋转中心到髋臼最外侧骨折线画第二条线，测量这2 条线之间的角度，称为顶弧角。这种方法的局限性是后壁骨折经常在髋臼顶外，以及在双柱骨折中旋转中心无法确定。

Matta 认为基于顶弧角测量可在以下情况下行非手术治疗[4,5]。

- 髋关节匹配（股骨头和髋臼顶平行）。
- 在 3 个标准视图中，顶弧角均大于 45°（图6.3）。
- 没有后壁骨折（CT 扫描可能是必要的）。

在顶弧角的测量中有多个数据可以用来决定是否进行手术治疗。

在模拟横形骨折中，前侧顶弧角平均 52°，内侧顶弧角平均 46°，后侧顶弧角平均 62°[21]。作者得出结论，顶弧角较低是手术治疗的适应证。

在临床分析中，前侧顶弧角正常值为 42°，内侧为 39°，后侧为 55°[22]。因此，当顶弧角低于这些数值时表明臼顶受累，而数值 ≥ 45° 表示承重区没有受累，可建议保守治疗。

Olson 等报道了另一种使用 CT 测量臼顶完整尺寸并分析臼顶受累程度的方法[12]。该方法对髋臼近端 10 mm 的轴向图像进行了分析，因为这些图像对应于常规检查中的 45° 顶弧角。

Olson 等认为，除了参考 Matta 的标准外，如果髋臼顶近端 10 mm 保持完好，没有明显的骨折线，还建议保守治疗（图 6.4）。

临床意义
若 3 种标准视图中顶弧角均 >45°，且轴位 CT 髋臼顶近端 10 mm 处无骨折移位，可选择保守治疗。

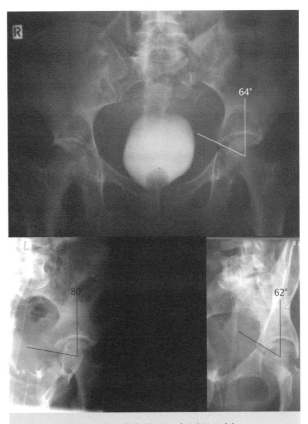

图6.3　3个标准位X线中的顶弧角测量示例

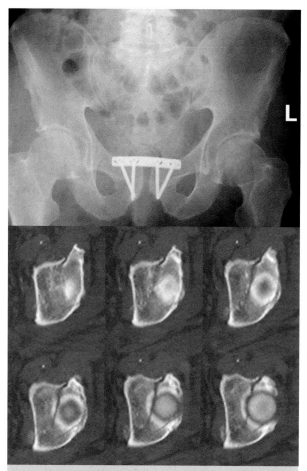

图6.4 根据Olson对臼顶的CT扫描显示，单纯横形骨折臼顶发生轻微移位

Tornetta 建议除了 Matta 和 Olson 提出的顶弧角标准外，还应参考动态应力 X 线图像[23]。

从透视角度分析关节在屈曲、伸展、旋转和外展方面的一致性。此外，对股骨头向主要骨折移位施加人工压力的应力 X 线片进行分析。关节稳定者可以采用非手术治疗。采用该方法确定关节稳定后，共 38 例患者接受保守治疗，平均 2.7 年后，91% 的患者获得良好或优异的临床效果[23]。

长期以来，骨质疏松症被认为是手术治疗的禁忌证，因为这些患者的预后较差[24]。随着老年性髋臼骨折发病率的升高，特定患者取得良好随访效果的病例也有报道[25]。

对于后壁骨折的保守治疗有大量数据可予以支持。这主要取决于骨块的大小和髋关节的稳定性。手术治疗和非手术治疗的适应证将在第八章

进行详细讨论。一般来说，累及后壁小于 25% 的骨折被认为是稳定的，而超过 50% 的骨折是不稳定的。大多数骨折脱位被认为是不稳定的[8,26~28]。

6.3 手术治疗适应证

如果不能保守治疗，则应有手术治疗的适应证。一般来说，手术治疗的适应证如下。

- 髋关节不匹配。
- 髋关节不稳定。
- 移位 >2 mm。
- 进行性神经损伤。
- 髋关节脱位后无法进行闭合复位。
- 嵌顿骨块。
- 股骨头骨折。

手术适应证的分析与患者的年龄无关，但应考虑多发伤及患者的医疗状况。手术治疗的方式取决于骨折类型（在相应章节讨论）。

6.4 术前计划

术前计划对于获得最佳的手术效果是必不可少的，特别是在复杂骨折情况下[29,30]。

髋臼骨折的治疗过程中恢复解剖和生物力学特征是首要目标，但却面临着几个难题。复杂三维解剖结构的恢复、最佳手术入路的选择、复位困难（例如并非每个骨折块都能充分显示，有时不能直接完成关节内复位），以及术中透视的局限性使得髋臼手术要求较高。因此，严格的术前计划是治疗这些骨折的关键步骤[31,32]。

以往的术前计划包括在传统 X 线片上进行拓图[33]。这种方法的主要缺点是只能对骨折类型进行二维分析。

总之，这种通过列出连续步骤的术前计划能够对手术产生积极影响，特别是骨折的复位和固定。

Mast 推荐了 3 种可行的方法：直接叠加技术（在 X 线片上），从外侧开始描计，从损伤侧的解剖轴开始描计[33]。其先决条件是有足够的 X

线检查，很多情况下由于创伤的原因往往不能获得；建议完善健侧 X 线检查，由于射线暴露，并不常规进行。

如今，随着 CT 分析广泛地应用于骨折的多平面重建，以及使用表面渲染图像（带或不带股骨头）重新格式化 3D 分析，骨块的定位和移位方向的判断可以被清晰地显现。

因此，至少应通过这些图像完成术中逐步操作过程（复位和固定）（图 6.5）。

近来，基于高度技术性的计算机规划模块越来越多地融入术前规划，使得手术结果也得到了优化[31,34~40]。

2007 年，Cimerman 等介绍了一种实验性计算机程序，并将其用于髋臼骨折的模拟手术中[31,32]。该模块由 3D 查看工具和基于 1.5 mm CT 扫描的 DICOM 数据模拟工具组成。用不同颜色分割每个

骨折段（图 6.6），通过对这些骨块进行三维操作和旋转可模拟复位。此外，该程序整合了选择钢板和螺钉的选项（图 6.7）。该程序的主要优点之一是能够自动塑形钢板完成骨盆复位，改变骨质的透明度可确定螺钉长度并控制螺钉位置。此外，还可以在任何必要的平面上模拟术中的 X 线透视。术前计划可与最终"真实"的术后结果进行比较（图 6.8）。在已报道的 24 例病例中，大部分的手术入路、钢板和螺钉的位置，以及螺钉的长度与术前计划相同[31,32]。

Citak 等研发了一种基于虚拟 CT 的髋臼骨折术前规划和复位模块，并通过实验发现以下过程可降低复位不良率。他们指出："对单个骨块进行分割和操作的虚拟模拟器可以帮助医生了解骨折的解剖和分布，以便优化术中复位。"[35]

在进一步的临床分析中，使用基于计算机程

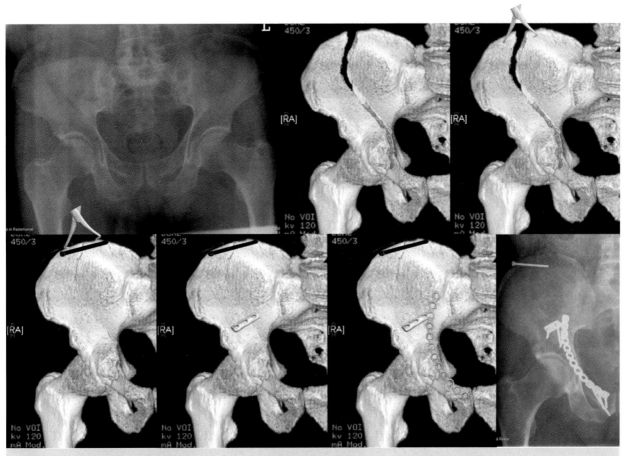

图6.5　传统的术前计划：使用二维重建视图观察半骨盆，并整合复位钳、螺钉和钢板

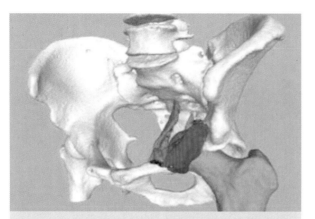

图6.6　3D表面呈现完整的骨盆模型，其前壁骨折呈多骨块状。不同的骨块在分割后着色

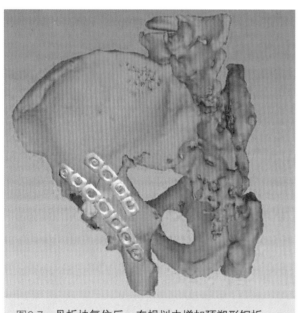

图6.7　骨折块复位后，在规划中增加预塑形钢板

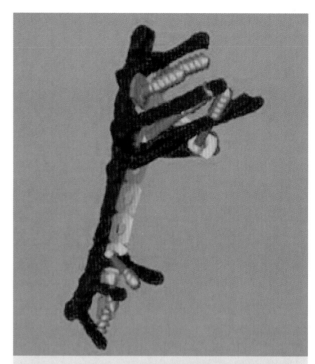

图6.8　术后对规划钢板和真实钢板的形状和位置进行比较

序的 CT 数据，在形成骨折模型后，能够完成交互式虚拟骨折复位和固定，并确认植入物相对于标志的位置。术前，可将钢板按计划进行预塑形。术后分析可通过 3D 叠加效果对术前计划和真实植入物形状进行对比。7 例中有 6 例显示接骨板几乎完全重叠[36]。

此后，多个团队报道了使用计算机辅助虚拟模块创建三维骨折模型，在对不同的骨块进行分割后完成复位，并定义了依赖于解剖结构的钢板塑形[37,39]及对软组织的整合[40]。

随着 3D 打印技术的发展，这些技术已被转移到手术规划中[41~46]。

现在可以使用 DICOM/CT 数据创建患侧的骨盆 3D 打印模型，尤其是无须过量射线暴露即可打印健侧模型。此外，植入物可直接在这些模型上预弯或使用这些打印技术进行技术准备。

进一步的评估必须分析这个概念是否可以优化手术结果并避免再次手术。

参考文献

[1] Letournel E, Judet R. Fractures of the Acetabulum. 2nd ed. New York: Springer-Verlag; 1993

[2] Harley JD, Mack LA, Winquist RA. CT of acetabular fractures: comparison with conventional radiography. AJR Am J Roentgenol. 1982; 138(3):413-417

[3] Pennal GF, Tile M, Waddell JP, Garside H. Pelvic disruption: assessment and classification. Clin Orthop Relat Res. 1980(151):12-21

[4] Matta J. Operative indications and choice of surgical approach for fractures of the acetabulum. Tech Orthop. 1986; 1(1):13-22

[5] Matta JM, Anderson LM, Epstein HC, Hendricks P. Fractures of the acetabulum. A retrospective analysis. Clin Orthop Relat Res. 1986(205):230-240

[6] Tornetta P, III. Displaced acetabular fractures: indications for operative and nonoperative management. J Am Acad Orthop Surg. 2001; 9(1):18-28

[7] Tscherne H, Pohlemann T. Tscherne Unfallchirurgie: Becken und Acetabulum. New York: Springer-Verlag; 1998:335-443

[8] Calkins MS, Zych G, Latta L, Borja FJ, Mnaymneh W. Computed tomography evaluation of stability in posterior fracture dislocation of the hip. Clin Orthop Relat Res. 1988; 227(227):152-163

[9] Heeg M, Oostvogel HJ, Klasen HJ. Conservative treatment of acetabular fractures: the role of the weight-bearing dome and anatomic reduction in the ultimate results. J Trauma. 1987; 27(5):555-559

[10] Letournel E. Acetabulum fractures: classification and management. Clin Orthop Relat Res. 1980(151):81-106

[11] Matta JM, Merritt PO. Displaced acetabular fractures. Clin Orthop Relat Res. 1988(230):83-97

[12] Olson SA, Matta JM. The computerized tomography subchondral arc: a new method of assessing acetabular articular continuity after fracture (a preliminary report). J Orthop Trauma. 1993; 7(5):402-413

[13] Matta JM, Mehne DK, Roffi R. Fractures of the acetabulum. Early results of a prospective study. Clin Orthop Relat Res. 1986(205):241-250

[14] Rowe VL, Hughes S, Freeman MB, Stevens SL, Enderson BL, Goldman MH. Limb ischemia secondary to open pelvic fractures: a rare combination. Tenn Med. 1999; 92(4):137-139

[15] Gänsslen A, Hildebrand F, Krettek C. Conservative treatment of acetabular both column fractures: does the concept of secondary congruence work? Acta Chir Orthop Traumatol Cech. 2012; 79(5):411-415

[16] Kottmeier SA, Wilson SC, Born CT, Hanks GA, Iannacone WM, DeLong WG. Surgical management of soft tissue lesions associated with pelvic ring injury. Clin Orthop Relat Res. 1996(329):46-53

[17] Kudsk KA, Sheldon GF, Walton RL. Degloving injuries of the extremities and torso. J Trauma. 1981; 21(10):835-839

[18] Hak DJ, Olson SA, Matta JM. Diagnosis and management of closed internal degloving injuries associated with pelvic and acetabular fractures: the Morel-Lavallée lesion. J Trauma. 1997; 42(6):1046-1051

[19] Matta J. Surgical treatment of acetabulum fractures. In: Browner BD, ed. Skeletal Trauma. Philadelphia: WB Saunders Company; 1992:899-922

[20] Tseng S, Tornetta P, III. Percutaneous management of Morel-Lavallee lesions. J Bone Joint Surg Am. 2006; 88(1):92-96

[21] Chuckpaiwong B, Suwanwong P, Harnroongroj T. Roof-arc angle and weightbearing area of the acetabulum. Injury. 2009; 40(10):1064-1066

[22] Harnroongroj T, Wattanakaewsripetch M, Sudjai N, Harnroongroj T. Acetabular roof arc angles and anatomic biomechanical superior acetabular weight bearing area. Indian J Orthop. 2014; 48(5):484-487

[23] Tornetta P, III. Non-operative management of acetabular fractures. The use of dynamic stress views. J Bone Joint Surg Br. 1999; 81(1):67-70

[24] Spencer RF. Acetabular fractures in older patients. J Bone Joint Surg Br. 1989; 71(5):774-776

[25] Helfet DL, Borrelli J, Jr, DiPasquale T, Sanders R. Stabilization of acetabular fractures in elderly patients. J Bone Joint Surg Am. 1992; 74(5):753-765

[26] Keith JE, Jr, Brashear HR, Jr, Guilford WB. Stability of posterior fracture-dislocations of the hip. Quantitative assessment using computed tomography. J Bone Joint Surg Am. 1988; 70(5):711-714

[27] Tannast M, Najibi S, Matta JM. Two to twenty-year survivorship of the hip in 810 patients with operatively treated acetabular fractures. J Bone Joint Surg Am. 2012; 94(17):1559-1567

[28] Vailas JC, Hurwitz S, Wiesel SW. Posterior acetabular fracture-dislocations: fragment size, joint capsule, and stability. J Trauma. 1989; 29(11):1494-1496

[29] Allgöwer M, Müller M, Schneider R, Willenegger H, Perren S. Manual der Osteosynthese. Heidelberg: Springer-Verlag; 1993

[30] Rüedi T, Buckley R, Moran C. AO-Prinzipien des Frakturmanagements. 2 Bde. Band 1: Prinzipien, Band 2:

Spezifische Frakturen. Stuttgart: Thieme-Verlag; 2008

[31] Cimerman M, Kristan A. Preoperative planning in pelvic and acetabular surgery: the value of advanced computerised planning modules. Injury. 2007; 38(4):442-449

[32] Cimerman M, Kristan A, Tomazevic M. Preoperative planning of pelvic and acetabular surgery. Suom Ortoped Traumatol. 2013; 36:79-82

[33] Mast J, Jakob R, Ganz R. Planning and Reduction Technique in Fracture Surgery. New York: Springer-Verlag; 1989

[34] Auricchio F, Marconi S. 3D printing: clinical applications in orthopaedics and traumatology. EFORT Open Rev. 2016; 1:121-127

[35] Citak M, Gardner MJ, Kendoff D, et al. Virtual 3D planning of acetabular fracture reduction. J Orthop Res. 2008; 26(4):547-552

[36] Fornaro J, Keel M, Harders M, Marincek B, Székely G, Frauenfelder T. An interactive surgical planning tool for acetabular fractures: initial results. J Orthop Surg. 2010; 5:50

[37] Hu Y, Li H, Qiao G, Liu H, Ji A, Ye F. Computer-assisted virtual surgical procedure for acetabular fractures based on real CT data. Injury. 2011; 42(10):1121-1124

[38] Kovler I, Joskowicz L, Weil YA, et al. Haptic computer-assisted patient-specific preoperative planning for orthopedic fractures surgery. Int J CARS. 2015; 10(10):1535-1546

[39] Lee P, Lai J, Yu S, Huang C, Hu Y, Feng C. Computer-assisted Fracture Reduction and Fixation for Simulation for Pelvic Pelvic Fractures. J Med Biol Eng. 2014; 34:368-376

[40] Wang H, Wang F, Newman S, et al. Application of an innovative computerized virtual planning system in acetabular fracture surgery: A feasibility study. Injury. 2016; 47(8):1698-1701

[41] Bagaria V, Deshpande S, Rasalkar DD, Kuthe A, Paunipagar BK. Use of rapid prototyping and three-dimensional reconstruction modeling in the management of complex fractures. Eur J Radiol. 2011; 80(3):814-820

[42] Chana-Rodríguez F, Mañanes RP, Rojo-Manaute J, Gil P, Martínez-Gómiz JM, Vaquero-Martín J. 3D surgical printing and pre contoured plates for acetabular fractures. Injury. 2016; 47(11):2507-2511

[43] Maini LA, Jha S, Sharma A, Tiwari A. Three-dimensional printing and patientspecific pre-contoured plate: future of acetabulum fracture fixation? Eurt J Trauma Emerg Surg 2016 Oct 26 [epub ahead of print]

[44] Xu M, Zhang LH, Zhang YZ, et al. Custom-made locked plating for acetabular fracture: a pilot study in 24 consecutive cases. Orthopedics. 2014; 37(7): e660-e670

[45] Yu A, Duncan J, Daurka J, Lewis A, Cobb J. A Feasibility study into the use of three-dimensional printer modelling in acetabular fracture surgery. Adv in Orthop. 2015; 2015-617046

[46] Zeng C, Xing W, Wu Z, Huang H, Huang W. A combination of three-dimensional printing and computer-assisted virtual surgical procedure for preoperative planning of acetabular fracture reduction. Injury. 2016; 47(10): 2223-2227

7 手术入路

7.1 发展历史

历史上，髋臼骨折的切开复位内固定采用如下标准手术入路。

- Kocher-Langenbeck 入路。
- 髂腹股沟入路。
- 扩大的髂股入路。

针对特殊的骨折类型，临床上改良了若干手术入路。在过去 20 年中，Helsinki 团队介绍了一种相关的附加入路。Hirvensalo 等介绍了骨盆内入路，自 1993 年以来，经过几次改进，该入路备受推崇[1]。

长期以来，多数患者采用后 Kocher-Langenbeck 入路及前髂腹股沟入路[2]。通过这些单柱入路能够观察到一个髋臼柱，故其仍受临床青睐[3,4]。

在 20 世纪 80 年代和 90 年代，对于更为复杂的骨折类型通常采用扩大入路［Letournel 的髂股扩大入路[2]，Reinert 改良入路[5]（Baltimore 入路），以及 Mears 的 "Y" 形入路[6]］。由于以上入路需要广泛剥离软组织且并发症发生率较高，目前已很少使用[7]。目前通常使用前后联合入路[8~10]，与单一入路相比，其缺点是手术时间较长和失血量较多，手术效果也并未改善。

Kocher-Langenbeck 入路是数十年来临床上最常用的入路，因此被视为首选入路。

Giannoudi 等的一项 meta 分析表明，48.7% 的患者采用 Kocher- Langenbeck 入路，21.9% 的患者采用髂腹股沟入路，12.4% 的患者采用扩大入路[11]。该分析的主要缺点是一些骨折类型被过多展现，特别是单纯后壁骨折和相关骨折类型。

若仅对连续性数据进行分析[2,12~33]，表 7.1 显示了更真实的数据集。共 3 457 例病例纳入分析。

后路手术占 52%，前路手术占 25.9%，扩大手术占 14.7%，前后联合入路占 5.5%。

表 7.1　手术入路的历史性分布

入路	百分比
Kocher-Langenbeck 入路	51.9%
髂腹股沟入路	23.2%
扩大的髂腹股沟入路	0.6%
Smith-Peterson 入路	1.2%
髂股入路	0.9%
前方入路	0.5%
扩大的髂股入路 (Letournel)	8.6%
Maryland 改良入路 (Reinert)	0.5%
"Y" 形入路 (Mears)	5.5%
前后联合入路	5.5%
后方入路	1.4%
其他入路	0.2%

2005—2007 年的最新数据显示，由于老年患者人数较多，目前对于累及前柱的髋臼骨折多采用前路手术。来自首个德国多中心骨盆研究小组的数据发现了改良入路的分布（图 7.1），结果表明，髋臼骨折患者中 40% 以上仍采用 Kocher-Langenbeck 入路治疗[34]。因此，Kocher-Langenbeck 入路仍然是治疗髋臼骨折的主要方法。

最近，越来越多的人推荐使用一种更依赖于骨折类型的个体化方法来稳定髋臼骨折[3,4]。Letournel 入路的各种改良与骨盆内入路的几种改良得到共同发展。

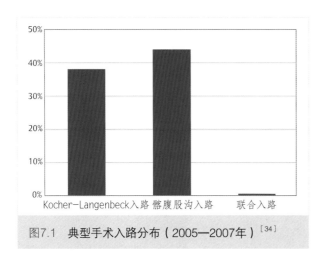

图7.1　典型手术入路分布（2005—2007年）[34]

以下为 Kocher-Langenbeck 入路的几种改良。

• 髋关节外科脱位伴转子翻转截骨术[35]。

• 臀大肌劈开入路[36]。

• 改良 Gibson 入路[37,38]。

• 改良 Kocher-Langenbeck 入路[39,40]。

• 改良双 Kocher-Langenbeck 入路[41]。

• 不分离短外旋肌的改良 Kocher-Langenbeck 入路[42,43]。

根据 Magu 对 Kocher-Langenbeck 入路的改进，以及 Josten 改进的双切口，使短外旋肌没有从它们的止点脱离，对肌肉的解剖较少[39-41]。

Moed 等重新引入改良 Gibson 入路，这使得进入髋臼上方更加容易[37,38]，也很容易实现髋关节的手术脱位[35,44,45]。后一种入路能够显露髋臼前方，因此，髋关节手术脱位加转子翻转截骨术成为扩大 Kocher-Langenbeck 入路发展的选择之一[35]。

早期，髋臼前入路有 Smith-Peterson 入路[46,47]和髂股入路。20 世纪 60 年代以来，髂腹股沟入路和扩大的髂股入路在 Emile Letournel 和 Robert Judet 的工作基础上逐渐发展[2]。

这些入路主要是骨盆外入路，从髋臼外对骨折进行准备和复位。在过去的 40 年中，髂腹股沟入路被视为标准前入路。

20 世纪 90 年代初，Hirvensalo 等在芬兰首创骨盆内入路[1]。1 年后，在北美也出现了一种类似的

方法，并被命名为 Stoppa 入路[48]。这些入路在过去 10 年中变得越来越流行，并进行了各种改良。

为了减少手术入路的侵袭性，近几年引入了 Ruchholtz[49,50] 的双切口入路及 Keel[51] 的腹直肌入路。

最终，所有这些入路都从骨盆内的角度（真正的骨盆）进入髋臼，特别是四边体表面的区域。

7.2 入路选择

入路选择主要根据骨折类型、与损伤日期相关的手术时机、必要的暴露程度和复位的可能性。

为了达到最佳效果，髋臼骨折脱位应在伤后 3 周内完成稳定复位[2]，最佳手术时机为创伤后 1 周内或尽可能早。

临床意义

超过 95% 的髋臼骨折可以使用单柱入路，前入路的使用更频繁。

髋臼骨折手术入路的详细操作在各类教科书和出版刊物中都有充分的讲解[1-4,35,44,45,48,52-57]。因此，本章主要对标准入路进行简要总结，对其改良入路进行讨论，并对术中直接（可视）和间接（可触）的暴露进行描述。

7.2.1 Kocher-Langenbeck 入路

Kocher-Langenbeck 入路在治疗许多移位的髋臼骨折时仍是首选[58]。

Kocher-Langenbeck 入路由两部分组成。1874 年，von Langenbeck 描述了从坐骨神经大切迹上方到大转子的纵向切口，通过解剖臀部肌肉治疗髋关节感染[59]。1911 年 Theodor Kocher 描述了一种弧形切口，起于大转子的后下角，穿过大转子后上方的尖端，与臀大肌的纤维沿髂后上棘方向斜行通过[60]。

基于 Letournel 的成果，这些手术入路的组合

使髋臼后部的骨折复位可在直视下完成，但与髂腹股沟入路相比，其切口发病率更高。

适应证

累及后柱的骨折和许多具有横向骨折成分的骨折是最重要的骨折类型，其中 Kocher-Langenbeck 入路适用于下列骨折类型[58]。

- 单纯后壁骨折。
- 单纯后柱骨折。
- 后壁伴后柱骨折。
- 伴有后壁骨块的骨折（横形+后壁、T形+后壁、双柱+后壁）。
- 双柱骨折伴多段后柱受累。
- 某些单纯横形骨折和T形骨折。

禁忌证

根据目前的适应证，该入路不能用于前柱或前壁骨折。因此，以下骨折类型为手术禁忌[58]。

- 单纯前壁骨折。
- 单纯前柱骨折。
- 前柱多段骨折。
- 伴有横形骨折成分的髋臼骨折。

显露

经典的 Kocher-Langenbeck 入路可以直接显露整个后柱和后壁以及部分髋臼上方区域。此外，

真骨盆内表面的一部分（四边体表面）可以通过梨状孔触及（图7.2）。

髋关节外科脱位与转子翻转截骨术能够充分显露髋臼顶，且充分显露关节面[35,44,45]（见下文）。

患者体位

Kocher-Langenbeck 入路可使用俯卧位在骨折手术床上进行，亦可采用标准侧卧位（图7.3）在透视床上进行。2个体位都应方便进行必要的术中骨盆和髋臼透视：髋关节前后（AP）位、髂骨和闭孔斜位、侧位和组合斜位。

- 俯卧位：在牵引台上使用俯卧位有若干优点。由于重力及膝关节 90° 屈曲时降低了对坐骨神经的张力，股骨头在某种程度上可得到复位。此外，与侧位相比，在具有横形成分的骨折中，更容易实现对四边体表面的影像学观察，并且避免了过多腹部压力的干扰。主要缺点是需要一个未上台的助手对牵引床和髋关节位置进行术中操作[58,62]。

- 标准侧卧位：使用标准侧卧位的主要优点是

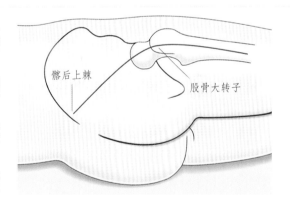

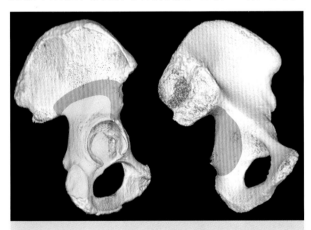

图7.2 Kocher-Langenbeck 入路的显露（绿色为可见；蓝色为可触及）[61]

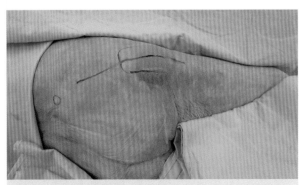

图7.3 行Kocher-Langenbeck入路的皮肤切口

可以通过转子翻转截骨术在术中完成髋关节外科脱位，并且下肢活动更为方便。报道中提及可能的缺点是，由于重力原因股骨头会将骨折推到移位位置，通常需要使用 Schanz 螺钉对股骨头和股骨颈进行侧向牵引，此外，由于髋关节不完全伸展及膝关节屈曲受限，存在损伤坐骨神经的潜在风险[58,62]。

2 项研究[62,63]对患者不同体位进行比较，结果显示，复位质量方面二者均没有明显的优势或劣势。采用俯卧位，术后感染和翻修手术概率较高，并且由于术中定位时间较长，存在院内感染的潜在风险[63]。

在我们的经验中，首选标准侧位，因为主要优点是允许使用 B 计划在选定的骨折中进行髋关节外科脱位，这在俯卧位是不可能完成的。

皮肤切口

髋关节伸直位做皮肤切口，切口起于髂后上棘的前部，朝向大转子尖端，沿股骨轴线行进，止于大腿近端和中 1/3 处（见图 7.3）。因此，皮肤切口为前凸的曲形切口。对于 Ganz 髋关节外科脱位，该切口不需要进行任何改变[44]。当髋关节屈曲 45° 取皮肤切口时，该切口为直切口。

浅层解剖

沿着皮肤切口解剖皮下组织，识别远端髂胫束和臀大肌近端筋膜，并按照皮肤切口进行分离（图 7.4）。虽然大腿外侧筋膜为锐性切开，但还是建议对臀大肌筋膜进行钝性手指劈开。在远端部位，可见臀大肌肌腱。

深层解剖

深层解剖的第一步目的是识别外旋短肌（梨状肌、上孖肌、下孖肌、闭孔外肌和闭孔内肌、股方肌）和坐骨神经的走行。

- 转子区域经常被部分转子滑囊所覆盖。在滑囊内可见血肿，部分病例需进行滑囊切除术。

- 由于股方肌的肌肉纤维通常垂直于股骨干的轴线，因此在切口下部股方肌很容易被识别出来。由于该区域通常没有明显的创伤性血肿形成，通过触摸肌腹，可以轻易识别坐骨神经，甚至可以肉眼直视。在进一步解剖过程中，必须始终了解坐骨神经的走行，但不建议完全解剖或剥离神经。此外，应保持髋关节伸展位，建议在整个手术过程中保持患者屈膝位，以释放坐骨神经的张力[64]。

- 目前最主要的步骤是确定股方肌的上缘。必须确定旋股内侧动脉（MCFA）的终末支。旋股内侧动脉与前动脉血管的终末吻合，即转子支，术中多可见[44,65]，并且可以在远端髋三头肌和股方肌之间的间隔内进行识别，延续到大转子尖端（图 7.5）。在髋三头肌和股方肌之间的三角形区域中，可见闭孔内肌肌腱，旋股内侧动脉深支在其上方插入股

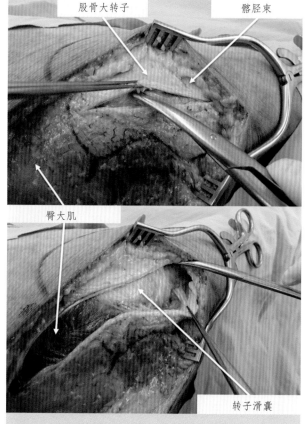

图 7.4　切开筋膜，剥离臀大肌和转子滑囊

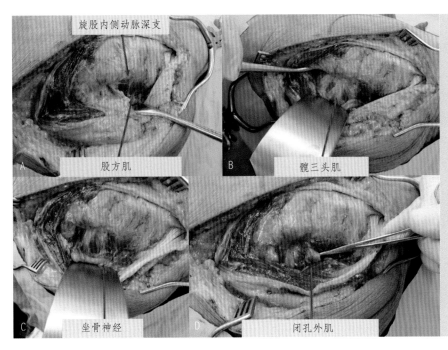

旋股内侧动脉深支

股方肌

髋三头肌

坐骨神经

闭孔外肌

图7.5 Kocher-Langenbeck入路深层解剖的显露。位于大转子后部和股方肌上缘的转子支（A）、髋三头肌（B）、坐骨神经（C）和闭孔内肌肌腱（D）

骨头颈交界处的包膜内（图7.6）。

- 第三步是识别髋三头肌肌腱和梨状肌肌腱。在腱下和肌下游离后，距其止点约 1 cm 处，进行锐性横向切断（图7.7），将这些肌肉从下方包膜向后柱后缘方向剥离。通常可以在闭孔内肌肌腱进入真骨盆处做一个解剖学标记，该处仅高于坐骨棘。此处通常会有一个滑囊，可以插入一个钝性的 Hohman 牵开器来保护坐骨神经和髋三头肌肌腹。在这个过程中必须注意保护股方肌上缘的 MCFA 深支，因为这对于股骨头的血供是至关重要的。此后，将梨状肌及肌腱从包膜中游离出来，然后就可看到完整的后柱和后壁（图7.8）。

- 如果需要，可行关节囊切开术，然后可见骨块。但需注意保护髋臼唇。

- 在第四步中，根据骨折类型的不同，可在髋臼上方区域进一步游离，如对部分臀中肌、滑囊上方的臀小肌及髋臼上方骨膜进行钝性分离[58]。插入钝性 Hohman 牵开器可拉开这些结构。避免对这些肌肉的损害可以降低异位骨化的发生率。

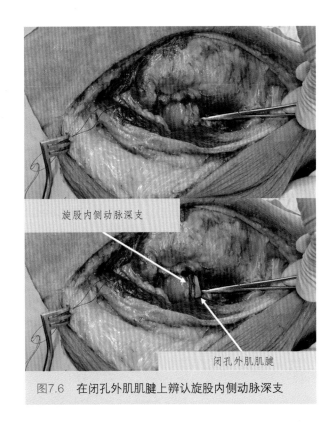

旋股内侧动脉深支

闭孔外肌肌腱

图7.6 在闭孔外肌肌腱上辨认旋股内侧动脉深支

髋关节外科脱位伴转子翻转截骨术

基于 Mercati 的转子翻转截骨术[66]，Ganz 和 Siebenrock 描述了一种安全的髋关节外科脱位技术，该技术可扩大 Kocher-Langenbeck 入路对髋臼上方、关节内和髋臼前方区域的显露[35,44,45,65]。

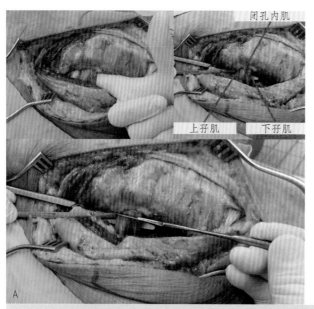
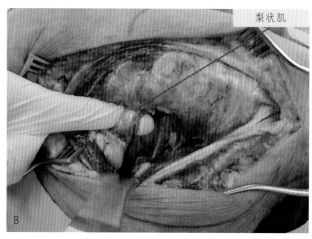

图7.7 解剖髋三头肌（A）和梨状肌（B），注意保护旋股内侧动脉深支

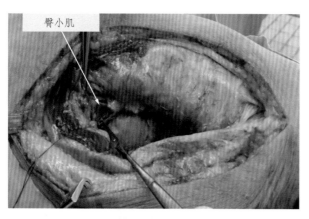

臀小肌

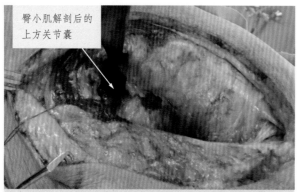

臀小肌解剖后的上方关节囊

图7.8 显露髋后侧关节囊及后柱，在臀小肌下方向髋臼上方做肌下准备

这种显露的扩大可以在行 Kocher–Langenbeck 入路之后进行，亦可根据骨折类型使用 Gibson 入路，同时可保护短的外旋肌[67]。

因此，关节面可以完全显露，髋臼上区域也可以更好地暴露。此外，伴有横形成分的骨折可更加安全地复位，并在直视复位情况和内植物的位置下使用前柱螺钉对骨折进行固定。

髋关节外科脱位手术入路的第一部分与 Kocher–Langenbeck 入路在准备和解剖大转子、短外旋肌、股方肌和坐骨神经方面是相同的。

- 首先，使用最大宽度为 1.5 cm 的转子骨凿（翻转骨块）进行线形转子截骨术，从股外侧肌起点的前方和臀中肌肌纤维的后方开始（图7.9）。为了更容易和更好地复位，Z 形截骨术现在更受欢迎。必须注意的是，梨状肌肌腱的少量肌纤维附着在翻转的转子骨块上。

- 将股外侧肌与臀中肌和翻转骨块一起前移，以显示前方和上方关节囊（图 7.10）。然后确定梨状肌的上缘和臀小肌的背尾侧边缘之间的间隔。根据骨折类型的不同，髋三头肌和梨状肌的肌腱可以保持完整。而在髋臼骨折中，为了更好地暴露后柱，通常需要剥离这些肌腱。将臀小肌向远离关节囊方向剥离可以充分显露髋臼上方视野。在梨状肌下缘的 MCFA 深支与臀下动脉之间的吻合必须得

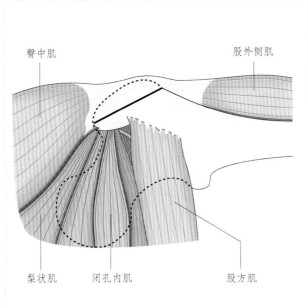

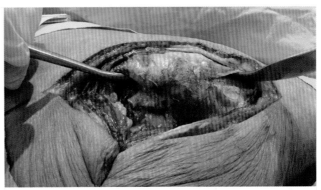

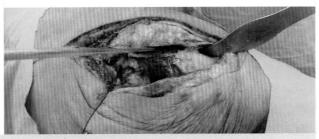

图7.9 大转子截骨术用于Kocher-Langenbeck前方扩大入路

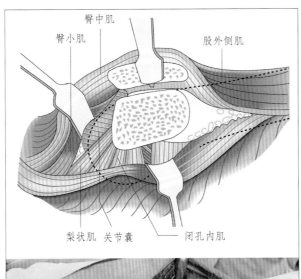

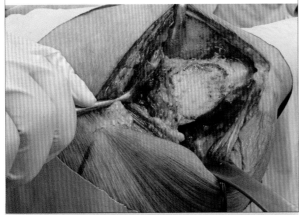

图7.10 转子截骨术后示意图和术中显露，能够显露上方关节囊

到保护[65]。

- 通过髋关节的屈曲和外旋，前方关节囊可以充分暴露[44]。关节囊切口从股骨干前方开始，沿股骨颈轴线延伸至髋臼缘，然后在臼唇的保护下向后沿平行于髋臼唇的方向行进（图7.11，7.12）。

- 通过外旋髋关节，使用骨钩可将股骨头向后移位，并可将患者腿部置于前方准备好的无菌袋中（图7.13）。在髋臼前、后缘和闭孔内插入适当牵开器，可以完整显露关节面（图7.14）。用钩状牵开器将股骨头和颈部向后方牵引可增加关节的显露程度。

  与标准的Kocher-Langenbeck入路相比，髋关节外科脱位配合转子截骨术能够显著扩大对整个髋关节的显露（图7.15）。

结果

与入路相关的结果在文献中鲜有报道。主要缺点是患者群体不均匀和髋臼骨折群体不同。Letournel报道了采用Kocher-Langenbeck入路的早期结果[2]和近期结果[55, 68, 69]。

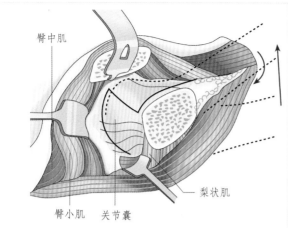

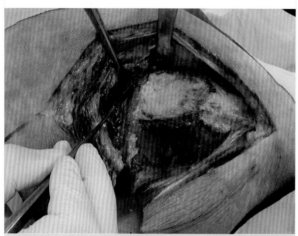

图7.11　计划的关节囊切开意图和术中显露

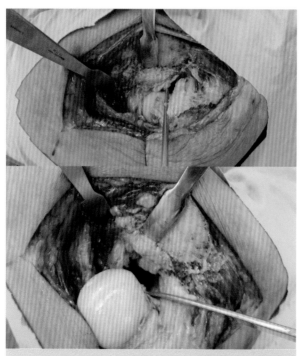

图7.12　关节囊切开后行髋关节外科脱位，识别股骨头/股骨颈

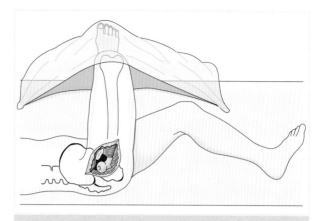

图7.13　髋关节外科脱位后，腿部位置示意图。将腿放在无菌袋中

- Letournel 对 Kocher-Langenbeck 入路相关并发症的详细结果进行了报道[2]。他观察到臀上动脉和臀上静脉分别受到 8 次和 6 次侵犯，术后 20 例患者出现血肿（4.3%）。医源性坐骨神经损伤发生率为 9.9%，切开复位内固定术后深部感染率为 3.2%。

- Rommens 分析了 60 例连续使用 Kocher-Langenbeck 入路治疗的后壁骨折患者[55]。术后坐骨神经损伤率为 8.3%。3.3% 的患者发生深部血肿，1 例（1.7%）发生感染。解剖复位率为 96.7%。

- Briffa 等对使用 Kocher-Langenbeck 入路治疗的 71 例不同髋臼骨折的结果进行了报道[68]。精确解剖重建率为 70.4%，14.1% 的患者接近解剖复位，15.5% 为不完全复位。

- Tannast 等对使用 Kocher-Langenbeck 入路治疗的 352 例髋臼骨折患者进行 Matta 数据分析[69]。平均失血量为 800 mL，平均手术时间为 150 min。骨折解剖复位率为 82%，15% 接近解剖，3% 为不完全解剖。

近来有研究比较了采用 Kocher-Langenbeck 入路时取侧卧位和俯卧位的结果[62,63]。

- 66 例单纯横形骨折复位后，5 例发生并发症（7.6%）[62]。其中感染 4 例（6.1%），暂时性坐骨神经损伤 1 例（1.5%）。在体位类型方面没有发现差异。俯卧位手术中，

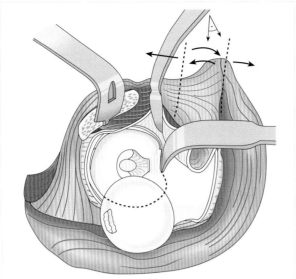

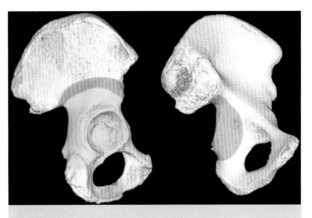

图7.15 采用Kocher–Langenbeck入路，髋关节外科脱位配合大转子截骨（绿色为可见，蓝色为可触及）

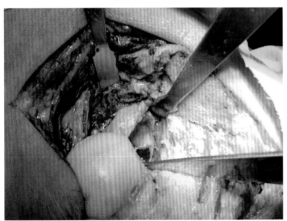

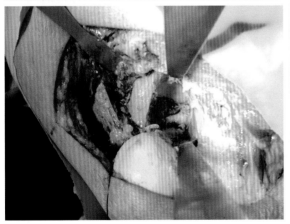

图7.14 髋关节外科脱位后的扩大显露示意图、术中视图、关节表面的完整视图

- 相比之下，另一项研究显示体位类型对解剖重建率没有影响[63]。总体而言，使用俯卧位时，感染率和二次手术干预率更高。
  应用髋关节外科脱位加转子截骨术的报道越来越多[67,70-72]。

- 在对18例不同骨折类型患者进行分析时发现，总手术时间为216 min，估计失血量为900 mL[70]。其中77.8%的患者实现了解剖复位，并且在所有病例中均未出现不完全复位。

- Bernese小组的分析结果表明，60例不同骨折类型患者的平均手术时间为204 min，估计失血量为1 556 mL[71]。共出现4例并发症（6.7%）：1例为医源性臀上神经损伤，1例为复位丢失，1例为骨折不愈合，1例为转子截骨不愈合。总体而言，92.6%的患者实现了解剖复位，其余患者达到近解剖复位。

- 对特定骨折类型（T形骨折、单纯横形骨折和相关横形后壁骨折）的分析结果显示，解剖复位率较低，其中解剖复位率为65%，近解剖复位者占16%，不完全复位者占19%[67]。平均手术时间为150 min，平均失血量为1 334 mL。

60%达到解剖复位，侧位手术中40%达到解剖复位。手术时间和估计的失血量分别约为260 min和580 mL。

7.2.2 髂腹股沟入路

髂腹股沟入路是近 10 年来治疗髋臼骨折最常用的标准入路之一[2,73]。

该入路的主要优点是减少了关节周围肌肉的软组织剥离，异位骨化形成的风险更小，但是无法进行关节直视。间接骨折重建使得这种方法成为需求[74]。

适应证

Letournel 详细描述了这种方法的适应证[2,73]。使用该入路能够充分治疗前柱和前壁的严重骨折损伤，以及伴有横形成分的骨折损伤。因此，以下骨折类型是髂腹股沟入路的适应证。

- 单纯前壁骨折。
- 单纯前柱骨折。
- 前柱伴后半横形骨折。
- 双柱骨折伴单个、大的移位较小的后柱骨块。
- 某些横形和 T 形骨折。

禁忌证

与上述适应证相似，后部骨折及不能间接处理的关节内伴发损伤（例如后缘撞击）是后入路的适应证。因此，以下骨折类型是单独使用髂腹股沟入路的禁忌证[2]。

- 单纯后壁骨折。
- 单纯后柱骨折。
- 后柱伴后壁骨折。
- 伴有后壁骨块移位的骨折。
- 骨折明显移位，无法从前方进行复位。
- 伴有后缘撞击的骨折。

显露

经典的髂腹股沟入路可以直接显露髂窝，也就是从耻骨联合到骶髂（SI）关节终线/无名线的完整区域，以及部分四边体的表面。通过触诊，可以在坐骨神经大切迹区域和四边体表面间接感觉到后柱的部分。髂翼的外侧并非进行常规解剖（图 7.16）。通过对经典入路的改良，半骨盆的其他部分可以得到显露[48,75~78]（见下文）。

患者体位

患者的标准体位是仰卧在透视床上，从而允许拍摄标准 X 线片（骨盆前后位、Judet 位、骨盆斜位和 Judet 位的组合）。患者可在手术床上围绕其长轴进行旋转。

皮肤切口

该入路的切口标志是髂嵴、髂前上棘（ASIS）、腹股沟韧带和耻骨联合。

经典的皮肤切口开始于髂嵴顶端偏后，然后沿着髂嵴向前，在髂前上棘处沿着腹股沟韧带向前转至耻骨联合，到达联合的上方大约两横指处。进一步的准备工作是切开筋膜（图 7.17）。

Ganz[77] 对该切口进行了改良，同时对前侧髋关节囊进行了处理。因此，选择 L 形皮肤切口（图 7.18）。

解剖

髂腹股沟入路的深层解剖基于 3 个窗口的外

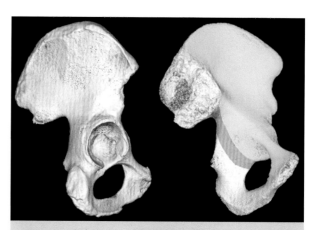

图 7.16　髂腹股沟入路的显露（绿色为可见，蓝色为可触及）[61]

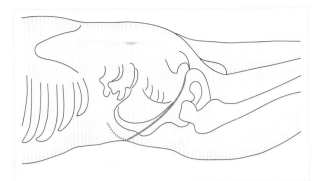

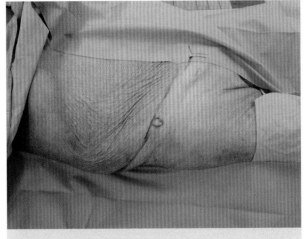

图7.17　髂腹股沟入路的皮肤切口

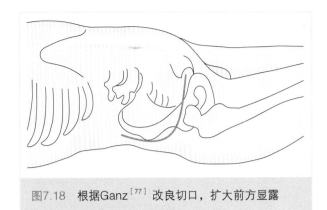

图7.18　根据Ganz[77]改良切口，扩大前方显露

科发展。

第一窗口

从第一窗口开始解剖，解剖入路与骶髂关节的前外侧入路相同。皮下剥离至腹外斜肌与臀大肌筋膜的交界处，即髂嵴顶部的外侧。因此，为避免过多剥离肌肉，筋膜的剥离应从外侧开始。

腹肌与髂嵴明显分离，以便从骨膜下剥离进入髂窝。将髂腰肌从髂骨骨膜下分离到终线和骶髂关节（图7.19）。

清除骨折血肿后，解剖可以从骨膜下延伸到骶骨侧肩部，从而保护腰骶干。用长的Langenbeck牵开器将髂腰肌和腹部器官固定在中间。将钝性Hohmann牵开器插入终线的内侧和骶髂关节的前部，以便获得影像学及直视下对骶髂关节前部和后柱部分的观察。如有必要，可以将锋利的Hohmann牵开器或克氏针在骨膜下插入骶骨肩部，以便观察骶髂关节。在进一步进行前方剥离（第二和第三个窗口）之前，用腹巾对髂窝进行填塞[74]。

临床上，根据近端—远端原则，骨折大多会延伸到前柱，为使到达髂窝、髂嵴的骨折线获得足够的稳定，第一窗口的显露是必要的[74]。

第二窗口

髂腹股沟入路第二窗口解剖的主要原则是打开腹股沟管底及其前后壁。皮下剥离到腹外斜肌为止。

腹外斜肌筋膜（前壁）切口平行于腹股沟韧带，同时保留腹股沟浅环。通过对腹股沟韧带软组织的钝性解剖，可以辨别精索/子宫韧带和腹股沟神经。这些结构由血管环维持固定（图7.20）。

通过切开腹横肌筋膜打开腹股沟管的底部和后壁，在确认腹股沟韧带后，切开韧带，保留一小部分腹股沟韧带完整性，以便稍后重新连接（图7.20）。

现在，肌肉和血管的腔隙得以显露。在该切口的最外侧部分可发现股外侧皮神经被脂肪组织包裹，通常位于髂前上棘内侧。髂耻弓位于肌肉陷窝的内侧边缘。髂耻弓正外侧可见股神经。在髋关节屈曲30°时，髂腰肌和股神经的张力被释放，髂耻弓很容易显露。

在髂耻弓内侧可触及髂外血管，浅切口即可打开血管腔隙。将血管向内侧进行钝性分离，以确定髂耻弓的内侧边缘，然后进行解剖，直到达

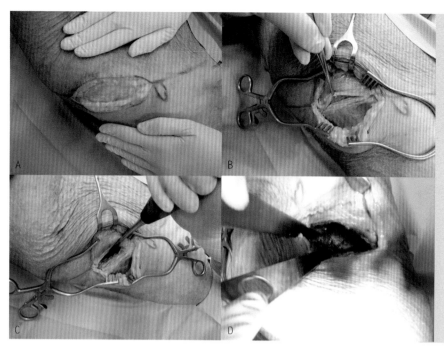

图7.19 第一窗口至骶髂关节的准备。A.皮肤切口恰好位于髂嵴顶点外侧；B.相应的筋膜切口；C.髂窝骨膜下剥离；D.显露骶髂关节

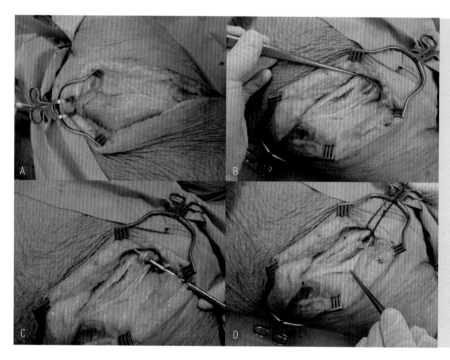

图7.20 髂腹股沟入路第二窗口的准备。A.皮肤及筋膜切开后确定腹股沟韧带；B.切开腹股沟韧带；C，D.确定和游离精索

到髂耻隆起处的骨性接触为止。

插入2个小的Langenbeck牵开器后，髂耻弓能够完全暴露出来。然后用剪刀将髂耻弓在髂耻隆起处切断（图7.21）。通常，髂腰肌的后筋膜已经被破坏，至少是部分损伤。因此，没有必要对该筋膜进行进一步解剖。对耻骨上支和髋臼前壁的髂耻肌筋膜进行锐性切开，直到四边体表面（图7.22）。屈曲髋关节时，随着髂腰肌向外侧回缩及血管向内侧回缩，四边体表面的上部和内侧部分，以及髋臼的前上方部分可得以显露（图7.23）。

总的来说，第二窗口能够使四边形表面和中间前柱骨折线得以复位。通过将骨折部分"向下推"来复位前柱的移位成为可能。第二窗口的主要解剖在骨盆外。

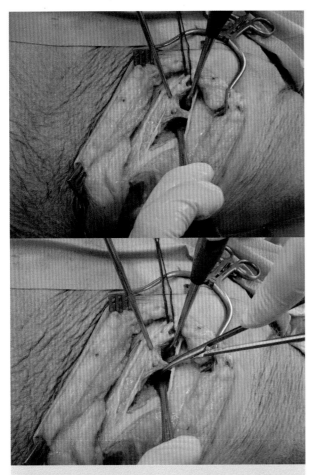

图7.21 髂腹股沟入路第二窗口的准备。在保护外侧股神经和内侧血管束的同时，识别髂耻弓并锐性切开

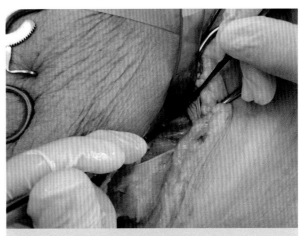

图7.22 锐性游离髂耻肌筋膜

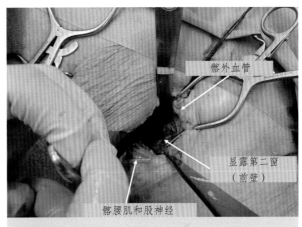

髂外血管

显露第二窗
（前壁）

髂腰肌和股神经

图7.23 第二窗口外侧部分的显露

第三窗口

如有必要，打开血管内侧的第三窗口。腹直肌外侧边界与血管之间的间隙被直接切开。通常不需要解剖腹直肌（图7.24）。第三窗口对固定耻骨联合外侧的腹股沟板有用。

> **临床意义**
>
> 髂腹股沟入路允许骨盆外暴露前柱和前壁骨折

改良

髂腹股沟入路的一些改良能够扩大解剖，显示部分髂骨、耻骨上支和髋关节前部。文献中共有3种改良相关报道[75-77]。

外侧改良

Gorczyca 等和 Weber 等报道了一种外侧扩大入路，以显示部分外侧髂骨[75,79]。在髂骨的外侧对部分臀中肌和臀小肌进行有限解剖。通过插入长的复位钳可以更简单地复位高位延伸的前柱骨折，对于高位延伸的后柱骨折来说，髋臼周围环扎成骨也成为可能。通过更广泛的解剖，甚至可以通过背侧拉力螺钉稳定臼顶区域的骨折块。

Pohlemann 等研发了一种基于 Cobb 骨刀的套管器械，用于环扎成骨，以最大限度降低对臀部神经血管束的损伤风险[78]。

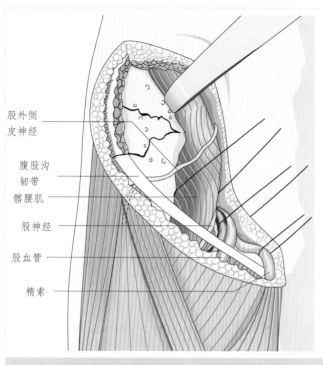
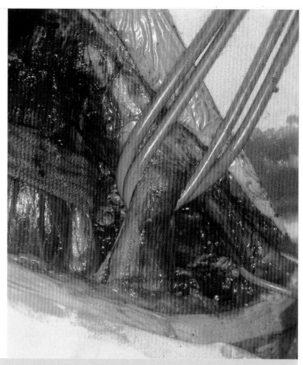

股外侧
皮神经

腹股沟
韧带

髂腰肌

股神经

股血管

精索

图7.24　髂腹股沟入路示意图。第二窗口分髂外血管外侧和内侧两部分；第三窗口位于精索与腹直肌外侧缘的内侧

前侧改良

为了能够显示整个前壁并增加关节内复位控制的可能性，包括 Ganz 等在内的 Bernese 小组进行了髂腹股沟入路的前侧改良[77]。

根据 Smith-Petersen 入路[46]，更多的使用 L 形切口对前方进行剥离（见图7.18）。对髂前上棘截骨后，在髂前下棘处分离股直肌的正中部，并将其向下、向内拉开。此时可从前方完全显露髋关节囊，如果有必要可将其打开（图7.25）。这种改良适用于前柱中间部位的骨折，前壁或前上壁骨折。Pape 等[78]也曾对该种改良方式进行了报道。

内侧改良

与骨盆内入路[1,48]相似，通过对第三窗口延长解剖或者使用扩大的 Pfannenstiel 入路，使得内侧的延长的成为可能。Karunakar 等对联合使用髂腹股沟入路和骨盆内入路进行了描述，其优点是能更好地显示"终线下方"的内侧壁[76]。

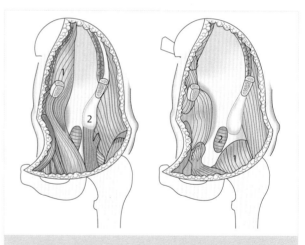

图7.25　扩大的改良入路，髂前上棘截骨，股直肌起点分离

掀开完整的同侧腹直肌，可以从骨盆内侧放置钢板，以防止中央骨折移位。这种改良入路与单纯骨盆内入路在解剖上有部分重叠（图7.26）。

结果

与入路相关的研究结果在文献中是比较少见的，并且患者群体具有不均匀性的缺点。对于髂腹股沟入路来说，某些入路的特点在相关研究中

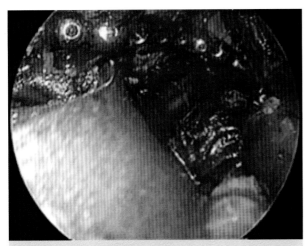

图7.26 钢板位于髋臼内壁终末线下方，以防止中心脱位

有报道[2,54,68,69,73,80]。

Letournel 对使用髂腹股沟入路之后产生的各种并发症进行了报道[2]。股外侧皮神经永久性损伤约占22.5%，而其他神经损伤仅占2.7%。医源性髂内静脉损伤3例，术后明显血肿占4.5%。158例中有8例发生深部感染（5%）。

Matta 对119例（32%）髋臼骨折脱位的患者采用髂腹股沟入路进行治疗[80]。平均手术时间3.7小时（1~12小时），平均失血量1 500 mL（400~6 000 mL）。

术后结果：74%完全解剖复位，16%接近解剖复位，10%不完全解剖复位。出现2例医源性神经损伤，2例伤口血肿，3例关节外感染，3例肺栓塞，1例医源性股动脉损伤。1例出现关节内骨块，需要进行翻修手术。

Rommens 报道了61例以髋臼前侧骨折为主的病例，占患者数量的2/3[54]。与入路相关的并发症包括3例医源性血管损伤（髂外静脉），4例运动医源性神经损伤，16例医源性股外侧皮神经损伤。髂外动脉血栓形成1例，盆腔深静脉血栓形成1例。1例患者由于伤口深部血肿，需要进行翻修手术。无感染病例。2例患者表现为复位不足。

这3篇论文都报道了一些有关并发症的数据[2,54,80]。总体来说，股外侧皮神经损伤概率约为23.3%，其他神经（如股神经）的损伤概率为3%。术后血肿发生率为3%，术后感染（浅 + 深）发生率为3.3%，医源性血管损伤发生率为2.1%。

有2组研究对复位质量进行了分析。

Briffa 等报道了68例患者（44%）[68]。77.9%的患者完成解剖复位，11.8%接近解剖复位，而10.3%为不完全解剖复位。

Tannast 等基于 Matta 的数据报道了323名患者（40%）[69]。平均失血量为1 000 mL，平均手术时间为180 min。70%的患者解剖复位，23%的患者接近解剖复位，而5%的患者为不完全复位。

综合所有数据可对不同骨折类型的复位质量进行预测，解剖复位占72.6%，接近解剖复位占21.4%，不完全解剖复位占6%。

7.2.3 骨盆内入路

盆腔内入路最初由芬兰的 Hirvensalo 等在20世纪90年代初提出[1]，不久之后，Cole 等进一步对其进行了描述[48]。现在已经具有多种改良方式。

髂腹股沟入路是从骨盆外角度治疗伴有前柱相关的髋臼骨折，而采用骨盆内入路治疗的骨折类型通常是伴有四边体骨折的髋关节中心脱位。使用骨盆内入路，对显示髋臼的前内侧会产生完全不同的视角。与髂腹股沟入路进入骨盆外相比，从内侧的角度可以更直接地进入真骨盆（骨盆内）的骨盆边缘"下方"的关节结构。

同时，学者对手术技术进行了详细描述，并对一些改进和技巧进行了阐述[1,48,52,56,81,82]。

与髂腹股沟入路相比[83]，骨盆内入路具有如下优点。

- 侵入性较小，没有明显的肌肉剥离。
- 直接显示耻骨上支的上侧和内侧、前柱的下方及四边体的表面，直到坐骨大切迹处后柱的后侧缘。
- 在直视下复位固定前柱和四边体表面。
- 在直视下减小前方或边缘冲击。

- 异位骨化风险低。
- 股外侧皮神经损伤风险低。

使用骨盆内入路，对髋臼的观察视角是完全不同的。

适应证

骨盆内入路的适应证与髂腹股沟入路基本一致。主要指征是涉及前柱的骨折类型，其中直视下复位是其优势所在。骨盆内入路可治疗的典型骨折类型如下[1,10,48,52,56,81,82,84~88]。

- 单纯前柱骨折。
- 单纯前壁骨折。
- 前柱伴后半横形骨折。
- 多处横形骨折，主要向前移位[72]。
- T 形骨折。
- 双柱骨折，后柱有一较大的单块骨折（AO 分型 C1.2）。
- 单纯泪滴骨折[89]。
- 单纯四边体表面骨折[90]。
- 涉及后柱的特定骨折。

患者体位

患者取仰卧位，在可透视的碳纤维床上进行。术前，必须完善患侧髋关节的标准 X 线评估（例如前后位片、Judet 位片、入口位和出口位片、组合片）。

患侧下肢必须可活动。膝关节和髋关节应轻

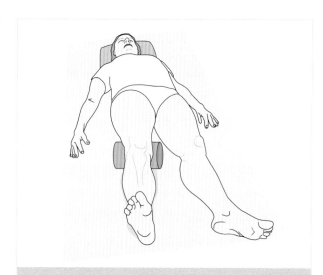

图7.27　骨盆内入路患者体位，轻微屈曲髋关节和膝关节以松弛髂腰肌

图7.28　术者位于健侧

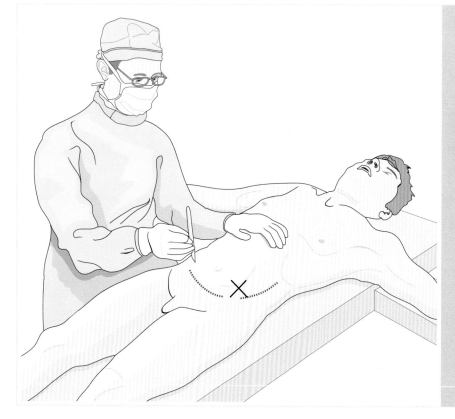

微屈曲，使用支撑辅助设备释放髂腰肌和髂外神经血管束的张力（图 7.27）。此外，对侧髋可以用充气枕稍微抬起，以便更好地显示[82]。术中应放置尿管以保护膀胱。

铺巾覆盖整个患侧腿（可移动）、整个侧前和外侧骨盆区域，以及直到剑突的腹部区域。手术从对侧进行，以获得内侧真骨盆的最佳视角（图7.28）。

显露

与髂腹股沟入路相比，骨盆内入路可更直接地显示髋臼内侧结构，更广泛地显露耻骨上支、前柱部分，直到后柱后缘的四边体部分和骶髂关节内侧 / 下侧（图 7.29）。

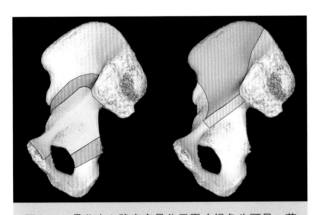

图7.29　骨盆内入路真实骨盆显露（绿色为可见，蓝色为可触及）。使用前外侧入路（髂腹股沟第一窗口）的额外暴露扩大了总体显露范围

在髂嵴处使用额外的前外侧切口（髂腹股沟入路的第一窗）能够进入髂窝的大部分、骶骨的肩部和骶髂关节的上方（图 7.29）。

皮肤切口

有 2 种皮肤切口。标准皮肤切口是纵向切口，从脐部开始到耻骨联合。此外，Pfannenstiel 切口位于耻骨联合上方两指宽的位置（图 7.30）。2 个切口的浅层解剖相同。

浅层解剖

切开皮肤后，解剖皮下组织，直到腹前筋膜（图 7.31）。

直的纵向切口可有效避免因解剖位置太靠外侧而损伤圆韧带或精索的风险。在腹直肌筋膜中线（白线）上进行锐性切开，然后将腹直肌直接向外侧钝性分离（图 7.32）。

筋膜的后部即横腹筋膜，在耻骨联合平面上钝性打开以到达耻骨后间隙。

然后识别膀胱。触诊尿管对识别膀胱有帮助。钝性分离后，膀胱向后放置，并用钝性膀胱刮刀或特殊钝性 Hohmann 牵开器保护膀胱。由于不能打开腹膜，故整个准备过程只能在腹膜外或腹膜后进行。这部分准备工作与急诊盆腔填塞的解剖相同[91]。

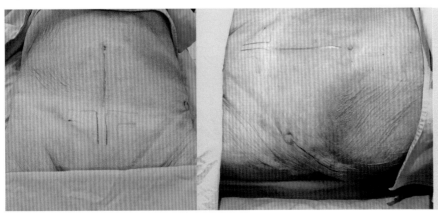

图7.30　纵向皮肤切口。此外，标记显露前外侧的潜在切口

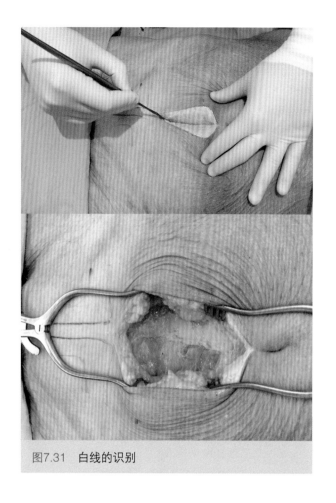

图7.31 白线的识别

深层解剖

部分学者建议完全游离患侧腹直肌。而我们认为，仅需要通过前方骨膜下切开将外侧腹直肌进行游离。在游离肌肉和前腹壁后，在耻骨上支的耻骨结节外侧插入一个小的钝性 Hohmann 牵开器，以便为进入耻骨上支和内侧支提供通道（图7.33）。

通常情况下，死亡冠穿过耻骨联合外侧约5 cm 的耻骨上支处，解剖时必须予以识别。根据血管的大小，进行结扎、夹闭或凝固。

然后在终线／骨盆缘的下方进行骨膜切开（图7.34，7.35）。将切开的骨膜从耻骨上向外侧游离。如果必要的话，可剥离闭孔内肌并向下游离，以显露四边体前部和闭孔管。此时，髋臼骨折的前侧部分得以确定。

必须辨认并保护闭孔神经血管束。这些结构位于闭孔内肌的脂肪组织中，穿过闭孔管，从骨盆内侧走行至骨盆外侧。必要时对这些结构进行

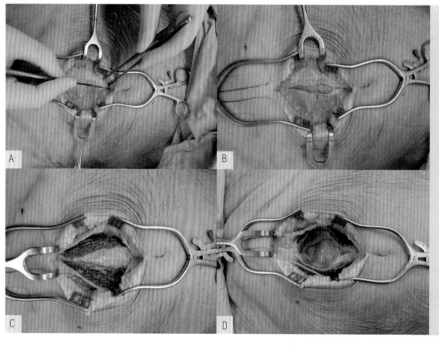

图7.32 在白线处的解剖（A）。筋膜切开后（B），腹直肌肌腹之间做准备（C）并识别腹膜后（D）

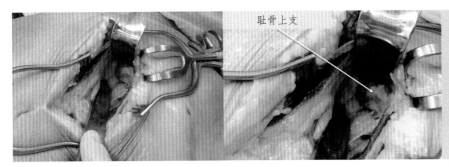

图7.33 打开耻骨后间隙后，将腹壁向前外侧牵开，将膀胱向对侧及后方剥开。可显露耻骨前上支

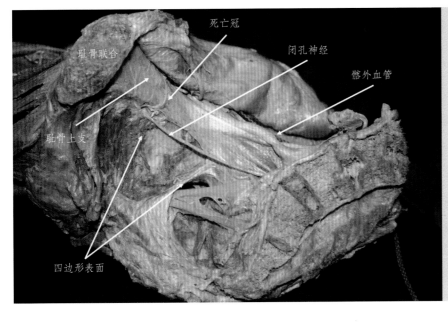

图7.34 显露真骨盆内相关的解剖结构

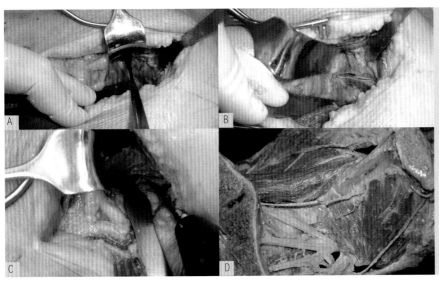

图7.35 锐性切开（A）耻骨上支内侧骨膜（B）。在插入一个钝的Hohmann牵开器后，骨膜下准备进入真骨盆（C）。相关解剖学（D）

游离。通常情况下，闭孔神经是盆腔缘正下方可辨别的第一个解剖结构，其次是动脉和静脉（图7.36）。在坐骨棘水平插入钝性牵开器可对其进行保护（图7.37）。

然后确定四边体表面的骨折线，必要时暴露四边体的后部（后柱的一部分）。

通常要在前方和上方区域识别边缘压缩，尤其是在老年人群中（gull 征，根据 Anglen 等[92]

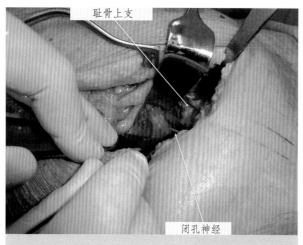

图7.36 闭孔神经的识别

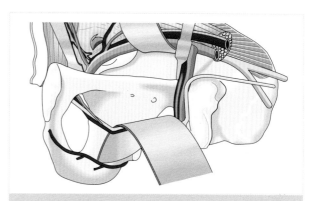

图7.37 可能用于评估四边体表面和后柱后部的牵开器位置

的研究）。因此，必须将四边体表面的骨块向内侧移动，以便直视下观察股骨头和其相应的髋臼面。此时嵌顿骨块的复位与取出可在直视下完成[82]。经皮将 Schanz 螺钉插入股骨颈，将股骨头从内侧向外侧牵引，可使闭孔神经血管束的张力降低，并使得后柱和四边体表面向内移位的骨块更容易复位。

向后进一步剥离，直至骶髂关节和髂窝下方。必须对髂血管进行保护。可通过向髂窝插入 Hohmann 或 Deaver 牵开器，从而提起血管。这主要是通过屈曲髋关节释放血管和髂腰肌张力完成的。此时便可以看到整个真骨盆，直到骶髂关节和骶骨前皮质（图 7.38）。对骶骨前部和骶髂关节的触诊通常也能完成。

改良

对于延伸至髂嵴的骨折类型（高位前柱骨折、双柱骨折、前柱伴后半横形骨折），通过打开髂腹股沟入路的第一窗口解决骨折病理类型。

接骨的解剖学基础

与髂腹股沟入路相比，骨盆内入路为前方病变的髋臼骨折提供了一种不同的复位和接骨方法。

主要的危险结构是闭孔神经血管束，其主要位于终点线远端至少 1.5 cm 处（图 7.39）。

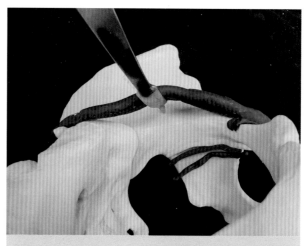

图7.38 将钝性牵开器插入髂窝内侧，保护髂外血管

一项关于显露的解剖学研究指出，骨盆内入路在术中可直接显露 79% 的骨性骨盆、整个终线和 80% 的四边体表面[93]。平均而言，可显露的解剖区域可达骨盆缘上方（外侧）2 cm 和骨盆缘下方（内侧）5 cm。此外，还可以看到骶骨的前部（图 7.40）。

从髂腹股沟入路可知，典型钢板位置是骨盆缘上方的耻骨上钢板。采用骨盆内入路，也可以使用耻骨下（内侧）钢板（图 7.41），从而允许对四边体表面骨折进行内侧支撑。

使用过度塑形接骨板优化支撑。在骶髂关节附近完成初始钢板固定后，再对前侧进行固定，产生向外的作用力，以挤压四边体骨块及外侧股骨头[1,48,94]。

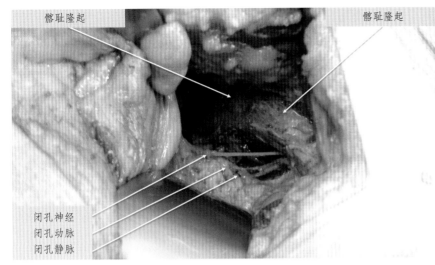

髂耻隆起　　　　　　　　　　　　　　　　髂耻隆起

闭孔神经
闭孔动脉
闭孔静脉

图7.39　闭孔神经血管束与髂耻隆起的解剖关系

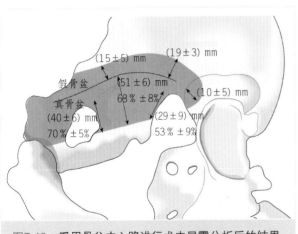

图7.40　采用骨盆内入路进行术中显露分析后的结果

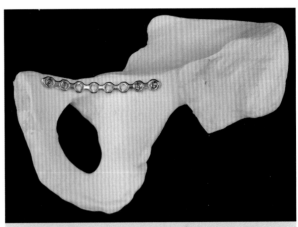

图7.41　内侧放置接骨板对抗中心脱位作用力

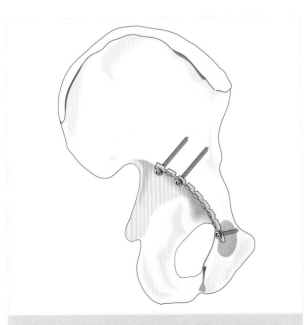

图7.42　从内侧向髋臼外应用螺钉的安全区域

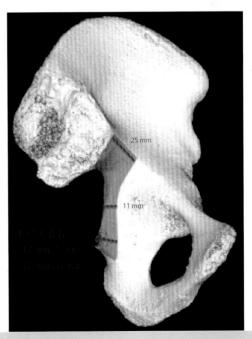

图7.43　从后柱内侧到坐骨大切迹及骶髂关节应用螺钉的后侧安全区

Guy 等确定了骨盆内螺钉应用的安全区域，以避免关节内螺钉穿透[95]。根据股骨头的尺寸，在关节周围区域必须保留 4~6 个钢板孔（图 7.42）。该安全区与后柱内侧区域特别相关，且高度依赖于股骨头直径（图 7.43）。

有数种特殊设计的解剖型钢板应用于临床。除标准重建板和骨盆板外，还提供了耻骨下和耻骨上钢板系统（图 7.44）。

在横向髋臼骨折模型中对这些新型钢板进行的生物力学分析显示，其固定稳定性与传统钢板相当，并且在某些条件下，其结果甚至更好[96]。相似钢板系统的研究结果相当[97~99]。

结果

目前，已有几项临床研究结果关注了骨盆内入路。所有分析最显著的局限性是患者人群的异质性、病例数量少、不同骨折类型和其他入路的使用。

- 芬兰组的结果显示，在 164 例骨折复位中，84.1% 的患者达到解剖关节重建（0~2 mm 间隙 / 台阶）。81 例出现并发症，包括股外侧皮神经损伤（12.2%）、固定失败（3.6%）、关节内螺钉穿出（2.4%）和浅表感染（1.2%）。在这些患者中，14% 需要在治疗过程中再次进行全髋关节置换术（THR）。

- 在一项针对 14 例患者（8 例双柱骨折，4 例 T 形骨折，1 例前柱骨折，1 例横形骨折）的分析中，骨折固定均采用骨盆内入路[88]。平均手术时间为 130 min，平均失血

1 020 mL。平均术中给予 2 单位血液。根据 Matta 标准，71% 的患者达到了解剖复位，21% 的患者达到了近解剖复位，8% 的患者未达到解剖复位。15% 的病例发生感染，8% 发生腹膜开口，15% 发生深静脉血栓，8% 发生股神经损伤。

- 在另一项研究中，共 17 例患者（9 例双柱骨折，3 例横形骨折，3 例前柱伴后半横形骨折和 2 例 T 形骨折）采用骨盆内入路联合前外侧入路（髂腹股沟入路的第一窗口）进行固定，其中 82% 的患者达到解剖复位，18% 的患者接近解剖复位[84]。对其中 16 例患者进行平均 10 个月随访后发现，2 例出现股外侧皮神经刺激（12.5%），1 例出现血肿，1 例出现深部感染（6.3%）。这 2 种手术入路可显著提高对严重移位骨折的复位（平均：前柱 13 mm，后柱 17.5 mm）。

- 在一项包括 57 例患者（22 例双柱骨折，12 例前柱骨折，7 例前柱伴后半横形骨折，6 例单纯横形骨折和 2 例 T 形骨折）的研究中，采用骨盆内入路[56]，60% 的患者采用了额外的前外侧入路。平均创伤后 5 d（3~11 d）进行手术。平均手术时间为 263 min，平均失血量为 690 mL。共出现 1 例臀上动脉病变（1.8%）、1 例伤口感染、2 例腹股沟疝（3.8%）和 1 例腹直肌萎缩（1.8%）。1 年后共成功随访 50 例患者。根据 Matta 标准，解剖复位率为 70%，接近解剖复位率为 22%，不完全复位率为 8%。使用 Merle d'Aubigné 评分，

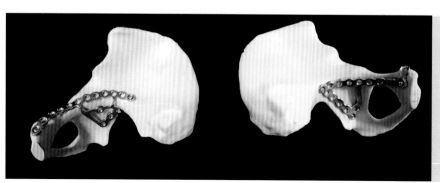

图 7.44 耻骨下和耻骨上钢板系统

临床结果被评定为优者占 46%，良占 42%，中占 2%，差占 10%。26% 的患者出现内收肌无力。

- 在一项包括 21 例患者［平均年龄 64.3 岁（55~82）岁，6 例前柱骨折、6 例双柱骨折、6 例前柱伴后半横形骨折和 3 例 T 形骨折］的研究中，采用骨盆内和前外侧联合入路进行治疗[100]。伤后平均 5.3 d（1~10 d）手术。平均手术时间为 167 min，平均失血量为 1 376 mL。并发症包括 1 例闭孔神经损伤、2 例暂时性内收肌无力（总体 14.2% 出现神经损伤）和 3 例 Brooker Ⅰ～Ⅱ 型异位骨化（14.2%）。平均 4.2 年后，使用 Harris 髋关节评分进行评估，70.2% 的患者获得了良好至极佳的功能结局，2 例患者（9.5%）需要进行二次全髋关节置换，另外 4 名患者（19%）出现创伤后髋关节退化体征。

- Khoury 等介绍了一项对 60 例患者使用骨盆内入路的初步结果[52]。骨折类型包括横形骨折、T 形骨折和前柱伴后半横形骨折；其中 36% 为前柱骨折，28% 为双柱骨折。根据 Merle d'Aubigné 评分，临床结果为平均 15.22 分。54% 实现解剖复位，43% 接近解剖复位，3% 复位不完全。并发症发生率较高（25%），主要并发症包括肺栓塞（5%）、伤口感染（5%）、血栓形成（3.3%）、股神经损伤（3.3%）和腹股沟疝（1.7%）。

- 一项针对 59 例各种骨折类型患者的分析发现，72% 的患者达到解剖复位。60 岁以下患者的解剖重建率明显优于老年患者。二次 THR 的总体发生率为 16%[85]。

- 一项针对 29 例患者的进一步分析显示，解剖重建率为 96%，并发症可忽略不计[86]。平均手术时间为 155 min，平均失血量为 950 mL。

- 在一项针对 9 例患者［4 例前柱骨折、2 例前柱伴后半横形骨折、1 例 T 形骨折和 2 例双

柱骨折（均伴有额外的臼顶嵌入，即海鸥征）］的分析中，78% 的病例获得解剖复位和良好复位。2.8 年后 1/3 的患者需要进行全髋关节置换[82]。

- Kim 等对 22 例不同髋臼骨折患者进行分析，均采用骨盆内入路，部分患者（9 例）结合使用 Kocher-Langenbeck 入路[101]。解剖复位者占 77.3%，近解剖复位者占 18.2%。其中，2 例浅表感染（9.1%），1 例深部感染（4.5%），1 例关节内螺钉穿出（4.5%）。

- 最近的一项分析中，采用骨盆内入路对 36 例不同髋臼骨折类型的患者进行治疗，大多数患者为后柱移位骨折[102]。骨折类型为单纯横形骨折 5 例（13.9%），T 形骨折 6 例（16.7%），双柱骨折 15 例（41.7%），前柱骨折 1 例（2.8%），前柱伴后半横形骨折 7 例（19.4%），横形伴后壁骨折 2 例（5.6%）。

- 创伤后平均 5.4 d 进行手术。平均手术时间为（320.2 ± 81.8）min，估计术中失血量为（1041.4 ± 946.7）mL。63.9% 的患者打开了髂腹股沟入路的第一窗口，8.3% 的患者使用了额外的后侧入路。75% 的患者达到解剖复位，17% 接近解剖复位，8% 复位不理想。

- 3 例发生深部伤口感染的患者，需要清创和翻修手术。此外，3 例患者发生深静脉血栓形成，1 例患者发生非致死性肺栓塞，1 例患者出现症状性腹直肌疝，2 例医源性股外侧皮神经麻痹。未见闭孔神经麻痹。

- 在完成平均随访 32 个月之前，有 6 例患者（17%）在平均随访 11 个月时转为全髋关节置换。总体而言，22 例患者完成了临床和影像学随访。

- 根据 Merle d'Aubigné 得到的临床 / 功能结果显示，54% 的患者为优，9% 为良，18% 为中，19% 为差。根据 Kellgren-Lawrence 骨关节炎分类系统的放射学结果显示，48% 的患者没有发生创伤后退行性改变，21% 有轻度关节

炎，14% 有中度关节炎，17% 有重度关节炎。

- 在一项回顾性分析中，包括采用骨盆内入路治疗的 36 例有移位的髋臼骨折患者（18 例前柱骨折，2 例双柱骨折，8 例前柱伴后半横形骨折，6 例横形骨折和 2 例 T 形骨折）。平均术中失血量为 970 mL。解剖复位率为 80.5%，近解剖复位率为 13.8%。平均 14.7 个月后，Harris 髋关节评分为 77.9 分，Merle d'Aubigné 评分为 16.4 分，平均屈曲 105.2°。2 例患者出现医源性坐骨神经损伤，1 例患者出现闭孔神经损伤，1 例患者术中髂静脉撕裂[103]。

对比分析：骨盆内与髂腹股沟入路

有 3 项研究对骨盆内入路和髂腹股沟入路进行了比较[10,87,104]。

- 目前最大的对比分析是比较 122 例采用髂腹股沟入路的患者与 103 例采用骨盆内入路的患者[10]。患者平均年龄为 41.5 岁。55.3% 的患者采用骨盆内入路与髂腹股沟入路第一窗口的联合入路，10.9% 的患者采用 Kocher-Langenbeck 入路，1 例采用 Smith-Peterson 入路。采用骨盆内入路的患者包括中前柱骨折 22 例、横形骨折 12 例、T 形骨折 15 例、前柱伴后半横形骨折 14 例、双柱骨折 34 例、横行伴后壁骨折 5 例，后柱骨折 1 例。结果显示，75.1% 的患者达到解剖复位，22.6% 接近解剖复位，2.2% 未解剖复位。良好及解剖重建的概率与髂腹股沟入路相当；但是使用骨盆内入路时，解剖重建率更高。基于不同的骨折类型，在前柱伴后半横形骨折中观察到相似的结果，而使用髂腹股沟入路在横形骨折中获得了更多的解剖重建（解剖复位率分别为 88.9%、75%）。对于其他类型的骨折，骨盆内入路完成了更多的解剖重建。平均手术时间为 240.5 min。骨盆内入路术后总并发症发生率为 10.7%，包括感染（5.8%）、

腓神经损伤（2.9%）、异位骨化（1.9%）。

- 在一项针对 30 例患者的分析中，关于骨折类型和围手术期并发症二者没有差异[87]。然而，与其他研究相比，使用髂腹股沟入路或骨盆内入路只能实现 43.3% 与 53.3% 的解剖重建率。二者入路中最相关的差异是骨盆内入路的手术时间较短（分别为 256 和 183 min），失血量较少（分别为 1 107 和 776 mL）。

- 对使用骨盆内入路的 42 例患者与髂腹股沟入路的 34 例进行对比发现，解剖复位率分别为 48% 和 65%。复位不足率分别为 9% 和 6%[104]。

骨折类型特定分析

只有一项研究分析报道了使用骨盆内入路后的骨折类型特定数据[56]。

- 双柱骨折：59% 实现解剖复位，27% 接近解剖复位，14% 复位不完全。临床结局被评定为优者占 55%，良占 31%，中占 5%，差占 9%。在 95% 的患者中，额外使用髂腹股沟入路的第一窗口进行复位。主要并发症包括 1 例二次全髋关节置换、1 例深部伤口感染和 1 例腹疝。

- 前柱骨折：92% 实现解剖复位，8% 出现复位不完全。临床结果优占 50%，良占 42%，差占 8%。33% 的患者需要采用髂腹股沟入路的第一窗口。

- 前柱伴后半横形骨折：57% 实现解剖复位，43% 接近解剖复位。临床结果评定中，71% 为极好，29% 为差。29% 的患者需要采用髂腹股沟入路的第一个窗口。主要并发症包括 1 例臀上动脉病变，1 例腹直肌失神经支配，1 例肺栓塞。

- 单纯横形骨折：83% 达到解剖复位，17% 接近解剖复位。临床疗效优占 67%，良占 33%。此外，33% 的患者采用了髂腹股沟入路的第一窗口。1 例患者发生疝。

- T形骨折：2例患者达到解剖复位，1例接近解剖重建。1例患者临床结果为极好，2例为良好。2例患者使用骨盆内入路与髂腹股沟入路第一窗口联合入路。

详细分析这些不同的数据，并考虑上述分析的局限性，对使用骨盆内入路的结果总结如下。

- 预期平均手术时间为 228 min。
- 术中平均失血量为 883 mL。
- 预期解剖复位率为 69.2%。
- 预期近解剖复位率为 27.2%。
- 并发症发生率低。

临床意义

骨盆内入路是髂腹股沟入路的最佳替代方法。解剖复位率目前没有优势，可能是由于使用这种入路的学习曲线较陡峭。手术时间稍长，但出血量较低，总体并发症发生率较低。

7.2.4 腹直肌旁入路

Keel 的腹直肌旁入路结合了髂腹股沟入路和骨盆内入路的优点[3,51,105]。因此，典型适应证与髂腹股沟入路和骨盆内入路的适应证相同。

手术技术

患者术中以仰卧位躺在可透视床上，故能完成所有相关的术中 X 线体位照。铺巾覆盖整个患侧腿（可活动的）、整个骨盆前侧区域和外侧区域，以及腹部覆盖到剑突下。从对侧进行手术，以获得内侧真骨盆的最佳视角。

皮肤切口长约 10 cm，位于患侧直肠旁。标志是脐、髂前上棘（ASIS）和耻骨联合。从脐部到髂前上棘，从髂前上棘到耻骨联合各画一条线。这两条线都分为 3 段。从髂前上棘—耻骨联合线内侧到外侧 1/3 处及髂前上棘—脐线外侧到内侧 1/3 处的连线上做标记点，将 2 个点相连（图 7.45）。这条相连的线代表皮肤切口。

切开皮肤，对皮下剥离后，切开浅筋膜，在腹直肌和腹外斜肌、腹内斜肌和腹横肌之间做进一步准备（图 7.46）。

切开腹横筋膜后，可见腹膜囊。将腹膜置于内侧，腹膜后开口直接置于腹直肌腹外侧（图 7.47）。因此，这种入路方法又叫腹膜外入路。

在确定腹壁下血管和精索/圆韧带后，将这些结构通过血管环剥离和固定。必须确定髂外血管及伴随的淋巴管、死亡冠及闭孔神经血管束（图 7.48）。

结扎、剪除或凝固死亡冠。同骨盆内入路一样进一步分离，在终线处进行骨膜切开，骨膜下游离并抬高髂血管，连续分离到四边体表面。

对于可见结构，总共可以识别 5 个不同的窗口（图 7.49）。

- 窗口 1：髂腰肌外侧。
- 窗口 2：髂腰肌和髂外血管之间。
- 窗口 3：髂外血管和腹上血管下方，以及输精管/圆韧带之间。
- 窗口 4：第三窗口内侧至耻骨联合部。
- 窗口 5：骨盆边缘尾端的整个区域。

在需要进入骶髂关节或在重度肥胖患者的病例中，切口可向头侧延伸。

为了优化复位，可能需要在髂前上棘上方附加 1~5 cm 切口。

该入路的优点是从髋臼上方（骨盆外视图）及从四边体内侧（骨盆内视图）均能进行观察。此外，复位可在直视下逆向进行[106]。

一项分析对腹直肌旁入路和改良骨盆内入路进行了比较，并对有关视野大小的数据进行了报道[107]。腹直肌旁入路允许切口稍微延长以便进入假骨盆：总体而言，腹直肌旁入路能够进入半骨盆整个内侧骨表面的 42%，而骨盆内入路为 29%。作为一个优势，建议减少额外切口的频率[107]。

Ruchholtz 的双切口入路最终将腹直肌旁入路第二窗口与单侧 Pfannenstiel 切口相结合[49,50]。使用第二窗口，可以解决髋臼上的主要骨折线。

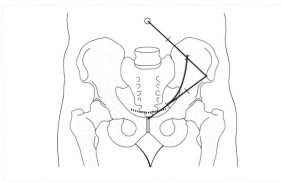

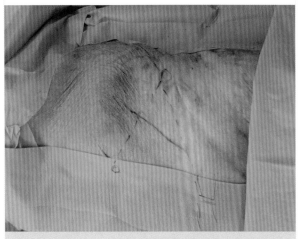

图7.45 腹直肌旁入路皮肤切口

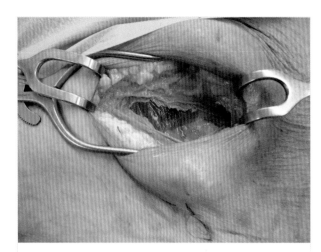

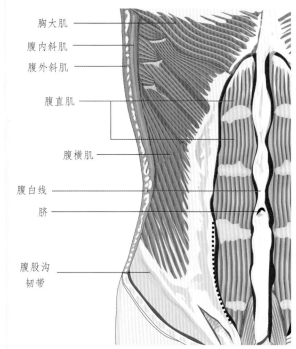

胸大肌
腹内斜肌
腹外斜肌
腹直肌
腹横肌
腹白线
脐
腹股沟韧带

图7.46 于腹直肌与腹斜肌之间行筋膜切开

结果

最近一项研究针对48例患者的结果进行了分析，其平均在5 d后进行了治疗[105]。手术时间为200 min，估计失血量为1 477 mL。四边体表面骨折移位表现出失血量较高的趋势。

93.8%的患者达到解剖复位，其余患者接近解剖复位。5例患者需要进行二次全髋置换。这些患者有更为相关的边缘压缩表现。

Farouk等报道了一种类似于腹直肌旁入路第二窗口的微创方法，可对向前移位的横形骨折进行固定[108]。62.5%的患者可以达到解剖复位，其余患者接近解剖复位。总之，位移可以从术前平均10 mm减少到术后1.3 mm。

7.2.5 髂股延长入路

Kocher-Langenbeck入路和髂腹股沟入路只能显露一个髋臼柱。随着手术入路的扩展，显露量显著增加。髂股延长入路由Letournel[2]报道，并成为若干改良入路的基础[5,6,109]。髂股延长入路的相关手术步骤在之后进行讲解。

适应证

延长入路适用于所有需要在直视下复位双柱的骨折类型，以及必须在创伤后3周内进行稳定的骨折。

此外，由于复位通常是比较困难的，具有横向组分的骨折可以从这些入路中获益。

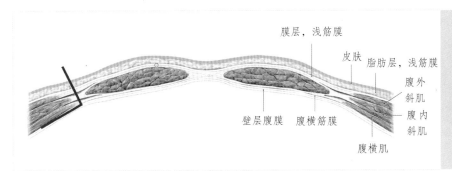

图7.47 筋膜剥离原则（引自 Schuenke, Schulte, and Schumacher, Atlas of Anatomy, ©2010, Thieme Publishers,New York. Illustration by Karl Wesker/ Markus Voll.）

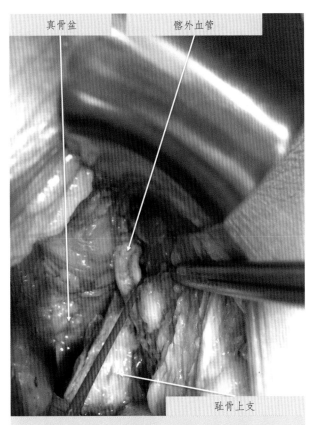

图7.48 标本的术中定位。在游离的髂外血管两侧，可以形成2个手术窗。另一个窗口位于内侧，可进入真骨盆（骨盆内视图）

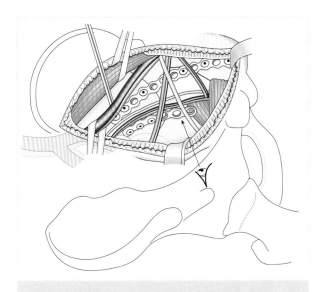

图7.49 腹直肌旁入路示意图及钢板的可能位置

只有耻骨下支无法触及和显露。

在骨盆内侧，可以看到髂窝的第一窗口，这与髂腹股沟入路相当，同时可以触及四边体表面的后部（图7.50）。

皮肤切口

从髂后上棘开始行 J 形皮肤切口，沿整个髂嵴至髂前上棘，然后向前外侧至大腿中部，直到髌骨外侧缘（图7.51）。

第一步

皮下游离后，确定阔筋膜张肌和缝匠肌之间的间隔，切开筋膜，并在阔筋膜张肌的肌肉内进行游离（图7.52）。股外侧皮神经从内侧一直延伸到肌间隔，通常不受影响。将外展肌和阔筋膜

患者体位

在可透视床上使用标准侧位，术中能够对半骨盆和髋臼进行影像学斜位投照。通过适当支撑，可透视床能够向两侧倾斜大约40°。

显露

通过活动外展肌，可以看到整个髂骨外侧。

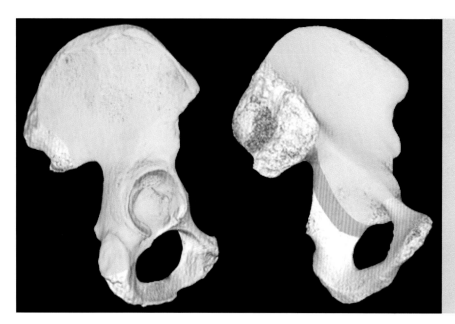

图7.50 髂股延长入路的显露
（绿色为可见，蓝色为可触及）

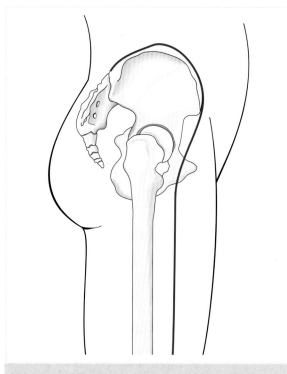

图7.51 髂股延长入路的皮肤切口

张肌的起点从髂骨外侧完全分离，由此形成的肌瓣附着到髋关节囊。外展肌附着部可以通过在大转子保留一个 10 mm 长的腱部或进行转子截骨来释放。将整个肌瓣向后牵开。

第二步

在内旋和屈曲膝关节时，锐性分离短的外旋肌（梨状肌、孖肌、闭孔内肌）。保留完整的股方肌。在其头侧缘，识别并保护旋股内侧动脉的深支。解剖过程与 Kocher-Langenbeck 入路相当。臀肌肌瓣仅由臀神经血管束固定于下方的软组织中。该步骤可广泛显露髂骨外表面，后柱、后壁和髋臼上部也能够完全显露。

对于形成严重血肿的病例，宜在外旋肌分离前检查坐骨神经。通常在完整的股方肌上可触及坐骨神经。将钝性 Hohmann 牵开器插入闭孔滑囊，能够实现外旋的背侧牵开及后柱的显露。

第三步

从髂嵴开始，对髂窝内的髂腰肌进行骨膜下剥离，以暴露骨盆内侧。继续剥离至骶髂关节和骶骨上方。该解剖与髂腹股沟入路第一窗口的解剖相同。

与 Smith-Peterson 剥离相比，为充分显露前柱需要进一步剥离。直接从髂前上棘游离腹股沟韧带的起点或应用截骨，向内侧游离髂腰肌，切开、游离股直肌的直接部和反折部，然后即可完整地看到关节囊的前部及充分显露骨盆的内侧视角。

因此，髂骨主要部分的完整视图是可以显露的。

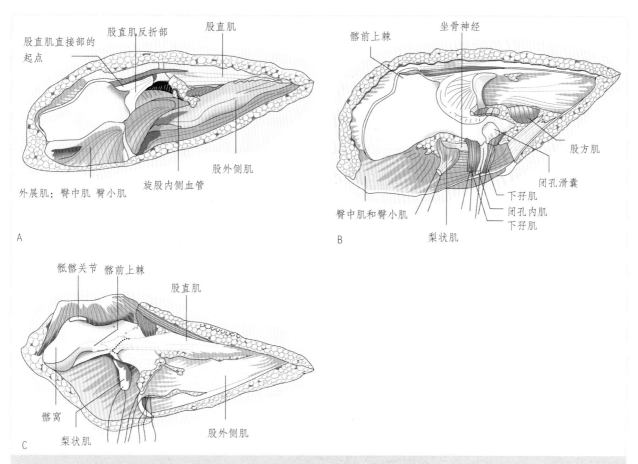

图7.52 髂股延长入路的相关手术步骤。A.髂骨外侧显露的准备；B.外旋肌的剥离与Kocher–Langenbeck相当，可充分显露后柱；C.分离股直肌和缝匠肌，可以看到前柱的前部和中部

在若干教科书中已经对这种扩展方法及其改良方法进行了更为详细的描述[2,53,57]。

改良

作为髂股延长入路的替代方法，Reinert 等认为 Maryland 改良入路具有较低的并发症发生率[7]。Mears 的 Y 形入路已基本被放弃[6]。

Maryland 改良入路

在皮肤上行 T 形切开后，形成前后筋膜皮瓣。通过后侧入路辨识坐骨神经，然后分离外旋肌显示后柱。打开阔筋膜，沿股骨干轴线向远端分离，在阔筋膜张肌止点下方横断。在缝匠肌、股直肌和阔筋膜张肌的前方制备髂前上棘的外展肌皮瓣。在髂嵴和大转子截骨之后，整个外展肌皮瓣可以从近端向后提起。髂前上棘截骨并将股直肌起点从关节囊上剥离后，可显露前柱至髂耻束隆起的区域。从髂窝内侧骨膜下剥离髂肌可显露骶髂关节。髂骨可完全被坐骨切迹包绕。

延长入路的结果

Letournel 分析了 114 例采用髂股延长入路的患者[2]。其中，7.9% 的患者发生血肿，未出现医源性坐骨神经病变或关节感染。

Alonso 等在 59 例患者中比较了髂股延长入路与 Y 形入路[110]。髂股延长入路术中失血量为 1 216 mL，Y 形入路为 1 312 mL。两组平均手术时间均为 300 min。所有患者均取得解剖复位，间隙或台阶均在 2 mm 范围内。医源性坐骨神经损伤和关节感染率分别为 4.8% 和 5.3%。

Kinik 等分析了 28 例接受 Y 形入路的患者[111]。手术时间为 280 min，平均失血量为 1 400 mL。复位质量评定分别为解剖复位 68%，近解剖复位 8%。24% 的患者表现为不完全解剖复位。没有复位丢失或医源性神经损伤报道。2 例（8%）患者出现深部关节感染。

Stöckle 等对 50 例使用 Maryland 改良的髂股延长入路的患者进行了报道[109]。80% 的患者实现了解剖复位。复位丢失率为 8%。在 14% 的患者中出现伤口血肿，其中 6% 的患者进行了翻修手术。没有出现感染病例。2 例患者表现为医源性股外侧皮神经损伤。并发症总体发生率为 20%。

Starr 等对 43 例患者使用 Maryland 入路后所产生的并发症进行了分析[112]。术中平均出血量为 1 560 mL，平均手术时间为 252 min。56% 的患者达到解剖复位，37% 接近解剖复位。没有出现医源性神经损伤、感染、术后血肿和伤口愈合障碍等并发症。

Matta 倾向于使用髂股延长入路，并在 106 例手术后对结果进行了分析[113]。患者平均术中出血量为 1 700 mL，平均手术时间为 285 min。72% 的患者达到解剖复位，22% 接近解剖复位。6.6% 的患者出现伤口感染，1.9% 出现血肿。医源性神经损伤发生率为 3.7%。

Tannast 等对髂股延长入路的 Matta 数据进行了报道[69]。共有 129 例患者（16%）使用该入路进行手术。平均出血量为 1 700 mL，平均手术时间为 276 min。共 71% 的患者达到解剖复位，16% 近解剖复位，8% 复位不全。

Zeichen 等分析了 1985—1993 年间使用延长入路的 24 名患者。总体而言，在术后 2 年随访时，Maryland 改良入路能取得良好的临床和影像学结果。此外，50% 的患者术后出现了血清肿和（或）血肿，这更多见于 Maryland 入路术后[7]。

延长入路的解剖复位和近解剖复位率较高。但是，其术后伤口问题较多，手术时间较长，失血量也较多。

7.2.6 联合入路

作为延长入路的替代方法，部分学者建议使用前后联合入路，如髂腹股沟入路和 Kocher-Langenbeck 入路[9,53,114]。

- Routt 等分析了 24 例患者[9]。平均失血量为 1 878 mL，平均手术时间为 407 min。解剖复位率为 87.5%。医源性坐骨神经损伤发生率为 8.3%。54% 的患者出现术后伤口愈合时间延长，但未检测到感染。

- Schmidt 等分析了 8 例患者[114]。均未出现伤口感染或医源性神经损伤。平均失血量为 2 269 mL，平均手术时间为 376 min。25% 的患者未达到解剖复位。

- Tannast 等报道了使用髂腹股沟入路和 Kocher-Langenbeck 联合入路后的 Matta 数据[69]。共 12 例患者（1%）使用了这种组合方法。平均失血量为 1 500 mL，平均手术时间为 300 min。83% 的患者达到解剖复位，8% 近解剖复位，8% 复位不完全。

- 近期一项针对 11 例患者（3 例横形骨折及伴有横向组分的骨折）的分析中，作者首先采用髂股前侧入路进行一期固定，然后采用改良 Kocher-Langenbeck 入路进行二期固定。

- 术后复位评定中，10 例患者为解剖复位，1 例为不完全复位。最终影像学结果评定中，8 例为优，1 例为良，1 例为差。根据 Merle d'Aubigné 的临床结局评级，8 例患者为优，1 例为良、1 例为中、1 例为差[40]。

- 在另一项近期的分析中，对改良骨盆内入路和 Kocher-Langenbeck 联合入路的结果与髂腹股沟入路和 Kocher-Langenbeck 联合入路的结果进行了比较[115]。

联合应用骨盆内入路和 Kocher-Langenbeck 入路可获得 84.4% 的解剖复位率，10.9% 的近解剖复位率和 4.3% 的复位不完全率。平均手术时间为 123.2 min，预计失血量为 586.2 mL。采用 Harris 髋关节评分，80.4% 的患者临床结局被评定为良好甚至极佳，19.6% 的患者为中或差。联合应用髂腹股沟入路和 Kocher-Langenbeck 入路可获得 88.9% 的解剖复位率，7.4% 的近解剖复位率和 3.4% 的复位不完全率。平均手术时间为 161.5 min，预计失血量为 830 mL。采用 Harris 髋关节评分，81.5% 的患者临床结局被评定为良好

甚至极佳，18.5% 为中或较差。因此，骨盆内入路和 Kocher-Langenbeck 联合入路的手术时间更短，失血更少，而临床和影像学结果相差不大。

> **临床意义**
>
> 与延长入路相比，前后联合入路的手术时间更长，失血量更多，复位质量较差。

7.2.7 总结：入路的选择

总之，目前髋臼骨折的推荐手术入路高度取决于髋臼骨折的类型（表 7.2）。

表7.2　根据骨折类型推荐的入路

骨折类型	首选入路	其他可选入路
后壁骨折	Kocher-Langenbeck 入路	—
后柱骨折	Kocher-Langenbeck 入路	—
前壁骨折	腹盆内入路	髂腹股沟入路
前柱骨折	腹盆内入路	髂腹股沟入路
单纯横形骨折	Kocher-Langenbeck 入路 ± 股骨头外科脱位 dislocation	骨盆内入路 / 髂腹股沟入路
后柱 + 后壁骨折	Kocher-Langenbeck 入路	—
横形伴后壁骨折	Kocher-Langenbeck 入路 ± 股骨头外科脱位	骨盆内 ±Kocher-Langenbeck 入路
T 形骨折	Kocher-Langenbeck 入路 ± 股骨头外科脱位，骨盆内入路	—
前柱伴后半横形骨折	骨盆内入路 ± 第一窗	Kocher-Langenbeck± 髂腹股沟入路
双柱骨折	骨盆内入路 / 髂腹股沟入路	骨盆内 ± Kocher-Langenbeck 髂腹延长入路

Kocher-Langenbeck 入路检查清单

前提	☐骨折类型可以通过后方入路解决		
体位	☐标准侧卧位	☐俯卧位	
影像学评估	☐ 髋前后位　　☐髂骨斜位 (IOV)　　☐闭孔斜位　　☐真实侧位 ☐闭孔出口位　　☐闭孔入口位　　☐1/3 髂骨斜位出口位　　☐闭孔斜位入口位		
铺单	☐骨盆	☐骨盆 + 同侧下肢	
标记	☐股骨干轴线	☐ 大转子	☐髂后上棘
筋膜切开	☐髂胫束：锐性切开	☐臀大肌：钝性分离	

解剖
- ☐识别、解剖转子滑囊
- ☐识别股方肌
- ☐触诊、识别坐骨神经
- ☐鉴别股方肌的上边界
- ☐鉴别旋股内侧动脉的终末支（股骨转子支）
- ☐识别下孖肌下缘
- ☐识别梨状肌肌腱
- ☐从远端到近端解剖髋三头肌
- ☐解剖梨状肌肌腱
- ☐ 向背侧移动短的外旋肌
- ☐ 用钝性牵开器保护短的外旋肌和坐骨神经
- ☐髋臼上缘分离臀中肌和臀小肌
- ☐ 用 Hohmann 拉钩显露髋臼上缘

扩大 K-L 入路　= 髋关节外科脱位 + 转子翻转截骨术
- ☐识别后方股外侧肌和臀中肌附着点
- ☐ Z 形转子截骨术（1.5~2 cm 的翻转骨块）
- ☐肌骨瓣前移
- ☐前方插入 Hohmann 拉钩
- ☐臀小肌上移
- ☐髋关节屈曲外旋
- ☐识别前上关节囊
- ☐关节囊切开 I（沿着股骨颈轴线前方至髋臼缘）
- ☐关节囊切开 II（与盂唇平行，保留盂唇）
- ☐沿着股骨颈插入骨钩
- ☐外旋髋关节并向后牵拉
- ☐插入后方、下方（闭孔）和前方牵开器
- ☐ （对股骨头和股骨颈施加向后的牵引力）

髂腹股沟入路检查清单

前提	☐骨折类型可以通过髂腹股沟入路完成治疗
体位	☐ 仰卧位

影像学评估
☐髋前后位　　☐髂骨斜位 (IOV)　　☐闭孔斜位　　☐真实侧位
☐闭孔出口位　　☐闭孔入口位　　☐1/3 髂骨斜位出口位　　☐闭孔斜位入口位

铺单
☐骨盆　　☐骨盆 + 同侧下肢

标记
☐耻骨联合　　☐腹股沟韧带　　☐髂前上棘　　☐髂嵴

皮肤切口
☐沿腹股沟韧带至脊柱前上方，耻骨联合近端两横指处　　☐ 仅位于髂嵴外侧

第一窗的解剖
☐识别腹外斜肌和臀大肌筋膜之间的连接
☐筋膜切开
☐腹膜下剥离腹部肌肉
☐打开髂窝
☐髂窝至骶骨外侧的骨膜下准备
☐于骨盆缘内侧插入牵开器

第二窗的解剖
☐与腹股沟韧带平行，切开腹外斜肌筋膜
☐沿腹股沟韧带钝性剥离软组织
☐识别精索、圆韧带
☐游离精索、圆韧带并用血管环固定
☐切开腹横肌筋膜
☐在腹股沟韧带 1/3~2/3 处切开
☐识别股外侧皮神经
☐微屈髋，游离髂腰肌和股神经
☐打开血管腔隙
☐识别弧状的髂耻弓
☐沿髂耻弓向髂耻隆起做锐性切开
☐锐性切开耻骨支上方骨膜
☐游离股血管

第三窗的解剖
☐从血管内侧打开筋膜
☐识别耻骨上支内侧
☐游离腹直肌

骨盆内入路检查清单

前提	☐骨折类型可通过骨盆内入路治疗			
体位	☐仰卧位	☐对侧后方的轻度支撑	☐同侧膝和髋轻度屈曲	
影像学评估	☐髋前后位	☐髂骨斜位 (IOV)	☐闭孔斜位	☐真实侧位
	☐闭孔出口位	☐闭孔入口位	☐1/3 髂骨斜位出口位	☐闭孔斜位入口位
铺单	☐骨盆	☐骨盆 + 同侧下肢		
标记	☐耻骨联合	☐脐		
皮肤切口	☐纵向	Pfannenstiel 切口		
解剖	☐识别腹部筋膜			
	☐筋膜切开			
	☐识别并移开腹直肌肌腹			
	☐靠近耻骨联合打开后方筋膜			
	☐打开耻骨后空间			
	☐钝性分离耻骨上支			
	☐在耻骨上支外侧插入 Hohmann 牵开器 1			
	☐识别、凝结、钳夹死亡冠			
	☐识别闭孔神经血管束			
	☐于骨盆缘下的做骨膜切开			
	☐骨膜下解剖髂耻隆起			
	☐钝性解剖进入髂窝下方			
	☐将（特殊）Hohmann 牵开器 2 插入髂窝			
	☐将钝性的 Hohmann 牵开器 3 插入闭孔神经血管束内侧			
	☐锐 / 钝性解剖四边体表面			
	☐（确定后柱的后边界）			
	☐（在后柱插入钝性 Hohmann 牵开器 4）			
扩大入路	=第一窗解剖			
	☐识别腹外斜肌和臀大肌筋膜之间的连接			
	☐筋膜切开			
	☐骨膜下游离腹肌			
	☐打开髂窝			
	☐沿髂窝至骶骨外侧进行骨膜下准备			
	☐于骨盆边缘内侧插入牵开器			

参考文献

[1] Hirvensalo E, Lindahl J, Böstman O. A new approach to the internal fixation of unstable pelvic fractures. Clin Orthop Relat Res. 1993(297):28-32

[2] Letournel E, Judet R. Fractures of the acetabulum. 2nd ed. New York, NY: Springer-Verlag; 1993

[3] Keel MJ, Bastian JD, Büchler L, Siebenrock KA. Anteriore Zugänge zum Acetabulum. Unfallchirurg. 2013; 116(3):213-220

[4] Siebenrock KA, Tannast M, Bastian JD, Keel MJ. Posteriore Zugänge zum Acetabulum. Unfallchirurg. 2013; 116(3):221-226

[5] Reinert CM, Bosse MJ, Poka A, Schacherer T, Brumback RJ, Burgess AR. A modified extensile exposure for the treatment of complex or malunited acetabular fractures. J Bone Joint Surg Am. 1988; 70(3):329-337

[6] Mears D, MacLeod M. Acetabular fractures: Triradiate and modified triradiate approaches. In: Wiss DA, ed. Master Techniques in Orthopaedics: Fractures. Philadelphia:Wolters Kluwer; 1998:697-724

[7] Zeichen J, Pohlemann T, Gänsslen A, Lobenhoffer P, Tscherne H. Nachuntersuchungsergebnisse nach operativer Versorgung von komplizierten Acetabulumfrakturen über erweiterte Zugänge. Unfallchirurg. 1995; 98(7):361-368

[8] Harris AM, Althausen P, Kellam JF, Bosse MJ. Simultaneous anterior and posterior approaches for complex acetabular fractures. J Orthop Trauma. 2008; 22(7):494-497

[9] Routt ML, Jr, Swiontkowski MF. Operative treatment of complex acetabular fractures. Combined anterior and posterior exposures during the same procedure. J Bone Joint Surg Am. 1990; 72(6):897-904

[10] Shazar N, Eshed I, Ackshota N, Hershkovich O, Khazanov A, Herman A. Comparison of acetabular fracture reduction quality by the ilioinguinal or the anterior intrapelvic (modified Rives-Stoppa) surgical approaches. J Orthop Trauma. 2014; 28(6):313-319

[11] Giannoudis PV, Grotz MR, Papakostidis C, Dinopoulos H. Operative treatment of displaced fractures of the acetabulum. A meta-analysis. J Bone Joint Surg Br. 2005; 87(1):2-9

[12] Ballmer PM, Isler B, Ganz R. Ergebnisse operativ behandelter Acetabulumfrakturen. Unfallchirurg. 1988; 91(4):149-153

[13] Brueton RN. A review of 40 acetabular fractures: the importance of early surgery. Injury. 1993; 24(3):171-174

[14] Chiu FY, Chen CM, Lo WH. Surgical treatment of displaced acetabular fractures-72 cases followed for 10 (6–14) years. Injury. 2000; 31(3):181-185

[15] de Ridder VA, de Lange S, Kingma L, Hogervorst M. Results of 75 consecutive patients with an acetabular fracture. Clin Orthop Relat Res. 1994(305):53-57

[16] Deo SD, Tavares SP, Pandey RK, El-Saied G, Willett KM, Worlock PH. Operative management of acetabular fractures in Oxford. Injury. 2001; 32(7):581-586

[17] Glas PY, Fessy MH, Carret JP, Béjui-Hugues J. [Surgical treatment of acetabular fractures: outcome in a series of 60 consecutive cases]. Rev Chir Orthop Repar Appar Mot. 2001; 87(6):529-538

[18] Kebaish AS, Roy A, Rennie W. Displaced acetabular fractures: long-term follow-up. J Trauma. 1991; 31(11):1539-1542

[19] Li, ebergall M, Mosheiff R, Low J, Goldvirt M, Matan Y, Segal D. Acetabular fractures. Clinical outcome of surgical treatment. Clin Orthop Relat Res. 1999(366):205-216

[20] Matta J. Fractures of the acetabulum: accuracy of reduction and clinical results of fractures operated within three weeks after the injury. J Bone Joint Surg Am. 1996; 78-A(11):1632-1645

[21] Mayo KA. Open reduction and internal fixation of fractures of the acetabulum. Results in 163 fractures. Clin Orthop Relat Res. 1994(305):31-37

[22] Mears DC, Velyvis JH, Chang CP. Displaced acetabular fractures managed operatively: indicators of outcome. Clin Orthop Relat Res. 2003(407):173-186

[23] Meißner A, Fell M. Spätergebnisse nach Azetabulumfrakturen. Akt Traumatol. 1994; 24:121-127

[24] Mousavi M, Pajenda G, Kolonja A, Seitz H, Vécsei V. Acetabular fractures: operative management and long term results. Wien Klin Wochenschr. 1999; 111(2):70-75

[25] Murphy D, Kaliszer M, Rice J, McElwain JP. Outcome after acetabular fracture. Prognostic factors and their inter-relationships. Injury. 2003; 34(7):512-517

[26] Nooraie H, Ensafdaran A, Arasteh MM, Droodchi H. Surgically treated acetabular fractures in adult patients. Arch Orthop Trauma Surg. 1996; 115(3-4): 227–230

[27] Oransky M, Sanguinetti C. Surgical treatment of displaced acetabular fractures: results of 50 consecutive cases. J Orthop Trauma. 1993; 7(1):28-32

[28] Pavelka T, Houcek P.. Complications associated with the surgical treatment of acetabular fractures. Acta Chir Orthop Traumatol Cech. 2009; 76:186-193

[29] Pohlemann T, Gänsslen A. Hartung S and für die Arbeitsgruppe Becken HT, H. Beckenverletzungen/ Pelvic Injuries. Hefte zu. Unfallchirurg. 1998; 266

[30] Ragnars, son B, Mjöberg B. Arthrosis after surgically treated acetabular fractures. A retrospective study of 60 cases. Acta Orthop Scand. 1992; 63(5):511-514

[31] Rommens PM, Broos PL, Vanderschot P. Vorbereitung und Technik der operativen Behandlung von 225 Acetabulumfrakturen. Zweijahresergebnisse in 175 Fällen. Unfallchirurg. 1997; 100(5):338-348

[32] Ruesch PD, Holdener H, Ciaramitaro M, Mast JW. A prospective study of surgically treated acetabular fractures. Clin Orthop Relat Res. 1994(305):38-46

[33] Ylinen P, Santavirta S, Slätis P. Outcome of acetabular fractures: a 7-year follow-up. J Trauma. 1989; 29(1):19-24

[34] Ochs BG, Marintschev I, Hoyer H, et al. Changes in the treatment of acetabular fractures over 15 years: Analysis of 1266 cases treated by the German Pelvic Multicentre Study Group (DAO/DGU). Injury. 2010; 41(8):839-851

[35] Siebenrock KA, Gautier E, Ziran BH, Ganz R. Trochanteric flip osteotomy for cranial extension and muscle protection in acetabular fracture fixation using a Kocher-Langenbeck approach. J Orthop Trauma. 1998; 12(6):387-391

[36] Carr JB, Leach PB. Small-incision surgical exposure for select fractures of the acetabulum: the gluteus maximus-splitting approach. J Orthop Trauma. 2006; 20(8):573-575

[37] Moed BR. The modified gibson posterior surgical approach to the acetabulum. J Orthop Trauma. 2010; 24(5):315-322

[38] Moed BR. The modified Gibson approach to the acetabulum. Oper Orthop Traumatol. 2014; 26(6):591-602

[39] Magu NK, Rohilla R, Arora S, More H. Modified Kocher-Langenbeck approach for the stabilization of posterior wall fractures of the acetabulum. J Orthop Trauma. 2011; 25(4):243-249

[40] Magu NK, Rohilla R, Singh A, Wadhwani J. Modified Kocher-Langenbeck approach in combined surgical exposures for acetabular fractures management. Indian J Orthop. 2016; 50(2):206-212

[41] Josten C, Trabold O. Modified "2-portal" kocher-langenbeck approach: a minimally-invasive procedure protecting the short external rotator muscles. J Orthop Trauma. 2011; 25(4):250-257

[42] Ceylan H, Selek O, Inanir M, Yonga O, Odabas Ozgur B, Sarlak AY. External rotator sparing with posterior acetabular fracture surgery: does it change outcome? Adv Orthop. 2014; 2014:520196

[43] Sarlak AY, Selek O, Inanir M, Musaoglu R, Baran T. Management of acetabular fractures with modified posterior approach to spare external hip rotators. Injury. 2014; 45(4):732-737

[44] Ganz R, Gill TJ, Gautier E, Ganz K, Krügel N, Berlemann U. Surgical dislocation of the adult hip a technique with full access to the femoral head and acetabulum without the risk of avascular necrosis. J Bone Joint Surg Br. 2001; 83(8):1119–1124

[45] Siebenrock KA, Gautier E,Woo AK, Ganz R. Surgical dislocation of the femoral head for joint debridement and accurate reduction of fractures of the acetabulum. J Orthop Trauma. 2002; 16(8):543-552

[46] Smith-Petersen M. Arthroplasty of the Hip: A New Method. J Bone Joint Surg. 1939; 21:269-288

[47] Weber M, Ganz R. Der vordere Zugang zu Becken und Hüftgelenk - Modifizierter Smith-Petersen-Zugang sowie Erweiterungsmöglichkeiten. Oper Orthop Traumatol. 2002; 14(4):265-279

[48] Cole JD, Bo, lhofner BR. Acetabular fracture fixation via a modified Stoppa limited intrapelvic approach.

Description of operative technique and preliminary treatment results. Clin Orthop Relat Res. 1994(305):112-123

[49] Ruchholtz S, Buecking B, Delschen A, et al. The two-incision, minimally invasive approach in the treatment of acetabular fractures. J Orthop Trauma. 2013; 27(5):248-255

[50] Ruchholtz S, Taeger G, Zettl R. Der Zwei-Inzisions-Zugang in der Versorgung von Acetabulumfrakturen. Unfallchirurg. 2013; 116(3):277-282

[51] Keel MJ, Ecker TM, Cullmann JL, et al. The Pararectus approach for anterior intrapelvic management of acetabular fractures: an anatomical study and clinical evaluation. J Bone Joint Surg Br. 2012; 94(3):405-411

[52] Khoury A, Weill Y, Mosheiff R. The Stoppa approach for acetabular fracture. Oper Orthop Traumatol. 2012; 24(4–5):439-448

[53] Pohlemann T, Tscherne H. Zugänge zum Acetabulum. In: Tscherne H, Pohlemann T, ed. Tscherne Unfallchirurgie: Becken und Aceabulum, Kapitel 19. New York. Springer-Verlag; 1998:349-392

[54] Rommens P. Der ilioinguinale Zugang bei Azetabulumfrakturen. Oper Orthop Traumatol. 2002(3):193-204

[55] Rommens P. Der Kocher-Langenbeck-Zugang zur Behandlung von Azetabulumfrakturen. Oper Orthop Traumatol. 2004; 16(1):59-74

[56] Sagi HC, Afsari A, Dziadosz D. The anterior intra-pelvic (modified rivesstoppa) approach for fixation of acetabular fractures. J Orthop Trauma. 2010; 24(5):263-270

[57] Wiss D. Master Techniques in Orthopaedic Surgery - Fractures. Wiss DA, ed. Philadelphia:Wolters Kluwer; 1998:631-724

[58] Gänsslen A, Grechenig S, Nerlich M, Müller M. Standard Approaches to the Acetabulum Part 1: Kocher-Langenbeck Approach. Acta Chir Orthop Traumatol Cech. 2016; 83(3):141-146

[59] von L, angenbeck B. Über Die Schussverletzungen des Hüftgelenkes. Arch Klin Chir. 1874; 16:294:299

[60] Kocher E. Chirurgische Operationslehre. 5. vielfach umgearb. Aufl. Jena, Fischer; 1907

[61] Gänsslen A, Oestern H. Planung operativer Eingriffe am Beckenring und Azetabulum. OP Journal. 2011; 27:54-61

[62] Collinge C, Archdeacon M, Sagi HC. Quality of radiographic reduction and perioperative complications for transverse acetabular fractures treated by the Kocher-Langenbeck approach: prone versus lateral position. J Orthop Trauma. 2011; 25(9):538-542

[63] Negrin LL, Benson CD, Seligson D. Prone or lateral? Use of the Kocher-Langenbeck approach to treat acetabular fractures. J Trauma. 2010; 69(1):137-141

[64] Borrelli J, Jr, Kantor J, Ungacta F, Ricci W. Intraneural sciatic nerve pressures relative to the position of the hip and knee: a human cadaveric study. J Orthop Trauma. 2000; 14(4):255-258

[65] Gautier E, Ganz K, Krügel N, Gill T, Ganz R. Anatomy of the medial femoral circumflex artery and its surgical implications. J Bone Joint Surg Br. 2000; 82(5):679-683

[66] Mercati E, Guary A, Myquel C, Bourgeon A. Une voie d'abord postéro-externe de la hanche. Intérêt de la réalisation d'un muscle digastrique. J Chir (Paris). 1972; 103(5):499-504

[67] Masse A, Aprato A, Rollero L, Bersano A, Ganz R. Surgical dislocation technique for the treatment of acetabular fractures. Clin Orthop Relat Res. 2013; 471(12):4056-4064

[68] Briffa N, Pearce R, Hill AM, Bircher M. Outcomes of acetabular fracture fixation with ten years' follow-up. J Bone Joint Surg Br. 2011; 93(2):229-236

[69] Tannast M, Najibi S, Matta JM. Two to twenty-year survivorship of the hip in 810 patients with operatively treated acetabular fractures. J Bone Joint Surg Am. 2012; 94(17):1559-1567

[70] Naranje S, Shamshery P, Yadav CS, Gupta V, Nag HL. Digastric trochanteric flip osteotomy and surgical dislocation of hip in the management of acetabular fractures. Arch Orthop Trauma Surg. 2010; 130(1):93-101

[71] Tannast M, Krüger A, Mack PW, Powell JN, Hosalkar HS, Siebenrock KA. Surgical dislocation of the hip for the fixation of acetabular fractures. J Bone Joint Surg Br. 2010; 92(6):842-852

[72] Tannast M, Siebenrock KA. Die operative Behandlung der Azetabulum-TFraktur über eine chirurgische Hüftluxation oder einen Stoppa-Zugang. Oper Orthop

Traumatol. 2009; 21(3):251-269

[73] Letournel E. The treatment of acetabular fractures through the ilioinguinal approach. Clin Orthop Relat Res. 1993(292):62-76

[74] Gänsslen A, Grechenig ST, Nerlich M, Müller M, Grechenig W. Standard Approaches to the Acetabulum Part 2: Ilioinguinal Approach. Acta Chir Orthop Traumatol Cech. 2016; 83(4):217-222

[75] Gorczyca JT, Powell JN, Tile M. Lateral extension of the ilioinguinal incision in the operative treatment of acetabulum fractures. Injury. 1995; 26(3):207-212

[76] Karunakar MA, Le TT, Bosse MJ. The modified ilioinguinal approach. J Orthop Trauma. 2004; 18(6):379-383

[77] Kloen P, Siebenrock KA, Ganz R. Modification of the ilioinguinal approach. J Orthop Trauma. 2002; 16(8):586-593

[78] Pape HC, Zelle B, Sitnik J, Gänsslen A, Krettek C. [Osteotomy of the iliac fossa in the treatment of a hip dislocation associated with a two-column acetabular fracture. Modification of the ilioinguinal approach to avoid an extended surgical approach]. Unfallchirurg. 2004; 107(3):239-243

[79] Weber TG, Mast JW. The extended ilioinguinal approach for specific both column fractures. Clin Orthop Relat Res. 1994(305):106-111

[80] Matta JM. Operative treatment of acetabular fractures through the ilioinguinal approach. A 10-year perspective. Clin Orthop Relat Res. 1994(305):10-19

[81] Hirvensalo E, Lindahl J, Kiljunen V. Modified and new approaches for pelvic and acetabular surgery. Injury. 2007; 38(4):431-441

[82] Laflamme GY, Hebert-Davies J. Direct reduction technique for superomedial dome impaction in geriatric acetabular fractures. J Orthop Trauma. 2014; 28(2):e39-e43

[83] Gänsslen A, Grechenig S, Nerlich M, Müller M, Grechenig W, Lindahl J. Standard approaches to the acetabulum. Part 3: Intrapelvic approach. Acta Chir Orthop Traumatol Cech. 2016; 83(5):293-299

[84] Andersen RC, O'Toole RV, Nascone JW, Sciadini MF, Frisch HM, Turen CW. Modified stoppa approach for acetabular fractures with anterior and posterior column

displacement: quantification of radiographic reduction and analysis of interobserver variability. J Orthop Trauma. 2010; 24(5):271–278

[85] Bastian JD, Tannast M, Siebenrock KA, Keel MJ. Mid-term results in relation to age and analysis of predictive factors after fixation of acetabular fractures using the modified Stoppa approach. Injury. 2013; 44(12):1793-1798

[86] Liu Y, Yang H, Li X, Yang SH, Lin JH. Newly modified Stoppa approach for acetabular fractures. Int Orthop. 2013; 37(7):1347-1353

[87] Ma K, Luan F, Wang X, et al. Randomized, controlled trial of the modified Stoppa versus the ilioinguinal approach for acetabular fractures. Orthopedics. 2013; 36(10):e1307-e1315

[88] Vikmanis A, Jumtins A. Internal Fracture Fixation using the Anterior Retroperitoneal Lower Laparotomy Approach in Pelvic Ring and Acetabular Fractures: the First Experience and Outcomes. Acta Chir Lat. 2010; 10:48-52

[89] de Bruin V, de Ridder V, Gautier E. Isolated fractures of the teardrop of the acetabulum. Arch Orthop Trauma Surg. 2011; 131(7):969-972

[90] White G, Kanakaris NK, Faour O, Valverde JA, Martin MA, Giannoudis PV. Quadrilateral plate fractures of the acetabulum: an update. Injury. 2013; 44(2):159-167

[91] Tscherne H, Pohlemann T, Gänsslen A, Hüfner T, Pape HC. Crush injuries of the pelvis. Eur J Surg. 2000; 166(4):276-282

[92] Anglen JO, Burd TA, Hendricks KJ, Harrison P. The "Gull Sign": a harbinger of failure for internal fixation of geriatric acetabular fractures. J Orthop Trauma. 2003; 17(9):625-634

[93] Bible JE, Choxi AA, Kadakia RJ, Evans JM, Mir HR. Quantification of bony pelvic exposure through the modified Stoppa approach. J Orthop Trauma. 2014; 28(6):320–323

[94] Qureshi AA, Archdeacon MT, Jenkins MA, Infante A, DiPasquale T, Bolhofner BR. Infrapectineal plating for acetabular fractures: a technical adjunct to internal fixation. J Orthop Trauma. 2004; 18(3):175-178

[95] Guy P, Al-Otaibi M, Harvey EJ, Helmy N. The 'safe zone' for extra-articular screw placement during intra-pelvic

acetabular surgery. J Orthop Trauma. 2010; 24(5):279-283

[96] Kistler BJ, Smithson IR, Cooper SA, et al. Are quadrilateral surface buttress plates comparable to traditional forms of transverse acetabular fracture fixation? Clin Orthop Relat Res. 2014; 472(11):3353-3361

[97] Schäffler A, Döbele S, Stuby F, et al. Die neue anatomische Flügelplatte für osteoporotische Azetabulumfrakturen: biomechanische Testung und erste klinische Erfahrungen. Z Orthop Unfall. 2014; 152(1):26-32

[98] Šrám J, Taller S, Lukáš R, Endrych L. [Use of the Omega plate for stabilisation of acetabular fractures: first experience]. Acta Chir Orthop Traumatol Cech. 2013; 80(2):118-124

[99] Wu YD, Cai XH, Liu XM, Zhang HX. Biomechanical analysis of the acetabular buttress-plate: are complex acetabular fractures in the quadrilateral area stable after treatment with anterior construct plate-1/3 tube buttress plate fixation? Clinics (Sao Paulo). 2013; 68(7):1028-1033

[100] Laflamme GY, Hebert-Davies J, Rouleau D, Benoit B, Leduc S. Internal fixation of osteopenic acetabular fractures involving the quadrilateral plate. Injury. 2011; 42(10):1130-1134

[101] Kim HY, Yang DS, Park CK, Choy WS. Modified Stoppa approach for surgical treatment of acetabular fracture. Clin Orthop Surg. 2015; 7(1):29-38

[102] Isaacson MJ, Taylor BC, French BG, Poka A. Treatment of acetabulum fractures through the modified Stoppa approach: strategies and outcomes. Clin Orthop Relat Res. 2014; 472(11):3345-3352

[103] Elmadag M, Guzel Y, Aksoy Y, Arazi M. Surgical Treatment of Displaced Acetabular Fractures Using a Modified Stoppa Approach. Orthopedics. 201 6; 39(2):e340-e345

[104] Rocca G, Spina M, Mazzi M. Anterior Combined Endopelvic (ACE) approach for the treatment of acetabular and pelvic ring fractures: A new proposal. Injury. 2014; 45 Suppl 6:S9-S15

[105] Keel MJ, Tomagra S, Bonel HM, Siebenrock KA, Bastian JD. Clinical results of acetabular fracture management with the Pararectus approach. Injury. 2014; 45(12):1900-1907

[106] Thannheimer A. Der pararektale Zugang. Eine wertvolle Alternative zu den Standardzugängen in der Acetabulumchirurgie. Trauma Berufskrankh. 2016; 18 Suppl 2:S153-S157

[107] Bastian JD, Savic M, Cullmann JL, Zech WD, Djonov V, Keel MJ. Surgical exposures and options for instrumentation in acetabular fracture fixation: Pararectus approach versus the modified Stoppa. Injury. 2016; 47(3):695-701

[108] Farouk O, Kamal A, Badran M, El-Adly W, El-Gafary K. Minimal invasive pararectus approach for limited open reduction and percutaneous fixation of displaced acetabular fractures. Injury. 2014; 45(6):995-999

[109] Stöckle U, Hoffmann R, Südka, mp NP, Reindl R, Haas NP. Treatment of complex acetabular fractures through a modified extended iliofemoral approach. J Orthop Trauma. 2002; 16(4):220-230

[110] Alo, nso JE, Davila R, Bradley E. Extended iliofemoral versus triradiate approaches in management of associated acetabular fractures. Clin Orthop Relat Res. 1994(305):81-87

[111] Kinik H, Armangil M. Extensile triradiate approach in the management of combined acetabular fractures. Arch Orthop Trauma Surg. 2004; 124(7):476–482

[112] Starr AJ, Watson JT, Reinert CM, et al. Complications following the "T extensile" approach: a modified extensile approach for acetabular fracture surgery-report of forty-three patients. J Orthop Trauma. 2002; 16(8):535-542

[113] Griffin DB, Beaulé PE, Matta JM. Safety and efficacy of the extended iliofemoral approach in the treatment of complex fractures of the acetabulum. J Bone Joint Surg Br. 2005; 87(10):1391-1396

[114] Schmidt CC, Gruen GS. Non-extensile surgical approaches for two-column acetabular fractures. J Bone Joint Surg Br. 1993; 75(4):556-561

[115] Wang P, Zhu X, Xu P, et al. Modified ilioinguinal approach in combined surgical exposures for displaced acetabular fractures involving two columns. Springerplus. 2016; 5(1):1602

8 后壁骨折

8.1 骨折特点

> **定义**
>
> 后壁骨折是部分关节内骨折，其特征是髋臼后关节面骨折，不累及整个后柱。

后壁骨折是髋臼骨折最常见的类型之一，发病率约为 20%[1,2]。

根据 Letournel 分型，这些主要具有一条骨折线的骨折为简单骨折，但与其他骨折类型比较伴随高比例的关节病变，因而预后更差。

后壁骨折的特点往往是髋关节的后脱位。骨损伤包括一个或多个不同大小的碎片，可出现边缘压缩。Letournel 将后壁骨折分为单纯后壁、后上壁和后下壁骨折[3]。

单纯后壁骨折仅累及髋臼，不延伸至髋臼顶和（或）月状关节面后下角[3]。该亚型在 Letournel 分型中的发生率为 15.9%，占全部后壁骨折的 67%。其中，26% 合并边缘压缩。

后上壁骨折往往累及后上关节（髋臼顶），而不累及低位关节部。此外，该亚型的一部分是单纯上壁骨折。由此具有过渡到前柱骨折的可能性。这种骨折类型发生率为 2.75%，占全部后壁骨折的 11.6%[3]。34.6% 合并边缘压缩。

后下壁骨折累及后角、马蹄窝和（或）坐骨近端的可变部分，不累及闭孔。后皮质可断裂至坐骨大切迹近端上缘。该类型的发生率仅为 0.5%，占所有后壁骨折的 2.2%[3]。在 Letournel 分型中，并没有边缘压缩。

8.2 影像学标准

- 骨盆前后位（AP）：能够发现后壁线中断，

其他线正常（图 8.1）。某些病例可涉及泪滴，尤其是延伸至四边体的骨折。后上壁骨折可能累及髋臼顶。

- 髂骨斜位：在髂骨斜位上看不到标识线中断（图 8.2）。在向髂骨投射的过程中，骨折块显示为致密的骨性结构。

- 闭孔斜位：这个位置最容易发现骨折块的大小和数量。前柱和闭孔的特征线保持完整（图 8.3）。

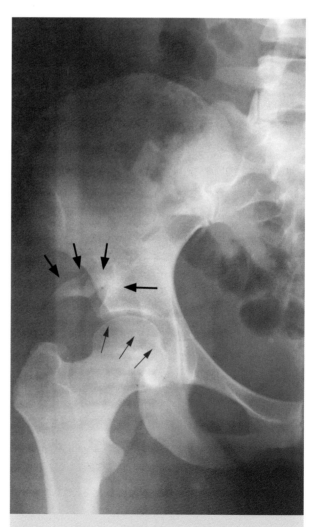

图8.1　后壁骨折。细箭头表示后壁骨折块缺失造成的塌陷，粗箭头标示后壁骨折块

- CT：CT 能够准确显示后壁骨折片的大小、关节内骨折、股骨头和髋臼表面的边缘压缩、受累关节面的定位、髋关节后脱位的范围和骨折块的旋转移位（图 8.4）。 只有通过三维 CT 才能更好地了解骨折的解剖形态。极少数情况下，髋关节后脱位可导致后壁和后柱连续完整的部分出现塑性变形。受伤时脱臼的股骨头压迫这些完整的后壁，造成复位后与对侧相比发生凹陷畸形。因此，可以看到一个向外的定向压缩，其密度与保持完整的后壁/柱的松质骨相当[4]。

- 向其他骨折类型过渡：出现四边体表面和（或）坐骨近端的后壁大的骨折块是骨折向

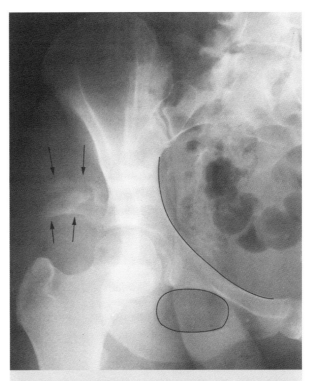

图8.3　闭孔斜位图显示完整的前柱和闭孔线；箭头示后壁骨折块

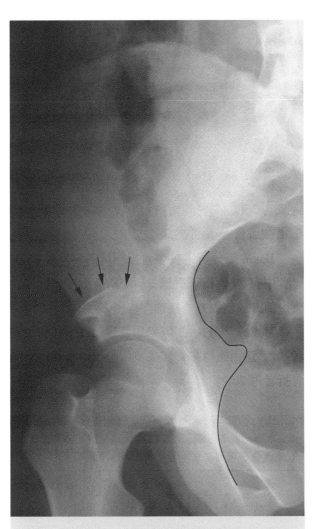

图8.2　后壁骨折。髂骨斜位典型的后壁骨折，后柱的标记线完整，箭头示骨折块的致密影

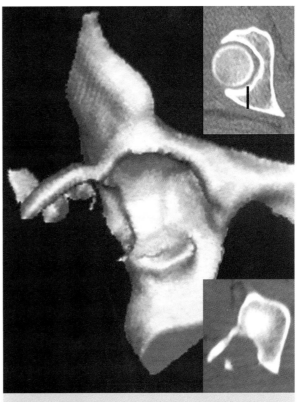

图8.4　CT显示与后上柱延伸至髋臼顶的缺损相对应的移位的骨折块，轴向CT显示了典型的骨折过程，三维CT清楚地显示了骨折块的真正范围和位置

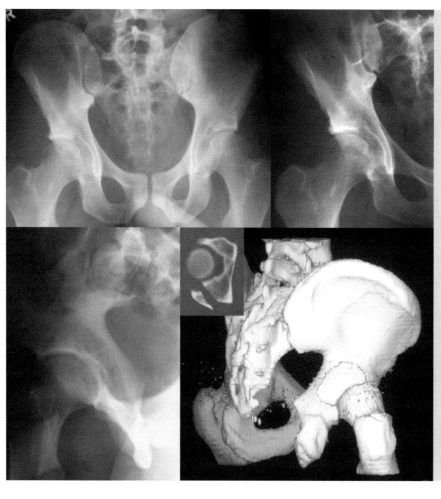

图8.5 具有单一骨折的典型后壁骨折（OTA 62-A1.1）

后柱过渡的表现。另外，其他不完全的水平骨折可过渡为横形伴后壁骨折。

图 8.5~8.7 显示典型的后壁骨折病例。

8.3 病理生物力学

8.3.1 损伤机制

后壁骨折最常见的损伤机制是仪表盘损伤机制，通常发生在与交通事故有关的正面碰撞中，轴向压力沿着股骨轴传至股骨头向后撞击髋臼后缘[5]。这一机制得到了临床上交通事故研究数据库和实验室数据的验证。

Rupp 等发现与以往的研究相比，在此损伤机制下经常发生髋臼骨折[6]。此外，还对仪表盘损伤机制进行了实验评估。在 74% 的尸体标本中，导致髋臼骨折的平均力为 5 700 N。14

例髋臼骨折中有 12 例（86%）出现单纯后壁骨折或合并横形、T 形骨折[6]。每 3 例骨折中可见 1 例股骨颈骨折。

Dakin 等分析了仪表盘损伤机制，发现 28 例患者中有 27 例出现后壁骨折。所有后壁骨折均直接由前方或前侧方直接轴向作用力导致[7]。

McCoy 等分析了 40 例明确事故发生机制的患者[8]。正面碰撞导致髋关节后脱位伴或不伴后壁骨折者占 70%。

临床意义

仪表盘损伤机制是发生后壁骨折的基本机制。

8.3.2 骨折机制

对后壁骨折病理的全面认识主要基于 Emile Letournel 的基础工作[3,9]。

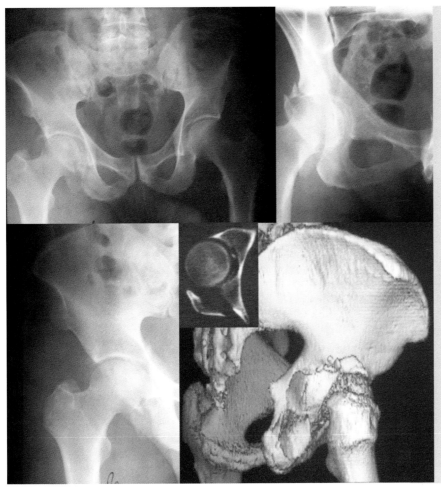

图8.6 无边缘压缩的多块骨折块的后壁骨折(OTA 62-A1.2)

后壁骨折主要是后脱位时后柱剪切的结果。可以产生不同大小的骨折块。

典型损伤机制是由向后的暴力引起的，通常由仪表板损伤机制造成。因此，必须注意膝关节和大腿的伴随损伤。根据损伤时暴力的方向，可以在后方（髋臼顶下面）、后上、后下发现骨折块。

撞击时髋关节的位置决定骨折块的位置。根据股骨屈曲、外展或内收的范围，以及股骨的前倾，相应的力分别作用于后外侧、中央或头尾方向。在创伤时髋关节的位置对后壁骨折的类型至关重要。

髋关节屈曲 <90° 常导致后上壁骨折脱位，伴有较大的后上骨折块。屈曲 90° 导致典型的后缘 / 壁骨折，屈伸度 >90° 可导致后下壁损伤（图8.8）。

在冠状面或内收中立位，预期会出现典型的后部损伤，而髋关节的外展则会导致力更集中地传递，这可能会合并四边体损伤或横形骨折。

后壁的骨折块仍然附着在关节囊或破损的关节囊上。如果髋关节囊完好，股骨头就会持续冲击完整的后柱和髋臼软骨，从而在后柱导致典型的边缘压缩（图8.9）。

由于这些骨折块的旋转可高达 90°，术前有必要明确这些合并病变[3,10]。

另外，沿骨的相应压力和股骨头沿骨的移动会导致股骨头软骨、股骨头压缩的剪切损伤。甚至导致罕见的股骨头骨折（Pipkin 骨折）。

Böhler 发现，在这种机制中，可以发生股骨头的弹性压缩，这可能是后壁骨折后创伤性股骨头坏死的原因之一[11]。这种损伤机制还可导致骨折区较小的附加骨折块，临床上表现为粉碎骨折区，甚至关节内有骨折骨折块。

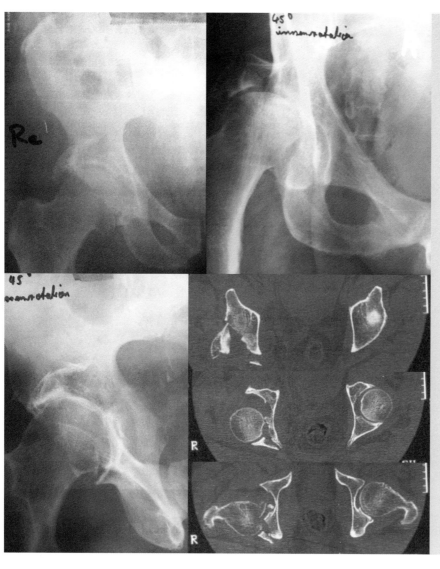

图8.7 伴边缘压缩(OTA 62-A1.3)和股骨头骨折的后壁骨折

后壁的骨折块通常附着在髋关节囊的某些部位，而完整的关节囊或软组织的松弛并不常见。

临床意义

常见的髋臼软骨损伤，尤其是边缘压缩或股骨头的损伤可能有预后价值。

8.4 合并伤

有关后壁骨折合并损伤的资料很少。

各种数据显示，大约30%的后壁骨折是单纯髋臼损伤，不伴有其他身体部位损伤[12-14]。2005年，汉诺威医学院骨盆数据库收集了类似的数据。22.2%的患者合并头部损伤，24.3%的患者合并胸部损伤，6.6%的患者合并腹部损伤。根据假设的仪表盘损伤机制，同侧下肢的合并损伤包括股骨骨折（8.5%）、膝关节韧带不稳定（8.8%）、髌骨骨折（5.8%）和胫骨平台骨折（4%）。

髋关节的局部损伤中72%是髋关节脱位（图8.10），10.1%合并 Pipkin 骨折，8%~12%合并坐骨神经原发性损伤（图8.11）[15]。

8.5 髋关节稳定性

多项研究分析后壁骨折后髋关节的稳定性。Larson 进行的临床分析中，实施了屈曲30°~40°的轴向股骨压力（实验），一种不稳定的情况是股骨头再次脱位[16]。

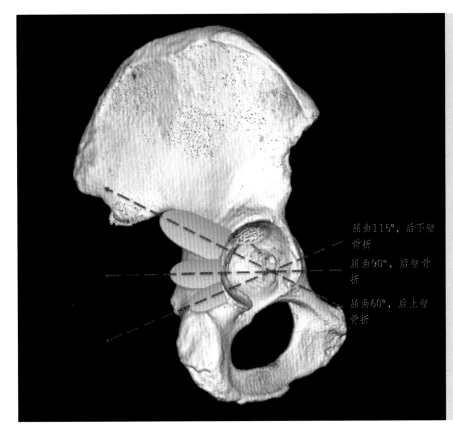

图8.8 根据Letournel分型，髋关节的屈曲位置决定典型的损伤方向，从而决定后壁骨折的不同类型

屈曲115°，后下壁骨折

屈曲90°，后壁骨折

屈曲60°，后上壁骨折

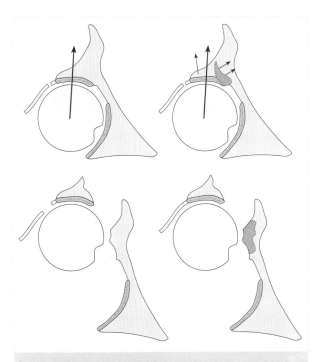

图8.9 根据Letournel分型，髋关节囊损伤的类型决定后壁骨折和合并的髋臼边缘压缩

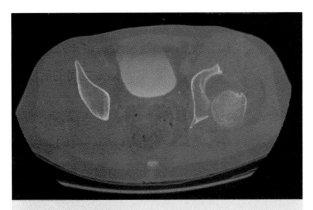

图8.10 轴向CT图像示股骨头后脱位

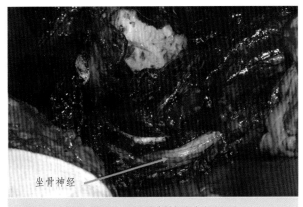

坐骨神经

图8.11 坐骨神经与后壁骨折块的密切关系

125

Keith 等是最早在 9 具尸体中研究髋臼后壁骨折块的大小对髋关节稳定性影响的学者之一[17]。对骨盆后缘进行重复截骨术，直到建立不稳定的髋关节。剩余髋臼深度决定切除后壁的范围。在轴位 CT 上测量患侧截去的后壁深度并除以健侧完整的后壁深度（图 8.12）。然后在 90° 屈曲和 20° 内收时进行轴向应力测试。稳定的髋关节髋臼后壁深度为 10%~40%，而不稳定髋关节后壁深度为 20%~55%。因此，20%~40% 为过渡区。

Calkins 等对 31 例后壁骨折（根据 Epstein 分类）进行了详细的 CT 分析[18]。在 90° 屈曲、0° 旋转和 0° 内收时进行了应力测试。另外分析了关节半脱位 / 脱位的结果、髋臼骨折指数（AFI），AFI 为在 CT 片上患侧和健侧关节最大表面角的商数（图 8.13）。

研究发现，21 例患者髋关节稳定，10 例髋关节不稳。在 70% 不稳定的髋关节中发现股骨头半脱位超过 0.5 mm，在稳定的髋关节中并未发现。关于骨折台阶或间隙二者无差异。在不稳定骨折中，65% 的后壁受累，而在稳定骨折中存在平均 37% 的骨缺损。相应地，34%~55% 之间的后壁缺损定义为过渡区。

进一步的研究分析了后壁截骨块的多少、髋关节囊完整性与髋关节稳定性的关系[19]。若髋关节囊完整，后壁缺损达 25% 的髋关节均稳定，而骨缺损达 33% 的髋关节中有 75% 稳定，所有缺损 >50% 的关节均不稳定。相反，在后关节囊破裂时，缺损达 33% 的髋关节中至少有 86% 是不稳定的，所有缺损小于 25% 的髋关节稳定，所有缺损大于 50% 的髋关节不稳定。总之，后壁 25%~50% 的骨缺损是过渡区。

各项研究均推荐用 CT 评估存在后壁骨折的髋关节的稳定性。

全麻下的动态应力透视被认为是最佳的[22,23]，但临床并不常用。因此，CT 分析得到更多的支持。

Grimshaw 等的研究包括全麻状态下关节稳定性的动态图像增强分析[22]。患者取仰卧位，在髋关节完全伸直和中立位完成。通过小心地屈曲至 90°，并沿股骨轴施加轻微的轴向压力，在骨盆前后位和闭孔斜位下分析髋关节的匹配程度。如果关节完好，额外进行 20° 内收和 20° 内旋检查。半脱位（髋关节线不连续）均被认为是不稳定的。

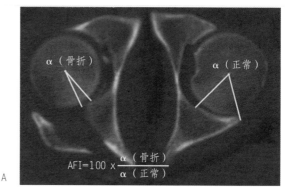

$$AFI = 100 \times \frac{\alpha（骨折）}{\alpha（正常）}$$

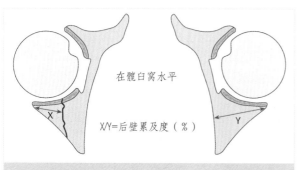

图8.12　根据Keith报道[41]在轴位CT片上测量受累后壁的大小

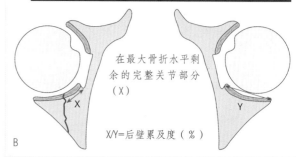

图8.13　根据Calkins报道[13]测定髋臼骨折指数（AFI）。A.轴向CT片测定AFI；B.AFI测定示意图

根据 Keith 等和 Calkins 等提出的检验方法，有学者实施了一项类似的比较调查，即在相同的 CT 水平上计算后壁最大后部缺损与完整后壁内外侧长度的商（图 8.14）。与金标准（动态透视）相比，改进的 Keith 方法具有 100% 的特异性、100% 的敏感性和 100% 的阳性预测值[24]。组内和组间的可信度与经验无关，总体可信度为 0.80。与金标准相比，灵敏度为 90%，特异性仅为 61%[25]。

相反，骨折块大小达 20%~50% 的潜在不稳定后壁骨折相对于金标准具有 0.65 的组内可靠性。对照组间的可信度仅为 0.12，在概率范围内。因此，在有争论的病例中建议手术[26]。

进一步的研究比较了在 45° 屈曲和轴向应力下的标准动态应力透视检查和术中 Iso–C–3D 导航下动态应力评估。在 1/5 的患者中，术中三维分析显示不稳定与二维显示不稳定相比较，前者技术更好而被推荐[27]。

最近的数据质疑骨折块大小在决定髋关节稳定性方面的价值。与全麻下的动态应力透视检查后壁受累程度相比，髋臼顶距骨折最近出口点的距离是提示髋关节不稳定的更好指标，因为 23% 的髋关节不稳定患者后壁受累程度小于 20%[28]。髋臼顶至最近端骨折线的距离，不稳定骨折为 5 mm，稳定骨折为 9.5 mm。

相反，对比分析 17 例动态透视检查后选择非手术治疗患者的临床效果证实了伤后 30 个月后壁骨折块大小对分析髋关节解剖复位、良好 X 线表现及良好的临床疗效上的价值[29]。

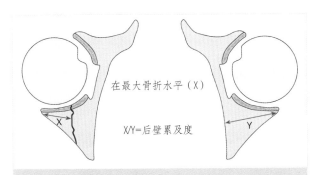

图 8.14　根据 Moed 报道[69] 评估轴向 CT 片上后壁受累程度的测量方法

在最大骨折水平（X）

X/Y=后壁累及度

8.6 后壁骨折的生物力学

Olson 等通过尸检分析了不同后壁缺损状态下股骨头对剩余髋臼压力的影响[30]。在标准化的单腿站姿骨折模型中，使用 Fuji 压力膜来测量产生的力。通过与水平面 40°~90° 成角截骨造成三阶段缺损以模拟临床常见的接触区。

在完整的髋臼中，股骨头与髋臼关节上、前、后表面的接触面分别为 48%、28% 和 24%。后壁缺损 1/3 使得与髋臼顶接触面增加 64%，但是与前、后面的接触分别减少了 21% 和 15%。随着缺损的增加，股骨头与髋臼顶的接触面进一步增加，而前、后面的接触进一步减小。髋臼的总接触面积由完整髋臼的 9.21 cm² 减小到完全缺损的 6.87 cm²。

> **临床意义**
>
> 即使是较小的后壁缺损，也能使上表面接触力增加 1.3 倍，从而在理论上增加继发性关节病的发生风险。

考虑到这些结果，对较小的后壁病变进行保守治疗可获得较好的效果。

进一步分析发现，在股骨头和髋臼之间的单腿站姿模型中，用拉力螺钉和钢板内固定后壁骨折的关节解剖重建效果与直接接触面积的大小有关[31]。

腹骨头与完整髋臼在前、后和上表面接触面的大小几乎一致，但后壁骨折导致上接触区接触面增加和局部压力升高，前、后接触面相应减小。

骨折解剖重建后，上接触面面积缩小，前、后接触面增加，但未实现生理重建[31]。因此，骨折的发生影响了髋臼的生理力学，甚至解剖重建也不能恢复关节正常的生理[31~33]。因此，髋关节的生理平调[34,35] 就会永久中断。

这种生理平调可使新月形关节面的两翼和角受到均匀的应力，并避免了局部应力集中。髋臼横韧带起张力带的作用[34,36]（见第二章）。

后壁骨折破坏髋关节的生理平衡。

8.7 适应证

8.7.1 保守治疗

保守治疗仅适用于关节囊小撕裂伤（Epstein Ⅰ型损伤[37,38]）或在关节不稳定试验阴性时进行。试验为在髋关节90°屈曲和轻微内收的位置进行轴向压力测试[39]。

如前所述，可以通过CT确定骨折块的大小，而关节面受累程度<30%通常排除相关关节的不稳定性。必须考虑的是，即使是这些小的缺损也会导致上关节面的压力明显增加，并有潜在的关节退行性变发生风险[30]。

根据Olson等[40]的CT分析，保守治疗的适应证如下。

- 关节（髋臼顶）以上10 mm处无骨折线。
- 非牵引状态下3种标准X线平面上关节匹配精确适合。
- 在骨折最严重的区域至少有50%的完整关节区域保留。

在全麻下动态透视检查明确关节稳定后[22]，对18例患者进行保守治疗。后壁骨折块平均大小为28%[24]。CT透视下22.2%为稳定骨折，77.8%为中间不稳定骨折（20%~50%）。2年后，平均Merle d'Auigniher评分为17分。所有患者均取得良好的临床效果，无创伤性放射学改变。不伴有骨折脱位时临床疗效最好。

保守治疗包括物理治疗和肌肉力量练习、步态训练和协调性练习。允许部分承重，即体重的1/5，持续6~12周并逐渐增加。10~12周后完全负重。

8.7.2 手术治疗

对于合并其他疾病或局部有手术禁忌证的患者，建议采用牵引治疗。经典手术指征是关节内

骨折及合并髋臼边缘压缩。

因此，绝大多数后壁骨折都需通过手术治疗，手术适应证如下。

- 髋关节不稳定。
- 髋关节不匹配。
- 存在复位障碍。
- 关节内骨折。
- 坐骨神经损伤加重。
- 股骨头骨折。
- 存在髋臼压缩区。

由于约72%的骨折合并髋关节脱位，所以推荐急诊闭合复位。应在全麻和肌松状态下进行复位，以避免进一步破坏股骨头和髋臼的软骨结构。文献介绍了各种复位方法，最常见的复位方法来源于Allis、Bigelow、Böhler、Stimson或Skoff[41,42]。

- Allis复位是通过仰卧位的轴向牵引完成的，在髋关节及膝关节屈曲90°位且轻微旋转的情况下，对抗骨盆进行牵引。
- Bigelow复位与Allis复位技术相比，特点是患腿处于最大内收位置。
- Böhler复位法类似于Allis，医生使用绷带用自己的颈部将患者同侧膝关节悬吊起来。
- Stimson复位法是患者取俯卧位，将患者固定在平台上，髋关节屈曲90°；多数情况下，单靠重力就能复位髋关节，必要时施加垂直方向的力。
- Skoff改良技术是患者取侧卧位，由2位医生操作。一名医生用吊索对抗牵引髋关节，另一名医生在髋关节屈曲大于90°，内收、外旋下牵引复位。

图8.15示部分复位方法。

复位越早越有利。复位时间对股骨头坏死损伤时间的影响尚不清楚。只有在单纯的髋关节脱位[43]和股骨头Pipkin骨折中[44]，6小时法则是有价值的。在髋臼骨折脱位中，复位对预后的影响尚不清楚。

8.8 内固定术

8.8.1 内固定术的生物力学

多项研究分析了不同的内固定术对重建稳定性的影响。

Goulet 等的实验分析了后壁粉碎性骨折[34]。行后壁截骨术，截骨后发生横向（A 型）或向心断裂（B 型）。在 A 型骨折中，每个骨折块仅用 1 枚螺钉进行固定或与另一作为中和钢板的后部重建钢板联合固定。附加钢板明显提高了骨折块固定的强度，而对总强度没有影响。

B 型骨折用单块重建板或附加弹性板固定[45,46]。经典的手术方法选用 1/3 管型钢板、普通钢板或改良的桡骨远端钢板作为弹性板[47]。这些技术不分伯仲，但使用附加弹性板提高固定强度是趋势。

单纯后壁骨折的进一步生物力学分析提示上述手术方法之间没有显著的统计学差异[48]。

生物力学上，2 枚拉力螺钉和锁定重建钢板固定后上、后下壁骨折比用三维记忆系统固定表现出较高的后上骨折不稳定性[49]。

在定性分析中，用 2 块迷你板和 1 块重建板、单纯重建板、单纯双螺钉及单纯迷你板来模拟后壁骨折的固定。螺钉结合接骨板具有最大的稳定性[50]，Zoys 等研究了内固定材料对骨折强度的影响[51]。在 10 具尸体骨盆中，对具有愈合能力的后壁骨折进行了截骨、拉力螺钉内固定以及钢板内固定。不锈钢内植物比钛内植物具有更高的固定强度。

临床意义

根据这些结果，建议如下。

• 理论上，单枚螺钉能够固定大而孤立的骨折块。

• 在粉碎性骨折中，附加钢板内固定能够显著增加整体的固定强度。

• 小的撕脱性骨折应该附加弹性板固定。

• 使用锁定钢板没有优势。

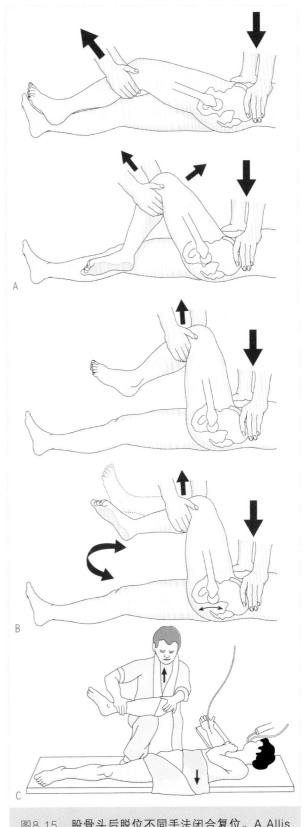

图 8.15 股骨头后脱位不同手法闭合复位。A.Allis 法；B.Bigelow 法；C.Böher 法

然而，这种骨折类型的解剖重建并不会使髋臼负荷分布恢复至术前生理情况。髋臼上部存在压力峰值，而这些参数在髋臼前部和后部是降低的[31]。

临床意义

后壁骨折的治疗建议采用不锈钢内植物。

8.8.2 入路

通常采用 Kocher-Langenbeck 入路手术稳定后壁骨折。只有在少数后上壁骨折患者的骨折延伸到前柱时需要改变手术步骤。根据 Ganz 的学说，这些情况下髋关节外科脱位可作为进入髋臼上区的备选[52,53]。

可以通过前入路（髂腹股沟入路）解决向前延伸的上壁骨折，它可能是通过髂前上棘或髂前下棘截骨实现的[54,55]。

8.8.3 复位技巧

复位器械非常多。最常用的复位器械如下（图8.16）。

- 大点式复位钳（Weller 钳）。

- 用于皮质骨螺钉的小骨盆复位钳（Farabeuf 钳）。
- 用于皮质骨螺钉的小骨盆复位钳（Jungbluth 钳）。
- 球形顶棒。
- 带万能卡头的 T 形手柄，5 mm Schanz 螺钉。
- 弹性板[45]（图 8.23、8.24）。

建议对后壁骨折采取逐步复位手法。

- 股骨头反向牵引。
- 明确关节（内）病变。
- 边缘压缩复位。
- 后壁主要骨块复位。
- 重建盂唇。

股骨头反向牵引

为全面了解骨折范围，反向牵引髋关节或小心地半脱位，尽可能将后壁主要骨块维持在后壁。由此，通常能够对关节进行充分的检查。

另外，如果损伤本身没有造成股骨头韧带撕脱，则应将其切断。此外，将 Schanz 螺钉插入股骨颈用于牵引股骨头（图 8.17，8.18）。由此，可以排除囊内骨折或复位禁忌证。

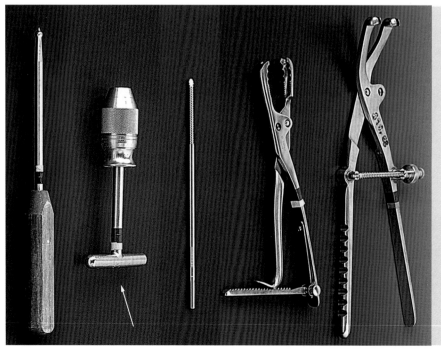

图8.16 各种常用的复位器械，从左到右：球形顶棒、T形手柄、Schanz螺钉、Farabeuf钳、Jungblth钳

明确关节（内）病变

确定边缘压缩是至关重要的。在极少数病例中，骨折块旋转180°并嵌入后柱的松质骨，并且很难发现。被忽略的骨折块可能导致关节内台阶和间隙，这增加了继发性退行性关节炎的发生风险[56,57]。

边缘压缩复位

下一步，复位边缘压缩。在使用骨刀或骨凿复位松质骨时，应避免损坏它们。以复位好的股骨头作为参考，复位这些骨折块，产生的骨松质间隙可使用取自大转子或前/中部髂嵴的自体松质骨填充[58]（图8.19）。用平行于关节面的克氏针（例如1.4mm直径）将这些复位的骨折块进行临时固定可能是有帮助的，另外，也可以使用螺钉或可吸收导针临时固定。

对于骨质差的老年患者，可以用特殊的骨水泥填补产生的骨缺损以保持复位[59]。游离的关节骨折块也应解剖复位。

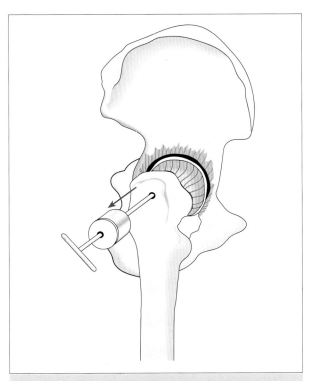

图8.17　用带T柄的Schanz螺钉插入股骨颈牵张关节

后壁主要骨折块复位

现在处理主要的骨折块。仔细清理骨折端，骨膜最大剥离2~4 mm，使骨折线精确复位。如果

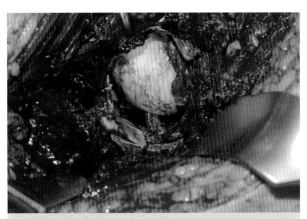

图8.18　关节牵引术中情况，明确关节内多个骨折块和股骨头韧带完整

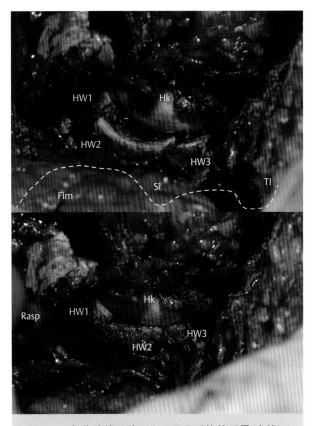

图8.19　复位边缘压缩。上图显示后柱的后界(虚线)。可清晰地看到3个向后移位的骨折块(HW1~3)。以复位好的股骨头为参考，复位这些骨折块。如果仍有骨松质间隙，通常使用转子部松质填补。TI，坐骨结节；Si，坐骨棘；Fim，坐骨大切迹；Hk，股骨头

骨折块足够大，可使用拉力螺钉。钻头的方向应与关节面平行或远离关节面（图8.20）。为了避免将螺钉拧入关节内，可以尝试由内向外预钻孔。复位后经过预钻孔可以安全地拧入螺钉。

重建关节盂

髋臼骨折中关节盂撕脱伤很常见，尤其是横形骨折[60]、后壁骨折[61]及伴髋关节后脱位的Pipkin骨折[62]。

是否有必要重新固定撕裂或撕脱的关节盂仍有争议。Leunig等建议，如果术中关节盂稳定且未受损，则不予处理，如果关节盂不稳定、未受损并与骨折块连接则重新进行固定[60]。建议切除不稳定和受损的关节盂[60]。

在髋臼骨折伴后壁骨折中，关节盂损伤似乎是持续的囊内损伤。应尽可能保留关节盂[61]，如果不予处理，会有疼痛症状和功能上的损害[63]，处理后效果更好[64,65]。

8.8.4 骨折固定技术

复位后建议按下列步骤固定。

- 临时固定。

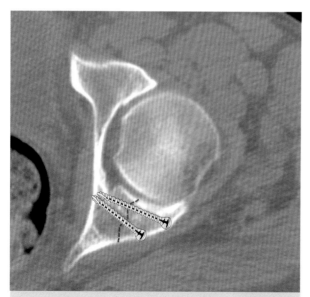

图8.20　用于固定后壁骨折块的螺钉、钢丝或导针的可能方向

- 拉力螺钉固定主要骨折块。
- 维持复位。
- 弹性板固定边缘撕脱。
- 中和钢板内固定。

临时固定/螺钉固定

用克氏针或复位钳临时固定主要骨折块。有时用球形顶棒维持复位（图8.21）。

根据上述方向拧入用于最终固定骨折块的螺钉（图8.22）。

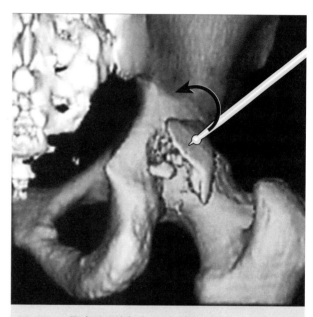

图8.21　用球形顶棒复位主要的后壁骨折块

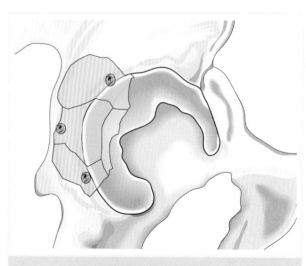

图8.22　拉力螺钉固定后壁骨折块

维持复位

可用多种方法维持复位。在复位后壁主要的骨折块后，不可能直接维持复位。

间接地，在牵引下将钝的小拉钩插入关节是可能的，并可触及关节面。然而，不能完全排除骨折块的旋转。

最常见的方法是术中使用传统的 3 种标准平面透视。如果可能，术中适宜使用三维成像。手术台上所涉及的髋关节位置应尽可能居中，以确保髋臼处于最佳中心位置。利用传统的 2D 成像，通过将 X 线束与要分析螺钉的轴线保持一致，可以避免螺钉进入关节内。如果螺钉进入关节内，应重新植入螺钉。

弹性板固定

对于小的髋臼边缘撕脱骨折，可能由于骨折块太小而不能用螺钉固定，可以用弹性板进行复位和固定[45,46]。

可以使用商业弹性板。也可以将相应长度的 1/3 管型板在其末端压平，V 形处理末端的螺孔，将末端旋转 90°，螺孔最终轻微向前弯曲。

小骨折块可以通过末端螺孔固定。必须注意避免关节嵌插。通过在最远的螺孔中拧入偏心螺钉，实现骨折端加压（图 8.23）。使用标准中和板固定时，弹性板位于中和板下面。

钢板固定

虽然后壁大的骨折块用单枚螺钉固定在生物力学上是可能的[48]，但一般建议附加中和钢板内固定[3]。该钢板解剖塑形成髋臼边缘形状，通常用 2 枚螺钉固定坐骨结节远端，用 2 枚近端螺钉固定在髋臼上缘（图 8.24）。该重建板下面可以固定弹性板（图 8.25）。

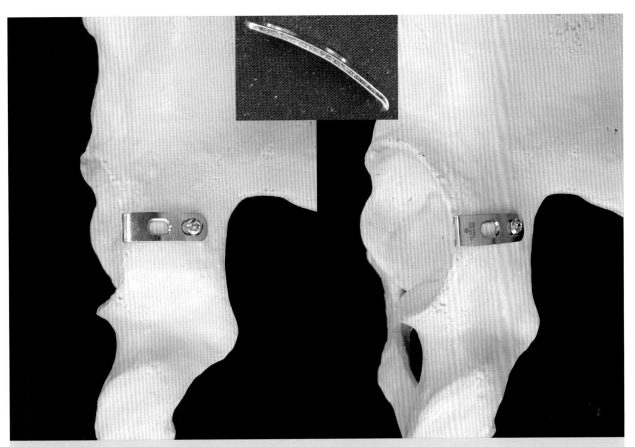

图8.23　弹性板的位置[56]

若后壁骨折延伸到后柱后缘或发生粉碎性骨折，可能另需要一个与第一个中和钢板平行的钢板。一般使用8孔直板或预弯板。可以将钢板在骨折区域过度塑形，拧紧螺钉时会增加对骨折块的加压（图8.26）。

8.9 术后处理

只有一项研究强调了术后处理的重要性。

Marmor等进行的生物力学分析探究功能负荷条件下可能发生髋关节脱位的倾向。在6具尸体骨盆内行增量式后壁截骨术，模拟单腿站姿（SLS）和坐下起立（STS）运动进行负荷测试。与模拟单腿站姿相比，坐下起立的负荷更容易导致髋关节不稳定，这与后壁骨折块的大小有关。此外，后壁骨折块与髋臼顶的距离影响了稳定性，因此后上壁骨折具有较高的不稳定性[66]。

由此，后壁骨折固定后行走，尤其是借助拐杖时，比从坐位到站立更安全，这与髋关节内假体实验的数据相吻合[67,68]。临床结论如下。

- 在后壁骨折切开复位内固定术（ORIF）后，尤其是后上壁骨折的前6周，应避免仰卧位主动活动患肢。

- 后壁骨折伴边缘压缩术后6~12周部分负重。

8.10 预后

后壁骨折是髋臼骨折中预后良好的类型，术后长期稳定性很好。

Stewart和Milford早在20世纪50年代初就报道了髋臼骨折脱位并进行分型。Ⅱ、Ⅲ型骨折（中央移位骨折除外）为后壁骨折[20]。仅26%的骨折需要手术治疗，部分病例用螺钉内固定。在6例疗效良好和优秀的患者中，有3例进行了髋关节置换术。9例患者疗效不佳。由此，我们认为螺钉内固定术后效果不佳。

Rowe和Lowell分析了17例后壁骨折患者[69]。其中12例有大骨折块，5例为较小的撕脱型骨折。患者合并坐骨神经损伤的发生率为35.3%。术中观察到8例股骨头软骨损伤，但手术患者不良反应总体发生率资料匮乏。临床和影像学表现不理想者占35%。效果不佳与关节不稳、延迟重建和股骨头损伤有关。

近年来，多位学者报道了后壁骨折固定后的结果，概述如下。

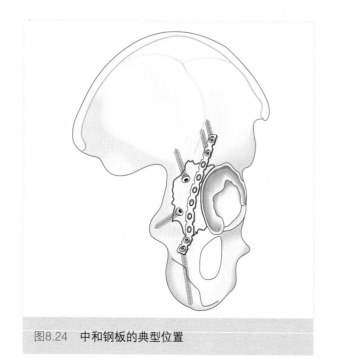

图8.24　中和钢板的典型位置

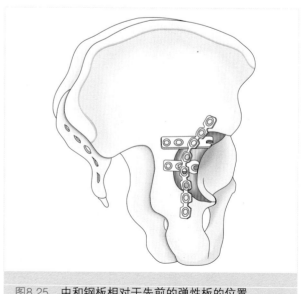

图8.25　中和钢板相对于先前的弹性板的位置

8.10.1 骨折类型

只有少数报道侧重于后壁骨折亚型的发病率。总的来说，共获得399例患者的数据，包括来自德国第一和第二多中心骨盆研究小组的数据[3,13]。

单纯直接后柱骨折发病率方面，Aho报道为54.5%[70]，Pantazopoulos为69.4%[13]，Letournel为67.3%[3]。来自德国第二多中心骨盆研究小组的数据显示，这一比例较低，为36.1%。上述报道中，后上壁骨折发病率分别为27.3%、18.4%、11.6%和57.8%。后下壁骨折发病率较低，分别为18.2%、12.2%、2.2%和6%。

由此，2/3的后壁骨折为单纯后壁骨折。

8.10.2 合并伤

共获得473例患者合并髋关节脱位的详细数据，其中包括来自德国第二多中心骨盆研究组的数据[11,12,14,71-73]。虽然没有详细说明脱位的准确方向，但大多数患者都有后和后上脱位。整体而言，后壁骨折患者骨折脱位的发生率为68%~95%。

778例患者中，原发性坐骨神经损伤的发病率约为14%（6.7%~14%）[3,12-14,70-74]。从德国第一、第二多中心骨盆研究小组收集到类似的数据。

髋臼表面的其他损伤，包括髋臼软骨挫伤和边缘压缩粉碎性骨折，发生率为5%~54%[13,14]。髋臼边缘粉碎约占32%[3,12,72]，髋臼粉碎占34.3%[12,72]，关节内粉碎占34.6%[12]。

另外可观察到11%~40%的股骨头损伤，例如关节压缩、软骨挫伤或软骨剪切伤（图8.27）[12]。股骨头Pipkin骨折[75]发生率为7.7%[4,71,72]。

8.10.3 复位入路及技术

治疗后壁骨折的主要入路是Kocher-Langenbeck入路，极少数情况下采用其他手术入路。

与德国第一和第二多中心骨盆研究小组的数据相比较，98.6%的医师选择Kocher-Langenbeck入路[12,13,14,70,72,73,76]，仅0.5%的医师选择髂股延长入路。

最佳固定方法是钢板附加拉力螺钉内固定技术（>85%）[12,14,70,72,73,76]。59例（12.4%）只需单枚螺钉固定[12,14,70,72,73,76]。

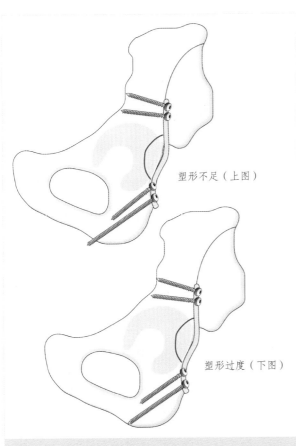

塑形不足（上图）

塑形过度（下图）

图8.26 过度塑形的钢板可为骨折块与后柱之间提供额外加压，注意上图中钢板与骨折块之间小的缝隙

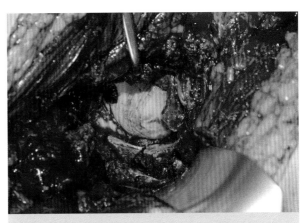

图8.27 后壁粉碎性骨折造成股骨头剪切伤

8.10.4 复位质量

根据 Matta 标准确定术后复位质量[76-78]，包括解剖复位（0~1 mm 间隙），近解剖复位（2~3 mm 间隙），非解剖复位／复位不良（>3 mm 间隙）。

后壁骨折切开复位内固定后，88.5% 有望达到解剖复位[3,12~14,21,57,71,74,76,79~85]。近解剖复位率为7.9%，复位不良率为3.6%（表8.1）。

固定和复位没有确切的关系。

表8.1 复位质量				
年份／作者	患者数	解剖复位（%）	近解剖复位（%）	复位不良（%）
1993 Pantazopoulos	52	80	20	0
1993 Letournel	127	93.7	3.9	2.3
1996 Chiu	27	96	4	0
1996 Matta	22	100	0	0
2000 Rommens	55	96.7	3.3	0
2002 Moed	100	97	0	3
2003 Mears	30	93.3	6.7	0
2009 Gänsslen	135	96.3	3.7	0
2011 Briffa	23	82.6	13.1	4.3
2011 Kim	33	48.5	36.4	15.2
2012 Mitsionis	19	79	15.8	5.2
2012 Tannast	107	91.6	7.5	0.9
2014 Magu	25	88	12	0
2014 Zhang	28	32.1	57.1	10.8
2014 Zhang	53	69.8	20.8	9.4
2015 Martins 和 Souza	192	90.6	0	9.4
总计	1028	88.5	7.9	3.6

分析复位质量时，必须考虑到主要是使用常规 X 线片（骨盆前后位、髂骨斜位和闭孔斜位）进行评估的。最近的研究表明，这导致对真实结果低估和可能产生误导[86,87]。

8.10.5 并发症

由于骨折相关特性，坐骨神经具有特殊的损伤风险，医源性损伤发生率为 4%（0~8%）[12,13,42,71,72,74,88]。

德国第三多中心骨盆研究小组认为，单纯或相关后壁骨折患者的医源性神经损伤的相对风险为 2.0。314 例后壁骨折中，单纯后壁骨折后医源性神经损伤的总发生率为 1.9%[15]。

术后血肿发病率为 2%[12,14,74]，深部感染发病率为 2.3%[12,13,14,71~74]。

血栓并发症占 2.9%，文献中没有统一的预防机制[12~14,71]。德国第一和第二多中心骨盆研究小组获得的数据与之类似。

如果使用吲哚美辛预防异位骨化，发生后壁骨不连的风险很大[89]。

8.10.6 远期结果

以下数据是对后壁骨折随访时间至少为 2 年，随访率至少为 75% 的远期随访文献的总结。

临床结果

大部分病例采用 Merle d'Aubigné 评分[90]对临床结果进行分析，将结果分为 4 组。其他评价工具包括 Harris 髋关节评分[91]、Thomson 和 Epstein 评分[92]，亦将结果分为 4 组。

最近的文献资料主要使用 Merle d'Aubigné 评分，Chiu 等只使用 Harris 髋关节评分[12~14,70~74,76,79~81,83~85,93~95]。

总体上，48.5% 的髋关节功能预后良好（Merle d'Aubigné 评分 18 分），优秀（Merle d'Aubigné 评分 15~17 分）占 28.8%，良好（Merle d'Aubigné 评分 13~14 分）占 8.3%，较差（Merle d'Aubigné

评分 3~12 分）占 14.3%（表 8.2）。

77.3% 的后壁骨折切开复位内固定术后，至少术后 2 年可获得良好的临床效果。Chiu 等使用 Harris 髋关节评分（81.5%）进行的研究得出了类似的结论[71]。

Ⅰ度和Ⅱ度患者骨化不严重，而Ⅲ度和Ⅳ度则会导致髋关节运动范围严重受损甚至发生关节强直。

总的来说，约 3/4 的患者不会发生异位骨化。20%~25% 的轻度骨化中，Ⅰ度和Ⅱ度可能发生骨化，而Ⅲ度和Ⅳ度患者中发生明显功能紊乱性骨化的概率低于 3%。

表 8.2 采用 Merle d'Aubigné 评分判定临床效果

年份/作者	患者数	优（%）	良（%）	可（%）	差（%）
1993 Pantazopoulos	52	63.5	21.2	5.7	9.6
1996 Matta	22	40.9	27.3	0	31.8
2000 Rommens	55	30.4	39.1	15.2	15.2
2002 Moed	100	55	34	1	10
2005 Im	15	67	27	0	7
2009 Gänsslen	135	45.4	27.9	9.3	17.4
2009 Xin	31	48.4	41.9	6.5	3.3
2011 Briffa	23	52.2	17.4	4.4	26.1
2011 Kim	33	45.5	15.2	9.1	30.3
2012 Mitsionis	19	52.6	31.6	10.5	5.3
2014 de Palma	42	23.8	31	19	26.2
2014 Li	57	79	14	3.5	3.5
2014 Magu	25	63.6	22.7	9.9	4.5
2014 Zhang	28	41.7	37.5	12.5	8.3
2014 Zhang	53	28.3	39.6	15.1	17
总计	690	48.5	28.8	8.3	14.3

表 8.3 采用 Helfet 标准判定影像学结果

年份/作者	患者数	优（%）	良（%）	可（%）	差（%）
1993 Pantazopoulos	52	63.5	23.1	5.7	7.7
2002 Moed	100	81	5	4	10
2011 Kim	33	30.3	42.4	12.1	15.2
2012 Mitsionis	19	31.6	57.9	10.5	0
2014 Li	57	79	17.5	3.5	0
2014 Magu	25	45.5	36.4	13.6	4.5
2014 Zhang	28	62.5	20.8		12.5
2014 Zhang	53	35.8	32.1	18.9	13.2
总计	367	60.6	22.8	8.1	8.4

术后 2 年后，1/5 的患者发生髋关节创伤性关节炎[3,12,13,70,71,73,74,85,93]。仅有少数报道[12-14]将创伤性关节炎分为 4 个亚组[38,88]，且Ⅰ度患者没有关节炎症状。

77.3% 的患者没有创伤后关节炎症状，10.1% 有轻度退行性改变，中度至重度关节炎分别占 4.5% 和 8.1%[38,88]。

髋关节术后 2、5、10、20 年的生存率分别为 88%、82%、81% 和 76%。从损伤到全髋关节置换术（THR）的中位时间为 1.2 年[21]。

约 1/10 的患者出现创伤后股骨头坏死[12,13,70-74,83,85,93,94]。股骨头坏死的危险因素包括髋关节脱位延迟复位、后壁粉碎性骨折、边缘压缩

影像学结果

以影像学远期效果评价分析创伤性关节炎、股骨头坏死及异位骨化的发病情况。创伤性关节炎的程度可以分为 4 级（表 8.3）。

后壁骨折切开复位内固定术后异位骨化的检出率约为 24.8%[12-14,70-72,74,76,80,83,85,94]。Brooker[96] 认为，

和股骨头病变[97]。

此外，临床和放射学的长期结果之间也存在明显的相关性[3,12,13,71]。

为了区分放射学结果，我们从不同的报道中总结出四要点量表[12,13,80,81,83~85,94]。总体上，极优率为60.8%，优良率为22.8%，中等率为8.1%，差率为8.4%。由此，总优良率为83.6%。

8.10.7 预后因素

与骨折相关的不同影响因素均能影响长期结果。对33例包括后壁骨折在内的不同类型骨折患者进行分析发现，后壁粉碎性骨折、髋臼合并病变或股骨头软骨、边缘压缩和关节内骨折均影响结果（全髋关节置换或髋关节融合术）[53]。

对随访的33例髋臼骨折患者和单纯或伴后壁骨折患者进行分析，二次进行全髋关节置换术（THA）的概率为18.2%，30.3%发生创伤后关节炎[98]。没有经典的影响预后结果的标准。

对86例老年不同类型髋臼骨折的患者进行分析发现，后壁粉碎性骨折是导致远期疗效差的因素[99]。

股骨头坏死的危险因素包括髋关节脱位延迟复位、后壁粉碎性骨折和边缘压缩[97]。

此外，股骨头软骨损伤似乎影响股骨头坏死[97,99]。

8.10.8 结果

部分结果已经发表[74,100]。除了这些数据外，尚未公布的结果将融合到下述结果中。

1972年1月1日—2005年12月31日，作者共收治137例16岁以上后壁骨折患者。2例因Ⅲ级颅脑损伤死亡，被排除在评估范围之外。以下评估的基础是剩余135例患者。

人口统计

男性112例（83%），女性23例。平均年龄为38岁（16~75岁）。没有年龄高峰。20~60岁患

者的分布基本相同，76.3%的患者间接转运入院。

损伤类型

多数患者（n=120，88.9%）的损伤原因是机动车事故。64.4%是车辆事故中的乘客，4.4%属于卡车事故，17%属于摩托车事故，3%属于自行车事故。10例（7.4%）患者发生髋臼骨折的原因是单纯跌落，2.2%的患者从高处跌落。2例患者事故机制不清楚。

总的来说，高能创伤后后壁骨折发生率为91.1%。

合并伤

单纯后壁骨折占40%，多发伤占56.3%，复合伤仅占3.7%。81例患者存在合并损伤。

23%的患者合并颅脑损伤，按格拉斯哥昏迷分级，77.4%为轻度，16.1%为中度，6.5%为重度。合并胸部外伤者占19.3%。77%的患者用器官损伤量表[101]评估胸部损伤较轻，15.4%为中度，7.6%为重度。3例（2.2%）合并腹部损伤。上肢损伤17例（12.6%），下肢损伤45例（33.3%）。下肢损伤包括4例同侧股骨骨折、4例小腿骨折、7例胫骨平台骨折、6例髌骨骨折和10例膝关节损伤。

24例由于仪表盘损伤机制造成，占17.8%，包括膝关节韧带、髌骨、股骨的损伤。

骨折类型

根据AO/OTA骨折分型[102]，53例为A1.1骨折（39.3%），37例为A1.2骨折（27.4%），45例为A1.3骨折（33.3%）。

单纯后壁骨折占48.1%。两部分骨折占37.7%，两部分及以上骨折占13.3%。

根据Letournel分类，后壁骨折块的位置分布如下。

• 34例纯后壁骨折，1个骨折块（25.2%）。

• 9例纯后壁骨折，多个骨折块（6.7%）。

• 14例纯后壁骨折伴边缘压缩（10.4%）。

- 19 例后上壁骨折，1 个骨折块（14.1%）。
- 27 例后上壁骨折，多个骨折块（20.0%）。
- 31 例后上壁骨折伴边缘压缩（23.0%）。
- 1 例后壁延伸骨折（0.7%，图 8.28）。

总体来说，单纯后壁骨折占 42.2%，后上壁骨折占 57.1%。

合并关节损伤

94.1% 的患者伴有髋关节脱位。10% 为单纯后脱位，90% 为后上脱位。平均 4.5 h 后（1~60 h）对各年龄组患者进行复位。83.7% 的患者伤后 6 h 内复位。

22.2% 伴有坐骨神经损伤。所有病例均累及腓神经，仅 2 例患者胫骨部分受累。93.3% 的患者伴有股骨头脱位。

43% 存在髋臼表面的合并损伤。边缘压缩诊断率为 33.3%，粉碎区诊断率为 16.3%。26.7% 存在关节内骨折，其中 88.8% 位于关节间隙，其余位于髋臼窝。

27.4% 的股骨头发生合并损伤。股骨头挫伤占 22.2%，边缘压缩占 16.3%，合并损伤病灶占 11.1%。另有 14.1% 的 Pipkin 骨折。总的来说，1/3 患者有股骨头病变。

手术入路及技术

为了骨折手术的稳定，所有患者均采用

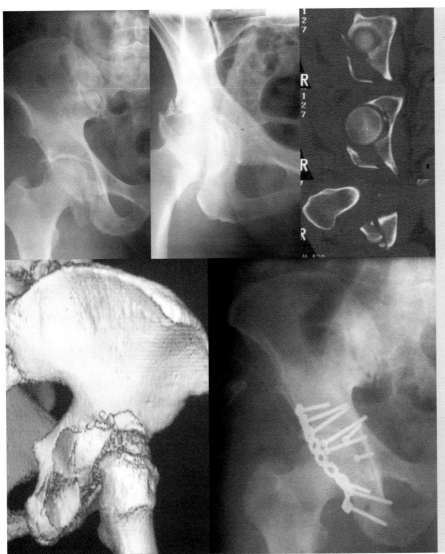

图8.28　后壁大骨折块的骨折病例。三维CT显示骨折的真实范围，使用多枚拉力螺钉与中和钢板相结合进行内固定

Kocher-Langenbeck 入路。患者平均在创伤后 7 天进行手术，77 例患者在创伤后 1 周内手术治疗，44 例在第二周接受手术治疗，14 例在第三周接受手术治疗。

42.2%（57 例）采用单纯拉力螺钉内固定，12.6%（17 例）采用钢板内固定，42.2%（57 例）采用钢板与拉力螺钉联合固定。4 例患者采用弹性板固定后壁骨折块。

平均手术时间为 131 min（40~270 min），平均出血量为 414 mL（50~2 500 mL）。

侧卧位手术 102 例，俯卧位 33 例。

复位质量

术后复位质量根据 Matta[76~78] 标准（表 8.4）

进行常规 X 线检查。

切开复位内固定术后解剖重建率为 96.3%，其余患者接近解剖复位。所有患者术后 X 线检查关节匹配良好。

并发症

16 例（11.8%）存在并发症。仅 1 例发生医源性坐骨神经损伤，1 例患者出现术后血肿，1 例患者伤口裂开，需进行修正手术。

2 例发生深部伤口感染，导致髋关节被破坏而行全髋关节置换术。另一患者存在持续感染和瘘管形成。

血栓栓塞并发症发生率为 1.5%。

9 例（6.7%）并发症与内固定术相关。2 例

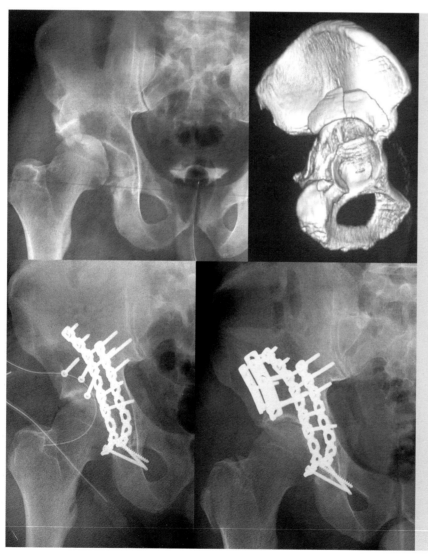

图8.29 后壁骨折伴股骨头后颅侧脱位，在钢板和拉力螺钉内固定术后早期发生继发性脱位，后壁在二次手术后后期发生坏死

患者早期因关节内异物导致螺钉发生改变。1例因克氏针移位手术失败。6例（4.4%）发生假体松动。1例因骨折边缘受压导致继发性髋关节脱位而需要手术治疗。5例患者接骨不稳定（图8.29）

长期结果

5例因髋臼骨折死亡，6例创伤后2年内死亡，32例因其他原因未能接受检查。5例患者术后1年内就须行全髋关节置换术，其二次手术前的临床和X线检查结果很差。因此，有价值的随访患者共86例。创伤后总随访率为73%，平均52个月（24~239个月）。

表8.4 Matta复位质量评估

复位质量	标准
解剖复位	0~1 mm
近解剖复位	2~3 mm
复位不良	>3 mm

临床结果

根据 Merle d'Aubigné 评分[90]（表8.5）对临床结果进行分析。

45.3%为优，27.9%为良，9.3%为可，17.4%为差。整体而言，后壁骨折固定后，术后至少2年临床结果良好（73.3%）。

原发性坐骨神经损伤发生率为21%。随访时，仅30%的患者表现为持续的神经损伤。

表8.5 根据 Merled 标准评估临床结果

标准	得分	比例
优	18	45.3%
良	15~17	27.9%
可	13~14	9.3%
差	3~12	17.4%

放射学结果

对放射学长期结果的评价包括分析创伤后关节炎、股骨头坏死和异位骨化的发生率。

后壁骨折术后异位骨化发生率为10.5%。89.5%的患者无骨化，1.2%和5.8%的患者表现为Ⅰ级和Ⅱ级异位骨化。功能紊乱骨化发生率为3.5%（全部为Ⅲ级异位骨化）。未观察到Ⅳ级异位骨化（髋关节强直）。这3例患者的 Merle d'Aubigné 评分分别为10、14和15分。

31.4%的患者出现创伤后髋关节病变，68.6%的患者无关节病变。轻度退行性改变占11.6%，中度改变占7%，重度改变占12.8%。

创伤性股骨头坏死发生率为7%。

另有8例二期行全髋关节置换术。

8.11 延迟重建

没有关于后壁骨折延迟或晚期重建的相关数据。此类患者建议采用 Kocher-Langenbeck 入路[103]。在可见骨折线的情况下，早期手术可以用同样的技术。难点在于广泛的骨痂和（或）瘢痕形成，难以与骨折块相区分。通常情况下，骨折块有潜在血管损伤风险，因此打开关节囊和剥离软组织是必要的。有时候有必要行骨折块截骨[103]。

特别是对于小骨折块，应考虑应用弹性板和附加重建板。单纯螺钉固定存在较高的关节内骨性结构损伤风险[45]。

此外，因为持续向后半脱位使得关节囊挛缩，因此可能需要松解关节囊。为了获得更好的术中视野，有时需要行股骨转子截骨术[104]。然而，异位骨化的发生风险很高[105]。此类患者中髋关节外科脱位[52,53]的价值目前尚不清楚。

Letournel 分析了35例创伤后3周至4个月的患者[3]。尽管髋关节重建良好，但23%的患者出现股骨头或髋臼缺血性坏死，关节炎发生率为11%，仅47%的患者获得良好或非常好的结果。

Johnson 等分析了207例创伤后3周至4个月

内进行髋臼骨折治疗的患者[103]。35 例患者有后壁骨折。长期效果明显差于早期固定组，仅 51% 的患者达到优良。未报道其他并发症，如异位骨化或医源性神经损伤。

最近的分析考虑将髂骨支撑移植物[106,107]和带蒂臀中肌转子间肌骨瓣[108]应用于髋臼后壁重建。

临床意义

后壁骨折延迟手术仅 50% 患者效果良好。

8.12 总结

后壁骨折是髋臼骨折最常见的类型之一，预期发病率为 20%。

大多数情况下，髋关节不稳定。后壁受累程度 <25% 的骨折可以认为是稳定的，超过 50% 则不稳定。

即使是后壁小的骨折，也会导致关节上表面接触力增加至少 1.3 倍，通过破坏髋关节生理平衡而增加继发性关节病的风险。因此，大多数情况下都具备手术指征。

局部合并伤屡见不鲜。1/3 的病例怀疑存在广泛髋臼损伤，1/5~1/4 的病例怀疑存在相关股骨头软骨损伤。

90% 以上的病例采用 Kocher-langenbeck 入路联合拉力螺钉和中和钢板进行固定，从而进行关节解剖重建。

临床和放射学结果优良率为 75%。

创伤后关节病发病率为 15%~20%，创伤性股骨头坏死的发病率为 7%。

后壁骨折切开复位内固定检查清单

影像学评估

常规 | CT

- ☐ 髂耻线完整（AP/OOV）
- ☐ 髂坐线完整（AP/IOV）
- ☐ 闭孔完整（AP/OOV）
- ☐ 典型后壁骨折块（AP/OOV）
- ☐ 粉碎性骨折

- ☐ 明确骨折类型
- ☐ 关节内骨折
- ☐ 上壁压缩
- ☐ 前壁压缩

前柱骨折亚型

- ☐ 后壁
- ☐ 后上壁
- ☐ 后下壁

术前准备

- ☐ 骨盆器械套装
- ☐ 往复孔
- ☐ 单位输血
- ☐ 骨盆内植物套装（小骨折块内植物：长钢板、1/3 管型板、骨盆螺钉等）

- ☐ 导尿管
- ☐ 血液回输装置
- ☐ 所有 X 线检查（AP、IOV、OOV、入口位、出口位、组合斜位）

- ☐ 围手术期抗生素
- ☐ 骨替代物

复位器械

- ☐ 长点式复位钳（Weller 钳）
- ☐ 长对称复位钳
- ☐ Matta 钳（短 / 长）
- ☐ 枪式复位钳
- ☐ T 形手柄
- ☐ 特殊复位钳（盆腔内）

- ☐ 短点式复位钳（Backhaus）
- ☐ 长非对称复位钳
- ☐ Farabeuf 钳（小 / 大）
- ☐ 球形顶棒
- ☐ Schanz 螺钉
- ☐ 其他：＿＿＿＿＿＿＿＿＿＿＿＿＿＿

入路 ☐ Kocher-Langenbeck

体位 ☐ 标准侧卧位 | ☐ 俯卧位

铺单 ☐ 仅骨盆 | ☐ 骨盆 + 同侧腿

复位固定步骤

- ☐ 牵拉股骨头
- ☐ 明确关节内骨折块
- ☐ 股骨头复位
- ☐ 临时固定边缘压缩
- ☐ （螺钉固定边缘压缩）
- ☐ 临时固定后壁骨折块
- ☐ 维持复位
- ☐ 拉力螺钉固定后壁骨折块
- ☐ 盂唇重建
- ☐ （如有必要）附加弹性板固定
- ☐ 中和钢板固定后壁

- ☐ 明确关节（内）病变
- ☐ 移除 / 重建关节内骨折块
- ☐ 复位边缘压缩
- ☐ （填充骨缺损）
- ☐ 复位后壁骨折块

参考文献

[1] Geijer M, El-Khoury GY. Imaging of the acetabulum in the era of multidetector computed tomography. Emerg Radiol. 2007; 14(5):271-287

[2] Giannoudis PV, Grotz MR, Papakostidis C, Dinopoulos H. Operative treatment of displaced fractures of the acetabulum. A meta-analysis. J Bone Joint Surg Br. 2005; 87(1):2-9

[3] Letournel E, Judet R. Fractures of the acetabulum. 2nd ed. New York: Springer-Verlag; 1993

[4] Meier S, Isler B, Gautier E. Plastic deformation and impaction of the retroacetabular surface associated with posterior fracture-dislocation of the hip: description of two cases. J Orthop Trauma. 2007; 21(9):665-669

[5] Urist MR. Fracture-dislocation of the hip joint; the nature of the traumatic lesion, treatment, late complications and end results. J Bone Joint Surg Am. 1948; 30A(3):699-727

[6] Rupp JD, Reed MP, Van Ee CA, et al. The tolerance of the human hip to dynamic knee loading. Stapp Car Crash J. 2002; 46:211-228

[7] Dakin GJ, Eberhardt AW, Alonso JE, Stannard JP, Mann KA. Acetabular fracture patterns: associations with motor vehicle crash information. J Trauma. 1999; 47(6):1063-1071

[8] McCoy GF, Johnstone RA, Kenwright J. Biomechanical aspects of pelvic and hip injuries in road traffic accidents. J Orthop Trauma. 1989; 3(2):118-123

[9] Letournel E. [Fractures of the cotyloid cavity, study of a series of 75 cases]. J Chir (Paris). 1961; 82:47-87

[10] Brumback RJ, Holt ES, McBride MS, Poka A, Bathon GH, Burgess AR. Acetabular depression fracture accompanying posterior fracture dislocation of the hip. J Orthop Trauma. 1990; 4(1):42-48

[11] Böhler J. Experimentelle Untersuchungen über die Ursache der sog. Kopfnekrose nach Verrenkungen und Verrenkungsbrüchen des Hüftgelenkes. Chirurg. 1953; 24(8):344-349

[12] Moed BR, WillsonCarr SE, Watson JT. Results of operative treatment of fractures of the posterior wall of the acetabulum. J Bone Joint Surg Am. 2002; 84-A(5):752-758

[13] Pantazopoulos T, Nicolopoulos CS, Babis GC, Theodoropoulos T. Surgical treatment of acetabular posterior wall fractures. Injury. 1993; 24 (5):319-323

[14] Rommens P, Gimenez M, Hessmann M. Is the Posterior Wall Avulsion the Simplest Acetabular Fracture? Eur J Trauma. 2000; 26(4):144-154

[15] Lehmann W, Hoffmann M, Fensky F, et al. What is the frequency of nerve injuries associated with acetabular fractures? Clin Orthop Relat Res. 2014; 472(11):3395-3403

[16] Larson CB. Fracture dislocations of the hip. Clin Orthop Relat Res. 1973(92):147-154

[17] Keith JE, Jr, Brashear HR, Jr, Guilford WB. Stability of posterior fracture-dislocations of the hip. Quantitative assessment using computed tomography. J Bone Joint Surg Am. 1988; 70(5):711-714

[18] Calkins MS, Zych G, Latta L, Borja FJ, Mnaymneh W. Computed tomography evaluation of stability in posterior fracture dislocation of the hip. Clin Orthop Relat Res. 1988; 227(227):152-163

[19] Vailas JC, Hurwitz S, Wiesel SW. Posterior acetabular fracture-dislocations: fragment size, joint capsule, and stability. J Trauma. 1989; 29(11):1494-1496

[20] Stewart MJ, Milford LW. Fracture-dislocation of the hip; an end-result study. J Bone Joint Surg Am. 1954; 36 A:2:315-342

[21] Tannast M, Najibi S, Matta JM. Two to twenty-year survivorship of the hip in 810 patients with operatively treated acetabular fractures. J Bone Joint Surg Am. 2012; 94(17):1559-1567

[22] Grimshaw CS, Moed BR. Outcomes of posterior wall fractures of the acetabulum treated nonoperatively after diagnostic screening with dynamic stress examination under anesthesia. J Bone Joint Surg Am. 2010; 92(17):2792-2800

[23] Tornetta P, III. Non-operative management of acetabular fractures. The use of dynamic stress views. J Bone Joint Surg Br. 1999; 81(1):67-70

[24] Moed BR, Ajibade DA, Israel H. Computed tomography as a predictor of hip stability status in posterior wall

fractures of the acetabulum. J Orthop Trauma. 2009; 23(1):7-15

[25] Reagan JM, Moed BR. Can computed tomography predict hip stability in posterior wall acetabular fractures? Clin Orthop Relat Res. 2011; 469(7):2035-2041

[26] Davis AT, Moed BR. Can experts in acetabular fracture care determine hip stability after posterior wall fractures using plain radiographs and computed tomography? J Orthop Trauma. 2013; 27(10):587-591

[27] Cunningham B, Jackson K, Ortega G. Intraoperative CT in the assessment of posterior wall acetabular fracture stability. Orthopedics. 2014; 37(4): e328-e331

[28] Firoozabadi R, Spitler C, Schlepp C, et al. Determining Stability in Posterior Wall Acetabular Fractures. J Orthop Trauma. 2015; 29(10):465-469

[29] McNamara AR, Boudreau JA, Moed BR. Nonoperative Treatment of Posterior Wall Acetabular Fractures After Dynamic Stress Examination Under Anesthesia: Revisited. J Orthop Trauma. 2015; 29(8):359-364

[30] Olson SA, Bay BK, Pollak AN, Sharkey NA, Lee T. The effect of variable size posterior wall acetabular fractures on contact characteristics of the hip joint. J Orthop Trauma. 1996; 10(6):395-402

[31] Olson SA, Bay BK, Chapman MW, Sharkey NA. Biomechanical consequences of fracture and repair of the posterior wall of the acetabulum. J Bone Joint Surg Am. 1995; 77(8):1184-1192

[32] Hak DJ, Hamel AJ, Bay BK, Sharkey NA, Olson SA. Consequences of transverse acetabular fracture malreduction on load transmission across the hip joint. J Orthop Trauma. 1998; 12(2):90–100

[33] Olson SA, Bay BK, Hamel A. Biomechanics of the hip joint and the effects of fracture of the acetabulum. Clin Orthop Relat Res. 1997(339):92-104

[34] Goulet JA, Rouleau JP, Mason DJ, Goldstein SA. Comminuted fractures of the posterior wall of the acetabulum. A biomechanical evaluation of fixation methods. J Bone Joint Surg Am. 1994; 76(10):1457-1463

[35] Greenwald AS, Haynes DW. Weight-bearing areas in the human hip joint. J Bone Joint Surg Br. 1972; 54(1):157-163

[36] von Eisenhart-Rothe R, Eckstein F, Müller-Gerbl M, Landgraf J, Rock C, Putz R. Direct comparison of contact areas, contact stress and subchondral mineralization in human hip joint specimens. Anat Embryol (Berl). 1997; 195(3):279-288

[37] Epstein HC. Traumatic dislocations of the hip. Clin Orthop Relat Res. 1973(92):116-142

[38] Epstein HC. Posterior fracture-dislocations of the hip; long-term follow-up. J Bone Joint Surg Am. 1974; 56(6):1103-1127

[39] Bosse MJ. Posterior acetabular wall fractures: a technique for screw placement. J Orthop Trauma. 1991; 5(2):167-172

[40] Olson SA, Matta JM. The computerized tomography subchondral arc: a new method of assessing acetabular articular continuity after fracture (a preliminary report). J Orthop Trauma. 1993; 7(5):402-413

[41] Nigst H. Spezielle Frakturen- und Luxationslehre, Band III Hüftgelenk und proximaler Oberschenkel. Stuttgart: Georg Thieme Verlag; 1964:19-23

[42] Yang EC, Cornwall R. Initial treatment of traumatic hip dislocations in the adult. Clin Orthop Relat Res. 2000(377):24-31

[43] Schwarzkopf SR, Dreinhöfer KE, Haas NP, Tscherne H. [Isolated hip dislocation of traumatic origin]. Unfallchirurg. 1996; 99(3):168-174

[44] Dreinhöfer KE, Schwarzkopf SR, Haas NP, Tscherne H. Femurkopfluxationsfrakturen. Langzeitergebnisse der konservativen und operativen Therapie. Unfallchirurg. 1996; 99(6):400-409

[45] Mast J, Jacob R, Ganz R. Planning and Reduction Techniques in Fracture Surgery. Berlin: Springer-Verlag; 1989

[46] Richter H, Hutson JJ, Zych G. The use of spring plates in the internal fixation of acetabular fractures. J Orthop Trauma. 2004; 18(3):179-181

[47] Ziran BH, Little JE, Kinney RC. The use of a T-plate as "spring plates" for small comminuted posterior wall fragments. J Orthop Trauma. 2011; 25(9):574-576

[48] Zhang Y, Tang Y, Wang P, Zhao X, Xu S, Zhang C. Biomechanical comparison of different stabilization constructs for unstable posterior wall fractures of acetabulum. A cadaveric study. PLoS One. 2013;

8(12):e82993

[49] Tang Y, Hu X, Lu X, et al. [Biomechanics Study On Acetabular Posterior Wall Fracture]. Article in Chinese. Zhongguo Xiu Fu Chong Jian Wai Ke Za Zhi. 2015; 29:925-930

[50] Liu XM, Pan CW, Wang GD, et al. Finite element analysis of the stability of combined plate internal fixation in posterior wall fractures of acetabulum. Int J Clin Exp Med. 2015; 8(8):13393-13397

[51] Zoys GN, McGanity PL, Lanctot DR, Athanasiou KA, Heckman JD. Biomechanical evaluation of fixation of posterior acetabular wall fractures. J South Orthop Assoc. 1999; 8(4):254-260, discussion 260

[52] Ganz R, Gill TJ, Gautier E, Ganz K, Krügel N, Berlemann U. Surgical dislocation of the adult hip a technique with full access to the femoral head and acetabulum without the risk of avascular necrosis. J Bone Joint Surg Br. 2001; 83(8):1119-1124

[53] Siebenrock KA, Gautier E,Woo AK, Ganz R. Surgical dislocation of the femoral head for joint debridement and accurate reduction of fractures of the acetabulum. J Orthop Trauma. 2002; 16(8):543-552

[54] Kloen P, Siebenrock KA, Ganz R. Modification of the ilioinguinal approach. J Orthop Trauma. 2002; 16(8):586-593

[55] Pape HC, Zelle B, Sitnik J, Gänsslen A, Krettek C. [Osteotomy of the iliac fossa in the treatment of a hip dislocation associated with a two-column acetabular fracture. Modification of the ilioinguinal approach to avoid an extended surgical approach]. Unfallchirurg. 2004; 107(3):239-243

[56] Giannoudis PV, Kanakaris NK, Delli Sante E, Morell DJ, Stengel D, Prevezas N. Acetabular fractures with marginal impaction: mid-term results. Bone Joint J. 2013; 95-B(2):230-238

[57] Martins e Souza P, Giordano V, Goldsztajn F, Siciliano AA, Grizendi JA, Dias MV. Marginal impaction in posterior wall fractures of the acetabulum. AJR Am J Roentgenol. 2015; 204(4):W470-4

[58] Pascarella R, Commessatti M, Politano R, et al. Bone graft from greater trochanter in posterior wall fractures with impacted fragments. J Orthop Traumatol. 2014;

15(3):181-187

[59] de Ridder V, de Lange S, Kerver B, Poser B. Posterior Wall Acetabular Fractures. Augmentation of Comminuted and Impacted Cancellous Bone with Norian SRS®, a Carbonated Apatite Cement. Eur J Trauma. 2003; 29:369-374

[60] Leunig M, Sledge JB, Gill TJ, Ganz R. Traumatic labral avulsion from the stable rim: a constant pathology in displaced transverse acetabular fractures. Arch Orthop Trauma Surg. 2003; 123(8):392-395

[61] Yoo JH, Hwang JH, Chang JD, Oh JB. Management of traumatic labral tear in acetabular fractures with posterior wall component. Orthop Traumatol Surg Res. 2014; 100(2):187-192

[62] Chen Z, Liang X, Wu J, et al. [Diagnosis and treatment of acetabular labrum injury in Pipkin fracture]. Article in Chinese. Zhongguo Xiu Fu Chong Jian Wai Ke Za Zhi. 2015; 29(1):14-18

[63] Kim YT, Azuma H. The nerve endings of the acetabular labrum. Clin Orthop Relat Res. 1995(320):176-181

[64] Espinosa N, Rothenfluh DA, Beck M, Ganz R, Leunig M. Treatment of femoroacetabular impingement: preliminary results of labral refixation. J Bone Joint Surg Am. 2006; 88(5):925-935

[65] Larson CM, Giveans MR. Arthroscopic debridement versus refixation of the acetabular labrum associated with femoroacetabular impingement. Arthroscopy. 2009; 25(4):369-376

[66] Marmor M, McDonald E, Buckley JM, Matityahu A. Propensity for hip dislocation in normal gait loading versus sit-to-stand maneuvers in posterior wall acetabular fractures. Am J Orthop. 2013; 42(9):412-415

[67] Bergmann G, Graichen F, Rohlmann A. Hip joint loading during walking and running, measured in two patients. J Biomech. 1993; 26(8):969-990

[68] Bergmann G, Rohlmann A, Graichen F. [In vivo measurement of hip joint stress. 1. Physical therapy]. Z Orthop Ihre Grenzgeb. 1989; 127(6):672-679

[69] Rowe C, Lowell J. Prognosis of fractures of the acetabulum. J Bone Joint Surg Am. 1961; 43(1):30-59

[70] Aho AJ, Isberg UK, Katevuo VK. Acetabular posterior wall fracture. 38 cases followed for 5 years. Acta Orthop

Scand. 1986; 57(2):101-105

[71] Chiu FY, Lo WH, Chen TH, Chen CM, Huang CK, Ma HL. Fractures of posterior wall of acetabulum. Arch Orthop Trauma Surg. 1996; 115(5):273-275

[72] Im GI, Chung WS. Fractures of the posterior wall of the acetabulum: treatment using cannulated screws. Injury. 2004; 35(8):782-786

[73] Zinghi G, Briccoli A, Bungaro P, et al. Fractures in the vertical plane. In: Zinghi GF, ed. Fractures of the Pelvis and Acetabulum. Stuttgart: Thieme-Verlag; 2004:153-156

[74] Gänsslen A, Steinke B, Krettek C. Osteosynthese von Frakturen der hinteren Wand des Azetabulums. Oper Orthop Traumatol. 2009; 21(3):283-295

[75] Pipkin G. Treatment of grade IV fracture-dislocation of the hip. J Bone Joint Surg Am. 1957; 39-A(5):1027–1042, passim

[76] Matta J. Fractures of the acetabulum: accuracy of reduction and clinical results in patients managed operatively within three weeks after the injury. J Bone Joint Surg Am. 1996; 78(11):1632-1645

[77] Matta JM, Anderson LM, Epstein HC, Hendricks P. Fractures of the acetabulum. A retrospective analysis. Clin Orthop Relat Res. 1986(205):230-240

[78] Matta JM, Mehne DK, Roffi R. Fractures of the acetabulum. Early results of a prospective study. Clin Orthop Relat Res. 1986(205):241-250

[79] Briffa N, Pearce R, Hill AM, Bircher M. Outcomes of acetabular fracture fixation with ten years' follow-up. J Bone Joint Surg Br. 2011; 93(2):229-236

[80] Kim HT, Ahn JM, Hur JO, Lee JS, Cheon SJ. Reconstruction of acetabular posterior wall fractures. Clin Orthop Surg. 2011; 3(2):114-120

[81] Magu NK, Gogna P, Singh A, et al. Long term results after surgical management of posterior wall acetabular fractures. J Orthop Traumatol. 2014; 15(3):173-179

[82] Mears DC, Velyvis JH, Chang CP. Displaced acetabular fractures managed operatively: indicators of outcome. Clin Orthop Relat Res. 2003(407):173-186

[83] Mitsionis GI, Lykissas MG, Motsis E, et al. Surgical management of posterior hip dislocations associated with posterior wall acetabular fracture: a study with a minimum follow-up of 15 years. J Orthop Trauma. 2012; 26(8):460-465

[84] Zhang Q, Chen W, Wu X, Su Y, Hou Z, Zhang Y. Comparative study of Wshaped angular plate and reconstruction plate in treating posterior wall fractures of the acetabulum. PLoS One. 2014; 9(3):e92210

[85] Zhang Y, Zhao X, Tang Y, Zhang C, Xu S, Xie Y. Comparative study of comminuted posterior acetabular wall fracture treated with the Acetabular Tridimensional Memory Fixation System. Injury. 2014; 45(4):725-731

[86] Borrelli J, Jr, Goldfarb C, Catalano L, Evanoff BA. Assessment of articular fragment displacement in acetabular fractures: a comparison of computerized tomography and plain radiographs. J Orthop Trauma. 2002; 16(7):449-456, discussion 456–457

[87] Borrelli J, Jr, Ricci WM, Steger-May K, Totty WG, Goldfarb C. Postoperative radiographic assessment of acetabular fractures: a comparison of plain radiographs and CT scans. J Orthop Trauma. 2005; 19(5):299-304

[88] Pohlemann T, Gänsslen A, Schellwald O, Culemann U, Tscherne H. Ergebnisbeurteilung nach instabilen Verletzungen des Beckenrings. Unfallchirurg. 1996; 99(4):249-259

[89] Sagi HC, Jordan CJ, Barei DP, Serrano-Riera R, Steverson B. Indomethacin prophylaxis for heterotopic ossification after acetabular fracture surgery increases the risk for nonunion of the posterior wall. J Orthop Trauma. 2014; 28(7):377-383

[90] Merle dÀubigné R, Postel M.. Functional results of hip arthroplasty with acrylic prosthesis. J Bone Joint Surg Am.. 1954; 35:451-475

[91] Harris WH. Traumatic arthritis of the hip after dislocation and acetabular fractures: treatment by mold arthroplasty. An end-result study using a new method of result evaluation. J Bone Joint Surg Am. 1969; 51(4):737-755

[92] Thompson VP, Epstein HC. Traumatic dislocation of the hip; a survey of two hundred and four cases covering a period of twenty-one years. J Bone Joint Surg Am. 1951; 33-A(3):746-778, passim

[93] de Palma L, Santucci A, Verdenelli A, Bugatti MG, Meco L, Marinelli M. Outcome of unstable isolated fractures of the posterior acetabular wall associated with

hip dislocation. Eur J Orthop Surg Traumatol. 2014; 24(3):341-346

[94] Li H, Yang H,Wang D, et al. Fractures of the posterior wall of the acetabulum: treatment using internal fixation of two parallel reconstruction plates. Injury. 2014; 45(4):709-714

[95] Qi X, Liu JG, Gong YB, Yang C, Li SQ, Feng W. Treatment of posterior wall fractures of acetabulum. Chin J Traumatol. 2009; 12(2):113-117

[96] Brooker AF, Bowerman JW, Robinson RA, Riley LH, Jr. Ectopic ossification following total hip replacement. Incidence and a method of classification. J Bone Joint Surg Am. 1973; 55(8):1629-1632

[97] Milenković S, Mitković M, Saveski J, et al. [Avascular necrosis of the femoral head in the patients with posterior wall acetabular fractures associated with dislocations of the hip]. Acta Chir Iugosl. 2013; 60(2):65-69

[98] Iselin LD, Wahl P, Studer P, Munro JT, Gautier E. Associated lesions in posterior wall acetabular fractures: not a valid predictor of failure. J Orthop Traumatol. 2013; 14(3):179-184

[99] Zha GC, Sun JY, Dong SJ. Predictors of clinical outcomes after surgical treatment of displaced acetabular fractures in the elderly. J Orthop Res. 2013; 31(4):588-595

[100] Gänsslen A, Wiebking U, Steinke B, Pape H, Krettek C. Long-term results after single screw fixation of posterior wall fractures of the acetabulum. Eur J Trauma. 2004; 1:146

[101] Moore EE, Cogbill TH, Malangoni MA, et al. Organ injury scaling. Surg Clin North Am. 1995; 75(2):293-303

[102] Orthopaedic Trauma Association Committee for Coding and Classification. Fracture and dislocation compendium. J Orthop Trauma. 1996; 10(1) Suppl 1:v-ix, 1-154

[103] Johnson EE, Matta JM, Mast JW, Letournel E. Delayed reconstruction of acetabular fractures 21–120 days following injury. Clin Orthop Relat Res. 1994(305):20–30

[104] Mayo KA, Letournel E, Matta JM, Mast JW, Johnson EE, Martimbeau CL. Surgical revision of malreduced acetabular fractures. Clin Orthop Relat Res. 1994(305):47–52

[105] Heck BE, Ebraheim NA, Foetisch C. Direct complications of trochanteric osteotomy in open reduction and internal fixation of acetabular fractures. Am J Orthop. 1997; 26(2):124–128

[106] Sen RK, Tripathy SK, Aggarwal S, Tamuk T. Posterior wall reconstruction using iliac crest strut graft in severely comminuted posterior acetabular wall fracture. Int Orthop. 2011; 35(8):1223-1228

[107] Zha GC, Sun JY, Chen L, Zheng HM, Wang Q, Jin Y. Late reconstruction of posterior acetabular wall fractures using iliac crest. J Trauma Acute Care Surg. 2012; 72(5):1386-1392

[108] Sun B, Li K, Zhu Y, Long H. Posterior wall reconstruction using intertrochanteric crest strut graft in comminuted posterior acetabular wall fractures. Hip Int. 2013; 23(2):199-203

9 后柱骨折

9.1 骨折特点

后柱骨折是罕见的髋臼骨折，预期发病率约为 3.5%[1]。

骨折线通常起自坐骨大切迹上缘，向远端延伸至髋臼窝后缘，分割后壁和部分髋臼顶至闭孔，后柱可在不同部位发生骨折[2]。耻骨下支有不同程度的骨折。泪滴和闭孔通常保持完整，但在某

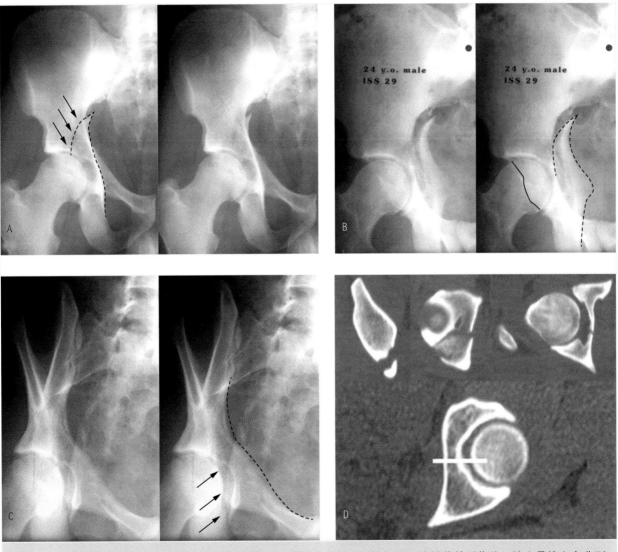

图9.1　后柱骨折。除原始X线片外，还展示了标记骨折特征的相同X线片。A.髋关节前后位片，髂坐骨线上有典型的骨盆(箭头)和后柱骨折线；B.髂骨斜位片清楚显示后柱受到破坏，而前壁线则保持完整；C.闭孔斜位片显示前柱完整，可见通过闭孔的骨折线(箭头)将后柱分离；D.在轴向CT上，从坐骨大切迹处开始将两柱分开的横形骨折线

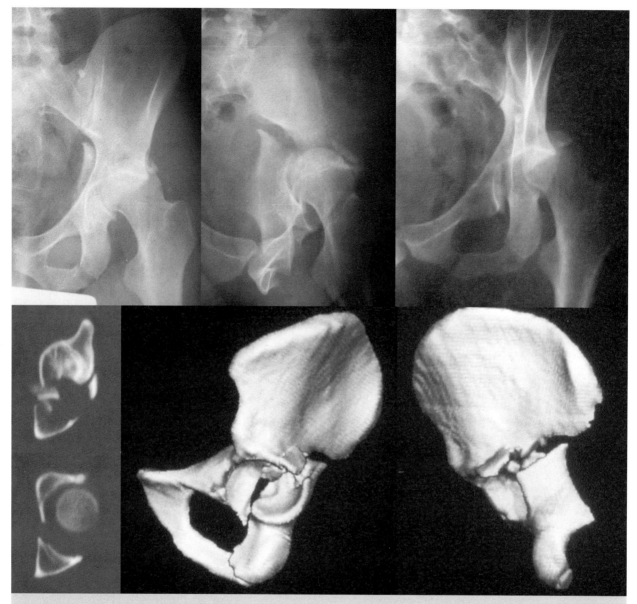

图9.2 典型的高位伴中间骨折块的不稳定后柱骨折，骨折块向后内侧移位并伴有髋关节脱位（OTA：62-A2.2.1）

些情况下，可见未累及的不全骨折。

　　偶尔，后柱骨折的最近端在坐骨棘水平横行。

　　在骨折的颅侧，可能存在显著的非关节区粉碎性骨折。整个柱骨折块最初向后移位，且骨折块内旋向真骨盆方向向内侧移位。因此，在骨盆前后位（AP）上股骨头看起来似乎是中心脱位。

　　罕见情况下，整个髋臼窝仍然附着于后柱骨折块。泪滴随骨折块移动，并保持与后柱相连。

　　髋关节囊通常是完整的。

9.2 影像学标准

- 骨盆前后位（见图9.1A）：其特征是髂坐线中断和股骨头中心脱位。前柱线（前壁线和髂耻线）保持完整，由于图像没有叠加，所以前壁线往往更直观。髋臼顶处于正常位置，密度正常。后壁线通常不会中断，但会出现位置的改变。通常未受伤的泪滴处于正常位置，与髂耻线的关系不变。骶髂关节附近的近端马刺征常可见于髂耻线，与后柱移位骨折块的近端相对应。

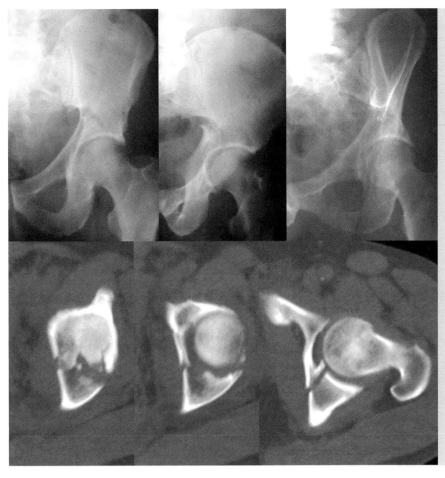

图9.3 高位未累及闭孔的后柱骨折移位（OTA：62-A2.1）

- 髂骨斜位（见图9.1B）：此处，整个后柱的中断和移位是最直观的，并可以确定向上延伸的骨折。可排除髂骨翼骨折或前臼顶骨折。

- 闭孔斜位（见图9.1C）：可证实髂耻线和前壁的完整性。可在髂耻线近端上部看到后柱的马刺征，但这比在AP位上要小。

- CT（见图9.1D）：评估合并损伤（如关节内骨折和边缘压缩）、股骨头位置、关节受累程度和后柱脱位范围以及骨折块旋转。

- 向其他骨折类型过渡：背离近端延伸的骨折线会造成2处髂骨皮质在坐骨大切迹水平的分离，这通常会形成双髂坐线[2]。通过髂骨后部与附着关节面的平行移动，影像学上可以看到海鸥翅膀状结构（海鸥征）[3]，它可以表示向后壁骨折过渡状态。海鸥征常在髋臼顶边缘压缩的情况下出现。

在后柱的延伸骨折中，四边体受累或前柱有不完全骨折线时，过渡骨折可表现为单纯横形骨折、后柱伴后壁骨折或T形骨折。

骨折未破坏闭孔时代表向后壁扩大骨折的过渡。

9.3 病理生物力学

与后壁骨折相比，有关后柱骨折主要损伤向量的定义较少。Letournel认为由仪表盘损伤机制造成的后柱骨折仅占2.8%，而伴有或不伴有横向骨折成分的后壁骨折占87%[2]。对大转子冲击更少导致后柱骨折，仅占1.4%。

从足部轴向传导力的机制似乎导致了这种骨折类型，16例患者中有11例后柱受累[2]。

理论上中立位或轻微外展屈髋<90°可导致后柱骨折。因此主要骨折块表现为向后内侧内旋进入小

骨盆。

另外，较大的骨折能量必然造成坐骨大切迹上缘皮质骨的骨折。髋关节囊仍然保持完整，附着在后柱骨折块上。因此，股骨头"跟随"骨折块造成"中心"脱位。

根据撞击时髋部位置的不同，后壁可能会出现合并损伤，如边缘压缩。

总之，仪表盘损伤机制虽然可造成后柱骨折，然而，在平均力为 5 355 N 的实验中，只观测到 2 次这样的骨折[4]。Dakin 等只观察到仪表盘损伤机制下的 1 例后柱骨折[5]。

> **临床意义**
>
> 导致后柱骨折的典型机制尚不清楚。

9.4 髋关节稳定性

后壁骨折常见髋关节不稳，而这在后柱骨折中不常见。由于股骨头通常紧邻后柱骨折块，因此股骨头相对于髋臼顶移位的方向是内侧和后部。由于股骨头是通过股骨头韧带与髋臼窝相连的，所以仅存在小的骨折块情况下，不容易出现半脱位或脱位。因此，不稳定是骨折本身造成的[2]。

9.5 后柱骨折的生物力学

只有一项生物力学研究分析后柱骨折[6]。Vrahad 等模拟后柱骨折对髋关节稳定性的影响[6]。他们将延伸至坐骨大切迹上缘的高位骨折与中下部、下部、极下部（坐骨棘水平）骨折相区分。根据 Matta 标准[7]进行放射学分析，最近端的骨折线对应的顶弧角分别为 30°、40°、50° 和 60°。

在屈曲 25°、外展 20° 的 800 N 的暴力下，所有骨折类型均发生脱位。在 1 200 N 的作用力下，两处下方骨折发生移位，在 1 600 N 的作用力下发生骨折。

> **临床意义**
>
> 骨折高度影响负荷下骨骼的稳定性，向上延伸可导致不稳定。

9.6 适应证

骨折脱位和骨折不稳定，以及合并的关节损伤决定治疗方案。

9.6.1 保守治疗

保守治疗仅用于没有合并关节损伤并且无移位的骨折，如边缘压缩或关节内骨折。如上所述，在坐骨棘水平的后柱下部骨折中关节是稳定的（图 9.4）。

保守治疗包括物理治疗和肌肉力量训练、步态训练和协调性练习。允许 1/5 体重的部分负重持续 6~12 周，之后增加负重，正常情况下 8~10 周后完全负重。

9.6.2 手术治疗

手术治疗的适应证如下。
- 髋关节不稳定。
- 髋关节不匹配。
- 关节内骨折。
- 坐骨神经损伤进行性加重。
- 髋臼撞击区。

在严重不稳定的情况下，可使用已提到的复位方法急诊闭合复位（见第八章）。

在股骨头未脱位时进行 1/10~1/7 体重的髁上牵引以减少内侧移位。

为了避免骨折块对髋臼和股骨头软骨的剪切损伤，建议在全麻下采用轻柔的手法复位。

如果不能复位，急诊行切开复位固定具有相应指征。

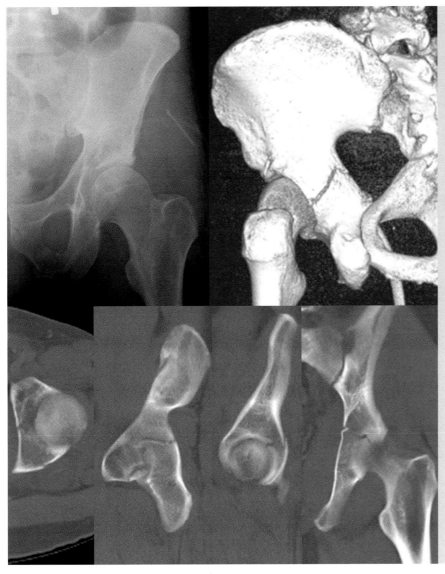

图9.4　后柱下极小移位骨折（OTA：62-A2.2.1）。这些骨折通常被认为是稳定的

9.7 内固定技术

9.7.1 内固定技术的生物力学

Schopfer 等分析了后柱骨折模型中的各种内固定技术[8]。在髋关节屈曲30°和屈曲60°的10具尸体上模拟典型的骨折类型。分别用3.5 mm重建板、2块重建板和重建板附加4.5 mm拉力螺钉进行稳定固定。

这3种固定都能达到完整骨盆强度的80%。在髋关节屈曲30°时，3种术式无明显区别。在屈曲60°时，钢板与螺钉结合固定的骨折部位移动明显低于其他2种固定技术。

> **临床意义**
>
> 拉力螺钉联合钢板内固定是治疗后柱骨折最有效的生物力学固定方法。

9.7.2 入路

采用 Kocher-Langenbeck 入路固定后柱骨折。

9.7.3 复位技巧

有各种复位工具可供选择。以下是最常用的复位工具（图9.5）。

- 大点式复位钳（Weller 钳）。
- 用于皮质骨螺钉的小骨盆复位钳（Farabeuf 钳）。

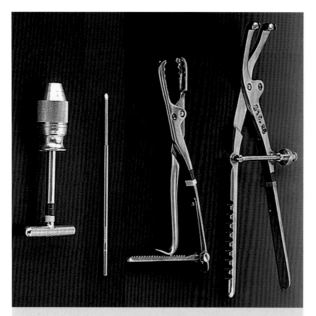

图9.5 各种常见的复位辅助器具（从左到右：T柄、Schanz螺钉、Farabeuf钳、Jungblth钳）

- 用于皮质骨螺钉的小骨盆复位钳（Jungbluth钳）。
- 带万能卡头的T形手柄5 mm Schanz螺钉。建议对后柱骨折采取逐步复位手法。
- 股骨头反向牵引。
- 明确关节（内）病变。
- 主要骨折块复位。

股骨头反向牵引

将5 mm Schanz螺钉自大转子插入股骨颈，然后用带万能卡头的T形手柄连接Schanz螺钉并沿股骨颈轴线反向牵引股骨头，这样能暴露关节内术野、清创及明确关节内骨折（见第八章）。

当骨折向坐骨大切迹上方延伸需扩大暴露范围时必须注意避免损伤臀上神经血管束。

明确关节（内）病变

对于关节内病变如关节内骨折、边缘压缩、股骨头圆韧带撕脱，在第八章已介绍了明确诊断的方法。

边缘压缩复位

对已明确的边缘压缩进行复位。必须使用骨刀、骨凿小心从松质骨中游离这些骨折块。以复位的股骨头为模板复位这些小的骨折块。应当填充造成的松质骨间隙（见图8.16）。可以使用自体大转子松质骨[9]或髂前/髂中嵴松质骨。用平行于关节面的克氏针（如直径1.4 mm克氏针）临时固定复位的骨折块，另外，也可以使用螺钉或可吸收导针。

在骨质较差的老年患者中，可通过特殊的骨水泥来维持复位并填补所产生的缺损[10]。应当复位关节内游离骨折块。

后柱主要骨折块复位

可用各种技术复位后柱主要骨折块。首先，必须处理关节或关节外骨折块（见图9.2）。这些骨折块必须用克氏针、螺钉或合适的内植物暂时或永久地复位固定。

当处理后柱骨折块时，必须注意保护臀上神经血管束。骨折清创和完全暴露术野后，直视下将Schanz螺钉插入到坐骨结节内，有助于对骨折块的操控和控制旋转移位（图9.6）。这可通过对坐骨大切迹处骨折块进行手动处理得到保障。必须保护坐骨神经。

对于进一步的操作和复位，强烈推荐使用Farabeuf钳或Jungblth钳。在骨折两侧各放置1枚螺钉（Farabeuf钳：3.5 mm皮质螺钉，Jungblth钳：4.5 mm皮质螺钉），可以用它们进行牵拉、旋转和加压骨折块。螺钉长度应比测得的长度长5~10 mm，以便有足够的双皮质强度和留有相应的空间，以将钳固定在螺钉上。

可以使用这些复位钳进行加压以及轻微的旋转复位（图9.7）。Jungblth钳也可用于牵引。

通过直视和手指触摸控制复位质量。后一种方法是将食指通过梨状肌上孔尽可能远地插入到四边体表面，残余台阶或骨折间隙可以被触到（图9.8）。

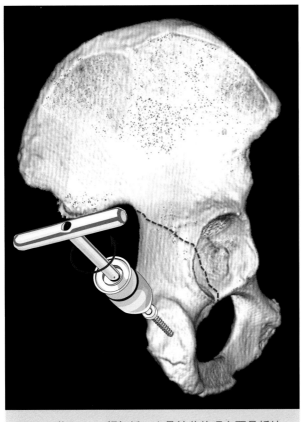

图9.6 将Schanz螺钉插入坐骨结节处理主要骨折块

使用这些复位钳时，应考虑钢板和拉力螺钉的位置。

9.7.4 骨折固定技术

复位后，建议固定步骤如下。

- 拉力螺钉固定主要骨折块。
- 维持复位。
- 钢板内固定。

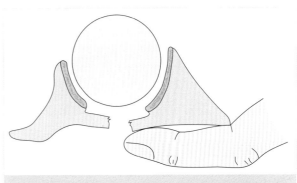

图9.8 手指触摸复位延伸到四边体表面的骨折

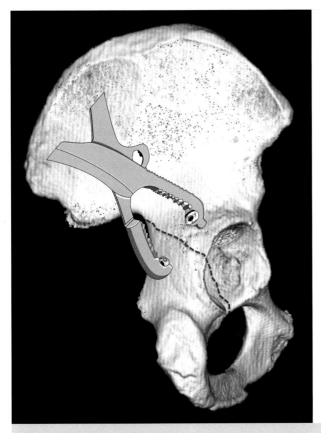

图9.7 用Farabeuf钳复位后柱骨折块

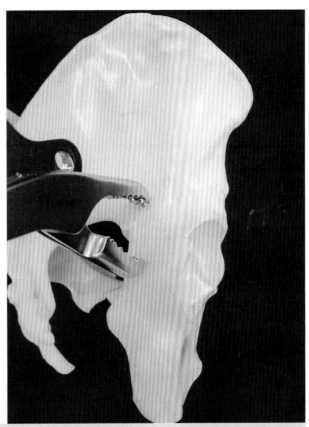

拉力螺钉固定

解剖复位后自近端至远端拧入拉力螺钉固定，初步稳定骨折。另外，如果存在足够的空间，则可以将螺钉放置在相反的方向。应该提前考虑之后钢板确定的位置（图9.9）。在钢板固定之前，必须确保手动和影像下维持复位，以识别间隙或台阶。

垂直骨折线的固定，尤其是内侧骨折线，可以使用与四边体表面平行的螺钉进行固定。必须避免穿透关节（图9.10）。

钢板固定

在髋臼边缘附近的后柱上附加重建板中和剪切力（图9.11）。该钢板通常用2枚螺钉固定在髋臼上缘近骨折线处，2枚螺钉固定在坐骨结节上。

为防止固定不稳，可附加第二块钢板固定后柱后缘（例如具有动态加压效应的直4孔钢板，图9.12）。

在特定患者或存在禁忌证（如合并疾病、局部禁忌证）的情况下，可通过微创环扎固定术进行复位和稳定骨折。Schopfer等描述了这种髋臼合并后柱骨折的治疗方法[11]。Pohlemann等使用空心骨膜剥离器来保护臀上神经血管束（图9.13）[12]。

该技术还用于特殊的双柱骨折中[13,14]。 如

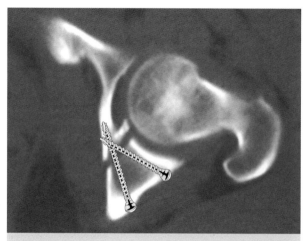

图9.10 用平行于四边体表面的螺钉固定纵向骨折线

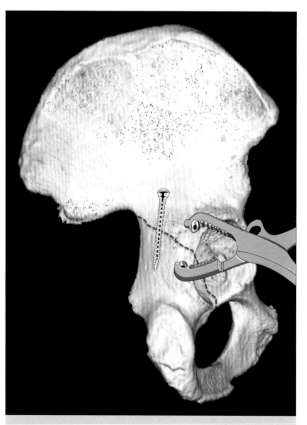

图9.9 在靠近后柱后缘的近端方向拧入拉力螺钉

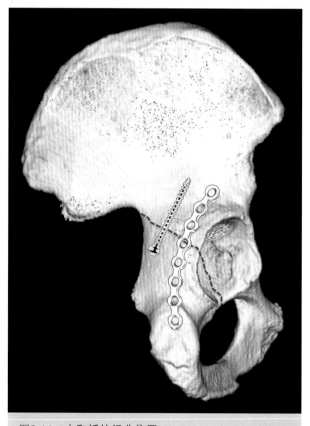

图9.11 中和板的经典位置

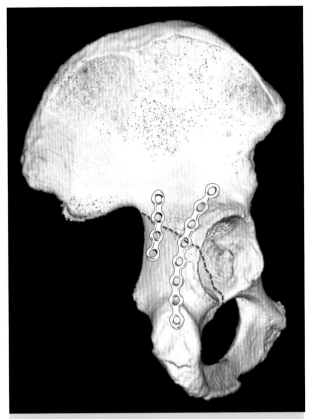

图9.12 在后柱背侧缘附加1块直板可以增加稳定性

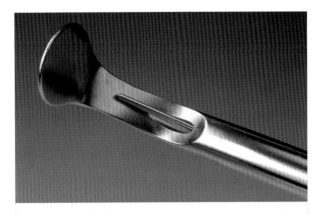

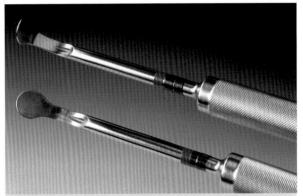

图9.13 用于稳定后柱骨折的基于骨膜剥离器的空心环扎器械，可以保护臂上神经血管末

图 9.14 所示。

9.8 结果

只有少数作者讨论了后柱骨折治疗的结果[15~20]（图9.15，9.16）。

9.8.1 Zinghi 等的结果

本病的发生率为4.1%。21例患者大部分为男性，年龄在9~52岁之间。4例髋臼发育不良。

髋关节脱位发生率为76%。术前坐骨神经损伤发生率为4.8%（n=1）。所有患者均行手术治疗。医源性神经损伤1例（4.8%），8个月后完全恢复。

采用 Merle d'Aubigné 评分评估临床结果[21]。8例患者获得极好结果，6例患者获得良好结果。2例有中度损害，5例有严重功能障碍。总体优良率为66.7%。

放射学上，4例患者报道了明显的异位骨化

（根据 Brooker 分级为Ⅲ级和Ⅳ级[22]），其中2例有功能受限。2例（9.5%）发生创伤后关节炎，1例发生股骨头坏死。

9.8.2 德国第一多中心骨盆研究小组的结果[18]

503例髋臼骨折中，54例（10.7%）诊断为后柱骨折，16例合并骨盆环损伤。

手术治疗24例（44.4%）。22例采用 Kocher-Langenbeck 入路，1例经髂腹股沟扩展入路稳定骨折，1例采用前后联合入路。

对18例（75%）患者复位质量依据 Matta 标准进行解剖学评价[7]。5例（20.8%）近解剖复位，1例残余缺损仍 >3 mm。

随访至少2年（随访率41.6%）。2例无疼痛，4例有轻微疼痛，3例中度疼痛，1例严重疼痛。未出现明显的关节炎。

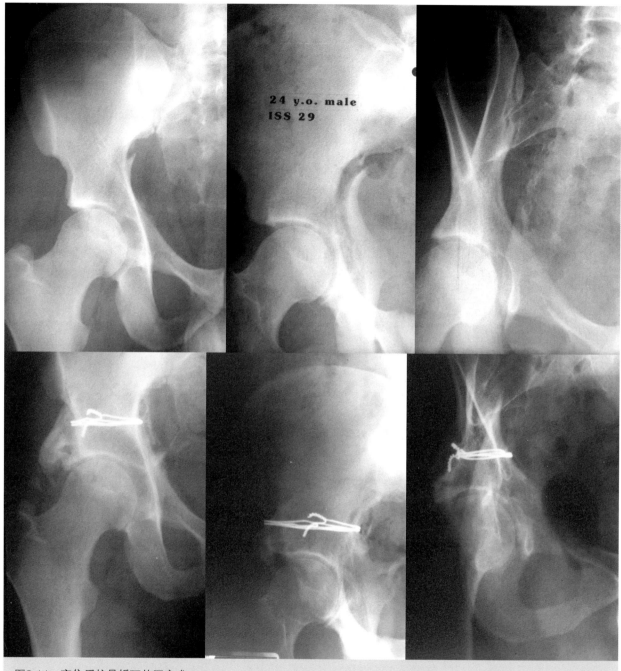

图9.14　高位后柱骨折环扎固定术

9.8.3 Letournel 的结果[2]

Letournel 报道这种骨折类型的发病率为3.2%。总的来说，其报道了30例该类骨折，其中90%的骨折与髋关节中心脱位有关。髋关节囊通常附着在骨折块上。

男女比例为3.3∶1。7例（23.3%）具有原发性坐骨神经损伤。1例发现关节内骨折。

27例患者采用 Kocher–Langenbeck 入路。

11例患者有随访结果（随访率39%）。使用 Merle d'Aubigné 评分评估，9例优秀，1例良好，1例可。临床优良率为91%。

9例（81.8%）X线检查结果满意。未发现继发性关节炎。2例出现畸形愈合。

28例手术病例中25%出现异位骨化。1例Ⅲ

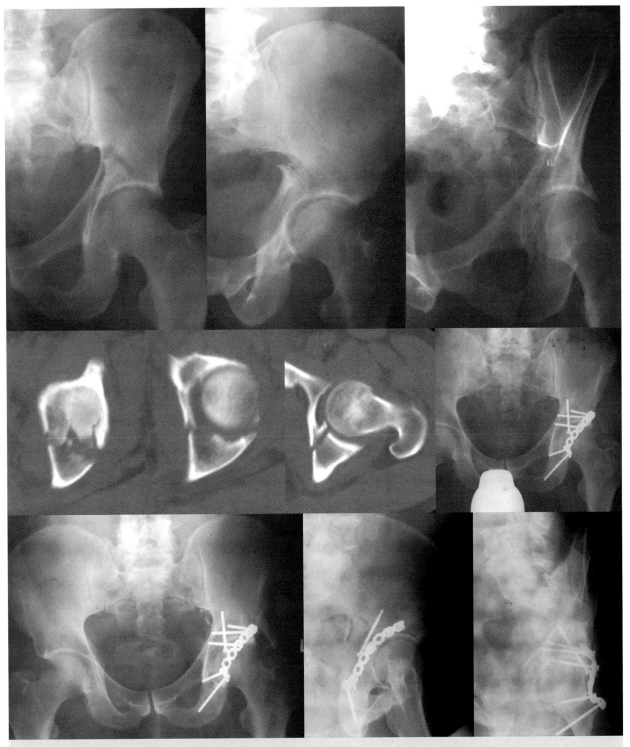

图9.15 采用逆行拉力螺钉联合钢板固定高位后柱骨折的经典方法

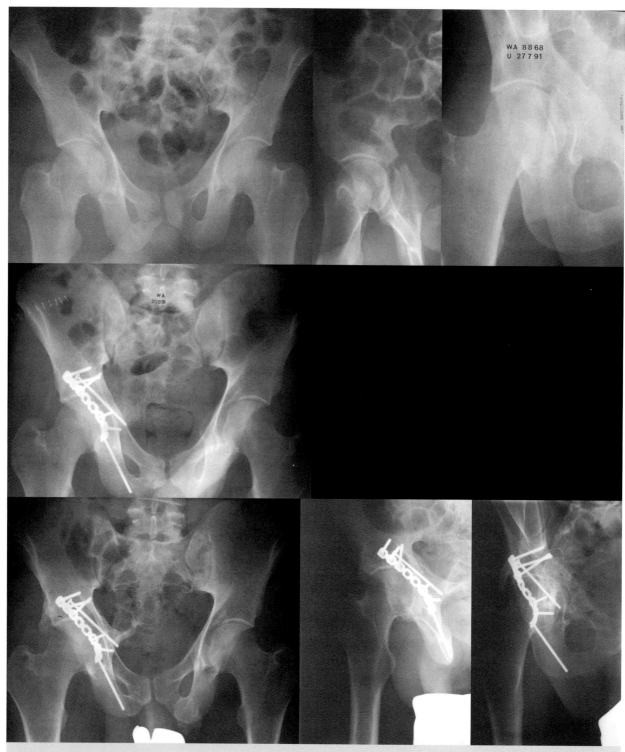

图9.16　采用顺行拉力螺钉联合钢板固定后柱下部骨折

级骨化，2例Ⅰ级骨化，4例Ⅱ级骨化。

9.8.4 Mears 等的结果[17]

Mears 等报道了48例后柱骨折，其中96%解剖复位，2例近解剖复位。对17例患者（35%）进行了复查，使用髋关节 Harris 评分进行评价，优良率达58.8%[23]。

9.8.5 Matta 的结果[16]

全组262例髋臼骨折中，后柱骨折仅8例（3.1%）。所有患者均采用 Kocher-Langenbeck 手术入路。7例解剖复位，1例近解剖复位。Merle d'Aubigné 评分，优2例，良3例，可2例，差1例。

9.8.6 Briffa 等的结果[15]

Briffa 等报道了7例后柱骨折的手术结果：57.1%为关节解剖重建，14.3%为近解剖重建（2~3 mm），28.6%为复位不良。临床疗效优14.3%，良14.3%，可28.6%，差42.8%。

9.8.7 Tannast 等的结果[19]

Tannast 等提供了 Matta 系列14例后柱骨折

的详细数据（占所有手术治疗骨折的2%）。所有患者均采用 Kocher-Langenbeck 入路。79%解剖复位，21%近解剖复位。继发性全髋关节置换术是本研究的终点。髋关节术后20年生存率为100%。

这些文献结果概述见表9.1。

9.9 总结

后柱骨折罕见，占所有髋臼骨折中的3%~4%。

尚不清楚其准确的损伤机制。骨折线离坐骨大切迹上半部越近，不稳定性和移位可能越大。

其中大部分骨折仅有轻微移位，因此可保守治疗。

对于移位和合并关节损伤的骨折，如边缘压缩，其发生率约为30%，推荐采用钢板联合拉力螺钉内固定。Kocher-LangenBeck 入路是后柱骨折的标准入路。

关节解剖重建率接近100%，优良率为60%~70%，临床远期疗效良好。

目前尚无关于术后创伤性关节炎或股骨头坏死的准确数据。

表9.1 后柱骨折手术治疗文献总结

年份/作者	例数	切开复位内固定（例）	解剖复位率（%）	随访例数（例）	关节炎发病率（%）	优良率（%）
1993 GMSGP1*	54	24	75	10	0	60
1993 Letournel	30	28	77	11	0	91
1996 Matta	8	8	87.5	8	—	62.5
2003 Mears	48	48	96	17	—	58.5
2004 Zinghi	21	21	—	21	9.5	66.7
2010 Briffa	7	7	57.1	7	—	28.6
2012 Tannast	14	14	79	14	0	—
总计	182	150	84	88	2.3	64.7

*德国第一多中心骨盆研究小组

后柱骨折切开复位为固定检查清单

影像学评估

常规	CT
☐ 髂坐线不完整 (AP/IOV)	☐ 明确骨折类型
☐ 髂耻线完整 (AP/OOV)	☐ 关节内骨折
☐ 闭孔骨折 (AP/OOV)	☐ 边缘压缩
☐ 内上方尖状骨折块（马刺征）(AP/IOV)	

术前准备

☐ 骨盆器械套装	☐ 导尿管	☐ 围手术期抗生素
☐ 往复孔	☐ 血液回输装置	☐ 骨替代物
☐ 单位输血	☐ 所有 X 线检查（AP、IOV、OOV、入口位、出口位、组合斜位）	

☐ 骨盆内植物套装（小的骨折块内植物：长钢板、1/3 管型板、骨盆螺钉等）

复位器械

☐ 长点式复位钳 (Weller 钳)	☐ 短点式复位钳 (Backhaus 钳)
☐ 长对称复位钳	☐ 长非对称复位钳
☐ Matta 钳（短 / 长）	☐ Farabeuf 钳（小 / 大）
☐ 枪式复位钳	☐ 球形顶棒
☐ T 形手柄	☐ Schanz 螺钉
☐ 特殊复位钳（盆腔内）	☐ 其他：_____

入路 ☐ Kocher-Langenbeck

体位 ☐ 侧卧位 ☐ 俯卧位

铺单 ☐ 骨盆 + 同侧大腿

复位固定步骤

☐ 股骨头 / 后柱骨折的牵开	☐ 移除关节内骨折块
☐ 明确关节（内）病变	☐ 临时固定边缘压缩
☐ 复位边缘压缩	☐ 对抗后柱旋转
☐ 复位股骨头	☐ 拉力螺钉固定后柱
☐ 复位后柱	☐ 后柱中和钢板（重建钢板）固定
☐（短钢板固定后柱）	

参考文献

[1] Giannoudis PV, Grotz MR, Papakostidis C, Dinopoulos H. Operative treatment of displaced fractures of the acetabulum. A meta-analysis. J Bone Joint Surg Br. 2005; 87(1):2-9

[2] Letournel E, Judet R. Fractures of the acetabulum. 2nd ed. New York, NY: Springer-Verlag; 1993

[3] Anglen JO, Burd TA, Hendricks KJ, Harrison P. The "Gull Sign": a harbinger of failure for internal fixation of geriatric acetabular fractures. J Orthop Trauma. 2003; 17(9):625-634

[4] Rupp JD, Reed MP, Van Ee CA, et al. The tolerance of the human hip to dynamic knee loading. Stapp Car Crash J. 2002; 46:211-228

[5] Dakin GJ, Eberhardt AW, Alonso JE, Stannard JP, Mann KA. Acetabular fracture patterns: associations with motor vehicle crash information. J Trauma. 1999; 47(6):1063-1071

[6] Vrahas MS, Widding KK, Thomas KA. The effects of simulated transverse, anterior column, and posterior column fractures of the acetabulum on the stability of the hip joint. J Bone Joint Surg Am. 1999; 81(7):966-974

[7] Matta JM, Anderson LM, Epstein HC, Hendricks P. Fractures of the acetabulum. A retrospective analysis. Clin Orthop Relat Res. 1986(205):230-240

[8] Schopfer A, DiAngelo D, Hearn T, Powell J, Tile M. Biomechanical comparison of methods of fixation of isolated osteotomies of the posterior acetabular column. Int Orthop. 1994; 18(2):96-101

[9] Pascarella R, Commessatti M, Politano R, et al. Bone graft from greater trochanter in posterior wall fractures with impacted fragments. J Orthop Traumatol. 2014; 15(3):181-187

[10] de Ridder V, de Lange S, Kerver B, Poser B. Posterior Wall Acetabular Fractures. Augmentation of Comminuted and Impacted Cancellous Bone with Norian SRS®, a Carbonated Apatite Cement. Eur J Trauma. 2003; 29:369-374

[11] Schopfer A, Willett K, Powell J, Tile M. Cerclage wiring in internal fixation of acetabular fractures. J Orthop Trauma. 1993; 7(3):236-241

[12] Pohlemann T, Gänsslen A. Ein neues Instrument zur Positionierung von Cerclagen um das Acetabulum. Unfallchirurg. 1998; 101(3):201-203

[13] Chen CM, Chiu FY, Lo WH, Chung TY. Cerclage wiring in displaced bothcolumn fractures of the acetabulum. Injury. 2001; 32(5):391-394

[14] Kang CS, Min BW. Cable fixation in displaced fractures of the acetabulum: 21 patients followed for 2–8 years. Acta Orthop Scand. 2002; 73(6):619-624

[15] Briffa N, Pearce R, Hill AM, Bircher M. Outcomes of acetabular fracture fixation with ten years' follow-up. J Bone Joint Surg Br. 2011; 93(2):229-236

[16] Matta J. Fractures of the acetabulum: accuracy of reduction and clinical results in patients managed operatively within three weeks after the injury. J Bone Joint Surg Am. 1996; 78(11):1632-1645

[17] Mears DC, Velyvis JH, Chang CP. Displaced acetabular fractures managed operatively: indicators of outcome. Clin Orthop Relat Res. 2003(407):173-186

[18] Pohlemann T. Gänsslen, A and Hartung, S. Beckenverletzungen/Pelvic Injuries. Hefte zu. Unfallchirurg. 1998; 266

[19] Tannast M, Najibi S, Matta JM. Two to twenty-year survivorship of the hip in 810 patients with operatively treated acetabular fractures. J Bone Joint Surg Am. 2012; 94(17):1559-1567

[20] Zinghi G, Briccoli A, Bungaro P, et al. Fractures in the vertical plane. In: Zinghi GF, ed. Fractures of the Pelvis and Acetabulum. Stuttgart: Thieme-Verlag; 2004:157-163

[21] Merle dÀubigné R, Postel M. Functional results of hip arthroplasty with acrylic prosthesis. J Bone Joint Surg Am.. 1954; 35:451-475

[22] Brooker AF, Bowerman JW, Robinson RA, Riley LH, Jr. Ectopic ossification following total hip replacement. Incidence and a method of classification. J Bone Joint Surg Am. 1973; 55(8):1629-1632

[23] Harris WH. Traumatic arthritis of the hip after dislocation and acetabular fractures: treatment by mold arthroplasty. An end-result study using a new method of result evaluation. J Bone Joint Surg Am. 1969; 51(4):737-755

10 后柱伴后壁骨折

10.1 骨折特点

> **定义**
>
> 后柱伴后壁骨折属于部分关节内骨折，以典型的后柱和后壁骨折块为特点。

后柱伴后壁骨折是罕见损伤，类似于单纯后柱骨折，占所有髋臼骨折的 5%~6%[1]。

骨折特点是第八章和第九章相关述论的总结。根据骨折形态，可将后壁骨折分为单纯后壁、后下壁、后上壁骨折。后柱可表现为不完全骨折，亦可表现为所有典型的骨折过程，伴或不伴闭孔损伤（见第九章）。

更多的情况是，后柱骨折轻微移位或不完全移位，且未累及闭孔。因此，Letourel 指出，这种骨折类型主要是后壁骨折，其次是后柱骨折[2]。相应地，多数病例出现髋关节后脱位，而中心或内侧脱位较少见。

10.2 影像学标准

- 骨盆前后位（AP）（图 10.1A）：髂坐线中断，前柱的影像线（前壁线和髂耻线）保持完整。由于没有背侧结构的重叠，往往能更好地显示前壁线。髋臼顶与未受伤侧相比会因部分后壁骨折块向后上移位而不同。后壁线中断。四边体表面的受累程度决定泪滴形态改变。髋关节后颅侧脱位较常见，髋关节内侧或中心脱位较少发生。
- 髂骨斜位（IOV）（图 10.1B）：能显示完整的前柱结构和大多数骨折的近端、内侧范围，能够排除髂骨翼或髋臼顶前缘的骨折。后壁骨折块在向髂骨斜位片上显示为致密的骨结构。
- 闭孔斜位（OOV）（图 10.1B）：可以证实髂耻线和前壁的完整性。通过 OOV 可直观地看到后壁骨折的大小和后柱骨折移位情况。
- CT（图 10.1C）：可分析后壁骨折块的准确大小，并可看到股骨头和（或）髋臼面的关节内骨折、边缘压缩或关节面受累位置，以及髋关节后脱位的程度和旋转的骨折块。三维 CT 仅在更深入地了解骨折的解剖形态时需要。
- 向其他骨折类型过渡：累及四边体或骨折线不完全延伸至前柱的骨折可表现为后壁横形骨折的过渡或"后柱伴前半横形骨折"。

10.3 病理生物力学

仪表盘损伤机制可解释后柱伴后壁骨折。Dakin 等认为，超过一半（57%）的此类型骨折是由股骨轴向负荷造成的，比单纯后壁骨折更常见[3]。

Letournel 分析了这一机制并得出该机制导致此类骨折的概率为 4.6%[2]。学者进一步确定该损伤机制是力沿大转子传递，发病率为 1.8%[2]。

目前尚不清楚撞击时髋关节的确切位置。由于许多后柱骨折属于不完全骨折，Letournel 提出，后壁骨折是主要的，后柱骨折是次要的[2]。因此，单纯后壁骨折的损伤机制也可能是造成这种骨折的原因之一。与此对应，诸如合并关节损伤的额外骨折的发病率与之相似。

> **临床意义**
>
> 仪表盘损伤机制可解释后柱伴后壁骨折。

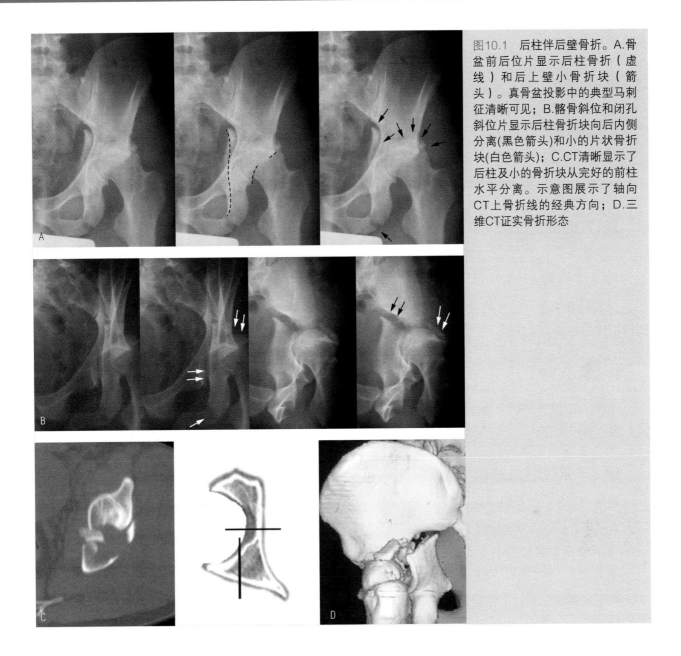

图10.1 后柱伴后壁骨折。A.骨盆前后位片显示后柱骨折（虚线）和后上壁小骨折块（箭头）。真骨盆投影中的典型马刺征清晰可见；B.髂骨斜位和闭孔斜位片显示后柱骨折块向后内侧分离(黑色箭头)和小的片状骨折块(白色箭头)；C.CT清晰显示了后柱及小的骨折块从完好的前柱水平分离。示意图展示了轴向CT上骨折线的经典方向；D.三维CT证实骨折形态

10.4 髋关节稳定性

由于2种骨折均不稳定，髋关节很大程度上也不稳定。Letournel 报道的髋关节脱位率高达90%[2]。骨折脱位的发生取决于后柱的受累程度；尤其是向后颅侧和中央脱位。

10.5 后壁骨折的生物力学

没有关于后柱伴后壁骨折的生物力学数据。

10.6 适应证

大多数情况下，骨折不稳定的程度决定治疗方式。

10.6.1 保守治疗

保守治疗仅适用于轻微移位的骨折，没有合并其他的骨折病变，如边缘压缩或关节内骨折。

保守治疗包括物理治疗和肌肉力量支持、步态训练和协调性锻炼。允许体重1/5的部分负重6~12周，随后增加。10~12周后完全负重。

10.6.2 手术治疗

手术治疗的适应证如下。

- 髋关节不匹配。
- 髋关节不协调。
- 关节内骨折。
- 坐骨神经损伤进行性加重。
- 存在髋臼撞击区。

如果关节或骨折不稳定，需立即在全身麻醉下行标准复位技术的急诊闭合复位（见第8章）。

10.7 内固定技术

10.7.1 内固定技术的生物力学

目前没有关于后柱伴后壁骨折不同固定技术间稳定性的生物力学数据。

10.7.2 入路

采取 Kocher–Langenbeck 入路进行后柱伴后壁骨折的稳定手术。

10.7.3 复位与固定技巧

最常用的复位工具如下。
- 大点式复位钳（Weller 钳）。
- 用于皮质骨螺钉的小骨盆复位钳（Farabeuf 钳）。
- 用于皮质骨螺钉的小骨盆复位钳（Jungblueth 钳）。
- 球形顶棒。
- 带万能卡头的T形手柄，5 mm Schanz 螺钉。
- 弹性板[4]。
- 必要时经钢板间接复位。

建议对后柱伴后壁骨折采用逐步复位稳定。
- 后柱复位。
- 后柱拉力螺钉固定。
- 明确关节（内）病变。
- 复位边缘压缩。
- 复位后壁骨折块。
- 固定后壁骨折块。
- 重建盂唇。

- 维持复位。
- 必要时附加弹性板固定。
- 中和板固定后柱或后壁。

后柱复位

第一步是解剖复位后柱骨折块，解剖标志是靠近坐骨大切迹的近端骨折线。此处经常出现马刺征，因此明确骨折位置对于直视下手法复位是必要的。

必须注意臀部神经血管束，以避免发生医源性损伤。

将 Schanz 螺钉打入坐骨结节，用T形手柄将其连接，作为复位工具维持后柱骨折块，控制旋转。可以通过向内旋转矫正骨折块移位（图10.2）。

亦可使用小 Farabeuf 钳对骨折加压。骨折两侧各需插入 3.5 mm 双皮质骨螺钉。

通过将钳子固定在螺钉头上，可以很容

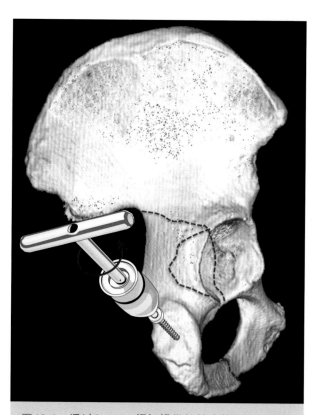

图10.2 通过Schanz螺钉操纵杆技术控制后柱骨折块，内旋骨折块以纠正旋转移位

易地进行骨折加压和旋转以获得解剖复位（图10.3）。大的 Farabeuf 钳和 Jungblth 钳通常都太笨重，无法解决"马刺"区的问题，可以使用 Matta 钳（图10.8）。

可以通过使用顶棒沿中轴线对骨折端加压以利于复位。

在远端移位的（短后柱）骨折块中，仅通过将远端固定在坐骨大切迹方向的钢板向近侧牵引便能完成复位（图10.4）。

在后柱复位过程中，必须考虑附加拉力螺钉在最终钢板中的方向和位置。

复位的控制是通过手指触摸四边体内表面的骨折线、触摸坐骨大切迹上缘或关节内直视下向背侧推移后壁骨折块来确认的（图10.5）。

只有在没有明显可触及或可见的台阶或间隙时，才能假定达到解剖复位。

此外，还必须注意合并的关节损伤。牵拉股骨头是有用的，可以通过向股骨颈和头部内拧入

Schanz 螺钉实现。

后柱固定

用拉力螺钉或后方钢板最终固定后柱骨折块（图10.6，10.7）。

通常情况下，首先用克氏针或短钢板临时固定后柱（图10.8）。

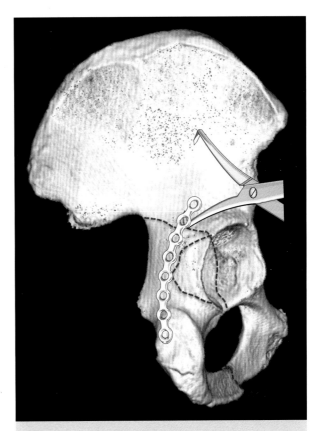

图10.4 利用远端固定钢板复位后柱骨折

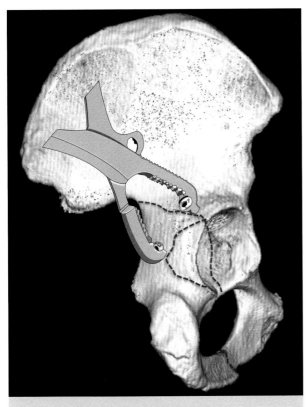

图10.3 采用Farabeuf钳复位后柱骨折

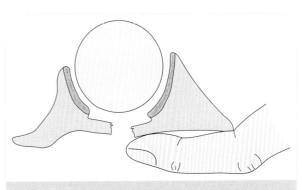

图10.5 手指触摸复位延伸到四边体表面的骨折

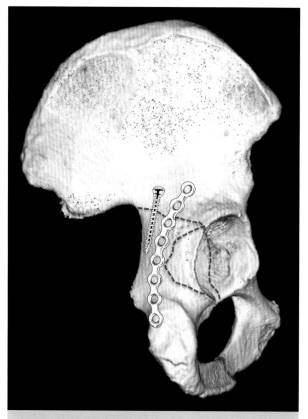

图10.6 经典的应用拉力螺钉和中和板进行后柱和后壁的固定

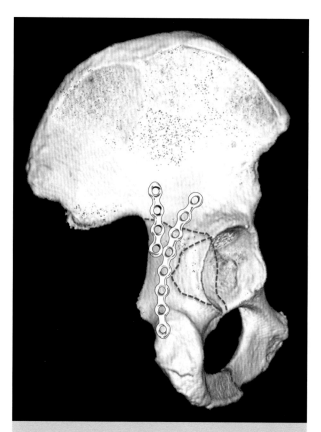

图10.7 靠近后柱边缘辅加钢板固定以增加稳定性

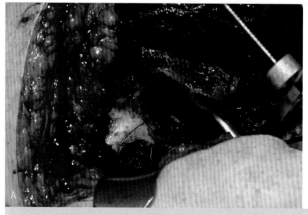

图10.8 术中图片。A.图像显示已复位的后柱高位骨折，用 Matta 复位钳和经皮插入的克氏针固定；B.用2孔钢板临时固定

明确关节（内）病变

在明确关节内合并损伤时，必须清除关节内骨折块，并根据其大小在必要时进行固定。

明确边缘至关重要。在极少数情况下，这些骨折块可以旋转180°并嵌入后柱的松质骨内，因此很难发现。如忽视压缩骨折块可导致关节内台阶和间隙，从而增加继发性退行性关节病变的发生风险[1,5]。

复位边缘压缩

下一步，复位已明确的边缘压缩。在不损坏骨折块的情况下，用骨膜剥离器或骨凿仔细剥离松质骨。将已复位的股骨头作为参考将这些骨折

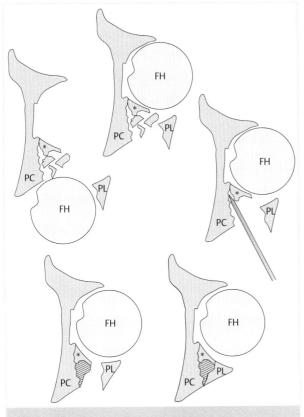

图10.9 复位边缘压缩,利用松质骨填充缺损

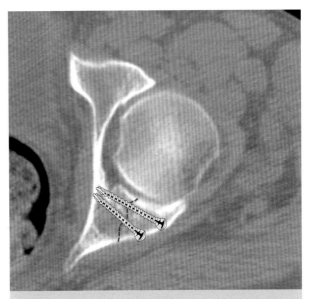

图10.10 稳定后壁骨折块的螺钉、克压针或导针的可能方向

块进行解剖复位。用大转子[6]或髂前、中嵴的自体松质骨填充缺损(图10.9)。

对于较大的骨折块,可以用平行于关节面的克氏针、螺钉或可吸收导针临时固定。

对于骨质差的老年患者,可以用特殊的骨水泥填补由此产生的骨缺损以维持复位[7]。关节内游离骨折块也应该解剖复位。

后壁主要骨折块的复位

现在处理后壁主要骨折块。骨折端用骨膜剥离器仔细操作,骨膜最大剥离2~4 mm以便精确控制骨折线的复位。如果骨折块足够大,则用拉力螺钉固定。钻的方向应与关节面平行或远离关节面(图10.10)。为避免将螺钉拧入关节内,可由内向外预钻孔,复位后再由外向内钻孔完成固定。

亦可用2.0 mm克氏针或顶棒临时固定后壁骨折块,再用拉力螺钉进行固定(图10.11)。

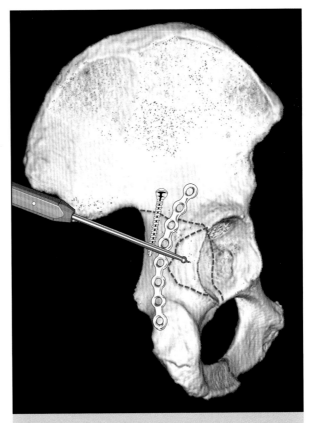

图10.11 稳定后柱骨折后,用顶棒将后壁骨折块复位

重建关节盂唇

盂唇撕脱伤在髋臼骨折中常见，尤其是横形骨折[8]、后壁骨折[9]、Pipkin骨折伴髋关节后脱位[10]。

是否有必要重新固定撕裂或撕脱的盂唇，目前仍有争议。Leunig等建议，如果盂唇在术中稳定且未受损，则保留其撕脱的部分不予处理；如果盂唇不稳定、完整且附着在骨折块上，则进行再固定[8]。建议切除不稳定和受损的撕脱盂唇[8]。

在髋臼骨折伴后壁骨折中，盂唇损伤似乎是一种持续的关节内损伤。建议尽可能多地保留盂唇[9]，因为若不予处理则可能出现机械性疼痛和功能损伤[11]，盂唇修复后临床疗效有待商榷[12,13]。

维持复位

后壁主要骨折块复位后直接维持复位是不可能的。在牵引下有可能将钝的小拉钩插入关节，有触到关节面的感觉而间接维持复位。然而，不能完全排除骨折块的旋转。

最常见的方法是使用传统的3种标准平面进行术中透视。如条件允许，可术中三维成像。

利用常规的二维成像增强器，通过将X线束与要分析螺钉的轴线保持一致，可以排除关节内螺钉。在可能出现关节内金属物的情况下，应重新定位螺钉。

弹性板固定

小的髋臼边缘撕脱，由于太小而不能用螺钉固定，复位和固定可以用第八章所描述的弹性板[4]固定技术。

钢板固定

通常建议增加一块中和钢板保护后壁，并稳定后柱[2,14]。

该钢板根据髋臼边缘解剖塑型，通常在坐骨结节远端用2枚螺钉固定，在髋臼上缘近端用2枚螺钉固定（图10.12）。通常采用直8孔板并微预弯。在骨折区域钢板很容易微动，拧紧螺钉时，会增加对后壁骨折块的压力（图10.13）。

后柱附加钢板内固定术

为了进一步稳定后柱，后壁骨折基本解决后，第二块钢板平行于第一块钢板放置，与第一块钢板位于后柱后缘相似，但更靠后（图10.14）。然后近端用2枚螺钉、远端用2枚螺钉进行内固定。可以使用直钢板或微预弯的钢板。

10.8 结果

只有一部分结果数据可用，包括手术治疗后柱伴后壁骨折的结果[2,15~21]（图10.15，10.16）。这些结果总结在表10.1中。

10.8.1 Zinghi 等的结果[21]

据报道，本病的发生率为4.9%。25例患者以男性为主，年龄在26~58岁之间。

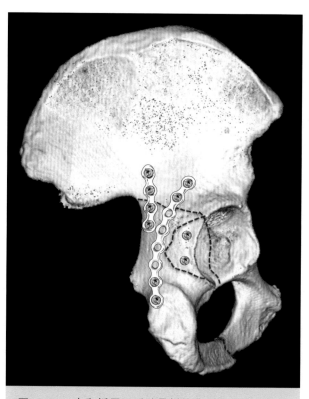

图10.12　中和板用于后壁骨折的典型位置。加用短板固定后柱

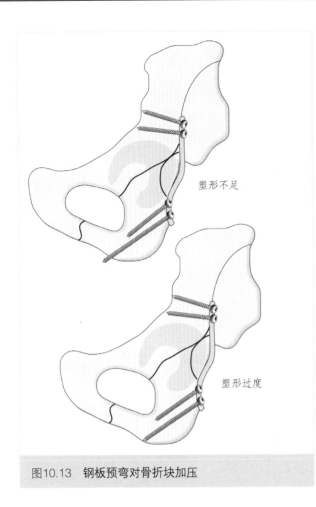

塑形不足

塑形过度

图10.13　钢板预弯对骨折块加压

髋关节脱位发生率为96%。术前坐骨神经损伤发生率为4%，发生医源性神经损伤2例（8%），术后6个月和10个月完全恢复。所有患者均行手术治疗。发生医源性神经损伤1例（4.8%），8个月后完全恢复。

临床结果采用 Merle d'Aubigné 评分进行评估[22]，6例优，9例良。3例存在中度功能障碍，7例存在严重功能障碍。总优良率为60%。

没有关于创伤后关节炎和股骨头坏死的详细资料。7例患者发生明显的异位骨化（Brooker 分级[23] Ⅲ级和Ⅳ级），没有相关的功能限制。

10.8.2 德国第一多中心骨盆研究小组的结果[18]

503 例髋臼骨折中，27例（5.4%）诊断为后柱伴后壁骨折，4例合并骨盆环损伤。

手术治疗21例（77.8%），均采用 Kocher-Langenbeck 入路。

根据 Matta 标准，16例（76.2%）达到解剖复位[24]，近解剖复位5例（23.8%），未报道复位不良。

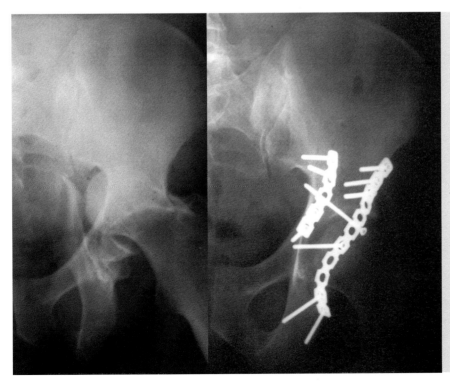

图10.14　用2块重建钢板联合拉力螺钉固定后柱伴后壁骨折的典型病例

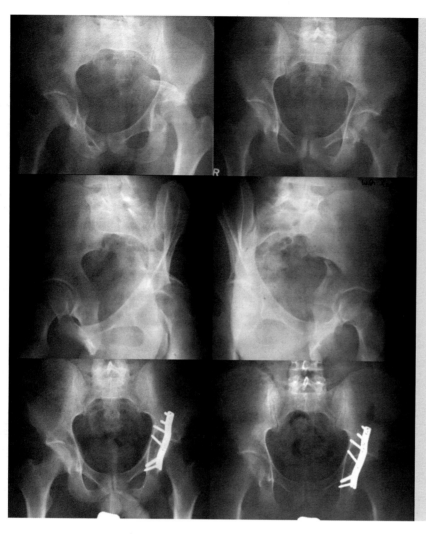

图10.15 移位的后柱伴后壁骨折复位后主要骨折块扔持续脱位(髂骨斜位图)。后柱骨折在坐骨棘水平有一条额外的骨折线。单纯行钢板内固定术后3年临床及影像学效果良好

表10.1 关于后柱伴后壁骨折手术治疗的文献总结

年份/作者	例数	切开复位内固定(例)	解剖复位率(%)	随访例数(例)	关节炎发病率(%)	优良率(%)
1993 GMSGP1*	27	21	76.2	15	40	33.3
1993 Letournel	32	20	90	17	35.3	47
1996 Matta	10	10	100	10	—	90
2003 Mears	34	34	79.4	34	—	85
2004 Yu	11	11	100	11	—	90.9
2004 Zinghi	25	25	—	25	—	60
2010 Briffa	11	11	72.7	11	—	60
2012 Tannast	26	26	92	26	—	—
总计	205	179	74	159	37.5	68.9

* 德国第一多中心骨盆研究小组

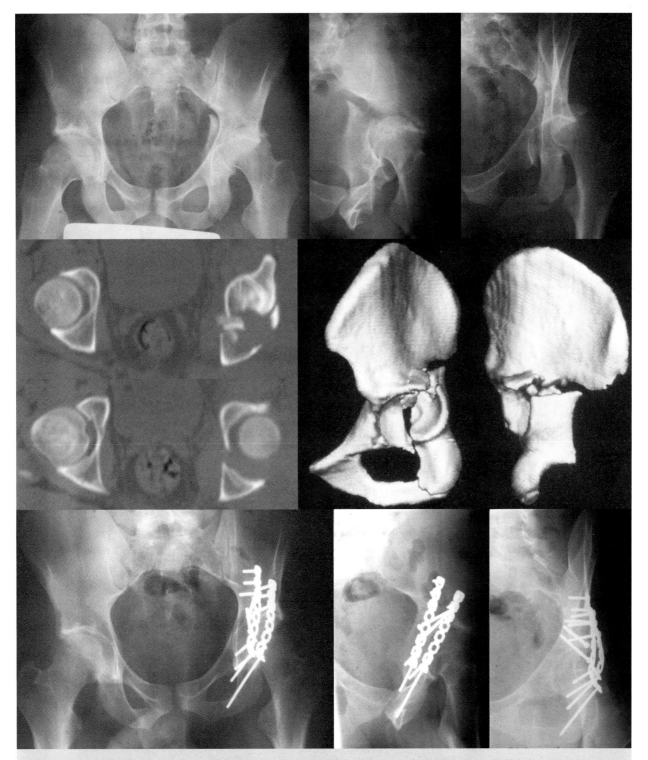

图10.16 后柱伴后壁骨折合并髋关节后颅侧脱位。CT扫描显示两柱之间有嵌顿骨折块，阻碍复位。采用Kocher–Langenbeck入路行切开复位内固定，中和钢板联合拉力螺钉固定后柱骨折，钢板固定后壁骨折

21 例患者中，15 例至少随访 2 年（随访率 71.4%）。1 例无疼痛，6 例有轻微疼痛，4 例中度疼痛，4 例严重疼痛。

根据 Merle d'Aubigné 评分[22]：1 例优，4 例良，8 例可，2 例差。

创伤性关节炎 6 例，其中半数为 Ⅲ 级或 Ⅳ 级关节病变（占所有患者的 20%）。Brooker 等报道，14 例患者发生异位骨化，其中 1 例为 Ⅲ 级，13 例为 Ⅰ、Ⅱ 级[23]。

10.8.3 Letournel 的结果[2]

Letournel 报道此骨折类型的发病率为 3.4%，并报道了 32 例骨折患者，15.6% 合并髋关节中心脱位，71.9% 合并后脱位。

男女比例为 5.4∶1。6 例患者发生原发性坐骨神经损伤（18.8%）。2 例患者发现关节内嵌插骨折。所有患者均采用 Kocher-Langenbeck 入路。90% 的患者达到解剖复位。

随访 17 例（随访率 85%）。根据 Merle d'Aubigné 评分，优 6 例，良 2 例，可 1 例，差 8 例。临床优良率仅为 47%。

X 线检查结果满意 6 例（35.3%）。继发性关节炎 6 例，股骨头坏死 4 例。

20 例手术患者中 45% 出现异位骨化。Ⅳ 级骨化 1 例，Ⅲ 级骨化 3 例，Ⅱ 级骨化 5 例。

10.8.4 Mears 的结果[17]

Mears 等报道了 34 例后柱伴后壁骨折，其中 79.4% 达到解剖复位。采用 Harris 髋关节评分，髋关节解剖复位 5 例，复位不良 2 例，85% 的患者远期疗效优良[25]。

10.8.5 Matta 的结果[16]

262 例髋臼骨折中，仅 10 例后柱伴后壁骨折（3.8%）。所有患者均采用 Kocher-Langenbeck 入路。所有患者均获得解剖复位。Merle d'Aubigné 评分优 7 例，良 2 例，差 1 例。

10.8.6 Yu 等的结果[20]

Yu 等报道了 11 例高能量创伤性的此类患者。所有患者合并髋关节后脱位。本组平均年龄 39 岁（19~65 岁），男性 9 例。2 例有原发性坐骨神经损伤。11 例合并股骨头前下部骨软骨下骨损伤。

所有患者均采用 Kocher-Langenbeck 入路，其中 8 例联合股骨转子截骨术。术中平均出血量 400 mL，平均手术时间 91 min。

每例患者均达到关节解剖重建。根据 Harris 髋关节评分，除 1 例（股骨头坏死）外，其余患者均有良好的远期功能恢复[25]。5 例（45%）存在术后并发症。根据 Brooker 的报道，1 例术后血肿需手术翻修，2 例 Ⅱ 级异位骨化，1 例 Ⅲ 级异位骨化[23]。无医源性坐骨神经损伤。

10.8.7 Briffa 等的结果[15]

Briffa 等报道了 11 例后柱伴后壁骨折的手术结果：72.7% 关节解剖复位，27.3% 复位不良。临床疗效方面，优 45.5%，良 27.3%，差 27.3%。

10.8.8 Tannast 的结果[19]

Tannast 等报道了 Matta 系列 26 例后柱伴后壁骨折（占所有手术治疗骨折的 3%）的详细数据。所有患者均采用 Kocher-Langenbeck 入路。92% 解剖复位，8% 近解剖复位。本研究的终点是继发性全髋关节置换术（THR）。髋关节术后 20 年生存率为 85%，第 2 年至第 20 年无变化。全髋关节置换术的中位时间为 6 个月。

10.9 总结

后柱伴后壁骨折是罕见的损伤类型，预期发病率为所有髋臼骨折的 3%~5%。由于严重移位和并发关节内损伤，必须意识到大多数骨折是高度不稳定的，相关髋关节脱位率为 80%~90%。

首选 Kocher-Langenbeck 入路，采用拉力螺钉联合钢板内固定的方法，通常可获得关节解剖复位。

约 70% 的病例具有良好的临床和长期影像学结果。关于创伤性关节炎和股骨头坏死的发生率，目前尚无明确的数据。在损伤后早期阶段，关节功能预后不佳。

后柱伴后壁骨折切开复位内固定检查清单

影像学评估

常规	CT
□髂坐线不完整 (AP/IOV)	□明确骨折类型
□髂耻线完整 (AP/OOV)	□关节内骨折
□闭孔骨折 (AP/OOV)	□边缘压缩
□上内侧尖状骨折块（马刺征）(AP/IOV)	
□典型后壁骨折 (AP/OOV)	

术前准备

□骨盆器械套装	□导尿管	□围手术期抗生素
□往复孔	□血液回输装置	□骨替代物
□单位输血	□所有 X 线检查（AP、IOV、OOV、入口位、出口位、组合斜位）	
□骨盆内植套装（小的骨折块内植物：长钢板、1/3 管型板、骨盆螺钉等）		

复位器械

□长点式复位钳 (Weller 钳)	□短点式复位钳 (Backhaus 钳)
□长对称复位钳	□长非对称复位钳
□Matta 钳（短/长）	□Farabeuf 钳（小/大）
□枪式复位钳	□球形顶棒
□T 形手柄	□Schanz 螺钉
□特殊复位钳（盆腔内）	□其他：_____

入路　□Kocher-Langenbeck

体位　□侧卧位　　□俯卧位

铺单　□骨盆 + 同侧大腿

复位固定步骤

□股骨头/后柱骨折的牵开	□复位后柱
□对抗后柱旋转	□维持复位
□临时固定后柱	□明确关节（内）病变
□拉力螺钉固定后柱	□处理/复位边缘压缩
□移除关节内骨折块	□最终复位股骨头
□临时固定边缘压缩	□临时固定后壁
□复位后壁	□拉力螺钉固定后壁
□维持复位	□必要时应用弹性板
□盂唇重建	□后柱/后壁中和钢板固定
□（短钢板固定后柱）	

参考文献

[1] Giannoudis PV, Grotz MR, Papakostidis C, Dinopoulos H. Operative treatment of displaced fractures of the acetabulum. A meta-analysis. J Bone Joint Surg Br. 2005; 87(1):2-9

[2] Letournel E, Judet R. Fractures of the acetabulum. 2nd ed. New York: Springer-Verlag; 1993

[3] Dakin GJ, Eberhardt AW, Alonso JE, Stannard JP, Mann KA. Acetabular fracture patterns: associations with motor vehicle crash information. J Trauma. 1999; 47(6):1063-1071

[4] Mast J, Jacob R, Ganz R. Planning and Reduction Techniques in Fracture Surgery. Berlin: Springer-Verlag; 1989

[5] Martins e Souza P, Giordano V, Goldsztajn F, Siciliano AA, Grizendi JA, Dias MV. Marginal impaction in posterior wall fractures of the acetabulum. AJR Am J Roentgenol. 2015; 204(4):W470-4

[6] Pascarella R, Commessatti M, Politano R, et al. Bone graft from greater trochanter in posterior wall fractures with impacted fragments. J Orthop Traumatol. 2014; 15(3):181-187

[7] de Ridder V, de Lange S, Kerver B, Poser B. Posterior Wall Acetabular Fractures. Augmentation of Comminuted and Impacted Cancellous Bone with Norian SRS®, a Carbonated Apatite Cement. Eur J Trauma. 2003; 29:369-374

[8] Leunig M, Sledge JB, Gill TJ, Ganz R. Traumatic labral avulsion from the stable rim: a constant pathology in displaced transverse acetabular fractures. Arch Orthop Trauma Surg. 2003; 123(8):392-395

[9] Yoo JH, Hwang JH, Chang JD, Oh JB. Management of traumatic labral tear in acetabular fractures with posterior wall component. Orthop Traumatol Surg Res. 2014; 100(2):187-192

[10] Chen Z, Liang X, Wu J, et al. [Diagnosis and treatment of acetabular labrum injury in Pipkin fracture]. Article in Chinese. Zhongguo Xiu Fu Chong Jian Wai Ke Za Zhi. 2015; 29(1):14-18

[11] Kim YT, Azuma H. The nerve endings of the acetabular labrum. Clin Orthop Relat Res. 1995(320):176-181

[12] Espinosa N, Rothenfluh DA, Beck M, Ganz R, Leunig M. Treatment of femoroacetabular impingement: preliminary results of labral refixation. J Bone Joint Surg Am. 2006; 88(5):925-935

[13] Larson CM, Giveans MR. Arthroscopic debridement versus refixation of the acetabular labrum associated with femoroacetabular impingement. Arthroscopy. 2009; 25(4):369-376

[14] Matta J. Personal communication. 82nd AO Course Davos, AO Speciality Course Pelvis; 2005

[15] Briffa N, Pearce R, Hill AM, Bircher M. Outcomes of acetabular fracture fixation with ten years' follow-up. J Bone Joint Surg Br. 2011; 93(2):229-236

[16] Matta J. Fractures of the acetabulum: accuracy of reduction and clinical results of fractures operated within three weeks after the injury. J Bone Joint Surg Am. 1996; 78(11):1632-1645

[17] Mears DC, Velyvis JH, Chang CP. Displaced acetabular fractures managed operatively: indicators of outcome. Clin Orthop Relat Res. 2003(407):173-186

[18] Pohlemann T, Gänsslen A. Hartung, S and für die Arbeitsgruppe Becken, HT, H. Beckenverletzungen/ Pelvic Injuries. Hefte zu. Unfallchirurg. 1998; 266

[19] Tannast M, Najibi S, Matta JM. Two to twenty-year survivorship of the hip in 810 patients with operatively treated acetabular fractures. J Bone Joint Surg Am. 2012; 94(17):1559-1567

[20] Yu JK, Chiu FY, Feng CK, Chung TY, Chen TH. Surgical treatment of displaced fractures of posterior column and posterior wall of the acetabulum. Injury. 2004; 35(8):766-770

[21] Zinghi G, Briccoli A, Bungaro P, et al. Fractures in the vertical plane. In: Zinghi GF, ed. Fractures of the Pelvis and Acetabulum. Stuttgart: Thieme-Verlag; 2004:157-163

[22] Merle dÀubigné R, Postel M.. Functional results of hip arthroplasty with acrylic prosthesis. J Bone Joint Surg Am.. 1954; 35:451-475

[23] Brooker AF, Bowerman JW, Robinson RA, Riley LH, Jr. Ectopic ossification following total hip replacement. Incidence and a method of classification. J Bone Joint Surg Am. 1973; 55(8):1629-1632

[24] Matta JM, Anderson LM, Epstein HC, Hendricks P. Fractures of the acetabulum. A retrospective analysis. Clin Orthop Relat Res. 1986(205):230-240

[25] Harris WH. Traumatic arthritis of the hip after dislocation and acetabular fractures: treatment by mold arthroplasty. An end-result study using a new method of result evaluation. J Bone Joint Surg Am. 1969; 51(4):737-755

11 前壁骨折

11.1 骨折特点

定义

前壁骨折为部分关节内骨折，其特征是组成前柱中间的大部分的耻骨隆起周围孤立的骨折块。

前壁骨折是罕见的髋臼骨折，发病率约为 3.5%[1]。前壁骨折通常呈梯形，起始于髂前下棘水平以下。骨折线远端在耻骨上支的位置是可变的，骨折线也可能是不完整的。许多病例可见前角骨折。向内侧延伸可累及四边体或髋臼顶受累，在前一种骨折类型中，髋臼后缘可附着在骨折块上。

11.2 影像学标准

- 骨盆前后位（AP）（图 11.1）：其特征是髂耻线有 2 处中断。通常可见梯形骨折块的马刺征，而骨折远端通常出现在耻骨上支的上段。前壁线的中断通常位于其上 1/3 处。在延伸累及四边体的骨折中，泪滴可能发生移位或出现旋转，在罕见情况下，当骨折向后关节区延伸时，髂坐线可能被破坏。总的来说，髋臼后侧的线（髂坐线、后壁线）通常保持完整。股骨头向前或内侧脱位或半脱位。

- 髂骨斜位（图 11.2）：后柱，包括坐骨大切迹、髂窝和髂嵴均未受累。在这个平面上能看到累及四边体向远端延伸的骨折线。前壁向内侧严重移位时，这些骨折的表现类似后柱骨折。只有准确分析后柱线才能避免误诊（图

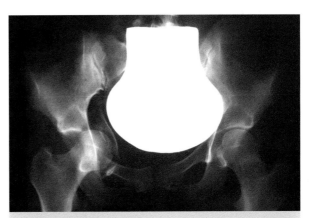

图11.1 前壁骨折。骨盆前后位片上骨折块呈典型梯形形状和典型的髋关节中心脱位很明显。完整的髂坐线证实后柱完整

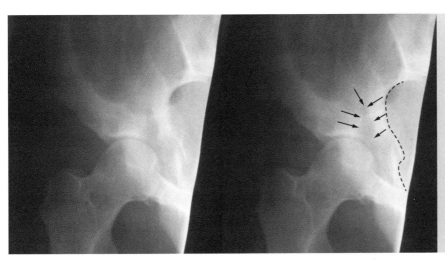

图11.2 髂骨斜位片上后柱的特征线证实后柱完整。四边体表面的裂隙，箭头标记骨折块。在近端，后柱线与前壁骨折块重叠（图11.3）

11.3）。

- 闭孔斜位（OOV）（图11.4）：在闭孔斜位上，可看到典型的梯形骨折块，股骨头处于中立位。后柱和后壁结构完整。

- CT：除骨折块的确切位置外，骨折块的大小、隐匿的骨折线，以及可能的合并损伤（例如四边体表面受累的程度、关节内骨折或边缘压缩）都能在 CT 上看到。三维 CT 显示骨折的立体解剖。

- 向其他骨折类型过渡：当耻骨支出现多条骨折线时，骨折向前柱下方过渡（62-A3.3）。

11.3 病理生物力学

Letournel 提出当髋关节外旋 50° 并内收或外展时，暴力沿大转子和股骨颈传递的损伤机制。这一机制导致的前壁骨折发生率为 5.1%[2]。由于这种过度的外旋位置在临床上罕见，因此很少出现这种前壁骨折，而前柱骨折相对常见，因为这些骨折是由轻度外旋造成的。

前壁骨折四边体表面常受累，这意味着更集中的力量传递与 <50° 的外旋存在因果关系。

Dakin 等报道了 1 例患者前外侧碰撞时，暴力沿大转子传递造成单纯前壁骨折[3]，而在这种损伤机制的前柱骨折中 Lansinger 等仅观察到单纯横形骨折[4]。

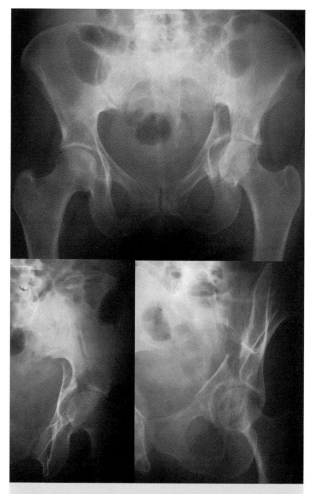

图11.3 前壁骨折。骨盆前后位片中，髂耻线的破坏显而易见。骨折延伸至四边体表面深达后柱。在髂骨斜位上，可以看出整体向内侧移位。与后柱线重叠，似乎中断。但是，详细的分析证实该线完整。闭孔斜位片证实长的骨折线延伸至四边体，并且该骨折线与后柱相切

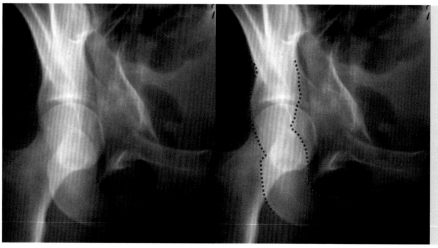

图11.4 闭孔斜位明确诊断典型的梯形骨折块和广泛前柱缺损。股骨头在解剖学上复位并与正常的髋臼顶匹配。虚线表示完整的后柱

前壁骨折是一种罕见的损伤，因为临床上髋关节外旋且力量沿股骨颈传递的损伤机制罕见。

11.4 髋关节稳定性

在大多数情况下，骨折中心脱位或髋关节内脱位。由于合并四边体骨折，故髋关节明显不稳定，因此常规推荐切开复位内固定。

11.5 前壁骨折的生物力学

只有一项前壁骨折生物力学分析研究[5]。Konratt 等使用标准骨折模型模拟前壁骨折中髋关节力学机制[5~7]。

与完整的髋臼相比，前壁骨折导致前、后接触区明显减小，而前、后压力分布增加，上方则无显著性差异。

前壁骨折导致髋关节生理功能下降。

11.6 适应证

治疗方法取决于骨折移位程度、髋关节不稳定和是否存在合并的关节损伤。

11.6.1 保守治疗

保守治疗仅适用于几乎无移位的骨折或不存在合并骨折的情况，如边缘压缩或关节内骨折。

11.6.2 手术治疗

手术治疗的适应证如下。

• 髋关节不稳。

• 股骨头半脱位/脱位。

• 关节内骨折。

• 边缘压缩。

在骨折/髋关节严重不稳定的情况下，应急诊闭合复位和进行 1/10~1/7 体重的外侧及踝上轴

向牵引。内侧移位往往不能纠正。

为了避免骨折对髋臼和股骨头软骨的剪切损伤，必须在全麻下轻柔复位。

如果不能复位，则存在切开复位和一期骨折内固定的相对急诊手术指征。

11.7 内固定技术

11.7.1 内固定技术的生物力学

Konrath 等分析了解剖重建对改变接触面及关节内压力的影响[5]。

在 7 具尸体中，用 3.5 mm 前柱螺钉结合腹股沟 3.5 mm 重建钢板稳定典型的前壁骨折。

尽管解剖复位，但观察到前、后接触区明显缩小，后方压力减小。髋臼上缘无明显改变。

前壁骨折后关节解剖重建仅导致部分关节生理得到重建。

11.7.2 入路

对于前壁骨折手术，建议采用骨盆内入路或髂腹股沟入路[1,2,8~11]。

另外，对于严重粉碎性骨折，建议采用 Ganz 髂腹股沟改良入路，能直接显示髋臼前缘[12]。对于向上延伸的骨折，可以采用 S-P 入路或髂股入路。

Lenarz 和 Moed 提出改良 Smith-Peterson 入路治疗不典型前壁骨折[13]。该方法扩大髂股入路，从髂窝内分离出髂肌。臀中肌保存完好，仅打开阔筋膜张肌前部。若髂前下棘属于前壁骨折的一部分时，才会造成股直肌反折头分离，注意保护该处血运[13]。

11.7.3 复位技巧

有多种复位工具可供选择。最常用的复位工具如下（图 11.5）。

- 球形顶棒。
- 带万能卡头的 T 形手柄，5 mm Schanz 螺钉。建议对前壁骨折逐步复位。
- 复位髋关节。
- 明确关节内骨折或边缘压缩。
- 复位主要骨折块。

复位髋关节

正常情况下，单靠纵向牵引就可以复位股骨头中心脱位。经皮穿刺将 Schanz 螺钉插入股骨颈进行侧方牵引有利于复位（图 11.6）。

明确关节（内）病变

在最终复位主要骨折块之前，无论是单纯壁骨折，还是髋臼前上方骨折，必须明确关节内骨折和边缘压缩。老年骨质疏松症患者经常出现撞击区。

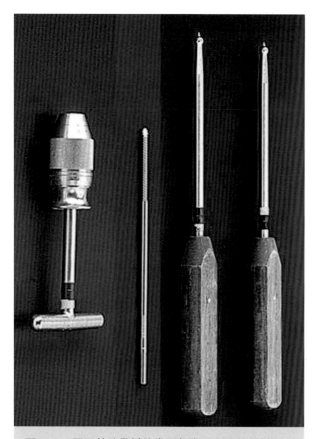

图11.5 用于前壁骨折的常用复位工具（从左到右：T形手柄、Schanz螺钉、不同的球形顶棒）

使用髂腹股沟入路时，前壁骨折的内侧复位往往很难，因为操作增加了股血管医源性损伤的风险。如果能复位，可以已复位的股骨头为参考，经骨窗来间接复位压缩。

相应地，通过髂腹股沟入路难以处理关节内骨折[14]。Ganz 提出必须考虑扩展的髂腹股沟入路[12]，因为这样可以看到关节。

骨盆内入路能彻底复位前、上方压缩。这种入路必须在特定的关节病变中予以考虑，以获得更好的视野[10]。

采用骨盆内入路，通过内移壁的主要骨折块和旋转四边体表面骨折块，可以直视关节和骨松质骨折部位，并可在直视下维持复位[15-17]。复位压缩区的先决条件是将股骨头解剖复位。采用侧方牵引复位股骨头。将 Schanz 螺钉经皮插入股骨颈可有利于复位。由此，闭孔神经血管束张力降低，并使与韧带相连的四边体向内侧移位骨折部分复位，并更好地显示上缘压缩区（根据 Anglen 的海鸥征）[18]。前壁骨折的典型移位是主骨折块向内远端和内侧移位[9]。关节（软骨）受累程度往往不同。

松动压缩的骨折块，然后以股骨头为模板复

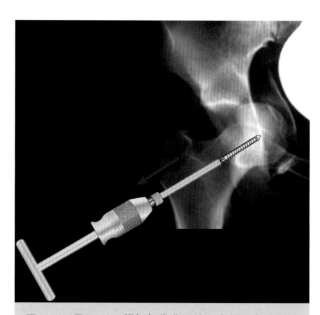

图11.6 用Schanz螺钉复位典型的向内侧（中央）移位的股骨头

位[16,17]。也可以通过前柱前部截骨实现边缘压缩区的可视化[16]。

通过使用骨膜剥离器、截骨刀或类似的器械来复位边缘压缩区（图11.7）。可以用从髂嵴或大转子获得的骨松质填充由此产生的骨松质缺损。此外，也可以使用骨替代物[19]。可以用克氏针或螺钉临时固定这些骨折块[9,16]。

术前充分准备复位计划很重要，因为多次尝试复位，特别是在骨质疏松的骨骼中，将影响骨折块的稳定性[9]。通过骨盆前路我们无法看到向后极度延伸的骨折块，因此需考虑后路（Ganz 髋关节外科脱位[20]）。

3.5 mm 螺钉或 2.7 mm 软骨下螺钉可用作支撑螺钉进行最终固定（图 11.8）。

复位主骨折块

在清理骨折和复位边缘压缩后，最好通过顶棒以复位的股骨头为标志复位主要骨折块（图11.9）。

在额外的四边体骨折中，可利用骨膜剥离器

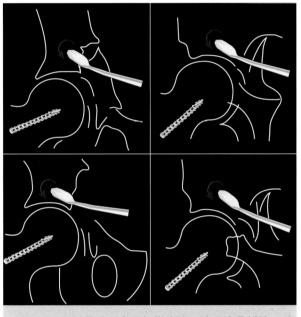

图11.7 用长骨膜剥离器复位边缘压缩上缘骨折块

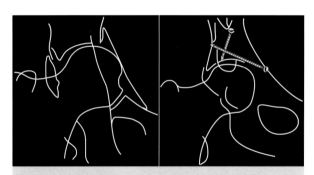

图11.8 使用螺钉对上缘或前缘撞击碎片进行临时或最终固定

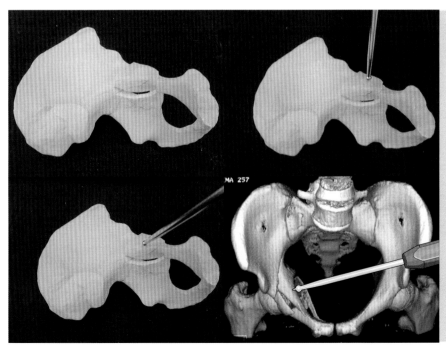

图11.9 用顶棒复位前壁主要骨折块

作为复位前壁主要骨折块的支撑,以此进行手动复位或侧推复位(图 11.10)。最后用克氏针进行临时固定。

11.7.4 固定技术

复位后建议逐步固定。

- 螺钉内固定。
- 钢板内固定。

螺钉内固定

对于前壁较大的骨折块,在最终钢板内固定前,可用螺钉对骨折块进行内固定[9,16]。为避免螺钉拧入关节内,螺钉放置的安全区域是髂耻隆起的远端和髂前下棘水平的近端(图 11.11)。

另一种选择是内侧放置螺钉或严格平行于四边体表面放置螺钉[2](图 11.12)。

钢板内固定

对于最终固定,与前壁最初的移位方向相对应采用耻骨上解剖重建钢板进行稳定(图11.13)。近端和远端骨折各 1 枚螺钉足以稳定骨

折块。

为了处理额外的四边体骨折,可以将一个改良的弹性板(H 板或 1/3 管型板)放置在前述钢板下面,该钢板需预弯 90°(图 11.14)。这一方法已经被 Mast 等[21]所推荐使用,尤其是采用髂

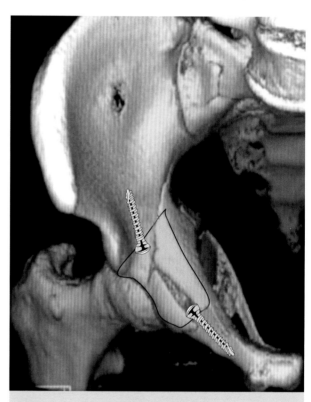

图 11.11　螺钉固定前壁较大骨折块的安全区域(蓝色区域外)

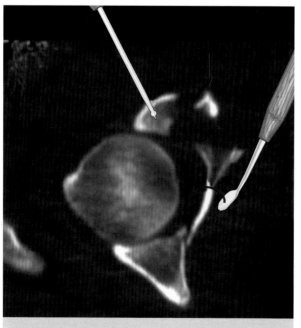

图11.10　用骨膜剥离器复位四边体然后用顶棒复位前壁骨折块

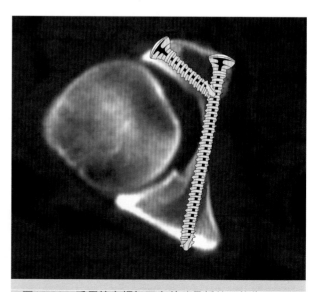

图11.12　采用拉力螺钉固定前壁骨折的可能位置

腹股沟入路时[22]。

另外，可以通过钢板螺钉孔平行于已复位的四边体表面内侧缘打入 1 枚螺钉（见图 11.12，图 11.13）。

更进一步的选择是使用目前已经成熟的耻骨下和耻骨上钢板系统。

11.8 结果

只有少数研究报道了手术治疗前壁骨折的结果（图 11.14~11.17）。Zinghi 等仅报道了双柱骨折和前壁骨折的总体结果，2 种骨折类型之间无明显差异[23]。相关结果总结见表 11.1。

11.8.1 德国第一多中心骨盆研究小组的结果[24]

503 例髋臼骨折中，前壁骨折 12 例（2.4%）。7 例髋臼骨折合并骨盆环损伤。

只有 1 例采用 Smith-Petersen 入路切开复位内固定（ORIF）。解剖复位功能评定良好，无创伤后骨关节炎或异位骨化的迹象。

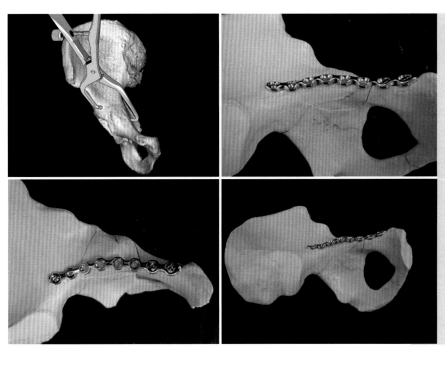

图11.13　非对称复位钳复位四边体表面骨折块，腹股沟钢板的位置示意通过完整后柱对前壁的压应力

表 11.1　关于前柱和前壁骨折手术治疗的文献总结

年份 / 作者	例数	切开复位内固定（例）	解剖复位率（%）	随访例数（例）	关节炎发病率（%）	优良率（%）
1993 GMSGP1*	12	1	100	1	0	100
1993 Letournel	18	9	77.8	9	22.2	77.7
1996 Matta	3	3	100	3	–	66.7
2003 Mears	13	13	100	13	–	100
2012 Tannast	12	12	50	12	50	50
总计	65	33	85	28（85%）	33	86

＊德国第一多中心骨盆研究小组

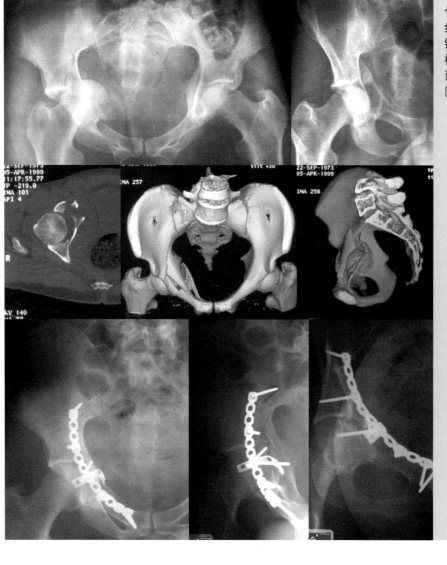

图11.14 前壁骨折伴髋关节中心脱位，表现为典型的前壁梯形骨折块。CT显示累及四边体。经髂腹股沟入路采用耻骨上重建钢板进行固定，并采用额外的钢板（改良弹性板）固定四边体表面。通过钢板孔插入螺钉，从而固定前壁骨折

11.8.2 Letournel 的结果[2]

Letournel 报道这种骨折类型的发生率为1.9%。18例骨折中，男女性别比为2.6:1。术前未见神经损伤。

9例患者在3周内行切开复位内固定。6例（66.7%）采用髂腹股沟入路，其余患者采用髂股入路。解剖复位率为77.8%。所有患者均有临床和放射学随访。Merle d'Aubigné 评分优6例，良1例，可1例，差1例。总优良率为77.7%。

X线检查结果满意率为66.7%。未发生股骨头坏死，22.2%发生创伤性骨关节炎。1例出现畸形愈合。

11.8.3 Mears 的结果[25]

Mears 等报道了13例前壁骨折，均行解剖复位。使用 Harris 髋关节评分随访分析所有患者显示临床结果优良[26]。

11.8.4 Matta 的结果[11]

262例髋臼骨折中，前壁骨折3例（1.1%）。所有患者均采用髂腹股沟入路固定。所有患者均解剖复位。根据 Merle d'Aubigné 评分，优1例，良1例，可1例。

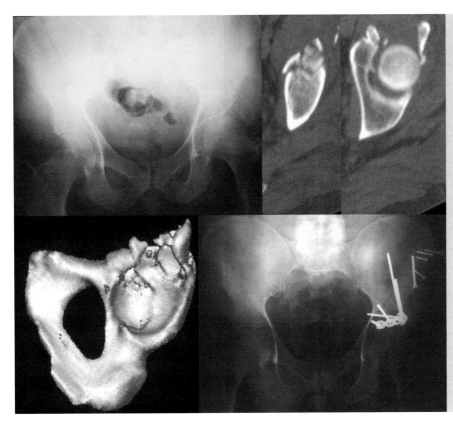

图11.15 前上壁骨折合并股骨头半脱位。髂前上棘截骨术后用钢板和螺钉进行固定

11.8.5 Lenarz 的结果[13]

Lenarz 和 Moed 报道了 6 例不典型前壁骨折，未累及四边体和骨盆环。

所有患者均在髋关节脱位后出现不同程度的前缘撕脱伤。采用改良的 Smith-Peterson 入路伴扩展髂股入路治疗。

5 例患者随访 1 年以上，临床及影像学表现良好。

11.8.6 Giannoudis 的结果[27]

Giannoudis 等报道了 2 例解剖复位，均有良好的临床表现（Merle d'Aubigné 评分 17 分）和放射学结果。

11.8.7 Tannast 的结果[28]

Tannast 等报道了 Matta 系列的 12 例前壁骨折（占全部手术治疗骨折的 1%）的详细数据。

11 例采用髂腹股沟入路，1 例采用扩展髂股入路。只有 50% 解剖复位，41.7% 近解剖复位。本研究的终点是继发性全髋关节置换术（THR）。髋关节术后 2、5、10、20 年生存率分别为 91%、68%、68% 和 34%。进行全髋关节置换术的中位时间为 2.3 年。

11.8.8 文献的进一步结果

Piriou 等报道了 2 例患者的手术治疗情况[29]，其他作者提供个案报道[30~33]。所有报道均发现伴有前上方高度不稳定的骨折，常累及髂前下棘。

11.9 总结

前壁骨折是罕见的损伤，在髋臼骨折中占 1%~2%。

确切的损伤机制尚不清楚，但怀疑是通过大转子和股骨颈进行力量传递，并伴有极度外旋。50% 以上患者伴髋关节中心脱位。

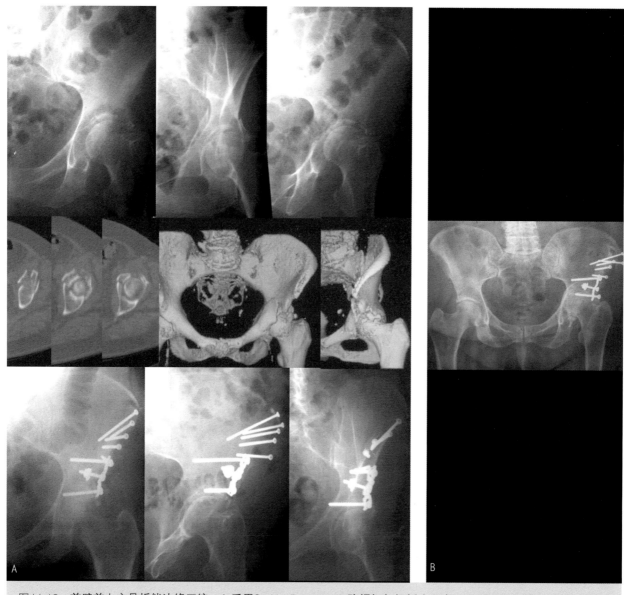

图11.16　前壁前上方骨折伴边缘压缩。A.采用Smith-Petersen入路螺钉加钢板内固定；B.5年后，进展为创伤性关节炎伴关节间隙狭窄，但功能良好[5]

推荐手术治疗的适应证为严重移位、不稳定的骨折，采用前入路拉力螺钉结合中和或支撑钢板内固定。

通常能够将关节解剖重建。

目前基于创伤后关节炎或股骨头坏死发生率的现有数据不能给出明确的建议。在髋臼上缘广泛受累的病例中，更容易出现较差的结果。

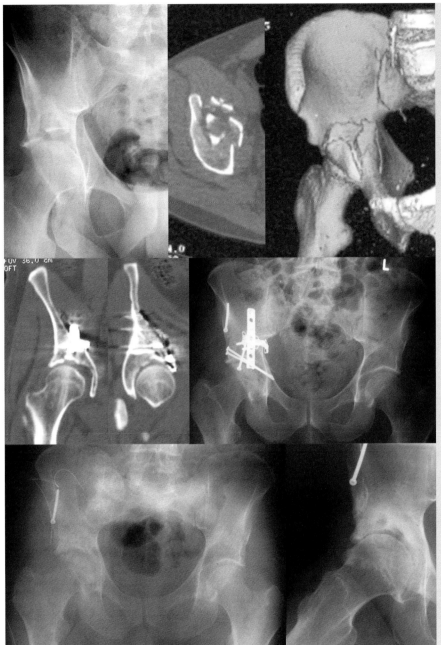

图11.17　前壁前上方骨折伴延伸的边缘压缩。采用Smith-Petersen入路螺钉加钢板内固定。2年后去除部分内植物后，创伤性关节炎形成，关节间隙变窄及束性变

前壁骨折切开复位内固定检查清单

影像学评估

常规 | CT

- □ 髂耻线不完整 (AP/OOV)
- □ 耻坐线完整 (AP/IOV)
- □ 无闭孔骨折 (AP/OOV)
- □ 梯形骨折块 (AP/OOV)

- □ 明确骨折类型
- □ 关节内骨折
- □ 边缘压缩

术前准备

- □ 骨盆器械套装
- □ 往复孔
- □ 单位输血

- □ 导尿管
- □ 血液回输装置
- □ 骨盆内植套装（小的骨折块内植物：长钢板、1/3 管型板、骨盆螺钉等）

- □ 围手术期抗生素
- □ 骨替代物

- □ 骨盆内植套装（小的骨折块内植物：长钢板、1/3 管型板、骨盆螺钉等）

复位器械

- □ 长点式复位钳 (Weller 钳)
- □ 长对称复位钳
- □ Matta 钳（短 / 长）
- □ 枪式复位钳
- □ T 形手柄
- □ 特殊复位钳（盆腔内）

- □ 短点式复位钳 (Backhaus 钳)
- □ 长非对称复位钳
- □ Farabeuf 钳（小 / 大）
- □ 球形顶棒
- □ Schanz 螺钉
- □ 其他：＿＿＿＿＿＿＿＿＿＿＿＿＿

入路
- □ 腹股沟
- □ 骨盆内
- □ 骨盆内 + 第一窗口

体位
- □ 仰卧位
- □ 臀高位
- □ 轻度屈髋屈膝位

铺单
- □ 仅骨盆
- □ 腹部
- □ 骨盆 + 同侧大腿
- □ 骨盆 - 同侧大腿
- □ 转子部

复位固定步骤

骨盆内入路

- □ 调整盆内主要骨折块
- □ 复位股骨头
- □ 处理 / 复位边缘压缩
- □ 复位前壁主要骨折块
- □ 复位四边体表面骨折块
- □ 拉力螺钉固定主要骨折块

- □ 明确关节（内）病变
- □ 调整关节内骨折块
- □ 临时固定边缘压缩
- □ 临时固定主要骨折块
- □ 拉力螺钉固定四边体骨折块
- □ 耻骨上 / 下钢板固定

参考文献

[1] Giannoudis PV, Grotz MR, Papakostidis C, Dinopoulos H. Operative treatment of displaced fractures of the acetabulum. A meta-analysis. J Bone Joint Surg Br. 2005; 87(1):2-9

[2] Letournel E, Judet R. Fractures of the acetabulum. 2nd ed. New York: Springer-Verlag; 1993

[3] Dakin GJ, Eberhardt AW, Alonso JE, Stannard JP, Mann KA. Acetabular fracture patterns: associations with motor vehicle crash information. J Trauma. 1999; 47(6):1063-1071

[4] Lansinger O, Romanus B, Goldie IF. Fracture mechanism in central acetabular fractures. An experimental study. Arch Orthop Trauma Surg. 1979; 94(3):209-212

[5] Konrath GA, Hamel AJ, Sharkey NA, Bay B, Olson SA. Biomechanical evaluation of a low anterior wall fracture: correlation with the CT subchondral arc. J Orthop Trauma. 1998; 12(3):152-158

[6] Bay BK, Hamel AJ, Olson SA, Sharkey NA. Statically equivalent load and support conditions produce different hip joint contact pressures and periacetabular strains. J Biomech. 1997; 30(2):193-196

[7] Olson SA, Bay BK, Chapman MW, Sharkey NA. Biomechanical consequences of fracture and repair of the posterior wall of the acetabulum. J Bone Joint Surg Am. 1995; 77(8):1184-1192

[8] Chesser TJ, Eardley W, Mattin A, Lindh AM, Acharya M, Ward AJ. The modified ilioinguinal and anterior intrapelvic approaches for acetabular fracture fixation: indications, quality of reduction, and early outcome. J Orthop Trauma. 2015; 29 Suppl 2:S25-S28

[9] Collinge CA, Lebus GF. Techniques for reduction of the quadrilateral surface and dome impaction when using the anterior intrapelvic (modified Stoppa) approach. J Orthop Trauma. 2015; 29 Suppl 2:S20-S24

[10] Guy P. Evolution of the anterior intrapelvic (Stoppa) approach for acetabular fracture surgery. J Orthop Trauma. 2015; 29 Suppl 2:S1-S5

[11] Matta J. Fractures of the acetabulum: accuracy of reduction and clinical results of fractures operated within three weeks after the injury. J Bone Joint Surg Am. 1996; 78(11):1632-1645

[12] Kloen P, Siebenrock KA, Ganz R. Modification of the ilioinguinal approach. J Orthop Trauma. 2002; 16(8):586-593

[13] Lenarz CJ, Moed BR. Atypical anterior wall fracture of the acetabulum: case series of anterior acetabular rim fracture without involvement of the pelvic brim. J Orthop Trauma. 2007; 21(8):515-522

[14] Archdeacon MT. Comparison of the ilioinguinal approach and the anterior intrapelvic approaches for open reduction and internal fixation of the acetabulum. J Orthop Trauma. 2015; 29 Suppl 2:S6-S9

[15] Bible JE, Choxi AA, Kadakia RJ, Evans JM, Mir HR. Quantification of bony pelvic exposure through the modified Stoppa approach. J Orthop Trauma. 2014; 28(6):320-323

[16] Casstevens C, Archdeacon M, d'Heurle A, Finnan R. Intrapelvic reduction and buttress screw stabilization of dome impaction of the acetabulum: a technical trick. J Orthop Trauma. 2014; 28 6:133-137

[17] Laflamme GY, Hebert-Davies J. Direct reduction technique for superomedial dome impaction in geriatric acetabular fractures. J Orthop Trauma. 2014; 28(2):e39-e43

[18] Anglen JO, Burd TA, Hendricks KJ, Harrison P. The "Gull Sign": a harbinger of failure for internal fixation of geriatric acetabular fractures. J Orthop Trauma. 2003; 17(9):625-634

[19] Leucht P, Castillo AB, Bellino MJ. Comparison of tricalcium phosphate cement and cancellous autograft as bone void filler in acetabular fractures with marginal impaction. Injury. 2013; 44(7):969-974

[20] Ganz R, Gill TJ, Gautier E, Ganz K, Krügel N, Berlemann U. Surgical dislocation of the adult hip a technique with full access to the femoral head and acetabulum without the risk of avascular necrosis. J Bone Joint Surg Br. 2001; 83(8):1119-1124

[21] Mast J, Jacob R, Ganz R. Planning and Reduction Techniques in Fracture Surgery. Berlin: Springer-Verlag; 1989

[22] Peter RE. Open reduction and internal fixation of

osteoporotic acetabular fractures through the ilio-inguinal approach: use of buttress plates to control medial displacement of the quadrilateral surface. Injury. 2015; 46 Suppl 1:S2-S7

[23] Zinghi G, Briccoli A, Bungaro P, et al. Fractures in the vertical plane. In: Zinghi GF, ed. Fractures of the Pelvis and Acetabulum. Stuttgart: Thieme-Verlag; 2004:157-163

[24] Pohlemann T, Gänsslen A, Hartung S. Für die Arbeitsgruppe Becken: Beckenverletzungen/ Pelvic Injuries. Hefte zu "Der Unfallchirurg". Berlin, Heidelberg, New York: Springer; 1998; Heft 266

[25] Mears DC, Velyvis JH, Chang CP. Displaced acetabular fractures managed operatively: indicators of outcome. Clin Orthop Relat Res. 2003(407):173-186

[26] Harris WH. Traumatic arthritis of the hip after dislocation and acetabular fractures: treatment by mold arthroplasty. An end-result study using a new method of result evaluation. J Bone Joint Surg Am. 1969; 51(4):737-755

[27] Giannoudis PV, Kanakaris NK, Dimitriou R, Mallina R, Smith RM. The surgical treatment of anterior column and anterior wall acetabular fractures: short-to medium-term outcome. J Bone Joint Surg Br. 2011; 93(7):970-974

[28] Tannast M, Najibi S, Matta JM. Two to twenty-year survivorship of the hip in 810 patients with operatively treated acetabular fractures. J Bone Joint Surg Am. 2012; 94(17):1559-1567

[29] Piriou P, Siguier T, De Loynes B, Charnley G, Judet T. Anterior wall acetabular fractures: report of two cases and new strategies in operative management. J Trauma. 2002; 53(3):553-557

[30] Amihood S. Anterior dislocation of the hip. Injury. 1975; 7(2):107-110

[31] Badelon O, Leroux D, Huten D, Duparc J. [Anterior luxation of the hip associated with a fracture of the anterior aspect of the acetabulum. Apropos of a case]. Ann Chir. 1986; 40(1):38-40

[32] Mirovsky Y, Fischer S, Hendel D, Halperin N. Traumatic anterior dislocation of the hip joint with fracture of the acetabulum: a case report. J Trauma. 1988; 28(11):1597-1599

[33] Sherlock DA. Traumatic anterior dislocation of the hip. J Trauma. 1988; 28(3):411-413

12 前柱骨折

12.1 骨折特点

定义

前柱骨折是部分关节内骨折，以骨折线起始于耻骨下端向颅侧一直延伸至髂窝为特征，且骨折线可在不同水平到达髂嵴。

前柱骨折是比较罕见的髋臼骨折，发病率可能为3.9%[1]。

随着CT在诊断髋臼骨折中的应用，以及总体人口的增加，相应发病率呈上升趋势。尤其是前柱低位骨折，预期发病率为6%~12%（见第五章）。

根据近端骨折线的不同，Letournel将前柱骨折分为4种亚型[2]。一般来说，前柱的极低位、低位、中位、高位骨折不难区分（图12.1）。

- 极低位骨折：最近端的骨折线延伸到髋臼前下缘，即累及前角的最低部分。
- 低位骨折：骨折线终止于髂前下棘下缘的腰大肌沟；主要骨折块与四边体部分相连；四边体面骨折线继续延伸，有可能过渡到前柱伴后半横形骨折。
- 中位骨折：最近端骨折线止于髂前上棘和髂前下棘之间；中间骨折线在骶髂关节旁穿过髂耻线；四边体通常是粉碎性骨折；远端骨折线通常远离闭孔，但可以穿过耻骨上支，发生不全骨折。
- 高位骨折：近端骨折止于髂嵴与髂前上棘过渡区的后缘，有时伴多条骨折线；相对常见的是边缘压缩；在罕见的情况下，骨折线延伸到骶髂关节，伴或不伴关节不稳。

12.2 影像学标准

- 骨盆前后位（图12.2~12.5）：根据前柱骨折的亚型，髂耻线在不同位置中断。尤其是中、高位前柱骨折时，髋臼上缘发生移位。泪滴轮廓的改变（半脱位、旋转）取决于四边体受累程度。在极低位骨折中，有时可以看到泪滴轮廓的双重征。后柱和后壁的特征线保持完整。
- 髂骨斜位（图12.2~12.5）：可证实后柱线完整。明确近侧骨折线的高度，观察受累的髂窝。
- 闭孔斜位（图12.2~12.5）：可以看到移位的范围，受累的耻骨支和髂耻线的骨折特征及其与髋臼顶的关系。偶尔，髋臼外侧有一条

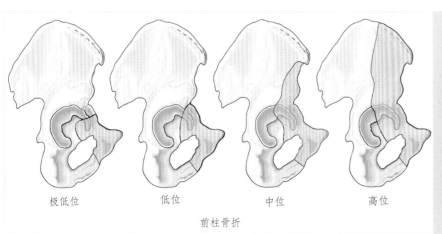

图12.1 前柱骨折4种亚型示意图

极低位　　低位　　中位　　高位

前柱骨折

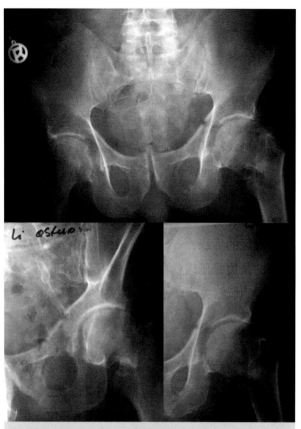

图12.2 前角下方受累的极低位前柱骨折

12.3 病理生物力学

Letournel 提出了导致前柱骨折的理论机制，即髋关节外旋25°时侧方暴力通过大转子沿股骨颈传递[2]。高位外旋导致前壁骨折，而低位旋转导致前柱骨折伴后半横形骨折。临床上，这种机制导致的前柱骨折占8%。尚未发现仪表盘损伤机制导致前柱骨折。

Lansinger 等证实了Letournel的想法[3]。理论上当髋关节完全伸直并轻度内旋 ≤ 10° 时或外旋大约 40° 时能观察到前柱骨折。造成此类骨折，大约需要 500 N 的暴力。Dakin 等只观察到这种暴力机制造成的 1 例前柱骨折（3.7%）[4]。

临床意义

侧方应力沿股骨颈传递可以造成前柱骨折。然而，关于髋关节的具体位置尚未得到可信的生物力学数据证实。

12.4 髋关节稳定性

骨折不稳定程度与最近端骨折线的位置有关。骨折线越低，关节越稳定。临床上最常见到的（极）低位骨折处于前角水平，因此最稳定。累及髂嵴的骨折应该是最不稳定的[5]。

股骨头通常伴有骨折块移位，导致髋关节半脱位。

12.5 前柱骨折的生物力学

关于前柱骨折的生物力学研究只有一项[6]。

Harnroongroj 分析了前、后柱出现缺损后，模拟单腿姿势站立的半骨盆结构。进行侧方力量传递。

当后柱完整时，承受的最大力为 760 N，刚度为 113 N/mm，而完整的前柱承受的最大力为 2 000 N，刚度为 300 N/m。他们的结论是前柱的强度比后柱高出 2.75 倍。

这种分析的缺点之一是骨折不能与临床骨折情况完全相符，侧方应力传递与髋关节的生理负荷也不完全一致。

额外的骨折线。该骨折可被误认为双柱骨折（马刺征）（见第十七章）。可明确累及闭孔的骨折。后柱和后壁的特征线完整。

- CT（图12.2~12.5）：从近端开始分析主骨折线，以明确前柱骨折的诊断。三维CT可提供精确的骨折形态视图，可以分析骨折块的大小、可能的合并损伤，以及四边体受累程度，尤其是对后者采用了内侧半骨盆视角。明确最近端骨折线。矢状面重建可以分析四边体受累情况。

- 向其他骨折类型过渡：当四边体表面有不完全骨折线向后壁延伸时，可向前柱伴后半横形骨折过渡。此外，坐骨大切迹近端水平的不完全骨折可以过渡为双柱骨折。偶尔也会观察到不典型的前柱骨折，主骨折线从髂嵴开始，延伸到上关节面，而髂耻线完整（图12.6）。

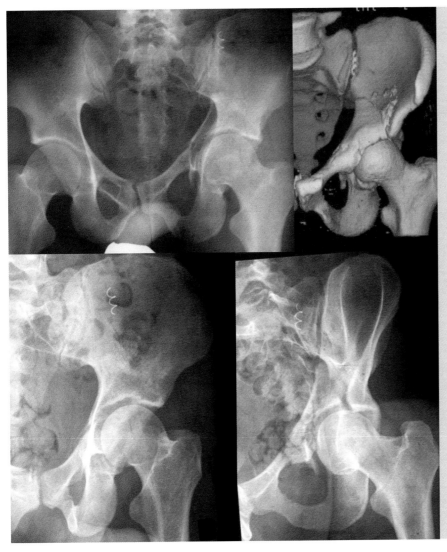

图12.3 髂前下棘以下（远端）低位前柱骨折示例

12.6 适应证

治疗方式取决于骨折移位情况、关节病变、最近端骨折线的位置。

12.6.1 保守治疗

极低位、低位和大部分中间的前柱骨折适合保守治疗，保守治疗取决于关节受累程度、关节移位情况和所导致的髋关节不匹配。

未移位或轻微移位的前柱高位骨折和单纯骨折，在没有合并关节损伤的情况下，也可非手术治疗［早期（部分）负重的保守功能治疗］。

微创手术是治疗此类骨折的选择之一（见第二十二章）。

12.6.2 手术治疗

手术治疗指征如下。

- 髋关节不稳。
- 股骨头半脱位／脱位。
- 关节内骨折。
- 髋臼顶受累。
- 边缘压缩。

12.7 内固定技术

12.7.1 内固定技术的生物力学

Konrath 等分析了前柱高位骨折解剖和非解剖复位的效果[7]。

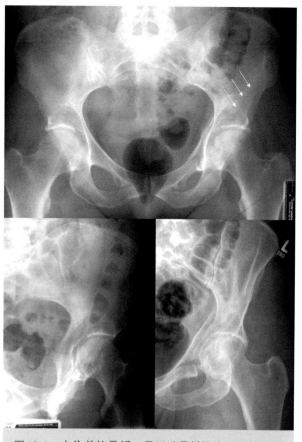

图12.4 中位前柱骨折。最近端骨折线位于髂前上棘和髂前下棘之间

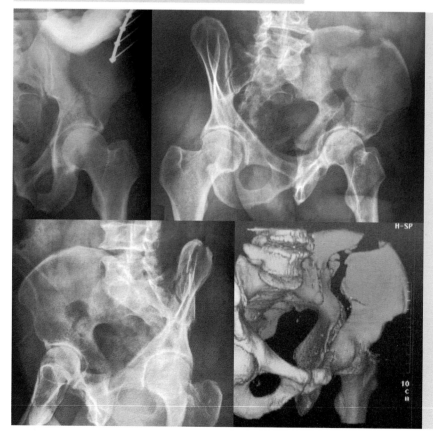

在6具尸体中，将前柱高位骨折固定并模拟单腿站立姿势下负重。在髂翼用2枚拉力螺钉和腹股沟耻骨上重建钢板固定。解剖和非解剖重建关节，均存在连续台阶或间隙，平均3.4 mm。

与完整的髋臼相比，无论是解剖复位后还是复位不良，前、后接触区明显减小，而台阶畸形仅导致前部接触区明显减小。髋臼上缘无显著性差异。

分析发现台阶和间隙复位不良可导致髋臼上缘峰值压力显著增加，而解剖复位后不存在这种情况。

> **临床意义**
>
> 前柱骨折后关节解剖重建导致的关节生理紊乱不能完全恢复。持续存在的骨折间隙或台阶增加了上缘峰值压力，创伤后退行性病变的风险随之增加。

最新的生物力学研究以塑料骨模型为契机，用2枚髋臼上缘钛螺钉伴或不伴髋臼下缘钛螺钉固定前柱高位骨折，与传统的用耻骨上钢板伴或不伴髋臼下缘钢质螺钉固定相比较。研究结果表

图12.5 高位前柱骨折，骨折线向髂嵴的区域延伸

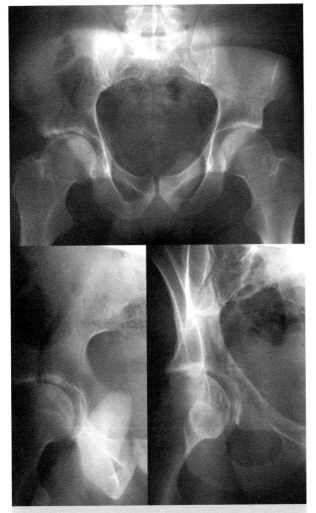

图12.6 前柱不典型骨折。骨折起始于髂嵴，止于髋臼上缘。由于前方受累，可归类为前柱骨折

明，金属螺钉固定强度增加有限[8]。

12.7.2 入路

对于手术稳定前柱骨折，建议采用骨盆内入路或髂腹股沟入路[2,8-15]。

在高位前柱骨折中选择骨盆内入路，通常首选髂腹股沟入路的第一窗口。

12.7.3 复位技术

复位技术取决于骨折线最上端的水平高度。

极低位骨折

在复位和进一步治疗方面，Letournel 没有提到这种骨折类型[2]。在此骨折类型中，80%以

上的关节面保持完整，仅累及前角的小部分，因此是否需要解剖复位值得探讨。

相应地，对于单纯性骨折，建议采用保守的功能治疗。当这些骨折是骨盆环损伤的一部分时，治疗符合耻骨上支骨折的骨盆环标准。因此，骨盆前环骨折的复位方法取决于骨盆环不稳定性，可用闭合复位技术［外固定（见图 12.22），逆行前柱螺钉］或切开复位技术（逆行螺钉）[16,17]。

总体上，该骨折类型的生物力学和继发性生物力学尚不清楚。

中、低位骨折

文献综述了中、低位骨折[2]。由于 30%~50% 的重要关节部位受累，故应尽可能解剖复位避免压力峰值[7]。

通常来说，建议采用与前壁骨折类似的复位方法。

有多种复位工具可供选择使用。最常用的复位工具如下（图 12.7）。

- 长点式复位钳（Weller 钳）。
- Matta 钳。
- 球形顶棒。
- 枪式复位钳。

建议对前柱骨折逐步复位。

- 复位髋关节。
- 明确关节内骨折或边缘压缩。
- 复位主要骨折块。

复位髋关节

正常情况下，单靠纵向牵引就可以复位股骨头。经皮穿刺将 Schanz 螺钉插入股骨颈进行侧方牵引可以维持复位（见图 11.6）。

明确关节（内）病变

必须明确并定位关节内骨折和（或）边缘压缩。

在髂腹股沟入路中，骨折复位后，可将复位的

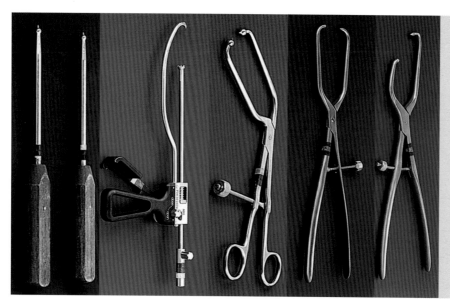

图12.7 前柱骨折的经典复位器械：球形顶棒、枪式复位钳、Matta钳、长对称和非对称复位钳

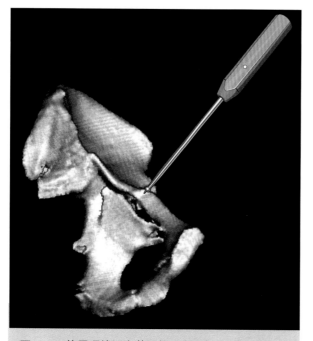

图12.8 使用顶棒以完整后柱为参考复位前柱

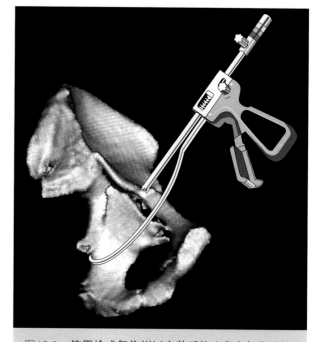

图12.9 使用枪式复位钳以完整后柱为参考复位前柱

股骨头作为参考通过骨盆间接复位边缘压缩。为了维持骨折块复位，可经皮拧入 3.5 mm 螺钉固定。此外，关节内骨折块很难控制。髂腹股沟延长入路可进行更多的外侧剥离，以利于显露关节[18]。

在骨盆内入路中，耻骨下方的显露可允许在直视下复位骨折块。

复位主要骨折块

在清理骨折和复位边缘压缩后，最好通过顶棒以早已复位的股骨头为参考复位主骨折块（图12.8）。复位时可选择使用共线钳和特殊复位钳。共线钳可对完整的后柱施加垂直方向的压力（图12.9）。可以使用克氏针进行临时固定。

通过髂腹股沟入路的第二窗口进行复位；在高位前柱骨折中，可选择应用第一窗口。可以通过在髂腰肌周围的第二窗口使用 Matta 钳复位关节内骨折，复位钳外侧支可通过额外的外侧切口或通过窗口更内侧放置（图 12.10）。

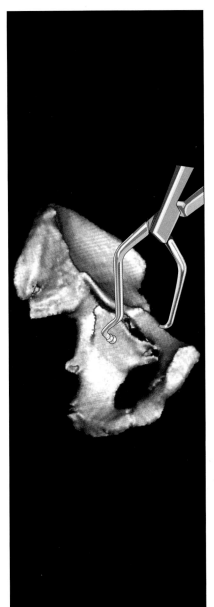

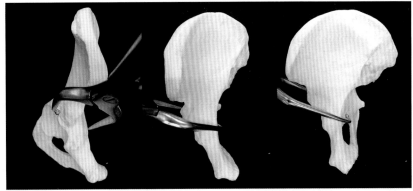

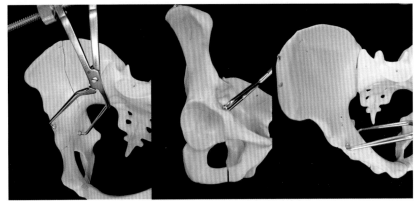

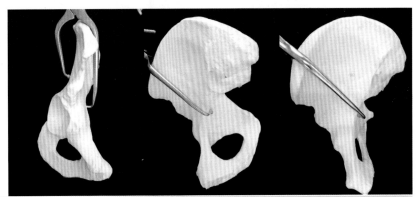

图12.10 使用Matta钳以完整后柱为参考复位前柱

采用骨盆内入路，可以使用顶棒或特殊的复位钳直接复位骨盆边缘。

高位骨折

对于高位前柱骨折，骨折块的数量影响复位方式。

一般说来，复位遵循由近至远的原则，从髂嵴开始，可使用2种入路进一步复位关节区。采用骨盆内入路时，首先关节复位，然后在髂窝或髂嵴完成二次复位。

以下是最常用的复位工具（见图 12.7）。

• 大点式复位钳（Weller 钳）。

• 小点式复位钳（Backhaus 钳）。

• Farabeuf 钳。

• Matta 钳。

• 球形顶棒。

• 枪式复位钳。

髂窝复位

首先，从髂嵴开始复位。必须纠正由于髂肌

或臀肌的肌肉嵌顿引起的骨折移位。在对骨折端进行适当清理后，可以将小 Hohmann 拉钩的尖端插入骨皮质下进行人工复位。通过使用类似 Kapandji 手法旋转对侧皮质，可以达到复位的效果（图 12.11）。也可以使用 Farabeuf 钳进行复位。通过对抗旋转、反向牵引，最终加压获得解剖复位。髂窝前部主骨折块通常外旋和向上移位（图 12.12）。

髂嵴临时固定

用点式复位钳（Weller 钳）或 2 枚 3.5 mm 螺钉及小 Farabeuf 钳行髂嵴复位（图 12.12）。为了增加 Weller 钳的把持力，可以在骨折的两侧钻

2.0 mm 的小孔。解剖复位至关重要，因为任何错误都会导致累及关节的复位不良。

复位骨盆边缘

下一步是复位骨盆边缘。此外，同样的技术也适用于中、低位前柱骨折。复位工具是共线钳或 Matta 钳。

重要的是要了解典型的骨折过程，因为前柱主骨折线位于耻骨下，平行但刚好低于骨盆边缘。

因此，从髂窝的直接垂直压力可获得对骨折的最佳加压效果（图 12.13）。

这一复位的前提条件是将股骨头从其通常的中立位解剖复位。

12.7.4 固定技术

髂腹股沟入路

复位后，骨折线的最近端位置决定逐步固定方案。

- 螺钉（钢板）固定髂嵴。
- 螺钉（钢板）固定髂窝和（或）骨盆边缘。

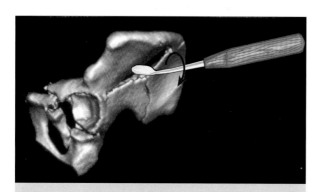

图12.11　双柱骨折倾斜插入骨膜剥离器或Hohmann拉钩复位髂窝水平移位的骨折

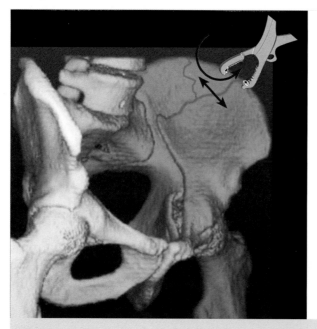
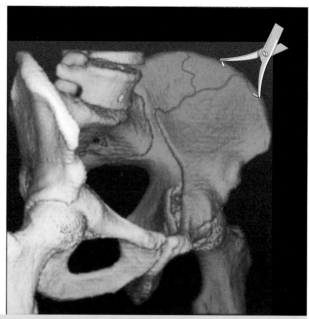

图12.12　使用Farabeuf钳复位髂嵴骨折线，进行旋转和牵张/加压

• 腹股沟 / 耻骨上钢板内固定术。

在高位前柱骨折中，通常根据由近端至远端的原则进行间接重建和固定。如上文所述，于髂嵴开始固定，然后使用单枚螺钉或小钢板固定关节区。最后，用腹股沟中和或支撑钢板完成固定。

螺钉（钢板）固定髂嵴

从髂嵴开始复位，解剖复位后建议采用3.5 mm 螺钉垂直或略倾斜主要骨折线进行固定（图 12.14）。能够围绕这些螺钉对骨折进一步微调与旋转。长达 80 mm 螺钉可以穿透双层皮质（图 12.15）。

此外，可在近髂嵴的髂窝内使用锁定板或3.5 mm 标准重建板。患者体型瘦小时，可在上部（顶部）使用 1/3 管型钢板。

对于严重不稳定的骨折，可以在前后方向附加螺钉。最远端的螺钉通常通过骨通道，这也可用于髋臼上缘的外固定器[19]（图 12.15）。

螺钉（钢板）固定髂窝和（或）骨盆边缘

下一步是对髋臼附近合并关节内骨折的骨折块进行固定。前柱主要骨折块复位后，可用 2 枚螺钉固定危险区外的骨折，详见 Letournel[2] 所述（图 12.16）。这些螺钉的方向应远离关节。

Benedetti 等分析了螺钉最佳垂直角度与骨盆边缘的关系[20]。入钉点应在骨盆边缘内侧约1 cm 处，向内倾斜 30° 以确保螺钉位于关节外。

腹股沟 / 耻骨上钢板内固定术

最后用长腹股沟钢板完成最终固定，在耻骨联合和靠近骶髂关节皮质增厚处的骨折各用 2枚螺钉固定（图 12.17）。

髋臼下缘螺钉固定

髋臼下缘螺钉可增加整个固定结构的稳定性，因此必须考虑使用（详见下文）。

骨盆内入路

骨盆内入路是处理中、高位前柱骨折和伴或不伴关节边缘压缩的最佳入路。

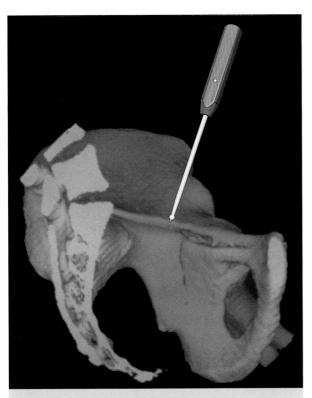

图12.13　使用顶棒复位髋臼附近的前柱骨折。注意典型的骨折模式

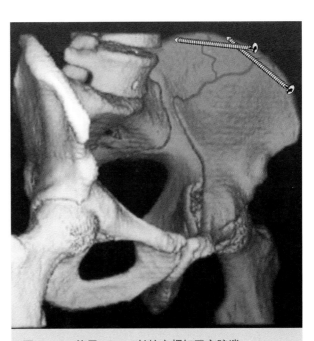

图12.14　使用3.5 mm长拉力螺钉固定髂嵴

在高位前柱骨折中，通常需要打开髂腹股沟入路的第一窗口，以处理延伸到髂窝或髂嵴的骨折。在某些情况下，使用Steinman针复位这些骨折只需要一个切口。在粉碎性骨折的复位和稳定过程中，有可能需要充分暴露深达骶髂关节的髂肌。

建议采用逐步复位固定方案。

- 松动前柱骨折块。
- 关节内探查。
- 复位与固定前柱主要骨折块。
- 钢板固定。

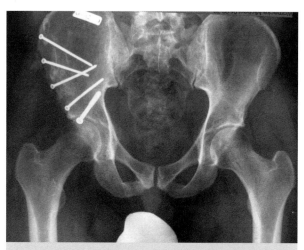

图12.15 从前、上方向进行单枚螺钉前柱内固定术

- 螺钉固定髋臼下缘。

第一步：松动前柱骨折块

首先，暴露盆腔。保护闭孔神经血管束，将

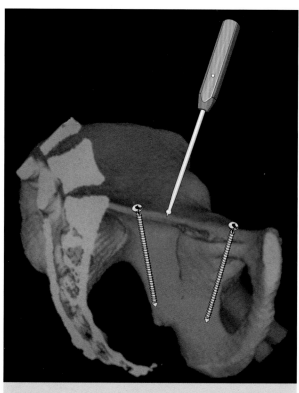

图12.16 在安全区外用2枚螺钉固定前柱关节部

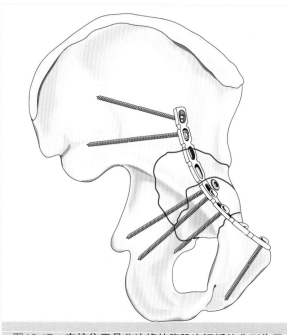

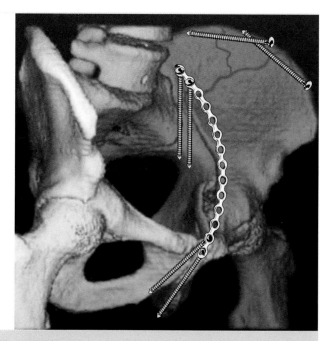

图12.17 直接位于骨盆边缘的腹股沟钢板的典型位置(耻骨上钢板)

闭孔内肌从四边体表面钝性分离后，从内侧开始清理前柱骨折。骨折暴露可深达骶髂关节。

使用刮匙和其他器械充分清除耻骨（低于骨盆边缘的水平）血肿、血块和骨折块。

第二步：关节内探查

清理骨折后，需根据术前计划明确关节前区和关节上区有无压缩，并以股骨头为参考进行解剖复位。

四边体表面或前壁的骨折向内或向上移动，便可直视下进入关节和骨松质骨折表面。能够看到部分股骨头及部分关节软骨和边缘压缩。

可直视下复位边缘压缩骨折[13]。通常情况下，股骨头必须借助经皮插入股骨颈松质的 Schanz 螺钉的横向拉力从中立位置 复位。以复位的股骨头为参考，透视下用骨膜剥离器复位撞击区。必须用（经皮）螺钉或克氏针固定这些骨折块。闭孔斜位是最佳的透视体位。

清理骨折表面，清除血肿。可以用髂骨或大转子的松质骨，甚至骨替代物填充剩余的骨缺损。

第三步：复位和固定前柱主要骨折块

在单纯前柱较大骨折中，参考已复位的股骨头和完整的后柱或近端骨盆边缘用顶棒以轻度倾斜的方向复位。

对于多发骨折，参考完整的骨盆边缘和（或）股骨头逐步复位。

克氏针临时固定（图 12.18）。此外，特殊复位钳能够将骨盆内的直接压力与向上的复位压力相结合（图 12.19）。

应用改良复位钳必须考虑解剖因素。

第四步：钢板固定

用中和板固定，根据骨折形态，在耻骨上或下放置钢板（图 12.20）。

髂腹股沟入路第一窗口的高位前柱骨折，可采用经典的耻骨上钢板固定（腹股沟钢板）。对于较低位骨折，可以使用耻骨下钢板。

在靠近耻骨联合和邻近骶髂关节的皮质增厚处的骨折两侧各用 2 枚螺钉固定钢板。

第五步：螺钉固定髋臼下缘

生物力学分析证实，螺钉（图 12.21）固定髋臼下缘具有明显优势[8,21,22]。

入钉点在耻骨上支中段距髂耻隆起 1 cm 处。影像学标志位于入口位泪滴附近。钻头平行于四

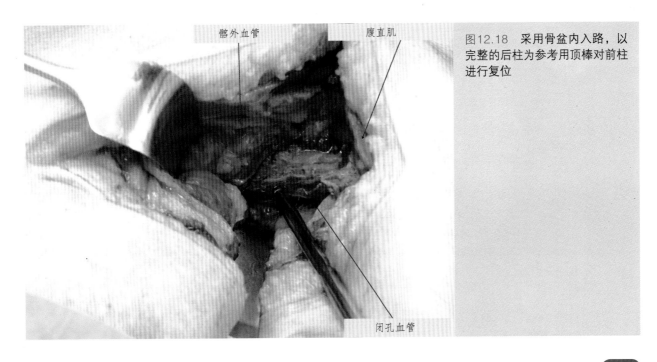

髂外血管　　　腹直肌

闭孔血管

图12.18 采用骨盆内入路，以完整的后柱为参考用顶棒对前柱进行复位

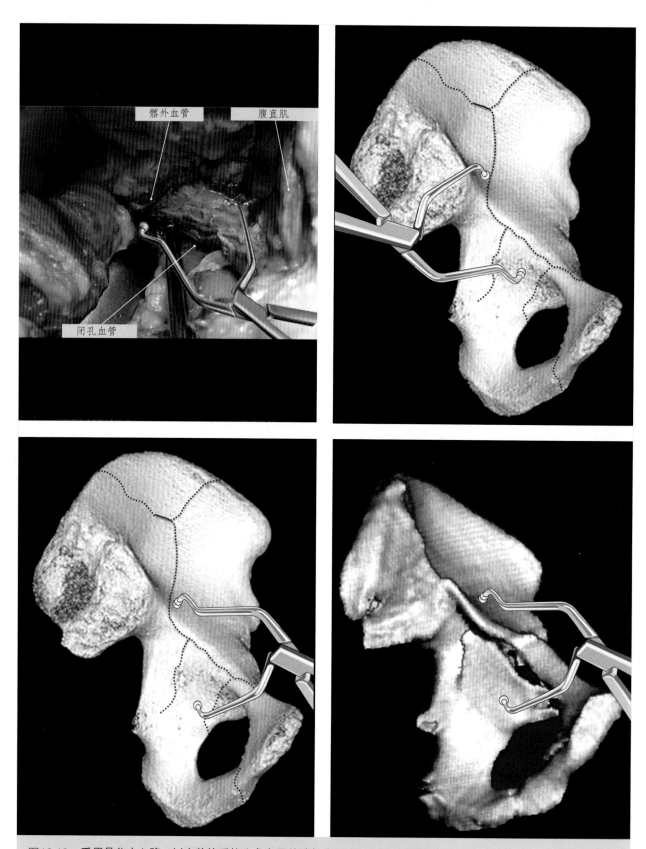

图12.19 采用骨盆内入路，以完整的后柱为参考用特殊复位钳对前柱进行复位

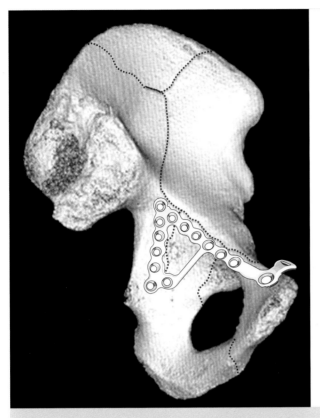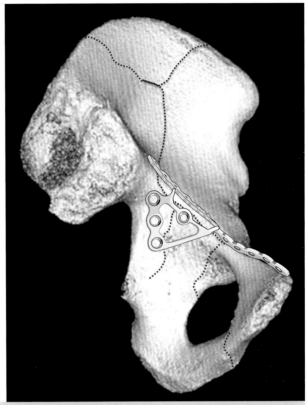

图12.20 耻骨上、下钢板系统

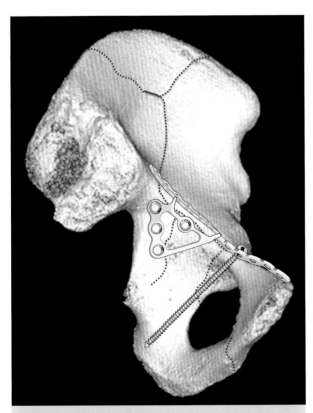

图12.21 髋臼下缘螺钉具有生物力学优势的位置

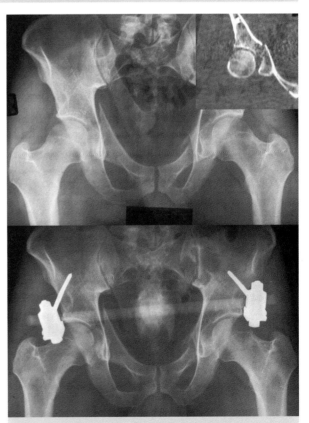

图12.22 用外固定稳定B型骨盆环损伤，稳定右侧前柱极低位骨折

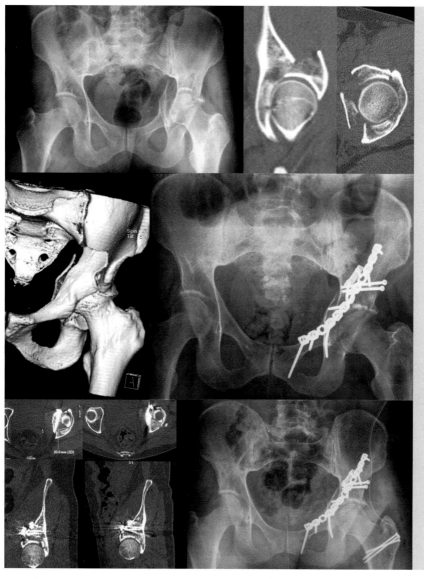

图12.23　骨盆前后位和CT显示髋臼顶上缘大的边缘压缩和完整后柱上的边缘压缩。采用髂腹股沟入路前路固定骨折，术后CT显示残存的后撞击区，Ganz认为应当进行髋关节外科脱位。术后第二次CT显示此撞击区复位

边体的内侧缘。

　　2种特殊影像学体位足以验证螺钉的位置[21]。

- 闭孔出口位：控制螺钉位置低于关节面且高于闭孔。

- 1/3 髂骨斜位出口位：控制螺钉位置处于四边体的内侧缘的外侧。

　　总的来说，螺钉长度可达 90~110 mm。

12.8 结果

　　只有少数研究报道了手术治疗前柱骨折的结果（图 12.22~12.26）。Zinghi 等报道了前柱骨折和前壁骨折治疗后的结果，但没有区分这 2 种骨折类型[23]。相关结果总结见表 12.1。

12.8.1 德国第一多中心骨盆研究小组的结果[24]

　　503 例髋臼骨折中，前柱骨折 63 例（12.5%）。25 例患者为髋臼骨折合并骨盆环损伤。

　　13 例（18.8%）行切开复位内固定。10 例采用髂腹股沟入路，1 例采用 Smith–Petersen 入路，1 例采用一期全髋关节置换术（THR）。1 例患者未找到手术入路的记载数据。10 例（76.9%）解剖复位，2 例（15.4%）近解剖复位。

　　仅 2 例患者随访 2 年以上，1 例轻微疼痛，1 例中度疼痛。

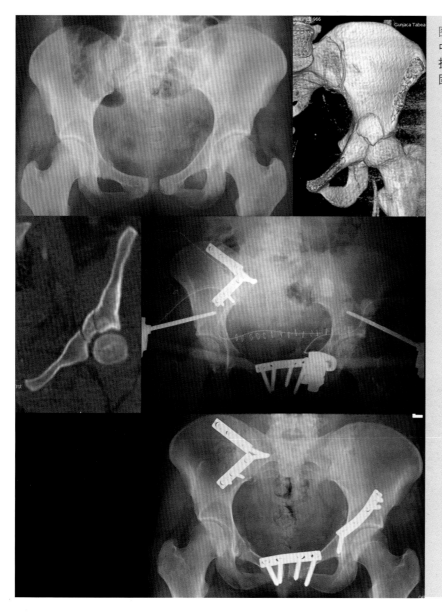

图12.24　在右侧C型骨盆环损伤中，左侧出现单独的前柱关节内骨折。采用髂腹股沟入路与钢板进行固定

12.8.2 Letournel 的结果[2]

Letournel 报道此骨折类型的发生率为 4.5%。42 例患者的男女性别比为 0.9∶1。

22 例患者在 3 周内进行了切开复位内固定。17 例（77.3%）采用髂腹股沟入路，其余患者采用髂股入路。1 例患者存在嵌顿骨折。解剖复位率为 86.4%。16 例患者获得临床和影像学随访（随访率 72.7%），使用 Merle d'Aubigné 评分，81.2% 的患者为优，6.3% 的患者为良，12.5% 的患者为差，总优良率为 87.5%。

放射学检查结果满意率为 68.8%。未发生股骨头坏死，但 18.8% 的患者发生创伤性关节炎。2 例出现畸形愈合。

12.8.3 Mears 的结果[25]

Mears 等报道了 24 例前柱骨折，解剖复位率为 79.2%。3 例近解剖复位，2 例复位不良。使用 Harris 髋关节评分对所有患者的随访分析显示，临床结果优良率为 92%[26]。

12.8.4 Matta 的结果[14]

262 例髋臼骨折中，前柱骨折 12 例（4.6%）。11 例采用髂腹股沟入路固定，1 例采用扩展髂股

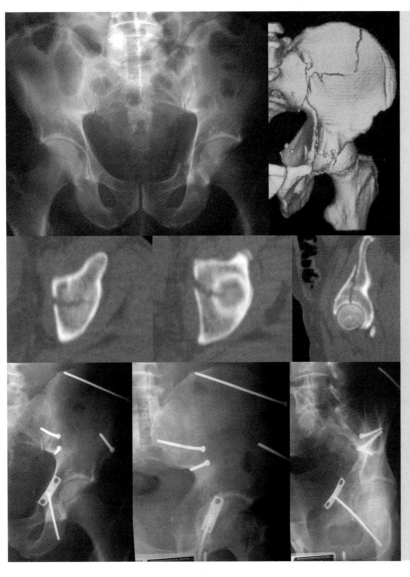

图12.25　经髂腹股沟入路单枚螺钉内固定治疗高位前柱骨折

入路固定。12 例患者均达到解剖复位。根据 Merle d'Aubigné 评分，优 1 例，良 9 例，可 1 例，差 1 例。

12.8.5 Heeg 等的结果[11]

Heeg 等报道了 20 例髋臼前柱或前壁骨折。仅 2 例采用髂腹股沟入路固定。总的来说，15 例患者有良好的临床和长期影像学效果，因此建议保守治疗。

12.8.6 Hessmann 的结果[12]

Hessmann 等报道了 11 例手术治疗的前柱骨折，平均随访 4 年。采用髂腹股沟入路，手术时间平均为伤后 4 d（1~11 d）。平均手术时间为

122 min。2 例患者（18.2%）12~18 个月后行全髋关节置换术。其余 9 例患者功能平均为良好至中度，以 Merle d'Aubigné 评分为参考，得分为 15.9 分。66.6% 的患者无疼痛。2 例发生股外侧皮神经损伤，1 例发生术后血肿需行二次手术治疗。

12.8.7 Giannoudis 结果[10]

Giannoudis 等人报道了 26 例前柱骨折患者。平均手术时间为 181 min。50% 解剖复位，42.3% 近解剖复位，7.7% 复位不良。平均随访 49 个月（24~72 个月）。临床效果方面，Merle d'Aubigné 评分优占 36.4%，良占 50%，可占 13.6%。影像学方面，根据 Matta 标准，46.2% 的病例为优，

果。关节解剖复位率为 68.8%，近解剖复位率为 18.7%，复位不良率为 12.5%。临床疗效方面，56.3% 为优，31.2% 为良，18.8% 为差。

12.8.9 Tannast 的结果[28]

Tannast 等报道了 Matta 系列的 80 例前柱骨折（所有手术治疗骨折的 10%）的详细数据。96% 使用髂腹股沟入路，4% 使用延长的髂腹股沟入路。总体而言，81% 解剖复位，15% 近解剖复位。本研究的终点为继发性全髋关节置换术。髋关节术后 2、5、10、20 年生存率分别为 95%、92%、87% 和 77%。髋关节置换的必要中位时间是 3 年。

12.9 总结

前柱骨折是常见损伤，预期发病率约为所有髋臼骨折的 10%，而仅 1%~4% 的骨折行手术治疗。

损伤机制可能是对大转子的侧方挤压。

大多数骨折轻微移位，可采取非手术治疗的方法。此外，股骨头脱位和关节内压缩较少见。

手术治疗的指征是骨折移位或不稳定。通常能够达到关节解剖重建。尽管解剖复位率很高，但髋关节的动态生理失调无法恢复，可造成压力峰值。约 90% 的患者具有良好的临床和长期放射学结果。

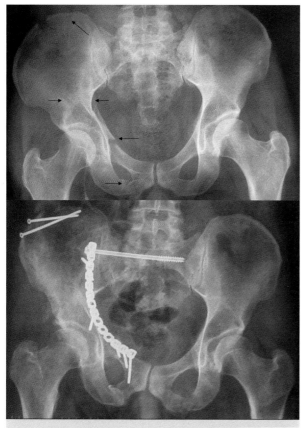

图12.26 采用周边拉力螺钉辅加腹股沟钢板内固定治疗高位前柱骨折的经典固定方式

30.8% 为良，11.5% 为可，11.5% 为差。

12.8.8 Briffa 的结果[27]

Briffa 等报道了 16 例前柱骨折患者的手术结

表 12.1 前柱骨折手术治疗文献总结

年份/作者	例数	切开复位内固定（例）	解剖复位率（%）	随访例数（例）	关节炎发病率（%）	优良率（%）
1993 GMSGP1*	63	13	77	2	–	–
1993 Letournel	42	22	86.4	16	18.8	87.5
2003 Mears	24	24	79.2	24		92
2011 Giannoudis	26	26	50	26		86.4
2012 Briffa	16	16	68.8	16		82.5
2012 Tannast	80	80	81.3	80	–	
总计	251	181	75.7	164（90.6）	18.8	87.2

*德国第一多中心骨盆研究小组

前柱骨折切开复位内固定检查清单

影像学评估

常规	CT
☐髂耻线不完整（AP/OOV）	☐明确骨折类型
☐髂坐线完整（AP/IOV）	☐关节内骨折
☐闭孔骨折（AP/OOV）	☐上方压缩
☐无后壁骨折（AP/OOV）	☐前方压缩
☐累及髂窝（AP/IOV）	

前柱骨折亚型

☐极低位　　　　☐低位　　　　☐中位　　　　☐高位

术前准备

☐骨盆器械套装	☐导尿管	☐围手术期抗生素
☐往复孔	☐血液回输装置	☐骨替代物
☐单位输血	☐所有X线检查（AP、IOV、OOV、入口位、出口位、组合斜位）	

☐骨盆内植套装（小的骨折块内植物：长钢板、1/3管型板、骨盆螺钉等）

复位器械

☐长点式复位钳(Weller 钳)	☐短点式复位钳(Backhaus 钳)
☐长对称复位钳	☐长非对称复位钳
☐Matta 钳（短/长）	☐Farabeuf 钳（小/大）
☐枪式复位钳	☐球形顶棒
☐T形手柄	☐Schanz 螺钉
☐特殊复位钳（盆腔内）	☐其他：_____

入路　☐髂腹股沟　　　☐骨盆内　　　☐骨盆内+第一窗口

体位　☐仰卧位　　　☐臀高位　　　☐轻度屈髋屈膝位

铺单	☐仅骨盆	☐骨盆+同侧大腿	☐转子部
	☐腹部	☐骨盆-同侧大腿	

复位固定步骤

选项A：髂腹股沟入路 间接：由近端向远端	选项B：骨盆内入路 （间接）直接：由内向外
☐复位髂嵴	☐松动盆内主要骨折块
☐临时固定髂嵴	☐骨盆内关节检查
☐复位股骨头	☐复位股骨头
☐重建骨盆边缘	☐移除关节内骨折块
☐拉力螺钉（钢板）固定髂嵴	☐处理/复位边缘压缩
☐拉力螺钉（钢板）固定髂窝	☐临时固定边缘压缩
☐拉力螺钉（克氏针）固定骨盆边缘	☐复位前柱主要骨折块
☐复位四边体面	☐临时固定主要骨折块
☐拉力螺钉固定四边体	☐（复位髂嵴）
☐经皮骨窗	☐［拉力螺钉（钢板）固定髂嵴骨折］
☐复位边缘压缩	☐［拉力螺钉（钢板）固定髂窝］
☐经皮螺钉	☐耻骨下钢板固定
☐耻骨上钢板固定	☐耻骨上钢板固定

参考文献

[1] Giannoudis PV, Grotz MR, Papakostidis C, Dinopoulos H. Operative treatment of displaced fractures of the acetabulum. A meta-analysis. J Bone Joint Surg Br. 2005; 87(1):2-9

[2] Letournel E, Judet R. Fractures of the acetabulum. 2nd ed. New York: Springer-Verlag; 1993

[3] Lansinger O, Romanus B, Goldie IF. Fracture mechanism in central acetabular fractures. An experimental study. Arch Orthop Trauma Surg. 1979; 94(3):209-212

[4] Dakin GJ, Eberhardt AW, Alonso JE, Stannard JP, Mann KA. Acetabular fracture patterns: associations with motor vehicle crash information. J Trauma. 1999; 47(6):1063-1071

[5] Vrahas MS, Widding KK, Thomas KA. The effects of simulated transverse, anterior column, and posterior column fractures of the acetabulum on the stability of the hip joint. J Bone Joint Surg Am. 1999; 81(7):966-974

[6] Harnroongroj T. The role of the anterior column of the acetabulum on pelvic stability: a biomechanical study. Injury. 1998; 29(4):293-296

[7] Konrath GA, Hamel AJ, Sharkey NA, Bay BK, Olson SA. Biomechanical consequences of anterior column fracture of the acetabulum. J Orthop Trauma. 1998; 12(8):547-552

[8] Gras F, Marintschev I, Schwarz CE, Hofmann GO, Pohlemann T, Culemann U. Screw- versus plate-fixation strength of acetabular anterior column fractures: a biomechanical study. J Trauma Acute Care Surg. 2012; 72(6):1664-1670

[9] Cole JD, Bolhofner BR. Acetabular fracture fixation via a modified Stoppa limited intrapelvic approach. Description of operative technique and preliminary treatment results. Clin Orthop Relat Res. 1994(305):112-123

[10] Giannoudis PV, Kanakaris NK, Dimitriou R, Mallina R, Smith RM. The surgical treatment of anterior column and anterior wall acetabular fractures: short-to medium-term outcome. J Bone Joint Surg Br. 2011; 93(7):970-974

[11] Heeg M, Otter N, Klasen HJ. Anterior column fractures of the acetabulum. J Bone Joint Surg Br. 1992; 74(4):554-557

[12] Hessmann MH, Ingelfinger P, Dietz SO, Rommens PM. [Reconstruction of fractures of the anterior wall and the anterior column of the acetabulum using an ilioinguinal approach]. Oper Orthop Traumatol. 2009; 21(3):236-250

[13] Laflamme GY, Hebert-Davies J. Direct reduction technique for superomedial dome impaction in geriatric acetabular fractures. J Orthop Trauma. 2014; 28(2):e39-e43

[14] Matta J. Fractures of the acetabulum: accuracy of reduction and clinical results of fractures operated within three weeks after the injury. J Bone Joint Surg Am. 1996; 78(11):1632-1645

[15] Sagi HC, Afsari A, Dziadosz D. The anterior intra-pelvic (modified rivesstoppa) approach for fixation of acetabular fractures. J Orthop Trauma. 2010; 24(5):263-270

[16] Gänsslen A, Krettek C. Die retrograde transpubische Schraubenfixation von Schambeinastbrüchen. Operat Orthop Traumatol. 2006; 18(4):330-40

[17] Gänsslen A, Pohlemann T, Krettek C. Der einfache supraazetabuläre Fixateur externe für die Behandlung von Beckenfrakturen. Oper Orthop Traumatol. 2005; 17(3):296-312

[18] Kloen P, Siebenrock KA, Ganz R. Modification of the ilioinguinal approach. J Orthop Trauma. 2002; 16(8):586-593

[19] Lidder S, Heidari N, Gänsslen A, Grechenig W. Radiological landmarks for the safe extra-capsular placement of supra-acetabular half pins for external fixation. Surg Radiol Anat. 2013; 35(2):131-135

[20] Benedetti JA, Ebraheim NA, Xu R, Yeasting RA. Anatomic considerations of plate-screw fixation of the anterior column of the acetabulum. J Orthop Trauma. 1996; 10(4):264-272

[21] Culemann U, Marintschev I, Gras F, Pohlemann T. Infra-acetabular corridor-technical tip for an additional screw placement to increase the fixation strength of acetabular fractures. J Trauma. 2011; 70(1):244-246

[22] Marintschev I, Gras F, Schwarz CE, Pohlemann T, Hofmann GO, Culemann U. Biomechanical comparison of different acetabular plate systems and constructs-the

role of an infra-acetabular screw placement and use of locking plates. Injury. 2012; 43(4):470-474

[23] Zinghi G, Briccoli A, Bungaro P, et al. Fractures of the Pelvis and Acetabulum. Stuttgart: Thieme-Verlag; 2004

[24] Pohlemann T, Gänsslen A, Hartung S. Für die Arbeitsgruppe Becken: Beckenverletzungen/Pelvic Injuries. Hefte zu "Der Unfallchirurg". Berlin, Heidelberg, New York: Springer; 1998; Heft 266

[25] Mears DC, Velyvis JH, Chang CP. Displaced acetabular fractures managed operatively: indicators of outcome. Clin Orthop Relat Res. 2003(407):173-186

[26] Harris WH. Traumatic arthritis of the hip after dislocation and acetabular fractures: treatment by mold arthroplasty. An end-result study using a new method of result evaluation. J Bone Joint Surg Am. 1969; 51(4):737-755

[27] Briffa N, Pearce R, Hill AM, Bircher M. Outcomes of acetabular fracture fixation with ten years' follow-up. J Bone Joint Surg Br. 2011; 93(2):229-236

[28] Tannast M, Siebenrock KA. [Operative treatment of T-type fractures of the acetabulum via surgical hip dislocation or Stoppa approach]. Oper Orthop Traumatol. 2009; 21(3):251-269

13 前柱伴后半横形骨折

13.1 骨折特点

定义

前柱/前壁伴后半横形骨折是具有横形骨折的部分关节内骨折。特征是前部（壁）骨折或仅有1条横形向后的骨折线将前柱从后柱分离出去。根据定义，变化的关节部分仍然与轴向骨骼相连。

前柱伴后半横形骨折是罕见的髋臼骨折类型，疑似发病率约为5%[1]。然而，随着老年髋臼骨折发病率的上升，该骨折类型趋于常见。

总的来说，Letournel划分了6个不同的亚组。

- 前壁骨折伴完全/不完全后半横形骨折。
- 前柱伴后半横形骨折。
  - 低位前柱骨折（低于髂前下棘水平）。
  - 中位前柱骨折（髂前下棘和髂前上棘之间）。
  - 高位前柱骨折（高于髂前上棘水平）。
- 前柱伴不完全后半横形骨折。
- 儿童骨折。

主骨折线累及前壁或前柱。在此能够看到最明显的移位，而后柱骨折通常移位较小。

后方横形骨折的骨折线以水平方向与前柱/前壁的骨折线成角接近90°。

髋臼顶的部分关节面与完整的髂骨相连（不同于双柱骨折，见第十七章）。前壁或前柱骨折的形态与游离骨折块相关联。

13.2 影像学标准

- 骨盆前后位（图13.1~13.3）：前半骨盆的特征线，如髂耻线和前壁线的完整性中断。横形骨折导致髂耻部中断，故其与泪滴的关系也发生变化。当后方骨折移位时，坐耻段向内旋转，可更好地显示后壁线的断裂情况。进一步的特征与前壁或前柱状骨折相对应。

- 髂骨斜位（图13.1~13.3）：能够清晰显示后方横形骨折处于水平方向上，终止于坐骨棘到坐骨大切迹的上半部分。前方骨折可延伸到髂窝或髂嵴。

- 闭孔斜位（图13.1~13.3）：能够看到累及耻骨支和髂耻线的骨折移位范围、骨折特征、位置特征及其与髋臼顶的关系。偶尔，可伴有髋臼外侧骨折线。这种骨折可能被误认为双柱骨折（伪马刺征）。可清晰看到累及闭孔的骨折线。

- CT（图13.1~13.3）：从近端开始，分析主要骨折线以确诊前柱骨折。三维CT是分析骨折形态、骨折块大小和其他损伤，以及四边体受累程度的最佳选择。特别是后者，可通过半骨盆内侧视窗观察，明确最近端骨折线。矢状面重建可分析四边体表面受累程度。除了显示前柱/前壁骨折块的数量外，还能显示向前移位的程度（中央或前）。闭孔区常出现粉碎骨折。半横断部分是典型的横形骨折（轴位CT向后垂直骨折线）的后部。坐骨后段可围绕垂直轴旋转。在上部常可见髋臼窝的骨折线，与后壁关节面的远端相对应。在一些图像中，能够看到T形骨折（图13.2B）。在轴位图像上，主骨折线呈水平方向将前柱从后柱中分离出来。此外，在关节后下方存在矢状位骨折线。三维CT与半骨盆内侧视窗证实了典型的骨折线。

- 向其他骨折类型过渡：前方的不完全骨折可达髂窝（向T形骨折过渡）。此外，

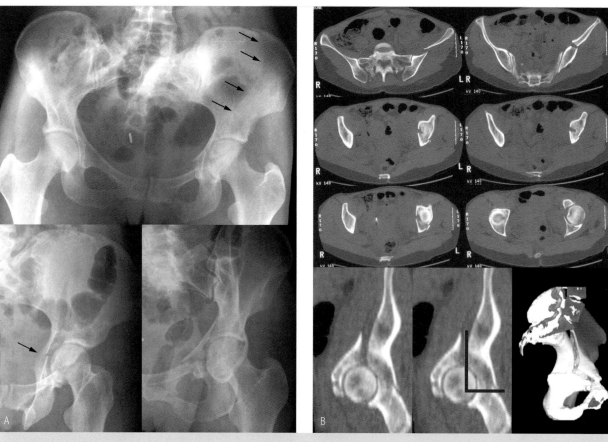

图13.1 A.典型高位前柱伴后半横形骨折，骨折线到达髂嵴(箭头)，半横形骨折未移位，与后柱在坐骨棘处分离；B.CT评价证实双柱分离，如横向骨折线所示，半横形骨折仅在下层可见，矢状位重建呈典型的L形骨折，三维CT清楚地显示骨折线

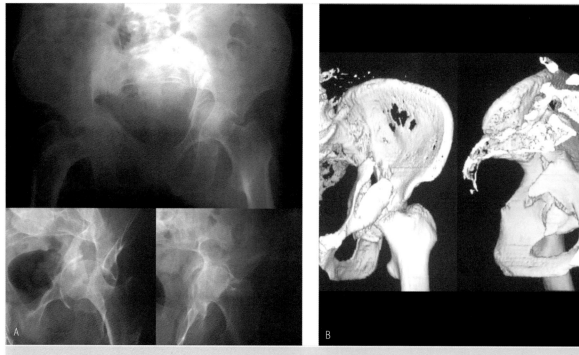

图13.2 A.移位的低位前柱骨折和轻微移位的后半横形骨折；B.该骨折的3D图像显示前壁作为前柱部分骨折的病理形态，从半骨盆的内部可以看到典型的半横形骨折

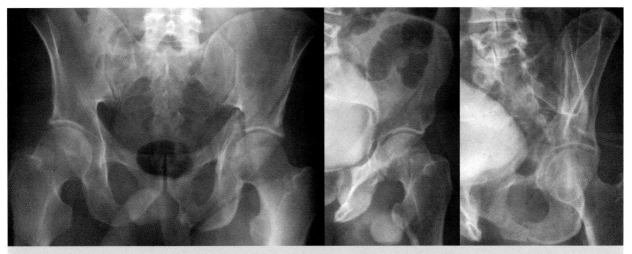

图13.3　前柱骨折伴移位的后半横形骨折，骨折线可达坐骨大切迹上部，关节面的一部分与轴向骨骼相连接

半横形部分可能不够完整（向前柱骨折过渡）。前柱骨折中有时可见到前壁骨折。儿童骨折可表现出前柱骨折与后柱骨骺分离有关。

13.3 病理生物力学

Letournel 提出侧方应力沿股骨颈传导是导致前柱伴后半横形骨折的损伤机制[2]。该骨折类型在此机制下的发生率仅次于双柱骨折[2]。假设髋关节处于中立位，而轻微内旋导致双柱骨折。仪表盘损伤机制不会造成此骨折类型。

Dakin 等认为这种侧方机制下前柱伴后半横形骨折的发病率为 11.1%（3.7%）[3]。

> **临床意义**
> 前柱伴后半横形骨折的典型损伤机制是侧方应力沿股骨颈传导。

13.4 髋关节稳定性

骨折不稳定程度与前柱不稳定程度成正相关。骨折位置越低，关节越稳定。高位后半横形骨折在坐骨大切迹近端分离增加了骨折的不稳定性。

13.5 前柱骨折的生物力学

无前柱伴后半横形骨折的相关生物力学数据。

13.6 适应证

骨折移位、关节病变和骨折是否稳定决定治疗方式。

13.6.1 保守治疗

仅在骨折几乎无移位、无额外关节内损伤时建议保守治疗。特别是无移位的高位前柱骨折伴后方轻微移位时，可以保守治疗。

也可选择微创手术（参见第二十二章）。

13.6.2 手术治疗

手术治疗指征如下。

- 关节移位 >2 mm。
- 髋关节不稳定。
- 股骨头半脱位 / 脱位。
- 关节内骨折。
- 髋臼顶受累。
- 存在边缘压缩。

股骨头脱位的急诊治疗包括踝上闭合牵引复位，重量为体重的 1/10~1/7。

13.7 内固定技术

13.7.1 内固定技术的生物力学

没有关于各种固定稳定性的生物力学数据。

13.7.2 入路

通常采用骨盆内入路或髂腹股沟入路进行前柱伴后半横形骨折的手术治疗。特别是对于无移位的骨折，通过髂腹股沟入路的第二窗口很容易进行复位。在这种骨折类型中，约60%的患者为前柱伴无移位的后半横形骨折[2]。

对于骨折向后移位严重的患者或后方粉碎性骨折患者，必须考虑扩展入路或前后联合入路。

13.7.3 复位与固定技巧

髂腹股沟入路

复位技术取决于前方骨折线止点的位置和后柱移位程度。

按近端至远端复位原则，第一步复位前柱骨折。如果必要的话，第二步通常是复位后半横形骨折。

多种工具可供复位时使用。以下是最常用的复位工具（图13.4）。

- 长点式复位钳（Weller钳）。
- 短点式复位钳（Backhaus钳）。
- Matta钳。
- 球形顶棒。
- 枪式复位钳。

复位髂窝

首先，从髂嵴开始复位。在对骨折线进行适当清理后，必须纠正由于髂肌或臀肌嵌入骨皮质而导致的骨折移位。可以通过将小Hohmann拉钩尖端插入骨皮质下进行人工复位。通过使用类似Kapandji手法旋转对侧皮层，可以实现复位（图13.5）。也可以使用Farabeuf钳进行复位。去旋转、反向牵引，最终加压能够达到解剖复位（图13.6）。为了复位髂嵴水平的骨折，通常使用Weller钳或Backhaus钳（图13.7）。为了更好地夹持皮层，可以在骨折的两侧钻2.0 mm的小孔。完美复位非常重要，因为任何错误都会导致累及关节的复位不良。

临时固定髂嵴

用复位钳对髂嵴进行临时固定。也可用克氏针固定或3.5 mm螺钉固定。

复位骨盆边缘

接下来复位骨盆边缘。此外，对于中位前柱骨折，可以使用相同的复位技术（参见第二十章）。

骨盆边缘复位的前提是将股骨头从内侧复位。

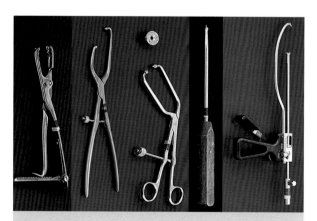

图13.4 前柱伴后半横形骨折的典型复位器械：Farabeuf钳、2个Matta钳、球形顶棒、共线钳

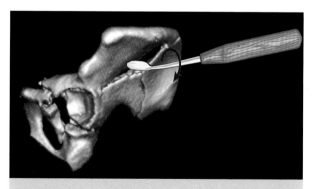

图13.5 插入骨膜剥离器或Hohmann拉钩以复位髂窝骨折移位

通常，单纯纵向牵引就能复位。通过将 Schanz 螺钉经皮插入股骨颈进行侧方牵引以便于复位操作。复位辅助工具是共线钳、Matta 钳或球形顶棒。

了解典型的骨折过程同样重要，因为前柱主骨折线位于耻骨下，平行但刚好低于骨盆边缘。

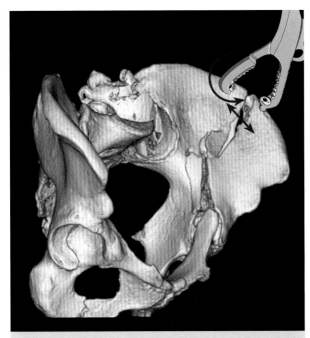

图13.6　使用Farabeuf钳通过旋转、牵拉和加压将髂嵴复位

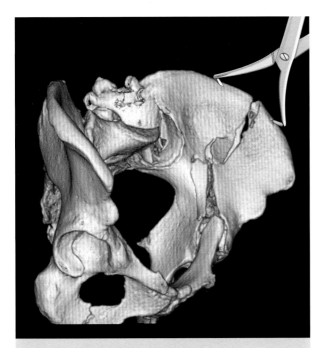

图13.7　使用长点式复位钳复位髂嵴

因此，从髂窝的直接垂直压力可获得对骨折的最佳加压效果（图 13.8）。

在复位之后推荐逐步固定，而这取决于最近端骨折的位置。

- 螺钉（钢板）固定髂嵴。
- 螺钉（钢板）固定髂窝和（或）骨盆边缘。
- 复位后半横形骨折。
- 腹股沟 / 耻骨上钢板内固定。

根据由近端至远端的原则进行间接重建和固定高位前柱骨折。如前所述，从髂嵴开始固定，然后使用螺钉或小钢板固定关节区。最后，用腹股沟中和或支撑钢板完成固定。

螺钉（钢板）固定髂嵴

髂嵴解剖复位后，建议采用与主骨折线垂直或稍微倾斜的 3.5mm 螺钉固定（图 13.9）。允许围绕这些螺钉对骨折进一步微调与旋转。长达 80 mm 的长螺钉可以穿透双层皮质（见第十二章）。

此外，可在近髂嵴的髂窝内使用锁定板或 3.5 mm 标准重建板。若患者体型瘦小，可在上部（顶部）使用 1/3 管型钢板。

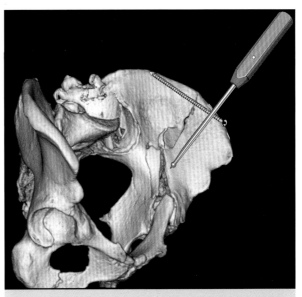

图13.8　螺钉固定髂嵴后，使用顶棒复位靠近髋臼的前柱，典型骨折如图所示

对于严重不稳定的骨折，可在前后方向附加螺钉。最远端的螺钉通常通过髋臼上缘的骨通道（见第十二、二十二章）。

螺钉（钢板）固定髂窝和（或）骨盆边缘

下一步是对髋臼附近合并关节内的骨折进行固定。前柱主要骨折复位后，可用2枚螺钉固定 Letournel 详细描述的危险区外的骨折[2]（图13.10）。这些螺钉的方向应远离关节。

Benedetti 等分析了螺钉最佳垂直角度与骨盆边缘的关系[4]。入钉点应在骨盆边缘内侧约1cm处，向内倾斜30°，以确保螺钉位于关节外。

复位后半横形骨折

临时固定前柱骨折后，下一步是复位后半横形骨折（图13.11）。通常情况下，在前柱复位后这一骨折处于接近解剖位置。Letournel 报道的不完全骨折或轻微移位骨折发病率约为60%[2]。

解剖复位的适应证位于延伸到坐骨大切迹上缘水平的高位骨折处。可以使用各种复位工具。由于骨折向内侧移位，可以从髂腹股沟入路的第

一窗口评估骨折。

主要使用 Matta 钳或非对称的大复位钳进行复位，在后柱处将一个侧臂置于真骨盆内，另一侧臂置于髂骨外侧面（图13.12）。

使用枪式钳或 Matta 钳最容易实现复位（图13.13）。使用带尖头的复位钳很有帮助。另外，放置在坐骨棘周围的骨钩可以重建的前柱为参考抬升后半横形骨折（图13.14）。

在3种标准平面中透视下沿四边体表面进行手法以复位。

可以用克氏针进行临时固定。

坐骨棘水平的后部低位骨折往往没有移位。由于只有极少数骨折出现部分关节受累，而髋臼主要负重区的受累通常不明显，所以内固定并不是必需的，个别情况下也无须完美复位。

此外，可以用后柱螺钉固定这些骨折[2]。

腹股沟／耻骨上钢板内固定

最后由长腹股沟钢板完成固定，在耻骨联合靠近骶髂关节骨皮质增厚处各用2枚螺钉固定（图13.10）。

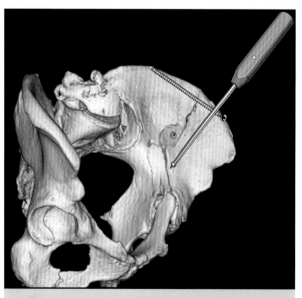

图13.9 拉力螺钉固定中位骨折并辅助复位前柱主要骨折

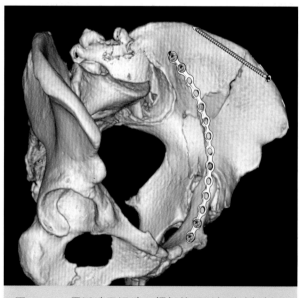

图13.10 用近端及远端双螺钉的弧形长重建钢板及腹股沟钢板固定前柱

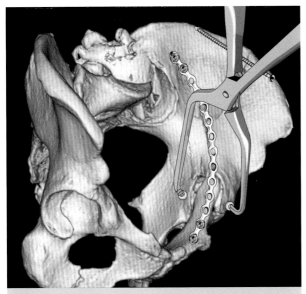

图13.11 以复位的前柱为参考用大的对称Matta钳复位后半横形骨折

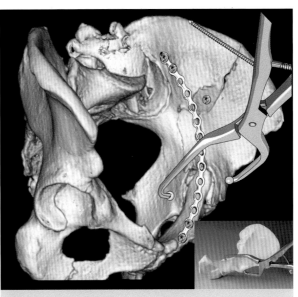

图13.12 取髂腹股沟入路的第二窗口，用大的非对称Matta钳复位半横形骨折以实现稳定

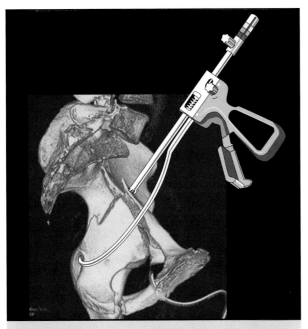

图13.13 以复位的前柱为参考使用枪式复位钳复位后半横形骨折

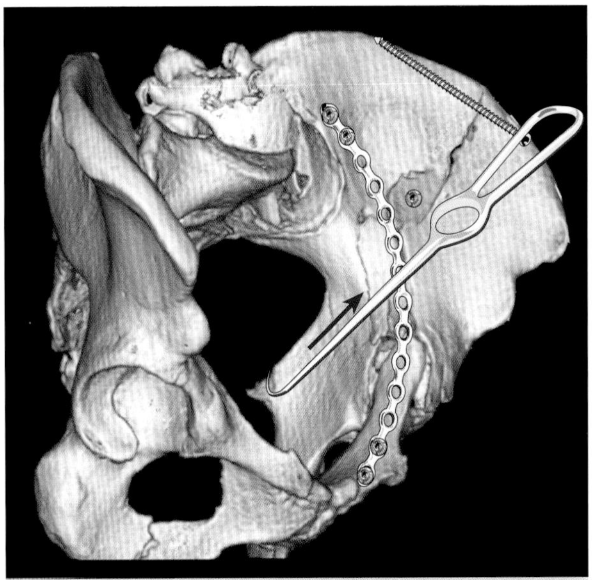

图13.14 以复位的前柱为参考取髂腹股沟第一窗口使用骨钩复位后半横形骨折

固定后半横形骨折

用后柱螺钉固定后半横形骨折。根据骨折线的不同，螺钉的位置也不同，甚至平行于四边体表面(图13.15)。螺钉可以通过钢板或钢板外打入。

这些螺钉通过的解剖骨通道的平均宽度为11.4 mm。因此，2枚3.5 mm或4.5 mm螺钉，以及

7.3 mm空心螺钉可用于后方骨折的内固定[5]。螺钉进入关节内的可能性较小。

Letournel将髂骨内经典入钉点描述为骶髂关节外侧25 mm和骨盆入口平面后方冠状面前方10 mm[2]。Pohlemann将该入钉点延伸到髂耻线外侧20 mm处[6]。螺钉朝向坐骨结节。

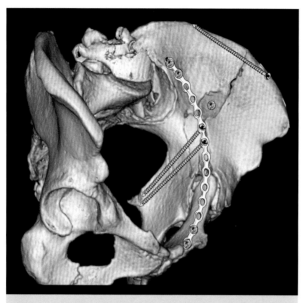

图13.15　后柱螺钉固定后半横形骨折

螺钉固定髋臼下缘

髋臼下缘螺钉可以增加整个固定结构的稳定性，因此必须考虑使用（详见下文）。

骨盆内入路

骨盆内入路是处理中、高位前柱骨折伴后半横形骨折，同时伴有或不伴有合并的关节边缘压缩的最佳入路。

前柱高位骨折中，通常需要打开腹股沟入路的第一窗口，以处理延伸至髂窝或髂嵴的骨折。在某些情况下，使用 Steinman 针复位这些骨折只需要一个小切口。在粉碎性骨折的复位和稳定中，可能需要充分显露深达骶髂关节的髂肌。

建议采用逐步复位固定方案。

- 松动前柱骨折块。
- 关节内探查。
- 复位与固定前柱主要骨折块。
- 钢板固定。
- 螺钉固定髋臼下缘。

多种工具可供复位时使用，以下是最常用的工具[7]。

- 球形顶棒。

- 特殊复位钳。
- 枪式复位钳。
- 骨凿。
- 骨膜剥离器。
- 骨刀。

第一步：松动前柱骨折块

首先暴露盆腔。保护闭孔神经血管束后，将闭孔内肌从四边体表面钝性分离，从内侧开始清理前柱骨折。骨折暴露可深达骶髂关节。

使用刮匙和其他器械充分清除耻骨下（低于骨盆边缘水平）的血肿、血块和骨折块。至此充分显露半横形骨折的后下方。

第二步：关节内探查

清理骨折后，需根据术前计划明确关节前区和关节上方有无压缩，并以股骨头为参考进行解剖复位。

向内或向上松动四边体表面或前壁的骨折块，以便能够直视关节内和松质骨骨折的表面。能够看到部分股骨头以及部分关节软骨和边缘压缩。

若存在边缘压缩，应当直视下复位[8]。如前所述，通常使用经皮插入股骨颈的松质骨螺钉将股骨头复位。以复位的股骨头为参考，动态透视下用骨膜剥离器复位边缘压缩。用克氏针或螺钉（经皮）固定骨折块。最佳的透视体位是闭孔斜位。

清理骨折表面，清除血肿。剩余的骨缺损可以用髂嵴或大转子区的骨松质填充，也可以使用骨替代物。

第三步：复位和固定前柱主要骨折块

对于大的前柱骨折，以复位的股骨头和通常完整的髂骨骨皮质作为参考，使用顶棒以轻度倾斜的方向进行复位。

对于粉碎性骨折，参考骨盆边缘和（或）股骨头逐步复位。

使用克氏针临时固定（图 13.16）。另外，特殊的复位器械能够直接对骨盆内或骨盆上缘加压（图 13.17）。

改良复位钳将解剖学因素考虑在内。

第四步：复位后半横形骨折

通常前柱骨折块复位后，后半横形骨折已处于接近解剖的位置。因此，进一步复位只需要进行轻微调整（图 13.18）。

通过髂腹股沟入路的第一窗口使用枪式复位钳可处理后半横形骨折（见图 13.14）。可用克氏针进行临时固定。使用 1 枚 7.3 mm 的空心螺钉进行最终固定。

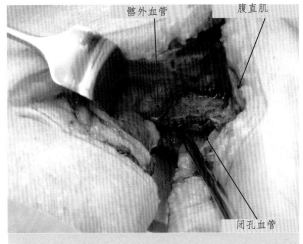

图13.16 参考完整的后侧骨盆边缘，用顶棒在骨盆内复位前柱骨折

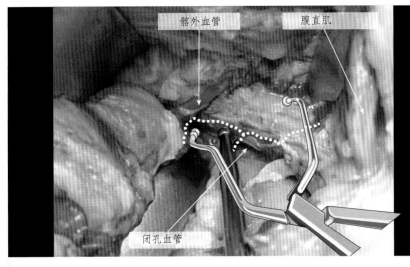

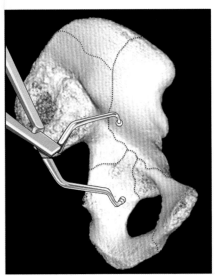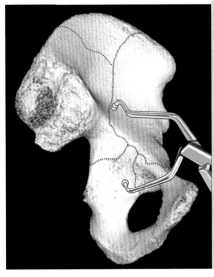

图13.17 参考后半横形骨折，用特殊复位钳将骨盆内的前柱骨折块复位

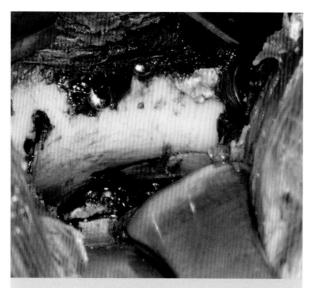

图13.18　前柱骨折复位后，后半横形骨折接近解剖位，因此只需要进行轻微调整

克氏针应当与骨折线垂直，以获得最佳力学效果。根据骨折线的方向，克氏针通常朝向远端。

也可以使用基于点式复位钳进行改良的特殊复位钳，在骨盆内直接复位特殊的骨折（图13.17）。改良复位钳将解剖学因素考虑在内。

第五步：钢板固定

用中和钢板固定。根据骨折形态可使用耻骨上或下钢板（图13.19，13.20）。

高位前柱骨折取髂腹股沟入路第一窗口时，可采用经典的耻骨上钢板进行内固定（腹股沟钢板）。在靠近耻骨联合处和邻近骶髂关节的髂骨皮质增厚处的骨折两侧各用2枚螺钉进行固定。解剖复位后，也可以用后柱螺钉通过钢板或钢板外固定后半横形骨折（见图13.15）。

Letournel将髂骨内经典入钉点描述为终点线外侧25 mm和相对于骨盆入口平面后端的假想冠状面前方10 mm处[2]。Pohlemann将这个入钉点延伸到髂耻线外侧20 mm处[6]。螺钉朝向坐骨结节。推荐平行于四边体钻孔，螺钉长度可达110 mm。

这些螺钉通过的解剖骨通道可能的平均宽度为11.4 mm。因此，后路骨折的内固定可用2枚3.5 mm或4.5 mm螺钉，以及7.3 mm空心螺钉。螺钉进入关节的可能性较小。

在中低位骨折中，也可使用耻骨下钢板。

第六步：螺钉固定髋臼下缘

生物力学分析证实螺钉固定髋臼下缘具有明显优势（图13.20）[9~11]。

入钉点在耻骨上支中段距髂耻隆起1 cm处。影像学标志则位于入口位泪滴附近。钻头的方向平行于四边体表面的内侧缘。

影像学上可以用2个特殊的透视体位来确认螺钉的位置[9]。

- 闭孔出口位：控制螺钉的位置低于关节面且高于闭孔。
- 1/3髂骨出口位：控制螺钉位置处于四边体内侧缘的外侧。

总的来说，螺钉长度可达90~110 mm。

13.8 结果

关于手术治疗前柱伴后半横形骨折的研究很少（图13.21~13.23）。相关结果总结见表13.1。

13.8.1 德国第一多中心骨盆研究小组的结果[12]

503例髋臼骨折中，13例前柱伴后半横形骨折（2.6%）。

8例（61.5%）采用切开复位内固定。3例采用髂腹股沟入路，1例采用Kocher-Langenbeck入路，3例采用扩展入路，1例采用前后联合入路。所有患者均获得解剖复位（100%）。未获得随访。

13.8.2 Letournel的结果[2]

Letournel报道该骨折类型的发生率为6.6%。整体而言，65例骨折中，男女性别比为3∶1。6例（9.2%）术前存在坐骨神经损伤。

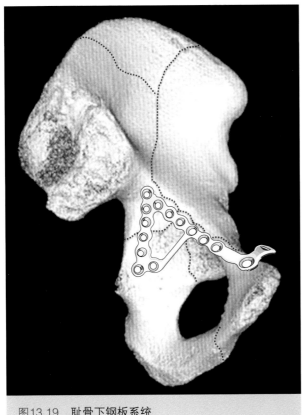

图13.19　耻骨下钢板系统

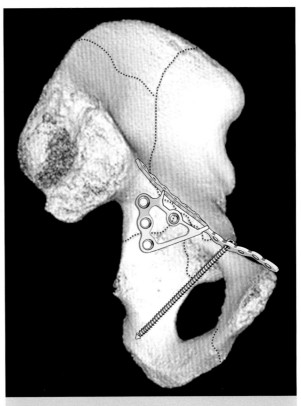

图13.20　为了整体生物力学的稳定，髋臼下缘螺钉的定位

50例患者在3周内进行了切开复位内固定。38例患者采用髂腹股沟入路（77.3%），5例采用扩展髂股入路，5例采用Kocher-Langenbeck入路。解剖复位率为68%。临床及影像学随访41例（随访率82%），采用Merle d'Aubigné评分，75.6%为优、9.8%为良、7.3%为中、7.3%为差。总优良率为85.4%。

X线检查结果满意率为63.4%。未发生股骨头坏死，但24.4%发生创伤性关节炎。3例出现畸形愈合。异位骨化率为13%。

13.8.3　Mears的结果[13]

Mears等报道56例前柱伴后半横形骨折，其中80%解剖复位。8例近解剖复位，3例未完全复位。对25例患者进行随访分析，髋关节Harris评分显示60%的患者临床疗效良好[14]。

13.8.4　Matta的结果[15]

262例髋臼骨折中，前柱伴后半横形骨折15例（5.7%）。14例患者采用髂腹股沟入路，1例患者采用扩展髂股入路。7例解剖复位，6例近解剖复位。根据Merle d'Aubigné评分，优8例，良5例，可1例，差1例。

13.8.5　Briffa的结果[16]

Briffa等报道了9例前柱伴后半横形骨折患者的手术结果。均获得关节解剖重建。临床疗效方面，优占66.7%，良占33.3%。

13.8.6　Tannast的结果[17]

Tannast等报道了Matta系列前柱伴后半横形骨折76例（占所有手术治疗的9%）。其中70例采用髂腹股沟入路，3例采用扩展髂股入路，3例采用Kocher-Langenbeck入路。总的来说，解剖复

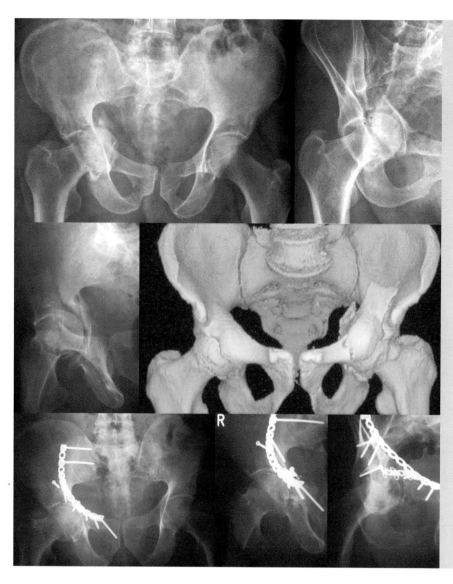

图13.21 中位前柱骨折/壁骨折伴后半横形骨折，后者延伸至坐骨大切迹，通过H形板对四边体进行额外的支撑和用腹股沟板固定的经典方式

位率为67%，近解剖复位率为26%。本研究的终点是继发性全髋关节置换术（THR）。髋关节术后2、5、10、20年生存率分别为92%、92%、88%和75%。至全髋关节置换的中位时间为1.3年。

13.9 总结

前柱伴后半横形骨折是罕见损伤，预计发病率占髋臼骨折的2%~7%；然而，随着人口数量的改变，这种骨折类型在未来将更常见。

该类骨折的可能损伤机制是对股骨大转子的侧方挤压。

前柱骨折的位置决定骨折的稳定性，尤其是累及坐骨大切迹的高位后半横形骨折。

约半数骨折仅存在轻微移位，行非手术治疗即可。

手术治疗指征是骨折移位或不稳定。约3/4的患者能够达到关节的解剖重建。

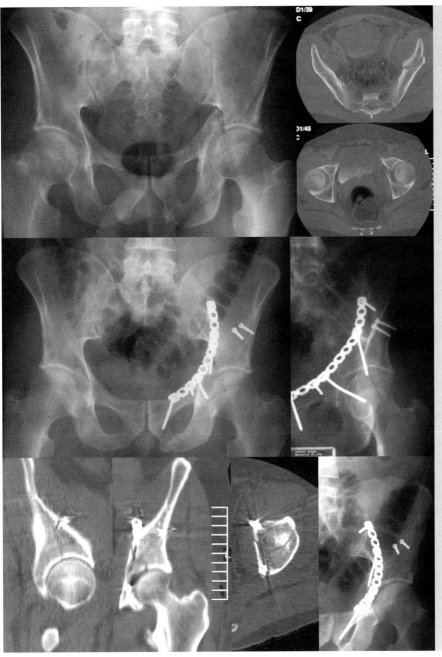

图13.22 高位前柱伴后半横形骨折，腹股沟钢板加髂骨骨折螺钉固定术，通过钢板放置长的后柱螺钉

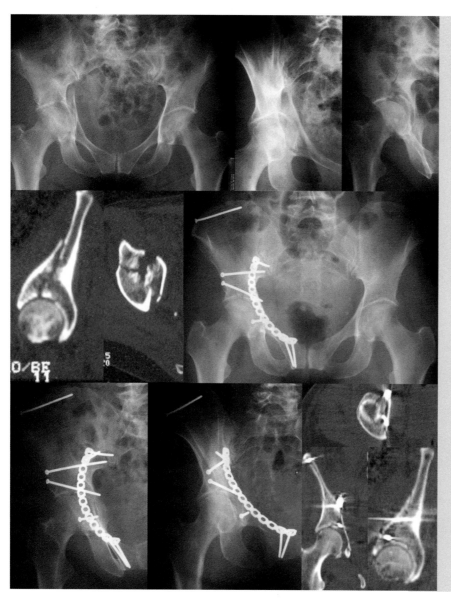

图13.23 前柱高位伴后半横形骨折。用2枚螺钉固定边缘压缩上缘。用腹股沟钢板和额外的髂骨拉力螺钉进行最终固定

表 13.1 前柱伴后半横形骨折手术治疗的文献总结

年份/作者	例数	切开复位内固定（例）	解剖复位率（%）	随访例数（例）	关节炎发病率（%）	优良率（%）
1993 GMSGP1*	13	8	100	—	—	—
1993 Letournel	65	50	68	41	24.4	75.6
2003 Mears	56	56	80	25	—	60
2012 Briffa	9	9	100	9	—	66.7
2012 Tannast	76	76	67	76	—	—
总计	219	199	73.9	151（79%）	24.4	69.3

*德国第一多中心骨盆研究小组

前柱伴后半横形骨折切开复位内固定清单

影像学评估

常规　　　　　　　　　　　　　　CT

□髂耻线 / 髂坐线不完整 (AP/OOV)　　□明确骨折类型

□闭孔骨折 (AP/OOV)　　　　　　　□关节内骨折

□无后壁骨折 (AP/OOV)　　　　　　□上方压缩

□累及髂窝 (AP/IOV)　　　　　　　□前方压缩

前柱骨折亚型

□极低位　　　　　　□低位　　　　　　□中位　　　　　　□高位

后半横断骨折亚型

□低位（坐骨棘）　　　　□中位　　　　　□高位（坐骨大切迹上缘）

术前准备

□骨盆器械套装　　　　　□导尿管　　　　　□围手术期抗生素

□往复孔　　　　　　　　□血液回输装置　　□骨替代物

□单位输血　　　　　　　□所有 X 线检查（AP、IOV、OOV、入口位、出口位、组合斜位）

□骨盆内植套装（小的骨折块内植物：长钢板、 1/3 管型板、骨盆螺钉等）

复位器械

□长点式复位钳 (Weller 钳)　　　□短点式复位钳 (Backhaus 钳)

□长对称复位钳　　　　　　　　　□长非对称复位钳

□ Matta 钳 （短 / 长 ）　　　　　□ Farabeuf 钳（小 / 大 ）

□枪式复位钳　　　　　　　　　　□球形顶棒

□ T 形手柄　　　　　　　　　　　□ Schanz 螺钉

□特殊复位钳（盆腔内 ）　　　　　□其他：_____

入路　　□髂腹股沟　　　　　　　□骨盆内　　　　　□骨盆内 + 第一窗口

体位　　□仰卧位　　　　　　　　□臀高位　　　　　□轻度屈髋屈膝位

铺单　　□仅骨盆　　　　　　　　□骨盆 + 同侧大腿　□转子部

　　　　□腹部　　　　　　　　　□骨盆 - 同侧大腿

复位固定步骤

选项 A：髂腹股沟入路　　　　　　选项 B：骨盆内入路

间接：由近端向远端　　　　　　　（间接）直接：由内向外

□复位髂嵴　　　　　　　　　　　□松动盆内主要骨折块

□临时固定髂嵴　　　　　　　　　□骨盆内关节检查

□复位股骨头　　　　　　　　　　□复位股骨头

□重建骨盆边缘　　　　　　　　　□移除关节内骨折块

□拉力螺钉（钢板）固定髂嵴　　　□处理 / 复位边缘压缩

□拉力螺钉（钢板）固定髂窝　　　□临时固定边缘压缩

□拉力螺钉（克氏针）固定骨盆边缘　□复位前柱主要骨折块

□复位四边体　　　　　　　　　　□临时固定主要骨折块

□拉力螺钉固定四边体　　　　　　□（复位髂嵴）

□（经皮骨窗）　　　　　　　　　□［拉力螺钉（钢板）固定髂嵴骨折］

□复位边缘压缩　　　　　　　　　□［拉力螺钉（钢板）固定髂窝］

□（经皮安全螺钉）　　　　　　　□复位后半横形骨折

□复位后半横形骨折　　　　　　　□耻骨下钢板固定

□耻骨上钢板固定　　　　　　　　□（耻骨上钢板固定）

□后柱螺钉　　　　　　　　　　　□后柱螺钉

参考文献

[1] Giannoudis PV, Grotz MR, Papakostidis C, Dinopoulos H. Operative treatment of displaced fractures of the acetabulum. A meta-analysis. J Bone Joint Surg Br. 2005; 87(1):2-9

[2] Letournel E, Judet R. Fractures of the Acetabulum. 2nd ed. New York, NY: Springer-Verlag; 1993

[3] Dakin GJ, Eberhardt AW, Alonso JE, Stannard JP, Mann KA. Acetabular fracture patterns: associations with motor vehicle crash information. J Trauma. 1999; 47(6):1063-1071

[4] Benedetti JA, Ebraheim NA, Xu R, Yeasting RA. Anatomic considerations of plate-screw fixation of the anterior column of the acetabulum. J Orthop Trauma. 1996; 10(4):264-272

[5] Attias N, Lindsey RW, Starr AJ, Borer D, Bridges K, Hipp JA. The use of a virtual three-dimensional model to evaluate the intraosseous space available for percutaneous screw fixation of acetabular fractures. J Bone Joint Surg Br. 2005; 87(11):1520-1523

[6] Tscherne H, Pohlemann T. Tscherne Unfallchirurgie: Becken und Acetabulum. New York: Springer-Verlag; 1998

[7] Tornetta P, Riina J. Acetabular reduction techniques via the anterior approach. Oper Tech Orthop. 1997; 7(3):184-195

[8] Laflamme GY, Hebert-Davies J. Direct reduction technique for superomedial dome impaction in geriatric acetabular fractures. J Orthop Trauma. 2014; 28(2):e39-e43

[9] Culemann U, Marintschev I, Gras F, Pohlemann T. Infra-acetabular corridor-technical tip for an additional screw placement to increase the fixation strength of acetabular fractures. J Trauma. 2011; 70(1):244-246

[10] Gras F, Marintschev I, Schwarz CE, Hofmann GO, Pohlemann T, Culemann U. Screw- versus plate-fixation strength of acetabular anterior column fractures: a biomechanical study. J Trauma Acute Care Surg. 2012; 72(6):1664-1670

[11] Marintschev I, Gras F, Schwarz CE, Pohlemann T, Hofmann GO, Culemann U. Biomechanical comparison of different acetabular plate systems and constructs-the role of an infra-acetabular screw placement and use of locking plates. Injury. 2012; 43(4):470-474

[12] Pohlemann T, Gänsslen A, Hartung S. Für die Arbeitsgruppe Becken: Beckenverletzungen/ Pelvic Injuries. Hefte zu "Der Unfallchirurg". Berlin, Heidelberg, New York: Springer; 1998; Heft 266

[13] Mears DC, Velyvis JH, Chang CP. Displaced acetabular fractures managed operatively: indicators of outcome. Clin Orthop Relat Res. 2003(407):173-186

[14] Harris WH. Traumatic arthritis of the hip after dislocation and acetabular fractures: treatment by mold arthroplasty. An end-result study using a new method of result evaluation. J Bone Joint Surg Am. 1969; 51(4):737-755

[15] Matta J. Fractures of the acetabulum: accuracy of reduction and clinical results of fractures operated within three weeks after the injury. J Bone Joint Surg Am. 1996; 78(11):1632-1645

[16] Briffa N, Pearce R, Hill AM, Bircher M. Outcomes of acetabular fracture fixation with ten years' follow-up. J Bone Joint Surg Br. 2011; 93(2):229-236

[17] Tannast M, Najibi S, Matta JM. Two to twenty-year survivorship of the hip in 810 patients with operatively treated acetabular fractures. J Bone Joint Surg Am. 2012; 94(17):1559-1567

14 单纯横形骨折

14.1 骨折特点

> **定义**
>
> 单纯横形骨折属于伴有横向骨折成分的部分关节内骨折，其特征是水平骨折线将髋臼分为上（髂骨）和下（坐骨、耻骨）两部分。

单纯横形骨折是具有典型单条骨折线的第二常见的髋臼骨折。这种骨折的预期发病率约为10%[1]。

骨折平面变化很大，可在不同倾角下贯穿髋臼关节。一般来说，需要鉴别臼底型、臼缘型和臼上型骨折（图14.1）。

- 臼底型：主要骨折线通过前后壁，越过髋臼窝。
- 臼缘型：主要骨折线通过前壁和后壁，从髋臼窝向头端/关节上表面过渡。
- 臼上型：主要骨折线通过髋臼上缘，只留下与完整的髂骨相连的一小部分髋臼骨折块。

从骨盆内部看，只有臼底型骨折线呈典型横向。所有其他骨折亚型的骨折线更倾斜。骨折线越高，相对于水平面的倾斜角越大。坐耻部分通常围绕一个通过耻骨联合的假想轴向内侧旋转。另外，这种类型的旋转导致坐骨结节外旋。

这种旋转畸形导致坐耻部后脱位。完整的髂骨通常处于其解剖位置，因此没有移位。由于前骶髂关节（SI）增宽甚至骶髂关节完全脱位引起的髂骨外旋很少见。

股骨头通常在臼底型骨折的正下方或随着坐骨移位造成中心脱位。

14.2 影像学标准

- 骨盆前后位（图14.2）：表示柱完整性的线（髂耻线、髂坐线、前后壁线）中断。通常不存在闭孔骨折。单纯耻骨下支骨折很少见，不存在垂直骨折线，如T形骨折。泪滴在坐骨移位后向内侧移位。臼上型骨折类型可累及髋臼顶。股骨头中央脱位常见。可以确认或排除合并的耻骨联合或同侧骶髂关节损伤。
- 髂骨斜位（IOV）（图14.2）：后柱骨折线清晰可见。
- 闭孔斜位（OOV）（图14.2）：随着前方骨

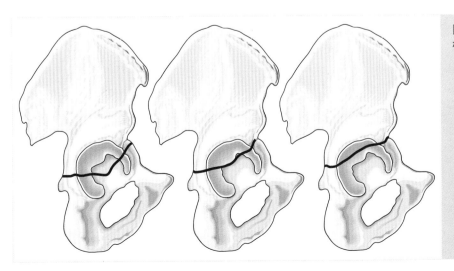

图14.1 最近端骨折线决定单纯横向骨折的不同亚型

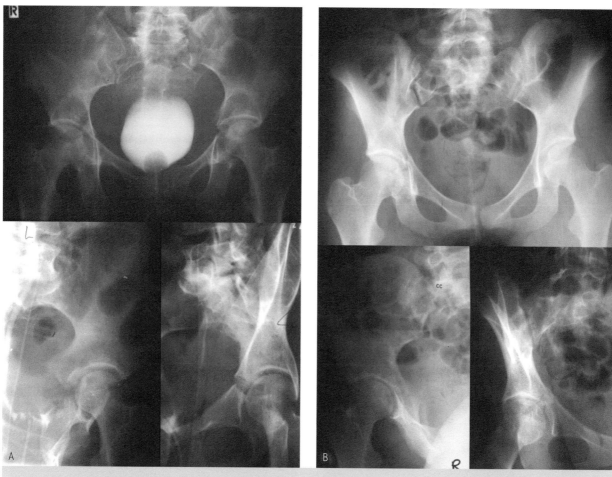

图14.2　A.左侧臼底横形骨折，可见两柱线(髂耻线和髂坐线)中断，OOV(右)显示下段横形骨折，尚未发现壁受累的征象；B.右侧未移位的臼底横形骨折

折线变清晰，能观察到前柱骨折的高度。可以分析闭孔边缘的骨损伤，并可诊断独立于横形骨折的耻骨支骨折。

- CT(图14.3)：在骨盆前后位二维轴向图像上，横形骨折呈垂直方向（矢状骨折线）。可以确定或排除骶髂关节的合并伤或耻骨联合损伤。三维图像有利于判定骨折方向，以及将骨折分为臼底型、臼缘型、臼上型横形骨折。

- 向其他骨折类型过渡：臼上型横形骨折可合并耻骨支骨折。这些属于横形骨折，当髋臼的内侧部分完好无损时，前后柱不会分离（过渡到T形骨折）。

14.3　病理生物力学

Letournel 描述了导致单纯横形骨折的各种机制[2]。可能导致骨折发生的力量沿大转子和股颈传导至髋臼，也可能由仪表盘损伤机制造成。

当髋关节向内轻微旋转 20°~40° 时，侧方压力机制可导致这种类型的骨折。髋关节的外展或内收位影响横形骨折的高度。内收角度增加，臼上型横形骨折概率升高，而髋关节外展位时，臼底型骨折发病率升高。临床上，这种机制造成的单纯横形骨折占 4%，共 16.7% 的骨折具有横形骨折特征（单纯横形骨折、T 形骨折、横形 + 后壁骨折）。

此外，仪表盘损伤机制也可造成横形骨折。这提示力沿股骨干轴外展 50° 的方向进行传递。

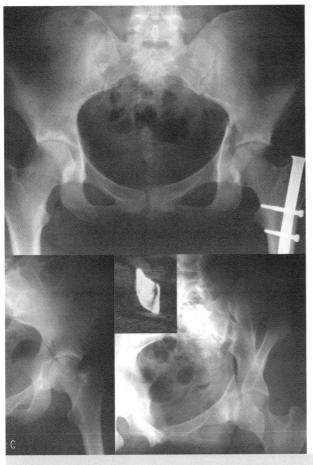
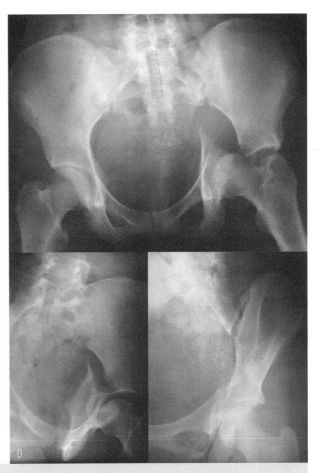

图14.2　C.轻微移位的臼缘型横形骨折；D.严重移位的臼缘向臼上型过渡的横形骨折

　　而且，从理论上讲，髋部伸展（从高处坠落）和轻微外旋的轴向力量会导致臼上型横形骨折。临床上，这种机制造成的单纯横形骨折占3.7%，22.2%的病例具有横形骨折特征（单纯横形骨折、T形骨折、横形骨折 + 后壁骨折）。

　　Lansinger等证实了侧方应力损伤机制[3]。此外，髋部不同旋转度（内旋20°、外旋30°）时的轴向载荷可造成这种骨折。整体而言，至少需要500 N的力才能造成骨折。在20例髋关节骨折中，这种骨折类型占55%。

　　Dakin等分析了侧方挤压伤后26%的单纯横形骨折的发生机制。然而，确切的力矢量仍不清楚。在直接正面碰撞、前外侧力暴力、侧方碰撞后，甚至在复杂的弹射机制中，均能观察到单纯横形骨折[4]。

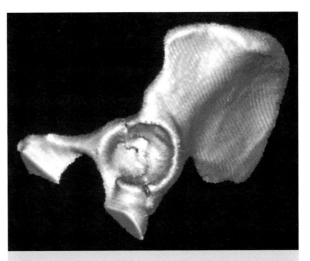

图14.3　单纯横形骨折。三维CT显示股骨头牵引下的典型骨折线

Rupp 等证实了仪表盘损伤机制能够导致横形骨折[5]。然而，在这一分析中，横形骨折仅与后壁骨折伴随发生。

> **临床意义**
>
> 单纯矢状位暴力并不能造成横形骨折。因此，确切的损伤机制尚不清楚。

14.4 髋关节稳定性

一些研究分析了单纯横形骨折时髋关节的稳定性。Vrahad 等分析了不同髋臼横形骨折对髋关节稳定性的影响[6]。根据 Matta 标准[7]分别基于 40°、50° 和 60° 的髋臼顶弧角区分不同类型。在髋关节屈曲 25° 和外展 20° 中，800 N 的暴力导致臼上型、臼缘型、臼底型横形骨折移位的发生率分别为 91%、50% 和 17%。随着暴力的增加（1 600 N），在臼上型骨折（顶弧角 60°）中，移位率为 58%。

顶弧角为 30°~40° 与不稳定骨折有关，而 40°~60° 为向稳定骨折过渡的区间。

Thomas 等还分析了 90°、60°、30° 和 0° 的模拟横形骨折的髋关节稳定性[8]。

当顶弧角大于 60° 时，稳定性骨折可能性大。顶弧角为 30°~60° 时不稳定。外展比内收更容易导致骨折不稳定。

> **临床意义**
>
> 顶弧角 >60° 时髋臼横形骨折稳定，与外展或内收位置无关。

14.5 单纯横形骨折的生物力学

Malkani 等和 Hak 等分析了复位不良的影响[9,10]。

Malkani 等发现，可以接受横形骨折存在 1 mm 的台阶，而 ≥ 2 mm 的台阶则导致髋臼峰值压力显著增加[10]。

尽管解剖复位后峰值压力不会明显增加，但 1 mm 的移位将导致峰值压力增加 20%，而大于 2 mm 的移位将导致压力增加 50%。

Hak 等指出，骨折高度和移位多少与应力高度集中有关[9]。

臼上型骨折的持续台阶导致上方区域集中的应力增加了 2 倍，而在臼缘型骨折中台阶或骨折间隙对峰值应力无明显影响。

> **临床意义**
>
> 不完全复位和持续的台阶将导致较高的应力集中，而骨折间隙的预后相对良好。

14.6 适应证

骨折形态、骨折移位程度、关节协调性、关节整体稳定性和其他关节病变决定治疗方式。

14.6.1 保守治疗

仅在未移位或轻微移位的横形骨折并且不伴有关节损伤时建议保守治疗。

顶弧角 >45° 及负重区关节稳定的臼上缘横形骨折建议非手术治疗。

14.6.2 手术治疗

手术治疗指征如下。

- 髋关节不稳定。
- 股骨头半脱位（不匹配）。
- 承重区移位 >2 mm。
- 关节内骨折。
- 坐骨神经损伤进行性加重。
- 边缘压缩。

对于无移位或轻微移位，但可能不稳定的高位横形骨折（经臼顶）患者，在顶弧角较小的情况下，可选择预防性经皮螺钉内固定。

对于伴有髋关节中心脱位的高位横形骨折，应考虑行临时牵引以避免额外的关节损伤。

14.7 内固定技术

14.7.1 内固定技术的生物力学

为了分析单纯横形骨折的稳定性，多项研究分析了各种稳定性的概念[11~13]。

Sawagushi 等分析了前后柱稳定后的移位类型[12]。将前路稳定概念与后路钢板内固定相结合。当将 2 块后路钢板与前柱螺钉结合应用时可出现微小移位。同样的组合可使四边体面的剪切力降低。在前柱中所有的稳定技术都会造成类似的移位。

然而，大多数内固定的最大移位小于0.1mm[12]。因此，前后联合固定单纯横形骨折非常稳定。

Shazar 等用人工骨模型分析了不同的固定技术在臼缘型骨折中的应用[13]。首先采用 4 种不同螺钉进行单纯前路重建钢板内固定。在第二步的实验设置中，分析了 6 种不同的固定方法：单纯前方钢板内固定、单纯后方钢板内固定、前方钢板联合后柱螺钉固定、前柱螺钉后方钢板固定、前后方钢板内固定、后方双钢板内固定。模拟单腿站立姿势。

根据标准固定方案，螺钉放置在两侧骨折线的最近和最远处强度最高。在各种稳定技术上，前方有骨折间隙时前柱螺钉固定联合后方钢板强度最高；前后方都有骨折间隙时，前后方钢板固定强度最高。

Chang 等比较了臼上型横形骨折中单纯前后拉力螺钉内固定、单纯后方钢板内固定和后方钢丝环扎固定联合前柱螺钉固定的效果[11]。采用后方钢板内固定强度最高。然而，由于钢板的非解剖性仍有骨折间隙（图 14.13）。

最近一项采用耻骨上、耻骨下钢板对负荷沿横形骨折内上方向传递的模型进行的生物力学分析表明，其效果与传统固定相当，甚至在某些条件下效果更好[14]。

这些新钢板与后路钢板结合螺钉固定相比较强度更大，但是与双侧拉力螺钉固定相比没有特异性差异。耻骨下钢板的应力极限最高。

最近一项对 5 种不同的重建概念进行的有限元分析发现，所有模拟的稳定方法都没有明显的骨折松动。持续微动均在 0.1 mm 以下[15]。

> **临床意义**
>
> 生物力学上，稳定髋臼横形骨折最有效的方法是前后路联合。

14.7.2 入路

选择哪一种入路治疗单纯横形骨折取决于以下几个因素：主要移位方向、骨折线高度、是否存在关节内损伤及位置（例如关节内骨折、边缘压缩）[2]。

Kocher-Langenbeck 入路适应证。

- 无移位骨折[16]。
- 以后移位为主的臼底型骨折[2,16]。
- 以后移位为主的臼缘型骨折[2,16]。

大多数横形骨折中存在后移位，原因是坐耻部通过耻骨联合围绕垂直轴向内旋转（见骨折特点）。因此，文献报道，大多数病例采用后路（Kocher-Langenbeck）治疗[17-20]。然而，不能直视下复位前方骨折，只能动态透视下手法控制复位。透视下可以通过触摸坐骨大切迹，在内侧（四边体表面）进行复位。

取扩大 Kocher-Langenbeck 入路，运用股骨转子翻转截骨术并使髋关节脱位可直视下复位前方骨折[21]，并处理关节内病变，且确保螺钉位于关节外。对于臼上型骨折、关节内骨折块游离及边缘压缩，常规推荐扩大入路[22-25]。

发现主要移位在前方时，建议采用前入路。也可以采用髂腹股沟入路[2,16]或骨盆内入路[26~28]。

髂腹股沟入路适应证。

- 以向前移位为主的臼底型骨折[2]。
- 以向前移位为主的臼缘型骨折[2]。

Letournel 推荐臼上型骨折采用扩大髂腹股沟

入路[2]。另一种选择是 Kocher-Langenbeck 入路结合髋关节外科脱位[23~25]。骨盆内入路的适应证与髂腹股沟入路相当。骨盆内入路即使在臼上型骨折中亦经常使用。

在罕见的情况下，如果需要直视前后两侧，可以选择前后联合入路[18~20]，但手术时间较长，失血较多（见第七章）。

> **临床意义**
>
> 单纯横形骨折首选 Kocher-Langenbeck 入路，经验丰富者可采用骨盆内入路。

14.7.3 复位与固定技巧

后入路（Kocher-Langenbeck 入路）

推荐逐步复位固定。

多种工具可供复位时使用。以下是最常用的复位工具[21,29]（图 14.4）。

- 长点式复位钳（Weller 钳）。
- 球形顶棒。
- Farabeuf 钳。
- Jungblth 钳。
- Matta 钳。
- 非对称复位钳。
- 枪式复位钳。
- 带万能卡头的 T 形手柄，5 mm Schanz 螺钉。

此外，还可以使用骨刀和各种骨凿或骨膜剥离器。

第一步：调整骨折块

通过插入骨凿或利用 Farabeuf 钳，从后方暴露并处理骨折。亦可使用操纵杆技术，用插入坐骨结节的 Schanz 螺钉调整坐骨耻骨支，暴露骨折间隙（图 14.5）。清除血肿和骨折碎片以处理骨折。

第二步：检查后侧关节

后侧关节检查受限。术前放射学评估发现额外的损伤至关重要。然而，横形骨折中往往出现骨折面上盂唇部损伤。因此，应评估盂唇部的相关性损伤或撕脱伤。

根据 Ganz 的策略，如果术前发现边缘压缩，应考虑髋关节外科脱位扩大手术入路，以处理关节内病变。然后清理骨折表面。

第三步：骨折复位

根据 Ganz 理论，只有 Kocher-Langenbeck 入路或术中额外使髋关节外科脱位直视前方骨折成分，才能将横形骨折从后方复位。

由此，学者提出了不同的复位技术。术中必须保护臀神经血管束。

清理骨折断端后，常将 Schanz 螺钉插入坐骨结节内以复位向内的移位。术中必须考虑坐骨神经。此外，术野的大小决定 Farabeuf 钳（图14.6）或 Jungblth 钳对骨折复位的维持。

在骨折两侧各放置 1 枚螺钉（Farabeuf：3.5 mm 皮质螺钉，Jungblth：4.5 mm 皮质螺钉），可以对骨

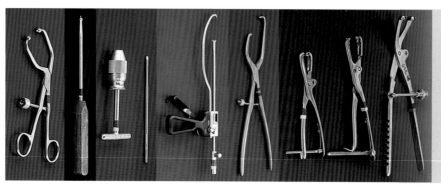

图14.4　常见复位工具(从左到右)：Matta钳、球形顶棒、T形手柄、Schanz螺钉、枪式复位钳、非对称复位钳、Farabeuf钳和Jungblth钳

折起到牵拉、旋转和加压的作用。应比测量的螺钉长度长 5~10 mm，以便有足够双层皮质强度和空间将钳子固定在螺钉头上。

可以使用复位钳加压，以及轻微旋转以复位（见图 9.7）。还可以使用 Jungbluth 钳增加牵引力。

另外，除了使用 Farabeuf 钳或 Jungblth 钳，也可以使用长点式复位钳（Weller 钳）。在骨折两侧钻孔可以获得最佳把持力。

此外，也可以使用长的非对称复位钳或 Matta 钳（图 14.7）。必须考虑坐骨神经与这些复位钳的密切关系。

通过坐骨大切迹手法控制复位后使用克氏针进行临时固定（图 14.8）。也可以使用短的双孔钢板临时固定后方横形骨折。

如果前方的复位不理想，还可以进行微调。

在复位过程中固定此类钢板时必须考虑最终钢板的位置。

如果影像学上充分证实复位，为了固定前方骨折可以使用长的前柱螺钉。通常需要额外的经皮入路（图 14.9）。

Letournel 描述了距髋臼上缘近端 3~4 cm 的外侧入钉点，位于前臀线 2 cm 周径内的后方[2]。

Ebraheim 等描述的入钉点位于髋臼上方 4.6 cm，坐骨大切迹上缘切线近端 16 mm 处，范围为髂前上下棘之间。螺钉角后倾与髂骨约为 30°，垂直于上述连线[30]。螺钉长度可达 100~130 mm。只能使用 3.5 或 4.5 mm 螺钉，因为这些螺钉的骨通道最大尺寸为 6.4 mm[31]。

如果复位结果仍不满意，应考虑手术使髋关节脱位，以便能够看到整个关节和横形骨折线。因此，推荐患者体位为标准侧卧位。

手术使髋关节脱位后可直视下处理、复位前方骨折。可以将 3.5 mm 的窄 Jungblth 钳或 Farabeuf 钳置于髋臼前缘和后缘之前，注意保护盂唇，尤其是在臼缘型或臼上型骨折中。这样能够解剖复位坐骨骨折（图 14.10）。

另外，还可以使用的其他复位工具如下[21]：

- 前置枪式复位钳，将其长支插入闭孔（图 14.11）。
- 通过关节内插入 Schanz 螺钉手法复位前方骨折（图 14.11）。

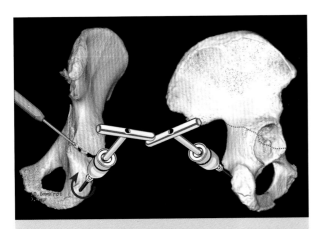

图14.5 使用骨凿或骨刀将骨折断端撬开。可以使用 Schanz 螺钉插入坐骨进行调整

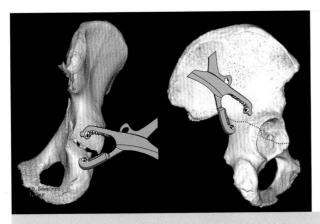

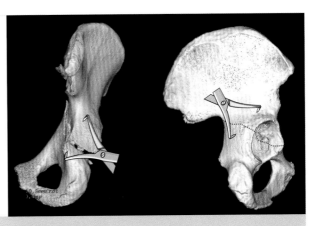

图14.6　用 Farabeuf 钳或点式复位钳的后路复位技术

这些复位可使后方复位效果更好。然后用克氏针或小的骨折螺钉进行临时固定。

第四步：固定

根据 Letournel 技术，以 1 个或 2 个后方重建板进行最终骨折稳定，然后打入前柱螺钉（图 14.12）。后方钢板可过度预弯对前方加压[2,32]，当然，预弯不足会导致前方骨折间隙（图 14.13）。

在某些骨折类型中，尤其是前方高位骨折，可以使用单纯后路钢板固定，因为钢板内螺钉可以桥接骨折线（图 14.14）。

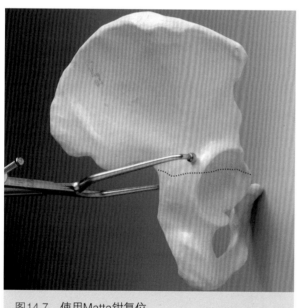

图14.7　使用Matta钳复位

第五步：关节盂重建

骨折稳定后，必须处理髋臼盂唇损伤。14 例横形骨折中均出现盂唇损伤。5 例髋臼盂唇稳定，未行重建术。其余 9 例中，8 例行盂唇切除，1 例行复位[33]。

骨盆内入路

单纯横形骨折也可使用骨盆内入路。骨折复位通常不需要打开第一窗口。在少数情况下，需要切开插入 Steinman 针或枪式复位钳。

多种工具可供复位时使用。最常用的复位工具如下。

- 球形顶棒。
- 特殊复位钳。
- 枪式复位钳。
  建议采取逐步复位固定方案。
- 调整前方骨折块。
- 关节内探查。
- 骨折复位。
- 最终钢板固定。

第一步：松动前方骨折块

首先，充分暴露骨盆。保护闭孔神经血管束后，将闭孔内肌从四边体表面钝性分离，从内侧清理前方骨折。使用骨刀、骨凿或骨膜剥离器调整骨折块。

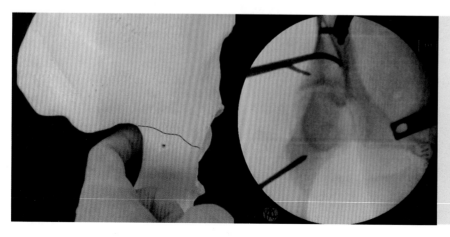

图14.8　手法维持复位

第二步：关节内探查

耻骨下切口（低于骨盆边缘水平）允许使用刮匙和其他器械充分清除血肿、血块和骨折块。

关节内探查仅限于单纯横形骨折。然而，通过进一步调整坐骨耻骨支，至少可以部分直视下处理前方压缩。

第三步：骨折复位

通过使用顶棒侧方推压并对抗旋转完成整个坐骨耻骨支的复位。另外，可以用锐利的复位钳矫正前方移位。额外的非对称（特殊）Matta 钳可以在后方维持复位。钳嘴分别放置在四边体下方和骨盆边缘上方，同时注意保护髂外血管（图14.15）。

也可以使用枪式复位钳。因此，髂骨开小窗很有必要。一侧钳嘴直接把持骨盆边缘内侧或直视下在四边体表面的坐骨棘固定。另一个（可移动的）钳嘴放置在骨盆边缘的顶部，以对骨折进行加压。骨盆内直视下向内侧维持复位。

第四步：钢板固定

将耻骨上钢板放置在骨盆边缘或从真骨盆内侧放置耻骨下钢板进行最终固定。这种特殊钢板可以通过侧臂共同支持内侧。该钢板的主要优点是能够直接从内侧固定后方横形骨折，而对于使用耻骨上钢板固定，必须打开髂腹股沟入路的第一窗口，在骶髂关节附近用 2 枚螺钉固定（图 14.16）。

过度预弯的钢板能够依靠完整的骨盆边缘对

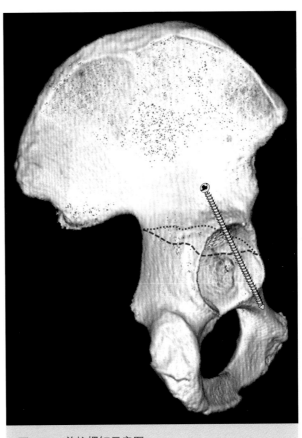

图14.9 前柱螺钉示意图

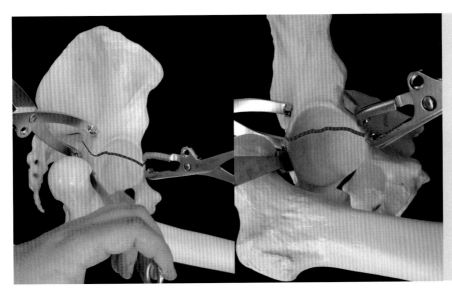

图14.10 术中髋关节脱位状态下用小Jungblth钳和Farabeuf钳对横形骨折进行复位操作

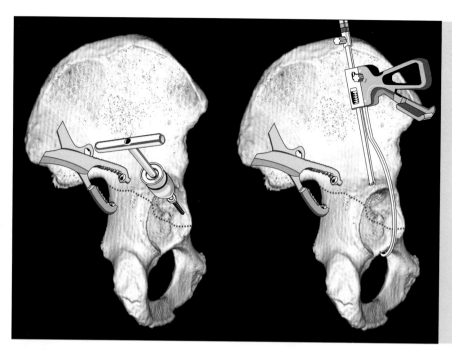

图14.11 除复位后方骨折外，术中髋关节外科脱位状态下可使用Schanz螺钉或枪式复位钳进行关节内操作

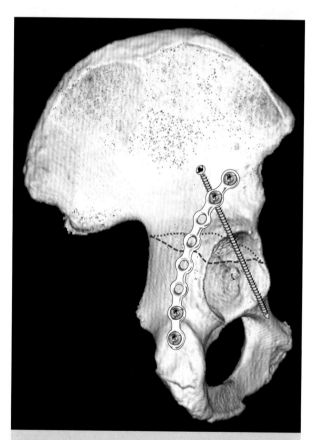

图14.12 后方钢板内固定加前柱螺钉治疗单纯横形骨折的标准方法

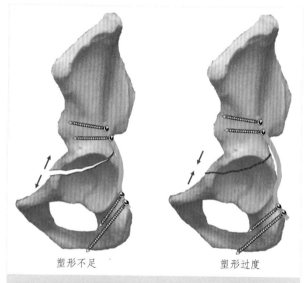

塑形不足　　　　　塑形过度

图14.13 钢板过度预弯可以减少前方骨折间隙

坐骨耻骨支加压并维持复位。

对于延伸至坐骨大切迹的骨折，后柱螺钉可加强整个内固定系统的稳定性。

Letournel 描述的髂骨内经典入钉点位置为骶髂关节前缘外侧 25 mm 和骨盆入口平面后方冠状面前方 10 mm[2]。Pohlemann 将该入钉点延伸到髂耻线外侧 20 mm 处[34]。螺钉朝向坐骨结节。

平行于四边体钻孔，螺钉长度可达 110 mm。这些螺钉可能的解剖学骨通道平均宽度为 11.4 mm。因此，可用 2 枚 3.5 或 4.5 mm 螺钉，以及 7.3 mm 空心螺钉于后路进行骨折内固定[31]。由此，螺钉进入关节内的可能性较小。

髂腹股沟入路

使用髂腹股沟入路复位和固定单纯横形骨折的原则与骨盆内入路相同。

主要区别如下。

- 不可能直接复位前、上压缩。
- 通过骨窗间接复位边缘压缩。
- 通过复位压缩区保护骶孔的可能性有限。
- 通过第二窗口从耻骨上完全复位前方骨折。
- 仅耻骨上（非生理）钢板。
- 后方骨折复位视野受限。
- 不包括后柱螺钉内固定。

14.8 结果

手术治疗单纯横形骨折的结果总结见表 14.1（图 14.17~14.21）。

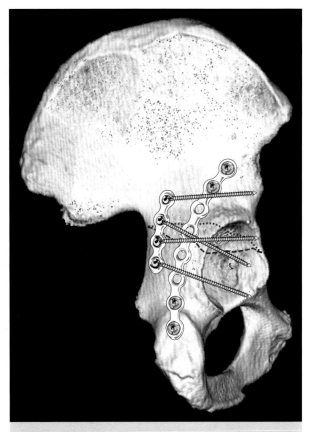

图14.14　从后路用钢板和螺钉固定前方骨折

14.8.1 德国第一多中心骨盆研究小组的结果[35]

503 例髋臼骨折中，86 例为单纯横形骨折（17.1%）。41 例髋臼骨折合并骨盆环损伤。

33 例（18.8%）采用切开复位内固定（38.4%）。髂腹股沟入路 9 例，Kocher–Langenbeck 入路 17 例，扩展入路 3 例。

解剖复位 21 例（63.6%），近解剖复位 2 例（27.3%）。

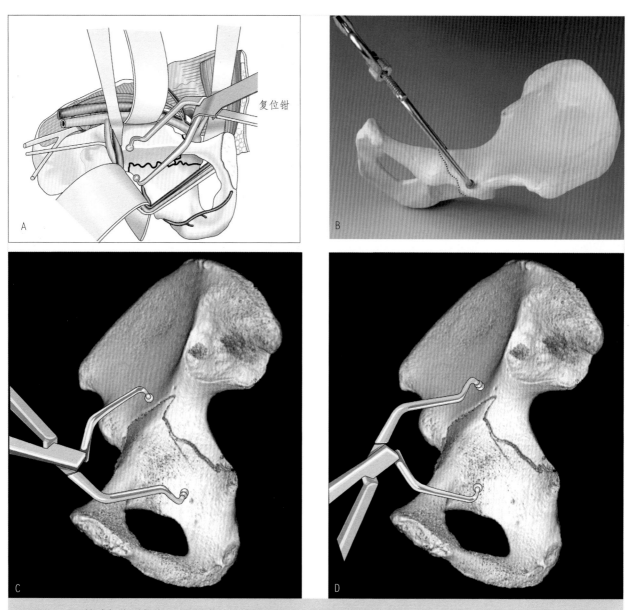

图14.15　用特殊复位钳复位T形骨折中单纯横形骨折的示意图(A)，骨折模型上的非对称复位钳(B)，三维CT上显示应用改良Matta钳(C，D)对横形骨折复位

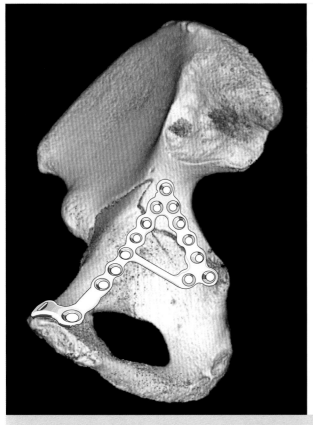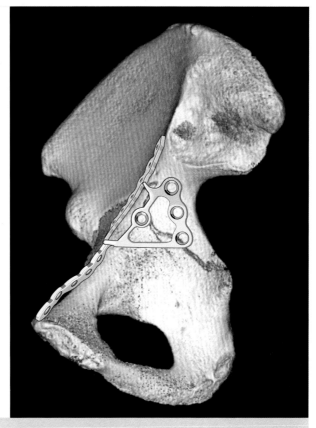

图14.16 用于稳定横形骨折的耻骨下、上钢板系统

表 14.1 单纯横形骨折手术治疗文献总结

年份/作者	例数	切开复位内固定（例）	解剖复位率（%）	随访例数（例）	关节炎发病率（%）	优良率（%）
1993 GMSGP1*	86	33	63.6	–	–	–
1993 Letournel	70	21	71.4	19	10.5	94.7
2003 Mears	34	34	85.3	34	–	85
2004 Zhingi	55	55	–	55	–	65.5
2003 Leunig	7	7	71.4	7	14.3	83.3
2006 Oh	7	7	42.9	7	–	42.9
2010 Li	37	27	83.3	37	–	81.8
2010 Negrin	27	27	44	27	–	56
2012 Briffa	19	19	68.4	19	–	100
2012 Tannast	28	28	75	28	11	–
2012 Sen	14	14	–	14	–	92.8
总计	411	272	69.5	247（90.1%）	5.5	77.2

*德国第一多中心骨盆研究小组

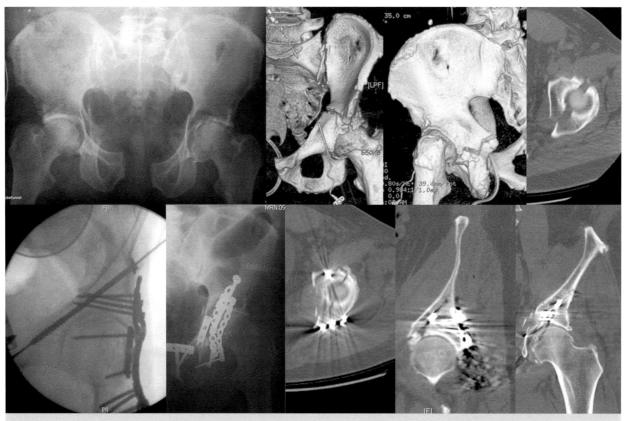

图14.17　横形骨折患者通过后路双钢板附加前柱螺钉达到关节解剖重建

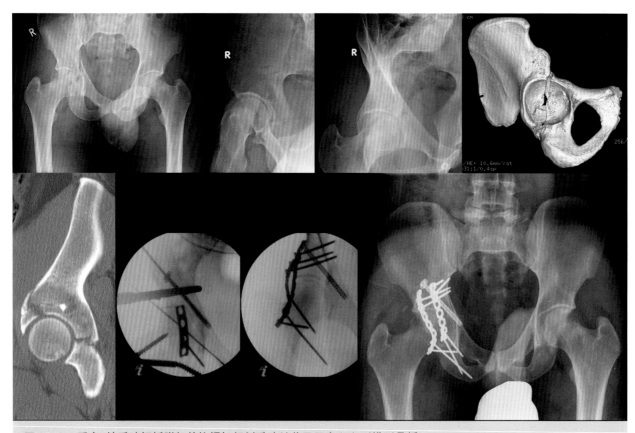

图14.18　后方2块重建钢板附加前柱螺钉解剖重建关节及固定臼上型横形骨折

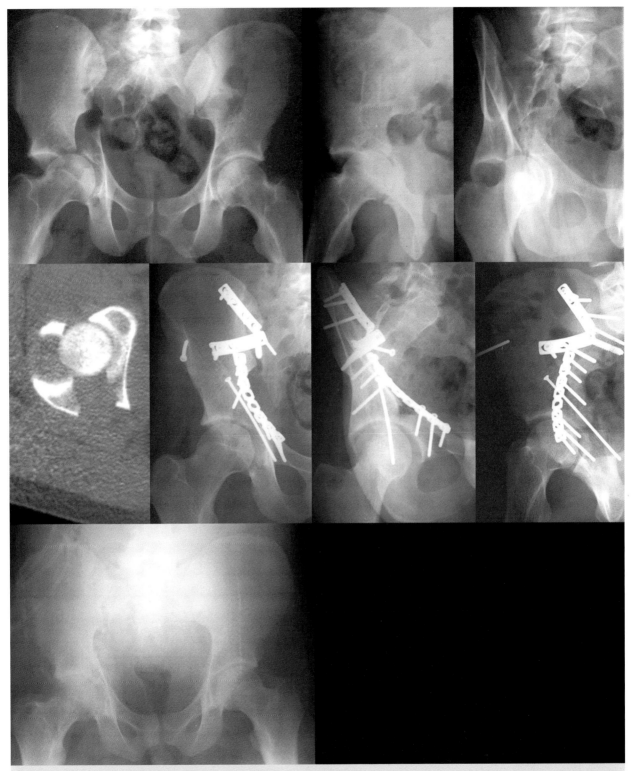

图14.19　臼上型横形骨折合并股骨头中心性脱位，同侧骶髂关节完全分离。取改良髂腹股沟入路联合髂前上棘截骨术用腹股沟钢板及后柱螺钉固定，采用经典双钢板内固定骶髂关节，术后轻度股骨头半脱位合并继发退行性关节病变

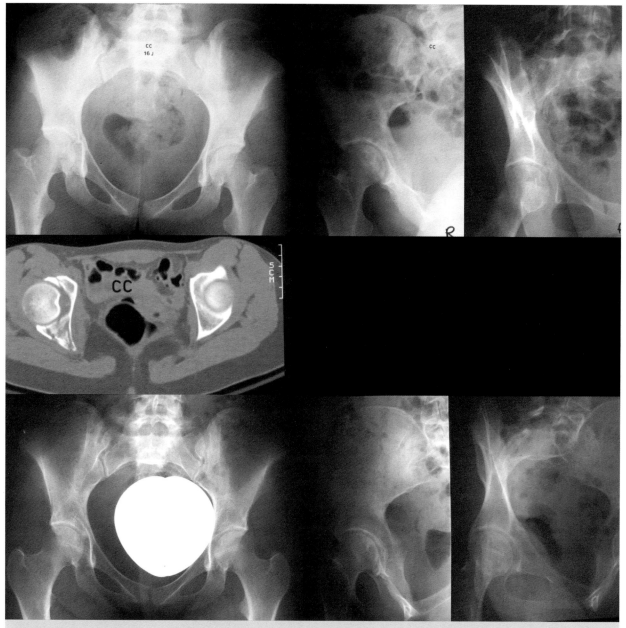

图14.20 非手术治疗未移位的臼缘型横形骨折，3年后无创伤后影像学改变，远期疗效良好

14.8.2 Letournel 的结果[2]

Letournel 报道该骨折类型的发生率为 7.4%。70 例骨折中，男女性别比为 1.3∶1。术前坐骨神经损伤 7 例（10%）。

21 例患者在 3 周内行切开复位内固定术。15 例采用 Kocher-Langenbeck 入路，其余患者采用髂腹股沟入路。4 例患者存在压缩骨折。解剖复位率为 71.4%。临床及影像学随访 19 例，随访率为 90.5%. 临床总优良率为 94.7%。

放射学方面，84.2% 的患者结果理想。未发生股骨头坏死，但 9.5% 的患者发生创伤性骨关节炎。1 例出现畸形愈合。

14.8.3 Mears 的结果[36]

Mears 等报告了 34 例单纯横形骨折患者，解剖复位率为 85.3%。接近解剖复位 4 例，复位不良 1 例。对所有患者的随访分析显示，使用 Harris 髋关节评分法，85% 的患者临床结果优良[37]。

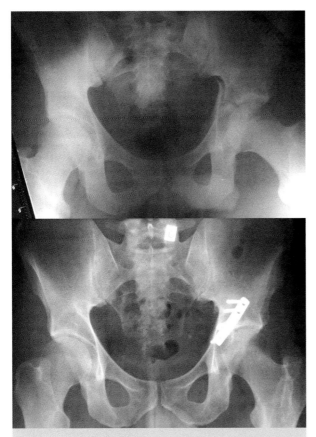

图14.21　主要表现为后移位的臼顶横行骨折可用后方短钢板固定

14.8.4 Matta 的结果[38]

在 262 例髋臼骨折中，9 例为单纯横形骨折（3.4%）。8 例采用 Kocher-Langenbeck 入路，1 例采用髂腹股沟入路。8 例患者（88.9%）达到解剖复位（Matta J, personal communication, AO Pelvic Course, Davos, 2005）。根据 Merle d'Aubigné 评分，优 5 例，良 1 例，可 3 例。

14.8.5　Zhingi 等的结果[16]

Zingi 等报道该骨折类型发生率为 10.8%。根据 Merle d'Aubigné 评分，优 21 例，良 15 例，可 10 例，差 9 例[39]。总优良率为 65.5%。

14.8.6　Leunig 等的结果[33]

Leunig 等报道了 7 例髋臼骨折合并单纯横形骨折患者。3 例采用 Kocher-Langenbeck 入路，2

例采用髂腹股沟入路，2 例采用扩展髂腹股沟入路。解剖复位率为 71.4%。平均 5.5 年后，Merle d'Aubigné 评分平均得分为 16 分，6 例患者中 5 例临床结果优良。全髋关节置换（THR）率为 14.3%。

14.8.7 Oh 的结果[19]

该研究分析了 7 例单纯横形骨折患者的临床资料。6 例中有 1 例发生臼上型骨折，1 例出现臼缘型骨折。其中 3 例采用 Kocher-Langenbeck 入路，3 例采用髂腹股沟入路，1 例采用联合入路。42.9% 的骨折达到关节解剖重建，28.6% 接近解剖复位或复位不良。

根据 Merle d'Aubigné 评分，28.6% 的患者表现优、可、差。其中 1 例疗效良好。

14.8.8 Li 的结果[18]

该研究共对 37 例横形骨折开放复位和内固定患者平均随访 88.6 个月（16~121 个月）。多数患者采用 Kocher-Langenbeck 入路，少数采用髂腹股沟入路，1 例采用前后联合入路。

83.8% 的骨折达到关节解剖重建，81.8% 的患者取得优良的临床效果，78.4% 的患者 X 线表现优良。

14.8.9 Negrin 的结果[40]

Negrin 等报道了 27 例侧卧位或俯卧位手术患者。总体上，44.4% 达到解剖重建，33.3% 接近解剖重建，22.2% 复位不良。

Epstein' 标准评分，优 37%，良 19%，可 19%，差 26%。

侧卧位与复位不良和关节病变率高有关。

14.8.10 Briffa 的结果[41]

Briffa 等报道了 19 例单纯横形骨折的手术结果。关节解剖复位率为 68.4%，近解剖复位率为 10.5%，复位不良率为 21.1%。临床疗效方面，优秀率为 73.7%，良好率为 26.3%。

14.8.11 Tannast 的结果 [20]

Tannast 等报道了 Matta 系列 28 例单纯横形骨折的详细数据（占所有骨折手术治疗的 3%）。4 例采用髂腹股沟入路，4 例采用髂股扩展入路。其余 20 例采用 Kocher–Langenbeck 入路。75% 的患者解剖复位，21% 接近解剖复位。本研究终点为继发性全髋关节置换术。髋关节术后 2、5、10、20 年生存率分别为 89%。至全髋关节置换术的中位时间为 0.3 年。

14.8.12 Sen 的结果 [42]

Sen 等报道了 14 例单纯横形骨折，主要采用髂股入路前柱螺钉内固定。仅 42.9% 的患者进行

附加后路固定。依据 Merle d'Aubigné 评分，优秀率为 71.4%，良好率为 21.4%，差率为 7.1%。影像学长期优良率为 78.6%，良、中、差率为 7.1%。

14.9 总结

单纯横形骨折的发病率接近 10%。稳定性取决于髋臼顶受累程度（臼缘型骨折）。

这些相关骨折仅轻微移位，可保守治疗。

移位的骨折通常需要手术治疗。临床上从生物力学角度首选柱螺钉联合钢板内固定。

切开复位内固定时前路和后路均适用。关节解剖重建率约为 70%，预期 75% 的患者具有优良的长期临床和影像学结果。

目前尚无关于创伤性关节炎或股骨头坏死发生率的准确数据。

单纯横形骨折切开复位内固定检查清单

Kocher—Langenbeck 入路

影像学评估

常规　　　　　　　　　　　　　　　　　CT

□ 髂耻线不完整（AP/OOV）　　　　　□ 明确骨折类型

□ 髂坐线不定整（AP/IOV）　　　　　□ 关节内骨折

□ 闭孔完整（AP/OOV）　　　　　　　□ 上方压缩

□ 无后壁骨折（AP/OOV）　　　　　　□ 前方压缩

□ 未累及髂窝（AP/IOV）

横形骨折亚型

　　　□ 白底型　　　　　　□ 白缘型　　　　　　□ 白上型

术前准备

　　　□ 骨盆器械套装　　　　　　　　□ 导尿管　　　　　　□ 围手术期抗生素

　　　□ 往复孔　　　　　　　　　　　□ 血液回输装置　　　□ 骨替代物

　　　□ 单位输血　　　　　　　　　　□ 所有 X 线检查（AP、IOV、OOV、入口位、出口位、组合斜位）

　　　□ 骨盆内植套装（小的骨折块内植物：长钢板、1/3 管型板、骨盆螺钉等）

复位器械

　　　□ 长点式复位钳（Weller 钳）　　　　□ 短点式复位钳（Backhaus 钳）

　　　□ 长对称复位钳　　　　　　　　　　□ 长非对称复位钳

　　　□ Matta 钳（短 / 长）　　　　　　　□ Farabeuf 钳（小 / 大）

　　　□ 枪式复位钳　　　　　　　　　　　□ 球形顶棒

　　　□ T 形手柄　　　　　　　　　　　　□ Schanz 螺钉

　　　□ 特殊复位钳（盆腔内）　　　　　　□ 其他：＿＿＿＿＿＿＿＿＿＿＿＿＿＿＿

入路　　□ K-L 入路　　　　　　　　　□ K-L 入路 + 髋关节外科脱位

体位　　□ 标准侧卧位　　　　　　　　□ 俯卧位　　　　　　□ 轻度屈髋屈膝位

铺单　　□ 仅骨盆　　　　　　　　　　□ 骨盆 + 同侧大腿

复位固定步骤

　　　□ 松动骨折块（骨刀、骨凿、坐骨结节摇杆技术）

　　　□ 牵引股骨头

　　　□ 明确关节（内）病变

　　　□ 移除关节内骨折块

　　　□ 处理 / 复位边缘压缩

　　　□ 临时固定边缘压缩

　　　□ 复位股骨头

　　　□ 复位后方骨折块

　　　□ 克氏针临时固定

　　　□ 手法维持复位

　　　□（髋关节外科脱位）

　　　□（直视下复位）

　　　□（克氏针临时固定）

　　　□ 经皮螺钉固定前柱

　　　□ 后方钢板固定

　　　□ 重建盂唇

单纯横形骨折切开复位内固定检查清单

骨盆内入路

影像学评估

      常规   CT

      □髂耻线不完整 (AP/OOV)   □明确骨折类型

      □髂坐线不定整 (AP/IOV)   □关节内骨折

      □闭孔完整 (AP/OOV)   □上方撞击区

      □无后壁骨折 (AP/OOV)   □前方撞击区

      □未累及髂窝 (AP/IOV)

横形骨折亚型

      □白底型   □白缘型   □白上型

准备情况

      □骨盆器械套装   □导尿管   □围手术期抗生素

      □往复孔   □血液回输装置   □骨替代物

      □单位输血   □所有X线检查（AP、IOV、OOV、入口位、出口位、组合斜位）

      □骨盆内植套装（小的骨折块内植物：长钢板、1/3 管型板、骨盆螺钉等）

复位器械

      □长点式复位钳 (Weller 钳)   □短点式复位钳 (Backhaus 钳)

      □长对称复位钳   □长非对称复位钳

      □ Matta 钳 （短/长）   □ Farabeuf 钳（小/大）

      □枪式复位钳   □球形顶棒

      □ T 形手柄   □ Schanz 螺钉

      □特殊复位钳（盆腔内）   □其他：_____

入路   □骨盆内入路   □髂腹股沟入路   □骨盆内入路＋第一窗口

体位   □仰卧位   □臀高位   □轻度屈髋屈臀位

铺单   □仅骨盆   □骨盆＋同侧大腿   □转子部   □腹部

复位固定步骤

      □松动骨盆内骨折块（骨刀、骨凿、骨膜剥离器）

      □盆腔内关节探查

      □复位股骨头

      □调整关节内骨折块

      □处理/复位边缘压缩

      □临时固定边缘压缩

      □复位主要横形骨折

      □临时固定

      □耻骨下钢板固定（耻骨上钢板固定）

      □（闭合）打开第一窗口

      □（后柱螺钉固定）

骨盆内入路

参考文献

[1] Giannoudis PV, Grotz MR, Papakostidis C, Dinopoulos H. Operative treatment of displaced fractures of the acetabulum. A meta-analysis. J Bone Joint Surg Br. 2005; 87(1):2-9

[2] Letournel E, Judet R. Fractures of the Acetabulum. 2nd ed. New York, NY: Springer-Verlag; 1993

[3] Lansinger O, Romanus B, Goldie IF. Fracture mechanism in central acetabular fractures. An experimental study. Arch Orthop Trauma Surg. 1979; 94(3):209-212

[4] Dakin GJ, Eberhardt AW, Alonso JE, Stannard JP, Mann KA. Acetabular fracture patterns: associations with motor vehicle crash information. J Trauma. 1999; 47(6):1063-1071

[5] Rupp JD, Reed MP, Van Ee CA, et al. The tolerance of the human hip to dynamic knee loading. Stapp Car Crash J. 2002; 46:211-228

[6] Vrahas MS, Widding KK, Thomas KA. The effects of simulated transverse, anterior column, and posterior column fractures of the acetabulum on the stability of the hip joint. J Bone Joint Surg Am. 1999; 81(7):966-974

[7] Matta JM, Anderson LM, Epstein HC, Hendricks P. Fractures of the acetabulum. A retrospective analysis. Clin Orthop Relat Res. 1986(205):230-240

[8] Thomas KA, Vrahas MS, Noble JW, Jr, Bearden CM, Reid JS. Evaluation of hip stability after simulated transverse acetabular fractures. Clin Orthop Relat Res. 1997(340):244-256

[9] Hak DJ, Hamel AJ, Bay BK, Sharkey NA, Olson SA. Consequences of transverse acetabular fracture malreduction on load transmission across the hip joint. J Orthop Trauma. 1998; 12(2):90-100

[10] Malkani A, Voor M, Rennirt G, Helfet D, Pedersen D, Brown T. Increased peak contact stress after incongruent reduction of transverse acetabular fractures. A cadaveric model. J Trauma. 2001; 51:704-709

[11] Chang JK, Gill SS, Zura RD, Krause WR, Wang GJ. Comparative strength of three methods of fixation of transverse acetabular fractures. Clin Orthop Relat Res. 2001(392):433-441

[12] Sawaguchi T, Brown TD, Rubash HE, Mears DC. Stability of acetabular fractures after internal fixation. A cadaveric study. Acta Orthop Scand. 1984; 55(6):601-605

[13] Shazar N, Brumback RJ, Novak VP, Belkoff SM. Biomechanical evaluation of transverse acetabular fracture fixation. Clin Orthop Relat Res. 1998(352):215-222

[14] Kistler BJ, Smithson IR, Cooper SA, et al. Are quadrilateral surface buttress plates comparable to traditional forms of transverse acetabular fracture fixation? Clin Orthop Relat Res. 2014; 472(11):3353-3361

[15] Yildirim AO, Alemdaroglu KB, Yuksel HY, Öken ÖF, Ucaner A. Finite element analysis of the stability of transverse acetabular fractures in standing and sitting positions by different fixation options. Injury. 2015; 46 Suppl 2:S29-S35

[16] Zinghi G, Briccoli A, Bungaro P, et al. Fractures in the horizontal plane. In: Zinghi GF, ed. Fractures of the Pelvis and Acetabulum. Stuttgart: Thieme-Verlag; 2004:188-217

[17] Collinge C, Archdeacon M, Sagi HC. Quality of radiographic reduction and perioperative complications for transverse acetabular fractures treated by the Kocher-Langenbeck approach: prone versus lateral position. J Orthop Trauma. 2011; 25(9):538-542

[18] Li XG, Tang TS, Sun JY. Results after surgical treatment of transtectal transverse acetabular fractures. Orthop Surg. 2010; 2(1):7-13

[19] Oh CW, Kim PT, Park BC, et al. Results after operative treatment of transverse acetabular fractures. J Orthop Sci. 2006; 11(5):478-484

[20] Tannast M, Najibi S, Matta JM. Two to twenty-year survivorship of the hip in 810 patients with operatively treated acetabular fractures. J Bone Joint Surg Am. 2012; 94(17):1559-1567

[21] Masse A, Aprato A, Rollero L, Bersano A, Ganz R. Surgical dislocation technique for the treatment of acetabular fractures. Clin Orthop Relat Res. 2013; 471(12):4056-4064

[22] Ganz R, Gill TJ, Gautier E, Ganz K, Krügel N, Berlemann

U. Surgical dislocation of the adult hip a technique with full access to the femoral head and acetabulum without the risk of avascular necrosis. J Bone Joint Surg Br. 2001; 83(8):1119-1124

[23] Siebenrock KA, Gautier E, Ziran BH, Ganz R. Trochanteric flip osteotomy for cranial extension and muscle protection in acetabular fracture fixation using a Kocher-Langenbeck approach. J Orthop Trauma. 1998; 12(6):387-391

[24] Siebenrock KA, Tannast M, Bastian JD, Keel MJ. Posteriore Zugänge zum Acetabulum. Unfallchirurg. 2013; 116(3):221-226

[25] Siebenrock KA, Gautier E, Woo AK, Ganz R. Surgical dislocation of the femoral head for joint debridement and accurate reduction of fractures of the acetabulum. J Orthop Trauma. 2002; 16(8):543-552

[26] Isaacson MJ, Taylor BC, French BG, Poka A. Treatment of acetabulum fractures through the modified Stoppa approach: strategies and outcomes. Clin Orthop Relat Res. 2014; 472(11):3345-3352

[27] Liu Y, Yang H, Li X, Yang SH, Lin JH. Newly modified Stoppa approach for acetabular fractures. Int Orthop. 2013; 37(7):1347-1353

[28] Sagi HC, Afsari A, Dziadosz D. The anterior intra-pelvic (modified rivesstoppa) approach for fixation of acetabular fractures. J Orthop Trauma. 2010; 24(5):263-270

[29] Tannast M, Siebenrock KA. Die operative Behandlung der Azetabulum-TFraktur über eine chirurgische Hüftluxation oder einen Stoppa-Zugang. Oper Orthop Traumatol. 2009; 21(3):251-269

[30] Ebraheim NA, Xu R, Biyani A, Benedetti JA. Anatomic basis of lag screw placement in the anterior column of the acetabulum. Clin Orthop Relat Res. 1997(339):200-205

[31] Attias N, Lindsey RW, Starr AJ, Borer D, Bridges K, Hipp JA. The use of a virtual three-dimensional model to evaluate the intraosseous space available for percutaneous screw fixation of acetabular fractures. J Bone Joint Surg Br. 2005; 87(11):1520-1523

[32] Helfet D, Bartlett C. Acetabular fractures-evaluation/ classification/treatment concepts and approaches. In:

Rüedi T, Murphy WM, eds. AO Principles of Fracture Management. New York: Thieme-Verlag Stttgart; 2000:415-439

[33] Leunig M, Sledge JB, Gill TJ, Ganz R. Traumatic labral avulsion from the stable rim: a constant pathology in displaced transverse acetabular fractures. Arch Orthop Trauma Surg. 2003; 123(8):392-395

[34] Pohlemann T, Tscherne H. Zugänge zum Acetabulum. In: Tscherne H, Pohlemann T, ed. Tscherne Unfallchirurgie: Becken und Aceabulum., Kapitel 19. New York: Springer-Verlag; 1998:349-392

[35] Pohlemann T, Gänsslen A, Hartung S. Für die Arbeitsgruppe Becken: Beckenverletzungen/Pelvic Injuries. Hefte zu "Der Unfallchirurg". Berlin, Heidelberg, New York: Springer; 1998; Heft 266

[36] Mears DC, Velyvis JH, Chang CP. Displaced acetabular fractures managed operatively: indicators of outcome. Clin Orthop Relat Res. 2003(407):173-186

[37] Harris WH. Traumatic arthritis of the hip after dislocation and acetabular fractures: treatment by mold arthroplasty. An end-result study using a new method of result evaluation. J Bone Joint Surg Am. 1969; 51(4):737-755

[38] Matta J. Fractures of the acetabulum: accuracy of reduction and clinical results of fractures operated within three weeks after the injury. J Bone Joint Surg Am. 1996; 78-A(11):1632-1645

[39] Merle dÀubigné R, Postel M. Functional results of hip arthroplasty with acrylic prosthesis. J Bone Joint Surg Am.. 1954; 35:451-475

[40] Negrin LL, Seligson D. The Kocher-Langenbeck Approach: Differences in outcome of transverse acetabular fractures depending on the patient's position. Eur J Trauma Emerg Surg. 2010; 36(4):369-374

[41] Briffa N, Pearce R, Hill AM, Bircher M. Outcomes of acetabular fracture fixation with ten years' follow-up. J Bone Joint Surg Br. 2011; 93(2):229-236

[42] Sen RK, Tripathy SK, Aggarwal S, Goyal T, Meena DS, Mahapatra S. A safe technique of anterior column lag screw fixation in acetabular fractures. Int Orthop. 2012; 36(11):2333-2340

15 横形伴后壁骨折

15.1 骨折特点

定义

横形伴后壁骨折属于部分关节内骨折，其特征是一条横向骨折线将髋臼分成上段（髂骨）和下段（坐骨），并且后壁有一条额外骨折线。

横形伴后壁骨折是除双柱骨折外的第二常见髋臼骨折类型，预期发病率约为18%[1,2]。

与单纯横形骨折相比，该类型骨折在方向和角度上变化繁复。通常来说，可以分为臼底型骨折、臼缘型骨折及臼上型骨折。

- 臼底型骨折：主要骨折线通过前后壁，越过髋臼窝。

- 臼缘型骨折：主要骨折线通过前壁和后壁，从髋臼窝向头端/关节上表面过渡。

- 臼上型骨折：主要骨折线通过髋臼上缘，只留下与完整的髂骨相连的一小部分髋臼骨折块。

从骨盆内来看，只有臼底型骨折表现为典型的横向，其他骨折类型骨折线相对倾斜。骨折线越高，相对于水平面的倾斜角越大。坐耻部通常围绕一个通过耻骨联合的假想轴向内侧（内部）旋转。另外，这种类型的旋转导致坐骨结节外旋。此类旋转畸形导致坐耻部后脱位。完整的髂骨通常处于解剖位置，因此没有移位。由于骶髂关节增宽甚至骶髂关节完全脱位引起的髂骨外旋较少见。

伴随的后壁骨折往往是一个游离的大骨折块，但可以出现粉碎，甚至伴随边缘压缩。与单纯后壁骨折相比，骨折块可位于后部、后上部和后下部。

近半数患者髋关节出现额外的后脱位或后颅侧脱位，约20%的患者为中心脱位。骨折后脱位常与横形骨折或臼缘型骨折有关，而骨折中心脱位多与臼缘型或臼底型骨折相关[3]。

Letournel还描述了一种非典型骨折类型，大的后上壁骨折块向近端延伸至髂骨并伴有横形骨折。

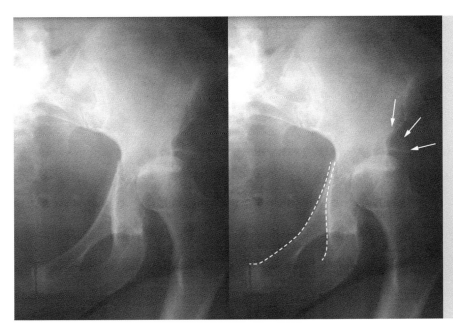

图15.1　横形伴后壁骨折，虚线和箭头分别表示横形骨折和后壁骨折线

15.2 影像学标准

- 骨盆前后位（AP）（图15.1）：代表柱的线（髂耻线、髂坐线、前壁和后壁的线）被破坏。通常不存在闭孔骨折。额外"游离"的臼底型骨折很少见，因为没有垂直受力的过程，如T形骨折。随着坐耻部移位，泪滴向内侧移位。在臼上型骨折中髋臼顶受累。髋臼顶外侧或髋臼呈现为叠加的骨质阴影时可见到额外的后壁骨折块。通常能够发现股骨头后上脱位或中心脱位。可确认或排除耻骨联合或同侧骶髂关节的伴随损伤。

- 髂骨斜位（IOV）（图15.2）：后柱骨折线范围清晰可见。

- 闭孔斜位（OOV）（图15.2）：骨折线前方方向可清晰显示，同时能看到前柱骨折的高度。可分析闭孔骨缘处的损伤，额外的独立于横形骨折的耻骨支骨折也能诊断。后壁骨折最好采用闭孔斜位检查，便于观察外侧髋臼或股骨头顶部。

- CT（图15.3）：二维图像中，轴位片中横形骨折线刚好垂直（矢状面骨折线）。可确认或排除骶髂关节或耻骨联合的伴随损伤。可以分析后壁骨折的程度、关节内骨折，以及边缘压缩。三维（3D）图像是分析骨折方式、骨折方向，并区分臼底型、臼缘型、臼上型骨折的有力辅助检查。

- 向其他骨折类型过渡：大的后壁骨折块延伸到坐骨结节可过渡为T形骨折。垂直方向的横形骨折延伸到髂窝可能过渡为双柱骨折。

15.3 病理生物力学

Letournel描述了导致横形伴后壁骨折的各种机制[3]。暴力可以通过沿着大转子和股骨颈到髋

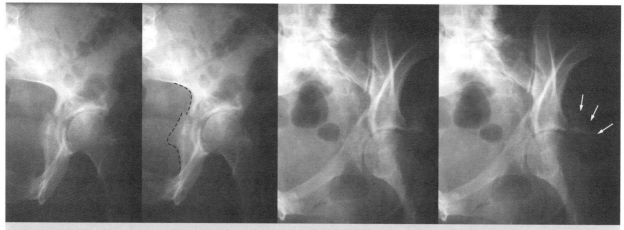

图15.2 图15.1患者的髂骨斜位和闭孔斜位片。虚线表示后柱的骨折；闭孔斜位片上可看到近髋臼上缘前柱的骨折。关节外侧可以看到典型的后壁骨折块移位(箭头)

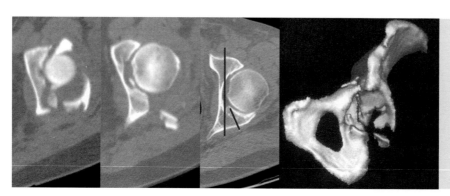

图15.3 图15.1患者的CT图像。二维和三维CT成像能清晰地显示包括囊内骨折在内的后壁骨折的位置和范围。实线表示轴位CT上典型的骨折征象

臼的方向传递从而导致骨折,尽管这种机制不能解释额外的后壁骨折块。此外,可假设暴力沿经典的仪表盘损伤机制伴随髋关节屈曲传递。临床上,这种机制导致 16% 的横形伴后壁骨折,但主要是单纯后壁骨折,共 22.2% 的骨折伴有横形骨折(单纯横形骨折、T 形骨折、横形伴后壁骨折)。

另一个可能的损伤机制是在伸膝和髋关节稍微弯曲的状态下遭受暴力。

Dakin 等分析表明,横形伴后壁骨折是最常见的骨折类型,并假设了一种股骨外展非中立位仪表盘损伤机制。这种骨折类型在正面碰撞中占 30%,在轻微的正面倾斜碰撞中占 47%[4]。

Rupp 等实验证实仪表盘损伤机制能够产生横形伴后壁骨折[5]。

临床意义

仪表盘损伤机制为导致横形伴后壁骨折的典型机制。

15.4 髋关节稳定性

尚无针对横形伴后壁骨折中髋关节稳定性的相关研究。然而,部分研究分析了单纯横形骨折和后壁游离骨折。因此,这些结果可以部分转化为此骨折类型。这些结果在第八章和第十四章中已详细描述。

总之,后壁骨折关节受累小于 25% 和超过 50% 可分别认为是稳定的和不稳定的。不稳定骨折通常伴随股骨头脱位[6-9]。髋臼顶弧角 >60° 时,骨折的横形部分可视为稳定[10,11]。

临床意义

在髋臼下骨折中,髋臼顶弧角 >60° 和后壁关节受累 <25% 时可认为关节稳定。

15.5 横形伴后壁骨折的生物力学

目前没有关于横形伴后壁骨折的生物力学数据。然而,有研究分析了单纯横形骨折后复位不协调和后壁游离骨折块复位的影响。

横形骨折复位后的残余台阶导致髋臼顶的应力集中,而间隙在预后上更有利[12,13]。

后壁的小缺损导致上方接触力至少增加 1.3 倍[14,15],临床认为这可能导致创伤后关节炎发病率升高[2,3,16]。

临床意义

臼上型横形骨折复位的台阶导致上方应力集中。

15.6 适应证

治疗方法取决于骨折形态、骨折移位程度、关节协调性、关节整体稳定性和关节的改变程度。

15.6.1 保守治疗

保守治疗仅用于无移位或微小移位不伴有关节损伤的骨折。

极低位髋臼下骨折顶弧角 >45° 且负重区域内关节协调者,只有在动态透视检查期间后壁骨折块稳定时才能进行非手术治疗。

15.6.2 手术治疗

手术治疗指征如下。

- 髋关节不稳定。
- 股骨头半脱位(关节不协调)。
- 顶弧角 <45°。
- 后壁骨折块 >25%。
- 负重区位移 >2 mm。
- 关节内骨折。
- 坐骨神经损伤加重。
- 存在边缘压缩。

如果关节或骨折不稳定,则立即在全身麻醉下使用标准复位技术进行紧急闭合复位(见第八章)。

针对股骨头脱位,紧急治疗包括踝上牵引闭合复位,牵引重量为体重的 1/10~1/7。往往不能完全矫正内侧移位。为了防止软骨剪切损伤,复位操作应轻柔。

紧急开放复位的指征是持续性脱位状态，特别是坐骨神经损伤进行性加重的骨折。

对于没有移位或微小移位的不稳定骨折，比如臼上型横形骨折伴有小的顶弧角，最终手术前为避免进一步移位，可应用经皮螺钉固定。

对于不稳定的中心性或向后骨折脱位，推荐髁上牵引。

15.7 内固定技术

15.7.1 内固定技术的生物力学

目前还没有关于横形伴后壁骨折固定的生物力学研究。

针对单纯横形骨折和后壁骨折的研究结果可部分解释这一特殊骨折类型（见第八章和第十四章）。

最终，我们推荐横形骨折的联合固定[17~20]，后壁骨折块的标准固定方式是螺钉和（或）钢板固定[21~23]。

> **临床意义**
>
> 此骨折类型的后前方稳定，包括充分的后壁固定是生物力学上的优势。

然而，解剖重建后壁骨折不能再现髋臼内的生理负荷分布。峰值压力在髋臼上部增加，在月状面前方和后方降低[14]。

15.7.2 入路

横形伴后壁骨折的经典入路是Kocher-Langebeck入路。单纯前入路无效，因为大的和不稳定的后壁骨折不能通过前入路解决。Letournel还建议对经臼顶横形骨折或延迟重建（3周后）采用扩大髂腹股沟入路。鉴于相关入路的并发症，应避免采用后一种入路[3]。

由于多数横形骨折的主要骨折移位是坐耻部绕垂直轴内旋（见骨折特点），导致大的后移位，因此后路手术有利。根据文献，多数此类骨折采用Kocher-Langenbeck入路[2,16,24~26]。

然而，使用Kocher-Langenbeck入路无法直接看到前方骨折部分。因此，必须通过透视或触诊控制复位。

通过坐骨大切迹可以触诊到四边体表面，用指尖触诊到前面的骨折处。

采用髋关节外科脱位大转子翻转截骨术延长Kocher-Langenbeck入路是延长髂股关节入路的一个良好选择，可以直视下维持复位和全面检查关节面[27]。

由此可以解决关节内病变，并在直接可视的情况下安全地放置关节周围螺钉。因此，这种方法推荐用于经臼顶骨折、关节内游离骨折块和边缘压缩[28~31]。在极少数病例可以选择前后联合入路。

> **临床意义**
>
> Kocher-Langenbeck 是稳定横形伴后壁骨折的首选入路。在相关前移位或关节内病变中，采用大转子翻转截骨术治疗髋关节脱位是一个非常合理的选择。

15.7.3 复位与稳定技巧

有多种复位工具可以选择。以下是最常用的工具（图15.4）。

- 长点式复位钳（Weller 钳）。
- 球形顶棒。
- Farabeuf 钳
- Jungbluth 钳。
- Matta 钳。
- 非对称还原钳
- 枪式复位钳。
- 带万能卡头的 T 形手柄，5 mm Schanz 螺钉。

此外，还有各种其他工具，如骨刀、骨凿、骨膜剥离器。

横形伴后壁骨折的复位和固定遵循循序渐进

的复位和固定方案。

- 松动骨折块。
- 关节内探查。
- 复位横形骨折。
- 稳定横形骨折。
- 复位后壁骨折。
- 稳定后壁骨折。
- 横形骨折的最终固定。

第一步：松动骨折块

首先，松动后壁骨折块。此类骨折块通常附着在后关节囊上。它必须被移动并在后面定位。通过插入牵开器、骨锉或使用 Farabeuf 钳进行骨折牵拉，从后方调整横形骨折。也可使用操纵杆技术，通过插入坐骨结节的 Schanz 螺钉移动坐骨段，允许张开足够的骨折间隙（图15.5）。进行骨折清理，清除血肿和骨折碎片。

第二步：关节内探查

后壁骨折块经后路调整后，通过牵引可以很容易地从后路检查关节。必须处理关节内游离骨块和边缘压缩。关节内骨折块必须被移除，如果可能的话，也可以根据其大小将其稳定。边缘压缩必须抬高，并可以用自体骨移植来支撑。

在所有横断骨折中，唇侧损伤必然在骨折层面。因此，应评估唇部的损伤或撕脱。

如果术前发现边缘压缩，应根据 Ganz 方式考虑髋关节外科脱位的入路，以解决关节内的病

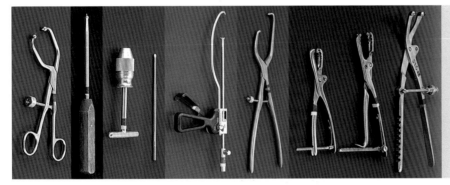

图15.4　各种常见的复位工具，由左到右分别为：Matta钳、顶棒、T柄、Schanz螺钉、枪式复位钳、不对称复位钳、Farabeuf钳和Jungbluth钳

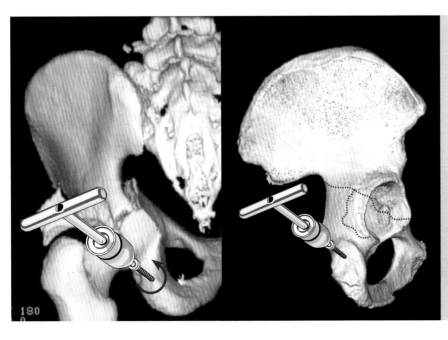

图15.5　将T柄Schanz螺钉插入坐骨后利用操纵杆技术通过坐骨复位旋转移位

理学问题。然后清理骨折的表面。

第三步：复位横形骨折

只有通过 Kocher-Langenbeck 入路暴露或进行额外的髋关节外科脱位，才能从后部复位横形骨折，以显示前部骨折。

学者提出了不同的复位技术。操作时，必须保护臀上神经血管束，特别是在经臼顶骨折中。

骨折清理后，常将 Schanz 螺钉植入坐骨结节，以减少旋转移位。操作时必须考虑坐骨神经的走

行。此外，根据术野的大小，可以通过 Farabeuf 钳（图 15.6）或 Jungbluth 钳控制复位。

骨折两侧各放置 1 枚螺钉（Farabeuf：3.5 mm 皮质骨螺钉，Jungbluth：4.5 mm 皮质骨螺钉），便于进行牵引、旋转和加压。螺钉长度应比测量长度长 5~10 mm，以有足够双层皮质强度和空间将钳子固定在螺钉头上。

使用这些复位钳进行加压及轻微旋转有助于复位。使用 Jungbluth 钳可以增加牵引力。

也可以使用长点式复位钳（Weller 钳），而

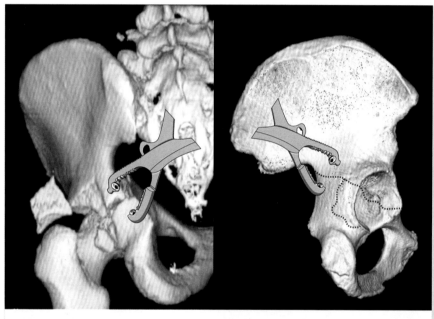

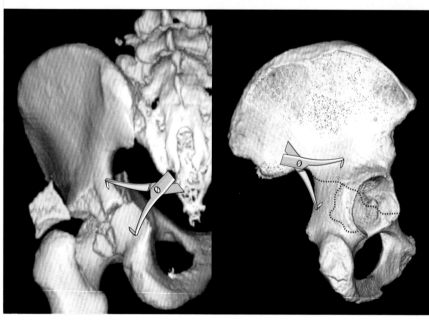

图15.6 使用Farabeuf钳或点式复位钳通过处理单纯后柱骨折的技术操作复位后方横形骨折

不是使用 Farabeuf 或 Jungbluth 钳。在每侧骨折处钻一个 2.5 mm 的皮质孔，有助于获得最佳的钳子把持力。

此外，还可以使用长的非对称复位钳或 Matta 钳（图 15.7）。术中应始终考虑坐骨神经与这些复位钳的密切关系。

通过坐骨大切迹进行手法复位控制后使用克氏针进行临时固定（图 15.8）。也可使用短的 2 孔钢板临时固定后方横形骨折。

如果前方复位仍然不理想，可以进行精细调整。在复位过程中固定此类钢板时，必须考虑最终钢板的位置。

如果复位结果仍不确定，应考虑髋关节外科脱位，从而使整个关节和横向骨折线完全暴露。

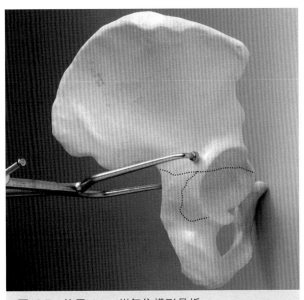

图15.7　使用Matta 钳复位横形骨折

因此，推荐患者采取标准侧位。

髋关节外科脱位后，可以直接定位骨折前部，在直视下复位。为了复位，可在保护下唇后，在髋臼前后缘放置 3.5 mm 窄的 Jungbluth 钳或 Farabeuf 钳，尤其是在臼缘型或臼上型骨折中。必须考虑未复位后壁骨折块的缺陷。坐耻部可以获得解剖复位（图 15.9）。

也可使用其他复位工具[27]。

- 前置枪式复位钳的前部，并将其长支插入闭孔（图 15.10）。
- 关节内 Schanz 螺钉植入术调整前方骨折（图 15.10）。

这些复位操作辅助后方骨折复位，之后用克氏针或小骨块螺钉对骨折进行临时固定。

第四步：稳定横形骨折

如果复位效果良好，特别是在前方骨折得到影像学证实的情况下，可以插入一枚长的前柱螺钉来稳定它。通常情况下，可经皮固定（图 15.11）。

Letournel 描述髂骨外侧的入口点在髋臼上缘的近端 3 ~ 4 cm 处，正好在前臀线的后面 2 cm 圆内[3]。

Ebraheim 等描述入钉点在髋臼上方 4.6 cm，靠近坐骨大切迹上缘与髂前上棘和髂前下棘之间区域切线连线的近端 16 mm。螺钉角度距离髂骨后方约 30°，并垂直于上述连接线[32]。螺钉长

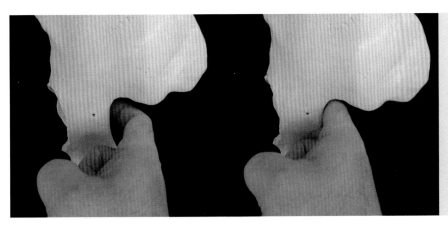

图15.8　复位横形骨折

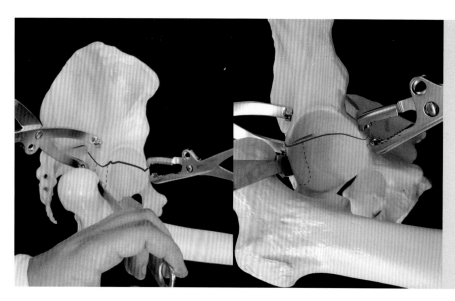

图15.9 髋关节外科脱位后在髋臼前后缘用复位钳进行横形骨折的前后复位

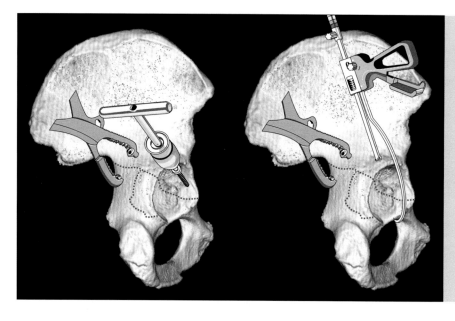

图15.10 使用Farabeuf钳和关节内打入Schanz螺钉或通过另外的枪式复位钳进行横形骨折的复位

度可达到100~130mm。只有3.5或4.5mm螺钉可用，因为这些螺钉的骨通道最大尺寸为6.4mm[33]。

可以使用克氏针临时固定横形骨折的后方或者通过拉力螺钉达到完美复位固定。如果后壁骨折块的进一步复位未受干扰，则可通过钢板行后方横形骨折的最终固定。该钢板应直接放置在坐骨大切迹附近的后柱后缘。

第五步：复位后壁骨折

此时，解决边缘压缩至关重要。在极少数情况下，这些骨折块可以旋转180°，嵌插到后柱和后壁的骨松质中，因此很难找到。被忽视的骨折块可能导致关节间隙增加和关节台阶形成，增加继发性退行性关节炎的发生风险[34,35]。

必须使用骨锉或骨凿小心地将这些压缩骨块从骨松质中释放出来，而不损坏这些骨折块。然后，以复位的股骨头为参考复位这些骨折块，后者可充当标志。所产生的松质缺损部分应予以填补。可使用大转子[36]或髂嵴的前中部自体骨松质。用平行于关节面的克氏针（例如直径1.4 mm的克氏针）临时固定这些复位的骨折块可能会有帮助。也可以使用螺钉或可吸收针。

对于骨质量较差的老年患者，可以使用特殊的骨水泥维持复位，以填补由此产生的缺损[37]。关节内游离骨折块也应解剖复位。

第六步：稳定后壁骨折

现在处理主要的骨折块。仔细显露骨折端，骨膜剥离最大 2 ~ 4 mm，以允许精确复位骨折。如果该骨折块足够大，则用拉力螺钉固定。钻孔方向应与关节面平行或远离关节面。为了避免螺钉进入关节内，可由内向外预钻孔（图15.12）。然后，复位后再钻孔，螺钉可以安全插入。

在骨折块复位良好且稳定的情况下，可以进行最终的中和钢板固定。

第七步：重建关节盂唇

髋臼骨折中的盂唇部撕脱伤是一种常见的并

发症，尤多见于横形骨折[38]和后壁骨折[39]。

是否需要对撕脱骨折或撕裂的关节盂唇进行再固定临床上仍有争议。Leunig 等建议，如果术中稳定且未受损，应保留部分撕裂的盂唇，如果盂唇不稳定、完整且附着在骨折块上，则应进行再固定。对于不稳定和受损的盂唇，建议单纯切除[38]。

在髋臼骨折合并后壁骨折时，唇侧损伤似乎是一种额外的、持续的囊内损伤。建议尽量保存盂唇[39]。

第八步：最终固定

使用 1 块或 2 块后路重建钢板进行最终骨折固定。1 块钢板用于稳定后柱和支撑后壁。该钢板必须靠近髋臼边缘，分别用 2 枚螺钉固定在坐骨结节和髋臼上部。第二块钢板可以放在后柱的后面，靠近坐骨大切迹。

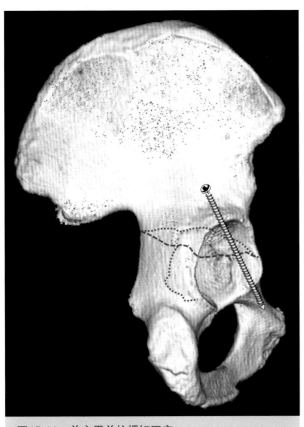

图15.11　前方用前柱螺钉固定

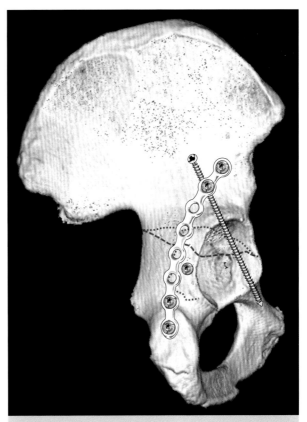

图15.12　最终采用后方钢板、后壁拉力螺钉和前柱螺钉固定

如果尚未固定，则使用 Letournel 技术（见图15.11）通过上述前柱螺钉固定横形骨折。

后方钢板应过度预弯以获得前方加压，而预弯不足则导致骨折前间隙形成（图15.13）。

在一些骨折类型中，特别是高位前方骨折中，可采用单纯后方钢板固定，因为钢板内螺钉可以桥接骨折线（图15.14）。

15.8 结果

本部分对手术后横形伴后壁骨折的治疗效果进行了总结，结果见表15.1（图15.15~15.18）。

15.8.1 德国第一多中心骨盆研究小组的结果[40]

503 例髋臼骨折中，横形伴后壁骨折 36 例（7.2%）。

28 例（77.8%）采用切开复位内固定。20 例采用 Kocher–Langenbeck 入路，3 例用髂腹股沟入

路，4 例用扩展入路。1 例采用前后联合入路。

根据 Matta 标准，解剖复位率为 82.1%，接近解剖复位率为 17.9%[41]。没有长期的随访数据。

15.8.2 Letournel 的结果[3]

Letournel 报道该骨折类型的发生率为 19.5%。183 例患者的男女性别比为 2.4∶1。术前坐骨神经病变 39 例（21.3%），髋关节中心脱位 32.1%，髋关节后脱位 63.9%。

117 例患者在 3 周内行切开复位内固定。90 例（76.9%）采用 Kocher–Langenbeck 入路，13.7% 采用扩展髂腹股沟入路，6 例（28.6%）采用髂腹股沟入路，2 例采用前后联合入路。

解剖复位率为 67.5%。临床及影像学随访 101 例，随访率 86.3%。根据 Merle d'Aubigné 评分，64.4% 为优，9.9% 为良，8.9% 为可，16.8% 为差。因此，临床总优良率为 74.3%。

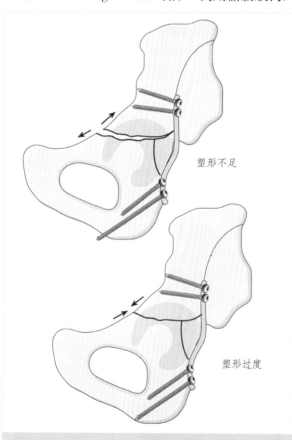

图15.13 通过过度预弯后方钢板缩小前方间隙

塑形不足

塑形过度

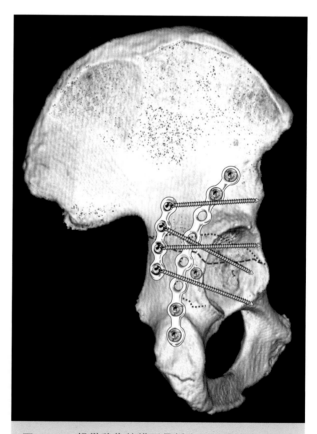

图15.14 轻微移位的横形骨折也可以用单纯后侧钢板固定前方骨折块

表 15.1 横形伴后壁骨折手术治疗文献总结

年份/作者	例数	切开复位内固定（例）	解剖复位率（%）	随访例数（例）	关节炎发病率（%）	优良率（%）
1993 GMSGP1*	36	28	82.1	—	—	—
1993 Letournel	183	117	67.5	101	33.7	74.3
2003 Mears	55	55	74.5	55	—	69
2004 Zhingi	106	106	—	106	—	78.3
2012 Briffa	19	19	68.4	19	—	50
2012 Tannast	143	143	80	—	—	—
2013 Gänsslen	128	104	76	67	47.8	56.7
2014 Bogdan	74	74	—	65	32	—
总计	744	646	74.9	86.9	37.3	69.5

*德国第一多中心骨盆研究小组

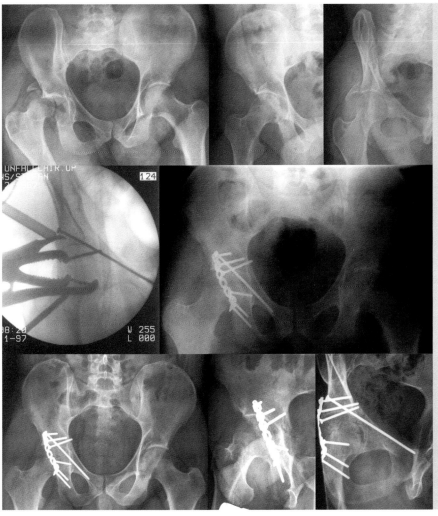

图15.15 横形伴后壁骨折伴髋关节近端后脱位。首先，通过Kocher-Langenbeck入路用Farabeuf钳复位后用钢板固定横形骨折。前柱螺钉固定前方骨折。术后2年X线表现良好

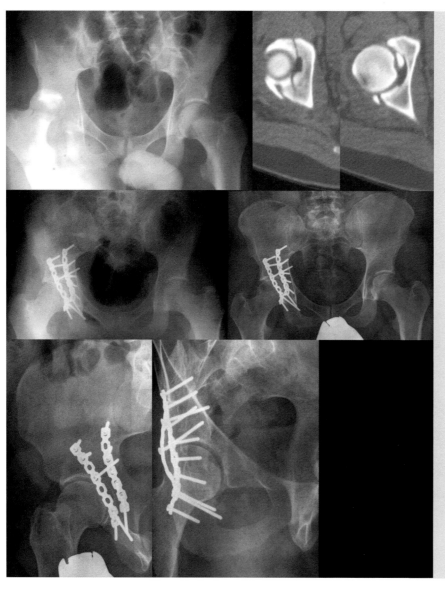

图15.16　骨折脱位伴小杯状后壁骨折、关节内骨折和微小移位的横形骨折。采用单纯双钢板后方内固定，结合钢板螺钉固定处理骨折。术后4年X线表现良好

影像学方面，84.2%的患者结果理想。33.7%的患者发生髋关节创伤性关节炎，3例发生股骨头坏死，3例出现畸形愈合。

15.8.3 Mears 的结果[42]

Mears 等报道了55例横形伴后壁骨折，解剖复位率为74.5%。总体上，20%接近解剖复位，5.5%不完全复位。使用 Harris 髋关节评分随访分析所有患者，69%的患者临床结果优良[43]。

15.8.4 Matta 的结果[44]

262 例髋臼骨折中，60 例患者出现横形伴后壁骨折（22.9%）。77% 采用 Kocher-Langenbeck 入路固定，22% 采用扩展髂腹股沟入路。解剖复位率为80%，近解剖复位率为17%，不完全复位率为3%。根据 Merle d'Aubigné 评分，优占35%、良占35%、可占8%、差占22%。

15.8.5 Zinhi 等的结果[45]

Zingi 等报道该骨折类型发生率为20.8%。根据 Merle d'Aubigné 评分，优占54.7%，良占23.6%，可占6.6%，差占15.1%。总优良率为78.3%。创伤性股骨头坏死发生率为11.3%，髋臼坏死发生率为7.5%。

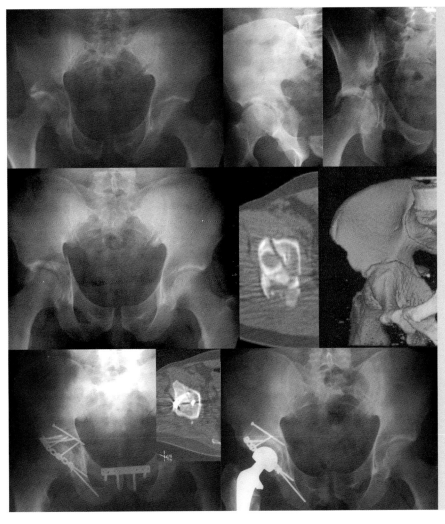

图15.17 横形伴后壁多发骨折，联合对侧骶髂关节前方分离的骨折。经后路钢板内固定和前柱螺钉固定髋臼后，进行标准联合钢板内固定。取得良好的术后复位效果。据推测，由于后壁骨折的严重程度，继发性髋关节病的进展需行全髋关节置换术

15.8.6 Briffa 的结果[46]

Briffa 等报道了 19 例横形伴后壁骨折的手术结果：68.4% 达到关节解剖复位，15.8% 近解剖复位，15.8% 不完全复位。临床效果方面，优占28.6%，良占 21.4%。

15.8.7 Tannast 的结果[2]

Tannast 等报道了 Matta 系列中 143 例横形伴后壁骨折（占所有手术治疗骨折的 18%）的详细数据。85% 采用 Kocher-Langenbeck 入路。13%采用扩展髂腹股沟入路，所有患者均采用髂腹股沟入路联合其他入路。

解剖复位率为 80%，近解剖复位率为 17%。本研究的终点是继发性全髋关节置换术（THR）。

髋关节术后 2、5、10、20 年生存率分别为 89%、85%、81% 和 74%。进展为全髋关节置换术的中位时间为 1.5 年。

15.8.8 Gänsslen 的结果[16]

横形伴后壁骨折的发生率为 10.8%（128/1 208）。122 例存活患者（死亡率 4.7%）中，104 例（85.2%）手术稳定。共观察到 13 例臼底型骨折、44 例臼缘型骨折和 47 例臼上型骨折。股骨头中心脱位占 18.3%，近端后脱位占 69.2%。90.4% 采用 Kocher-Langenbeck 入路。3.8% 采用扩展或联合入路。其余患者采用骨盆内入路或经皮手术治疗。21 例（20.2%）患者术前诊断为坐骨神经损伤，19 例无任何恢复迹象。

术前和术中对关节损伤的评估显示，股骨头

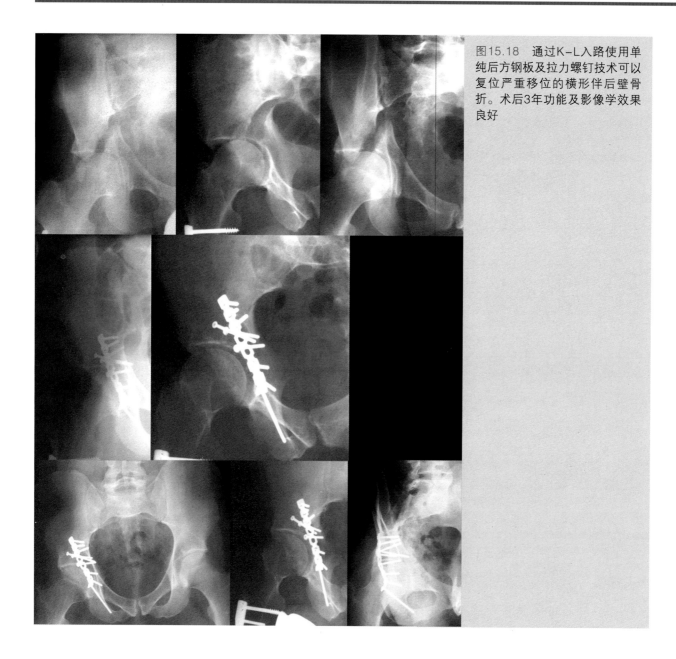

图15.18 通过K-L入路使用单纯后方钢板及拉力螺钉技术可以复位严重移位的横形伴后壁骨折。术后3年功能及影像学效果良好

软骨损伤率为27.9%，髋臼软骨损伤率为49%，髋臼粉碎性损伤率为30.8%。

关节内骨折占30.8%。术后90.3%的髋关节协调性良好。解剖复位率为76%，近解剖复位率为14.4%，不完全复位率为9.6%。

根据Merle d'Aubigné评分，优占31.3%，良占25.4%，可占28.4%，差占14.9%。X线检查无退行性改变者占52.2%，轻度者占17.9%，中度者占14.9%，明显退行性改变者占14.9%。32.7%的患者出现关节功能丧失（严重关节炎、严重股骨头坏死）。继发性全髋关节置换术占30.6%。

15.8.9 Bogdan 的结果[47]

该研究分析了由同一名外科医生使用Kocher-Langenbeck入路或联合入路治疗的74名患者。总体上，65%的患者有髋关节后脱位。在分析的65例患者中，28例为臼上型骨折，31例臼缘型骨折，6例为臼底型骨折。

平均术后23个月，X线片优良率为68%，5例（8%）发生股骨头坏死，5例采取继发性全髋关节置换术。1例出现无症状Brooker Ⅲ型异位骨化。

15.9 总结

横形伴后壁骨折类型在髋臼骨折中的发生率为 18%。

确切的损伤机制尚不清楚。事实上，仪表盘损伤机制似乎是此骨折类型的基本机制。

由于横形骨折和额外后壁骨折的力学结果和导致的不稳定性，关节解剖复位对预后有重要意义。

大多数骨折有移位且不稳定。生物力学和临床资料支持横形骨折前后固定。

仅 60%~70% 的患者临床和放射学长期随访结果满意。该骨折类型患者创伤后关节病的发生率最高。

横形伴后壁骨折切开复位内固定检查清单

Kocher-Langenbeck 入路

影像学评估

常规 | CT

☐髂耻线不完整 (AP/OOV)　☐明确骨折类型

☐髂坐线不完整 (AP/IOV)　☐关节内骨折

☐闭孔完整 (AP/OOV)　☐上方压缩

☐无后壁骨折 (AP/OOV)　☐前方压缩

☐未累及髂窝 (AP/IOV)

横行骨折亚型

☐白底型　☐白缘型　☐白上型

术前准备

☐骨盆器械套装　☐导尿管　☐围手术期抗生素

☐往复孔　☐血液回输装置　☐骨替代物

☐单位输血　☐所有X线检查（AP、IOV、OOV、入口位、出口位、组合斜位）

☐骨盆内植套装（小的骨折块内植物：长钢板、1/3 管型板、骨盆螺钉等）

复位器械

☐长点式复位钳 (Weller 钳)　☐短点式复位钳 (Backhaus 钳)

☐长对称复位钳　☐长非对称复位钳

☐Matta 钳（短 / 长）　☐Farabeuf 钳（小 / 大）

☐枪式复位钳　☐球形顶棒

☐T 形手柄　☐Schanz 螺钉

☐特殊复位钳（盆腔内）　☐其他：＿＿＿＿＿＿＿＿＿＿

入路　☐K-L 入路　☐K-L 入路 + 髋关节外科脱位

体位　☐标准侧位　☐俯卧位

铺单　☐仅骨盆　☐骨盆 + 同侧大腿

复位固定步骤

☐松动骨折块　☐复位后壁边缘压缩

☐牵引股骨头　☐临时固定边缘压缩

☐明确关节（内）病变　☐复位后壁主要骨折块

☐移除关节内骨折块　☐拉力螺钉固定后壁

☐处理 / 复位边缘压缩　☐重建盂唇

☐临时固定边缘压缩　☐后方钢板固定

☐复位股骨头

☐复位横形骨折块

☐克氏针临时固定

☐手法维持复位

☐（髋关节外科脱位）

☐（直视下复位）

☐（克氏针临时固定）

☐经皮螺钉固定前柱

☐后方钢板固定横形骨折

参考文献

[1] Giannoudis PV, Grotz MR, Papakostidis C, Dinopoulos H. Operative treatment of displaced fractures of the acetabulum. A meta-analysis. J Bone Joint Surg Br. 2005; 87(1):2-9

[2] Tannast M, Najibi S, Matta JM. Two to twenty-year survivorship of the hip in 810 patients with operatively treated acetabular fractures. J Bone Joint Surg Am. 2012; 94(17):1559-1567

[3] Letournel E, Judet R. Fractures of the Acetabulum. 2nd ed. New York, NY: Springer-Verlag; 1993

[4] Dakin GJ, Eberhardt AW, Alonso JE, Stannard JP, Mann KA. Acetabular fracture patterns: associations with motor vehicle crash information. J Trauma. 1999; 47(6):1063-1071

[5] Rupp JD, Reed MP, Van Ee CA, et al. The tolerance of the human hip to dynamic knee loading. Stapp Car Crash J. 2002; 46:211-228

[6] Calkins MS, Zych G, Latta L, Borja FJ, Mnaymneh W. Computed tomography evaluation of stability in posterior fracture dislocation of the hip. Clin Orthop Relat Res. 1988; 227(227):152-163

[7] Keith JE, Jr, Brashear HR, Jr, Guilford WB. Stability of posterior fracture-dislocations of the hip. Quantitative assessment using computed tomography. J Bone Joint Surg Am. 1988; 70(5):711-714

[8] Larson CB. Fracture dislocations of the hip. Clin Orthop Relat Res. 1973(92):147-154

[9] Vailas JC, Hurwitz S, Wiesel SW. Posterior acetabular fracture-dislocations: fragment size, joint capsule, and stability. J Trauma. 1989; 29(11):1494-1496

[10] Thomas KA, Vrahas MS, Noble JW, Jr, Bearden CM, Reid JS. Evaluation of hip stability after simulated transverse acetabular fractures. Clin Orthop Relat Res. 1997(340):244-256

[11] Vrahas MS, Widding KK, Thomas KA. The effects of simulated transverse, anterior column, and posterior column fractures of the acetabulum on the stability of the hip joint. J Bone Joint Surg Am. 1999; 81(7):966-974

[12] Hak DJ, Hamel AJ, Bay BK, Sharkey NA, Olson SA. Consequences of transverse acetabular fracture malreduction on load transmission across the hip joint. J Orthop Trauma. 1998; 12(2):90-100

[13] Malkani AL, Voor MJ, Rennirt G, Helfet D, Pedersen D, Brown T. Increased peak contact stress after incongruent reduction of transverse acetabular fractures: a cadaveric model. J Trauma. 2001; 51(4):704-709

[14] Olson SA, Bay BK, Chapman MW, Sharkey NA. Biomechanical consequences of fracture and repair of the posterior wall of the acetabulum. J Bone Joint Surg Am. 1995; 77(8):1184-1192

[15] Olson SA, Bay BK, Hamel A. Biomechanics of the hip joint and the effects of fracture of the acetabulum. Clin Orthop Relat Res. 1997(339):92-104

[16] Gänsslen A, Hildebrand F, Kretek C. Transverse + posterior wall fractures of the acetabulum: epidemiology, operative management and long-term results. Acta Chir Orthop Traumatol Cech. 2013; 80(1):27-33

[17] Chang JK, Gill SS, Zura RD, Krause WR, Wang GJ. Comparative strength of three methods of fixation of transverse acetabular fractures. Clin Orthop Relat Res. 2001(392):433-441

[18] Kistler BJ, Smithson IR, Cooper SA, et al. Are quadrilateral surface buttress plates comparable to traditional forms of transverse acetabular fracture fixation? Clin Orthop Relat Res. 2014; 472(11):3353-3361

[19] Sawaguchi T, Brown TD, Rubash HE, Mears DC. Stability of acetabular fractures after internal fixation. A cadaveric study. Acta Orthop Scand. 1984; 55(6):601-605

[20] Shazar N, Brumback RJ, Novak VP, Belkoff SM. Biomechanical evaluation of transverse acetabular fracture fixation. Clin Orthop Relat Res. 1998(352):215-222

[21] Goulet JA, Rouleau JP, Mason DJ, Goldstein SA. Comminuted fractures of the posterior wall of the acetabulum. A biomechanical evaluation of fixation methods. J Bone Joint Surg Am. 1994; 76(10):1457-1463

[22] Richter H, Hutson JJ, Zych G. The use of spring plates in the internal fixation of acetabular fractures. J Orthop Trauma. 2004; 18(3):179-181

[23] Ziran BH, Little JE, Kinney RC. The use of a T-plate as "spring plates" for small comminuted posterior wall fragments. J Orthop Trauma. 2011; 25(9):574-576

[24] Collinge C, Archdeacon M, Sagi HC. Quality of radiographic reduction and perioperative complications for transverse acetabular fractures treated by the Kocher-Langenbeck approach: prone versus lateral position. J Orthop Trauma. 2011; 25(9):538-542

[25] Giordano V, do Amaral NP, Pallottino A, Pires e Albuquerque R, Franklin CE, Labronici PJ. Operative treatment of transverse acetabular fractures: is it really necessary to fix both columns? Int J Med Sci. 2009; 6(4):192-199

[26] Oh CW, Kim PT, Park BC, et al. Results after operative treatment of transverse acetabular fractures. J Orthop Sci. 2006; 11(5):478-484

[27] Masse A, Aprato A, Rollero L, Bersano A, Ganz R. Surgical dislocation technique for the treatment of acetabular fractures. Clin Orthop Relat Res. 2013; 471(12):4056-4064

[28] Ganz R, Gill TJ, Gautier E, Ganz K, Krügel N, Berlemann U. Surgical dislocation of the adult hip a technique with full access to the femoral head and acetabulum without the risk of avascular necrosis. J Bone Joint Surg Br. 2001; 83(8):1119-1124

[29] Siebenrock KA, Gautier E, Woo AK, Ganz R. Surgical dislocation of the femoral head for joint debridement and accurate reduction of fractures of the acetabulum. J Orthop Trauma. 2002; 16(8):543-552

[30] Siebenrock KA, Gautier E, Ziran BH, Ganz R. Trochanteric flip osteotomy for cranial extension and muscle protection in acetabular fracture fixation using a Kocher-Langenbeck approach. J Orthop Trauma. 1998; 12(6):387-391

[31] Siebenrock KA, Tannast M, Bastian JD, Keel MJ. [Posterior approaches to the acetabulum]. Unfallchirurg. 2013; 116(3):221-226

[32] Ebraheim NA, Xu R, Biyani A, Benedetti JA. Anatomic basis of lag screw placement in the anterior column of the acetabulum. Clin Orthop Relat Res. 1997(339):200-205

[33] Attias N, Lindsey RW, Starr AJ, Borer D, Bridges K, Hipp JA. The use of a virtual three-dimensional model to evaluate the intraosseous space available for percutaneous screw fixation of acetabular fractures. J Bone Joint Surg Br. 2005; 87(11):1520-1523

[34] Giannoudis P, Kanakaris N, Delli Sante E, Morell D, Stengel D,, Prevezas N.. Acetabular fractures with marginal impaction: mid-term results. Bone Joint J. 2013; 95B(2):230-238

[35] Martins e Souza P, Giordano V, Goldsztajn F, Siciliano AA, Grizendi JA, Dias MV. Marginal impaction in posterior wall fractures of the acetabulum. AJR Am J Roentgenol. 2015; 204(4):W470-4

[36] Pascarella R, Commessatti M, Politano R, et al. Bone graft from greater trochanter in posterior wall fractures with impacted fragments. J Orthop Traumatol. 2014; 15(3):181-187

[37] de Ridder V, de Lange S, Kerver B, Poser B. Posterior Wall Acetabular Fractures. Augmentation of Comminuted and Impacted Cancellous Bone with Norian SRS®, a Carbonated Apatite Cement. Eur J Trauma. 2003; 29(6):369-374

[38] Leunig M, Sledge JB, Gill TJ, Ganz R. Traumatic labral avulsion from the stable rim: a constant pathology in displaced transverse acetabular fractures. Arch Orthop Trauma Surg. 2003; 123(8):392-395

[39] Yoo JH, Hwang JH, Chang JD, Oh JB. Management of traumatic labral tear in acetabular fractures with posterior wall component. Orthop Traumatol Surg Res. 2014; 100(2):187-192

[40] Pohlemann T, Gänsslen A, Hartung S. Für die Arbeitsgruppe Becken: Beckenverletzungen/Pelvic Injuries. Hefte zu "Der Unfallchirurg" 1998. Berlin, Heidelberg, New York: Springer; Heft 266

[41] Matta JM, Anderson LM, Epstein HC, Hendricks P. Fractures of the acetabulum. A retrospective analysis. Clin Orthop Relat Res. 1986(205):230-240

[42] Mears DC, Velyvis JH, Chang CP. Displaced acetabular fractures managed operatively: indicators of outcome. Clin Orthop Relat Res. 2003(407):173-186

[43] Harris WH. Traumatic arthritis of the hip after dislocation and acetabular fractures: treatment by mold arthroplasty. An end-result study using a new method of result

evaluation. J Bone Joint Surg Am. 1969; 51(4):737-755

[44] Matta JM. Fractures of the acetabulum: accuracy of reduction and clinical results in patients managed operatively within three weeks after the injury. J Bone Joint Surg Am. 1996; 78(11):1632-1645

[45] Zinghi G, Briccoli A, Bungaro P, et al. Fractures in the horizontal plane. In: Zinghi GF, ed. Fractures of the Pelvis and Acetabulum. Stuttgart: Thieme-Verlag;

2004;188-217

[46] Briffa N, Pearce R, Hill AM, Bircher M. Outcomes of acetabular fracture fixation with ten years' follow-up. J Bone Joint Surg Br. 2011; 93(2):229-236

[47] Bogdan Y, Dwivedi S, Tornetta P, III. A surgical approach algorithm for transverse posterior wall fractures aids in reduction quality. Clin Orthop Relat Res. 2014; 472(11):3338-3344

16 T 形骨折

16.1 骨折特点

> **定义**
>
> T形骨折属于部分关节内骨折，其特征是简单的横向骨折线将髋臼分为上方的髂骨节段和下方坐骨耻骨节段，另外的垂直骨折线又横切前后柱的下半部分。

在所有髋臼骨折类型中，T形骨折的长期预后最差[1,2]，可能是由于临床中相对少见及手术较为复杂[1,3-5]。此外，缺少明确的治疗方案推荐[3]。

Pennal 指出，T形骨折在涉及双柱的髋臼骨折中预后最差[2]。

目前，针对此类型骨折的研究尚不充分。

T形骨折中典型的横向骨折线通过前柱和后柱，并将髋臼分为上方髂骨段和下方的坐骨耻骨段。骨折线的位置在高度和倾斜度上变化，并且根据定义，完整的关节部分保持与髂骨的连接。

根据横向骨折线位置可以分为臼底型、臼缘型和臼上型 3 个类型。

- 臼底型：主要骨折线通过前壁和后壁，穿过髋臼窝。
- 臼缘型：主要骨折线通过前壁和后壁，穿过髋臼窝和关节面的交界处（图 16.1）。
- 臼上型：主要骨折线通过髋臼顶，仅残留下小部分上关节面与髂骨相连。

垂直骨折部分通常穿过髋臼窝的中间、闭孔，并最终穿过坐骨和耻骨下支之间的过渡区域。

另外，可能有更多的前方和后方骨折形态，后方通常不涉及闭孔，仅在骨内走行（图16.2）。可以存在横形伴后壁骨折的过渡形式。

T形骨折常合并股骨头中心脱位。在特殊情况下，第二条骨折线将闭孔环或髋臼窝分离。

在所有病例中，横向骨折线以下的前柱和后柱完全分离。

16.2 影像学标准

- 骨盆前后位（AP）（图 16.3）：横向骨折线将代表柱的特征线（髂耻线、髂坐线及前壁、后壁线）中断。通常，远端垂直骨折线在此视图中也可观察到。在某些情况下，只有耻骨下支骨折线是 T 形骨折的间接征象。根据骨折线的高度确定是否累及髋臼顶。通常合并股骨头中心脱位。
- 髂骨斜位（IOV）（图 16.3）：后柱的骨折线（坐骨大切迹）清晰。残留的髋臼顶保持完整。

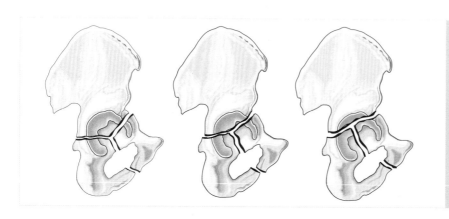

图16.1 不同类型髋臼T形骨折示意图，臼底型（左）、臼缘型（中）和臼上型（右）

- 闭孔斜位（OOV）（图 16.3）：前方甚至整个横向骨折线变得更清晰，观察前柱骨折线"高度"。T 形骨折的垂直线在此图像最清晰。

- CT（图 16.3）：可确定髋臼窝和髂骨翼的完

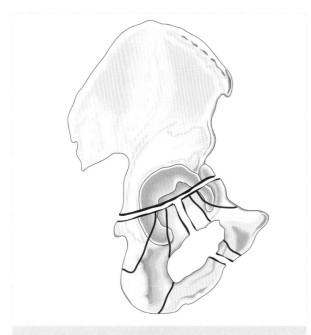

图16.2　垂直骨折线的走行变异

整性。轴向二维（2D）成像证实关节部分通过完整的髂骨连接到轴向骨架。可观察横向骨折线的变化，分析关节内骨片和边缘压缩的情况，还可分析 T 形骨折线的准确走行，其穿过髋臼窝进入闭孔，终止于耻骨或坐骨下支。通过股骨减影视图或半骨盆（3D）视图可以清楚地观察到 T 形骨折形态。

- 向其他骨折类型过渡：T 形骨折的垂直骨折线变异较大，最常见的骨折线通过髋臼窝和闭孔环中心。当垂直骨折线远离闭孔接近坐骨结节时，T 形骨折变异为横形伴后壁骨折。另一种特殊的骨折类型是"横形伴前壁骨折"，也属于 T 形骨折。

16.3 病理生物力学

Letournel 指出，暴力沿着大转子到达髋臼，以及仪表盘损伤机制可能是导致髋臼 T 形骨折的损伤机制[3]。通过大转子和股骨颈的侧方暴力，在髋关节内旋 20°~40° 时最常导髋臼横形骨折，有时导致 T 形骨折。髋关节内收或外展影响横向骨折线的高度。随着内收的增加，更易发生白上

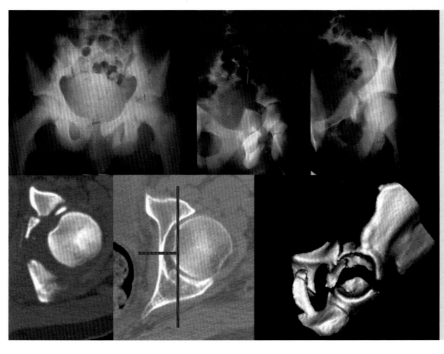

图16.3　骨盆前后位片显示髂耻线和髂坐线断裂；髂骨斜位片显示后柱移位；闭孔斜位片显示前柱移位，耻骨下支中断；CT轴位片清晰显示T形骨折，并在示意图中标出；3D重建证实为T形骨折

型骨折，而外展位置多导致臼底型骨折。

临床上，这种损伤机制导致的T形骨折占6.5%。

仪表盘损伤机制导致T形骨折较为少见，临床观察仅为1.9%。

Dakin等观察到，沿着大转子的力学传递导致3种类型的T形骨折[6]。Rupp等通过实验证实，仪表板盘损伤机制能够导致T形骨折[7]。

> **临床意义**
>
> T形骨折的确切损伤机制尚不明确。

16.4 髋关节稳定性

目前仍缺少T形骨折后髋关节稳定性的生物力学数据。Letournel报道了66例T形骨折病例，其中，中心型脱位最常见（50例），5例为后脱位，2例为前脱位[3]。

由于T形骨折的横向骨折线对应于单纯横形骨折的生物力学数据，因此可以预测潜在的中心型不稳定。臼上型T形骨折应该是非常不稳定的。

16.5 T形骨折的生物力学

最近只有一项研究分析了T形骨折的病理生物力学的应力变化。

该研究在三维有限元分析中模拟T形骨折[8]。主要的应力在髋臼上方，邻近横形骨折后半部分。即使固定后，该区域也未恢复到生理压力状态，表明该区域有发生创伤后关节炎的风险[8]。

16.6 适应证

治疗方式取决于骨折形态、移位程度、关节匹配、关节稳定性和其他关节损伤情况。

16.6.1 保守治疗

无关节内游离骨片的未移位或轻微移位的T形骨折可以采取非手术治疗。此外，横向骨折线较低的臼底型骨折、顶弧角 >45° 且具有良好头臼

匹配及关节稳定性的骨折，可以采取保守治疗。

相比之下，未移位或轻微移位但潜在不稳定的T形骨折，比如高位横向骨折线和顶弧角较小时，应考虑预防性固定和经皮固定。

16.6.2 手术治疗

手术治疗适应证如下。

- 髋关节不稳。
- 股骨头半脱位（关节不匹配）。
- 承重区位移 >2 mm。
- 关节内碎片。
- 坐骨神经损伤进行性加重。
- 边缘压缩。

对于不稳定的中央或向后型骨折脱位，强烈建议使用股骨髁上牵引以避免进一步加重关节损伤。

16.7 内固定技术

16.7.1 内固定技术的生物力学

Simonian等通过8具半骨盆尸体分析不同固定方式对T形骨折稳定性的影响[9]。对通过四边体表面和耻骨下支的垂直骨折线，以及臼上型横向骨折线进行了模拟，并测试了3种不同固定方式的稳定性。

- 前方钢板内固定联合后柱螺钉。
- 后方钢板内固定联合前柱螺钉。
- 前后方钢板内固定。

无论选择哪种内固定方式，最大位移均<0.5 mm。

通过植入从前到后的髋臼下缘螺钉可以增加整体稳定性[10~12]。

最近，2项有限元分析报道模拟了不同的稳定结构[8,13]。

这2项分析均测试了双钢板固定、前柱钢板＋后柱螺钉固定和前柱钢板＋四边体表面螺钉固定。2项分析均未发现3种固定方式在刚度、

应力分布、力学传递和位移等方面的差异，即使在坐姿模拟中也是如此[8,13]。在 2 项分析得出的最佳稳定方式均是前柱钢板 + 四边体表面螺钉固定。

从生物力学角度，可以使用单一入路进行 T 形骨折的稳定，但是必须针对对侧横形骨折部分进行额外固定。

16.7.2 入路

治疗髋臼 T 形骨折有 4 种可选入路。

- 后路手术［Kocher-Langenbeck 入路伴或不伴髋关节外科脱位（Ganz）］。
- 前路。
  - 髂腹股沟入路。
  - 骨盆内入路。
- 扩展髂股入路。
- 前后联合入路。

部分研究提供了关于 T 形髋臼骨折手术入路选择的比较数据。Letournel 对 66 例 T 形骨折手术入路进行分析显示，54.5% 采用 Kocher-Langenbeck 入路，髂腹股沟入路占 16%，扩展髂股入路占 12.9%，前后联合入路占 16.1%[3]。

德国多中心研究分析的数据显示，26 例手术固定的 T 形骨折，Kocher-Langenbeck 入路 12 例，髂腹股沟入路 1 例，扩展髂股入路 8 例，前后联合入路 4 例[5]。

Matta 报道手术固定的 31 例 T 形骨折，其中 Kocher-Langenbeck 入路占 61%，髂腹股沟入路占 13%，扩展髂股骨入路占 19%，前后联合入路占 6%[1]。

Briffa 等分析了 17 例 T 形髋臼骨折患者。59% 采用后路手术联合髋关节脱位，2 例采用 stoppa 入路（12%），4 例采用联合入路，1 例采用髂腹股沟入路[14]。

Tannast 等报道了 Matta 手术的 96 例 T 形骨折的数据：63% 采用 Kocher-Langenbeck 入路，8% 采用髂腹股沟入路，22% 采用扩展髂股入路，7% 采用前后联合入路[15]。

然而，德国过去 20 年的流行病学数据表明，Kocher-Langenbeck 入路的应用越来越少[16]。1991—1993 年，38% 的 T 形骨折采用 Kocher-Langenbeck 入路固定，1998—2000 年，该比例增至 42%，2005—2006 年减少，该比例降至 27%。

随着骨盆内入路应用的日益增加，T 形髋臼骨折现在更常使用前方入路固定[17~24]。只要有可能，推荐使用单一手术入路[25~29]（第七章）。

T 形骨折的最终手术入路选择取决于骨折形态。然而，骨折类型复杂多变，因此，没有明确推荐的手术入路。

与横形骨折相比，T 形骨折的主要问题是横向骨折线以下坐骨与耻骨分离导致前柱和后柱不稳定。

在复位其中的一个柱后，另一个柱仍然表现为不稳定。不能期望通过韧带的牵拉解剖复位该相应的柱。

Tannast 等建议，根据骨折线的位置及移位程度决定入路的选择。横向骨折线的前部位移较大，需要前方入路，而后方位移较大就应该选择后方入路[29]。

由此，Kocher-Langenbeck 入路适用于后方移位明显而前方移位较小的 T 形骨折。术中，建议采用透视或通过坐骨大切迹触诊前柱的方法缩小前柱骨折线，因为使用此入路不能直视前柱骨折线。强烈推荐使用前柱螺钉增加前柱的稳定性。在前方复位不足或存在广泛关节内病变时，通过大转子截骨术和髋关节脱位的扩展 Kocher-Langenbeck 入路是合理的[26]。这样可以通过直视和触摸来控制整个关节面的复位。此外，还可以有效避免内植物进入关节内[30]。在某些情况下，使用 Gibson 入路可以避免切断梨状肌和臀肌。

以骨盆内入路或髂腹股沟入路为代表的前方入路，推荐用于前方移位明显的 T 形骨折或伴有前方关节内病变的患者[19,22]。

骨盆内入路可提供足够的手术视野，以及触诊、操作和后柱复位的空间。术者可以充分地进行前方骨折的直接复位。使用这种入路的另一个优点是能够在髋臼上和髋臼下打入长的关节周围螺钉，以增加整体稳定性。

Letournel 建议：臼上型或陈旧性 T 形骨折，治疗采用扩展髂股入路[3]。髂腹股沟入路仅适用于特殊情况。目前，由于并发症发生率较高且长期随访结果不佳，故应避免使用扩展的髂股入路[31,32]。

合并后方（例如后壁骨折）或关节内损伤（例如游离碎片、边缘压缩）或相关的前方和后方移位的情况下，考虑前后联合入路(同时或顺序)[33]。

一期前后联合入路，建议采用半侧卧位，这样可以使手术台充分倾斜。有利于一期前路和后路骨折的操作固定。

使用顺序前后路联合入路，必须注意一期的固定不能影响二期内固定。潜在的缺点是失血量增加、手术时间延长等。

> **临床意义**
>
> 以往的数据表明，57.8% 的 T 形骨折采用后路手术治疗，11.3% 采用前路手术治疗，18.6% 采用扩展入路治疗，12.3% 采用前后联合入路治疗。

16.7.3 复位与稳定技巧

骨折复位的顺序取决于所选择的手术入路。优先选择单一手术入路。学者已对伴或不伴髋关节外科脱位技术的 Kocher-Langenbeck 入路及前路（例如骨盆内或髂腹股沟入路）的复位技术进行描述。

后方入路（Kocher-Langenbeck 入路）

各种器械可用于复位，以下是最常用的器械[26,29]（图 16.4）。

- 长点式复位钳（Weller 钳）。
- 球形顶棒。
- Farabeuf 钳。
- Jungbluth 钳。
- 各种 Matta 钳。
- 非对称复位钳。
- 枪式复位钳。
- 带万能卡头的 T 形手柄，5 mm Schanz 螺钉。此外，还需要各种骨刀、骨凿、骨膜剥离器。
- 第一步：松动后柱骨折端。通过在骨折端插入骨刀或骨凿来解除骨折端的重叠。旋转位移可以使用插入坐骨结节的 Schanz 螺钉和带有 T 形手柄的操纵杆进行矫正（图 16.5）。也可以使用 Farabeuf 或 Jungbluth 钳进行牵引。
- 第二步：探查关节。松动后柱骨折端可以直视下清除髋关节内骨片，可以解决后缘压缩区域。关节内骨片必须去除，如果可能的话，应根据其大小进行固定。边缘压缩需给予撬拨复位并且尽可能给予自体骨移植。在骨折水平需检查盂唇损伤，评估盂唇的损伤或撕裂。然后去除血肿，清理骨折端。

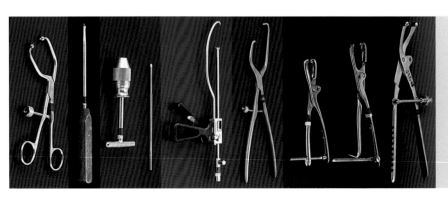

图16.4 复位常用器械

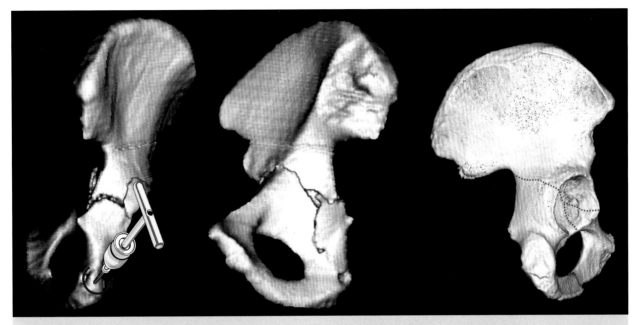

图16.5　通过带T形把手的Schanz螺钉作为操作杆，松动后柱，以解除骨折重叠

- 第三步：复位后柱。通过后方入路或者附加外科脱位技术可以直视下精确复位后柱骨折。

可以采用不同的复位技术复位后柱骨折，与单纯后柱骨折的复位技术基本相同（图16.6）。

复位过程中，臀部神经血管束需得到保护；在清理骨折端后，通过骨折端解压这一操作步骤（步骤1）进行最终复位。此过程中，必须保护好坐骨神经。

根据术野大小选择使用 Farabeuf 钳（图16.6）或 Jungbluth 钳。

在骨折两侧各放置1枚螺钉（Farabeuf：3.5 mm皮质骨螺钉，Jungbluth：4.5 mm皮质骨螺钉），通过复位钳进行牵引、旋转和加压。螺钉长度应比测量长度长5~10 mm，以便有足够的双皮质强度和空间将钳子固定到螺钉头上。

使用这些复位钳进行加压及轻微旋转运动可以实现复位。使用 Jungbluth 钳可以进一步牵引。

除了使用 Farabeuf 钳或 Jungbluth 钳，也可使用长头复位钳（Weller 钳）。在骨折的两侧各钻1个 2.5 mm 的皮质孔有助于获得钳子的最佳夹持位置。

此外，可以使用长的不对称复位钳或 Matta 钳。同样，必须始终注意复位钳与坐骨神经的位置，避免损伤坐骨神经。

固定在坐骨结节处的预制钢板可以辅助复位，特别是在需要施加更大复位力的老年髋臼骨折中（图16.6）。使用这种复位操作，需要预留最终钢板或者拉力螺钉的位置。

> **临床意义**
>
> 作为最终固定的先决条件，复位后柱是最重要的步骤[29]。

固定技术

复位后，建议采用逐步固定策略。

- 拉力螺钉固定和控制复位。
- 后方钢板内固定。
- 前路固定步骤。
- 第四步：后路拉力螺钉固定。根据 Letournel 的观点，与单纯后柱骨折相同，需要自近端向远端打入拉力螺钉来固定后柱的骨块[3]。

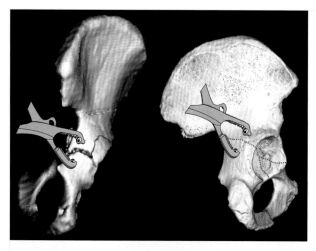
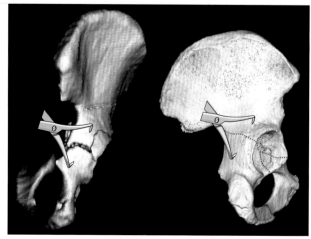
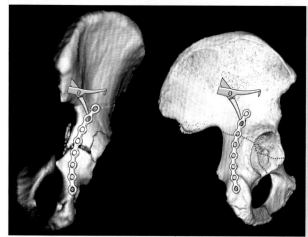

图16.6　应用多种技术操作复位髋臼后柱骨折

根据手术区域和放置的复位钳，也可实现逆向螺钉固定。放置拉力螺钉（图16.7），后方最终固定钢板位置必须考虑。后方钢板不应干扰前方稳定，以免锁定前部骨折。复位控制必须通过透视或触诊进行。通过坐骨大切迹触诊四边形表面（后柱）可以确实现精确复位。

- 第五步：后路钢板固定。为了中和潜在的剪切力，同后壁或后柱骨折固定一样，需要应用靠近髋臼缘的重建钢板固定（图16.7）。通常，在坐骨结节和髋臼上方各植入2枚螺钉来固定钢板就足够了。在骨折不稳定或后部粉碎时，可以靠近坐骨大切迹放置第二枚钢板。通常，优选允许动态加压的小而直的四孔板。在固定该钢板时，必须考虑不影响前方骨折。

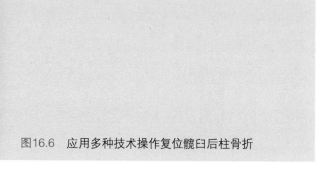
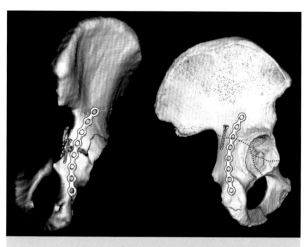

图16.7　应用拉力螺钉和中和钢板固定后柱骨折

　　只有在放射学确认前柱骨折 解剖复位后，才能使用前柱螺钉经皮固定前柱骨折（图16.8）。

　　Letournel 报道的髂骨外侧入钉点在髋臼上缘 3~4 cm 处，位于臀前线后方直径 2 cm 的圆内[3]。

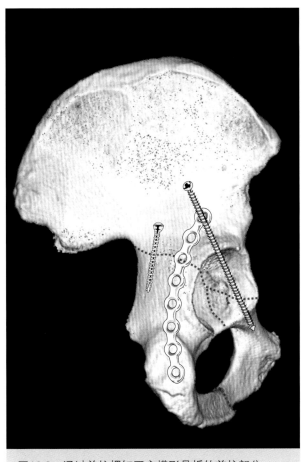

图16.8 通过前柱螺钉固定横形骨折的前柱部分

Ebraheim 等选择的入钉点为髋臼上方 4.6 cm，靠近坐骨大切迹上缘与髂前上髂和髂前下棘之间区域切线连接线的近端 16 mm。螺钉角度距离髂骨约 30° 并垂直于上述连接线[34]。螺杆长 100~130 mm。只能使用 3.5 或 4.5 mm 螺钉，因为这些螺钉的骨通道最大尺寸为 6.4 mm[35]。也可以平行于四边体表面植入螺钉以固定前后柱（图 16.9）。

● 第六步：固定前柱。如果进行上述步骤后没有充分地复位前方，作为方案 B，必须考虑髋关节外科脱位。因此，明确推荐在侧卧位行 T 形骨折手术。

髋关节脱位后，可以通过手指触摸或使用小的复位工具解决和纠正前方关节内的畸形和压缩。使用克氏针进行临时固定通常很有用。克氏针的方向可以考虑作为最终固定螺钉的导向（图 16.10）。如上所述，前柱螺钉现在可以在直视下拧入[29]。

该螺钉的主要目的是用桥接前方骨折区域。根据骨折的粉碎程度，可以进行拉力螺钉固定，也可以进行位置螺钉固定。部分 T 形骨折患者存在中央或前方多发骨折情况，使得解剖复位更加

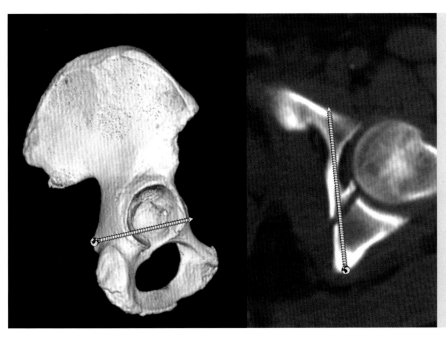

图16.9 用四边体表面螺钉固定前后柱的骨折片

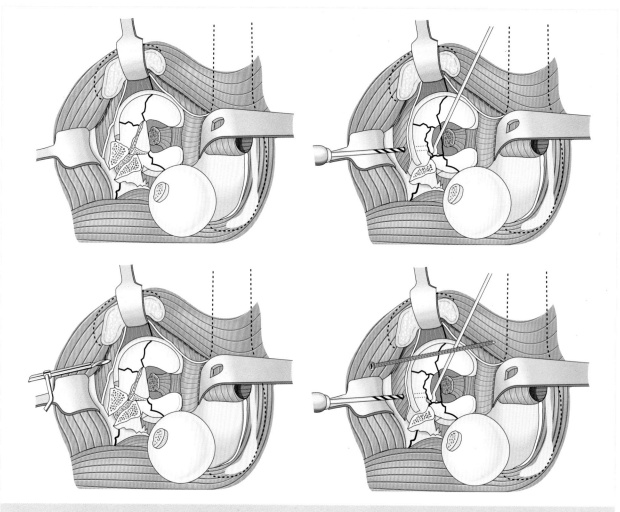

图16.10　通过髋关节外科脱位入路的复位和固定技术

困难。

Masse等描述了这些情况下的特殊复位技术，尤其是解决前、上和横向骨折部分。通过髋关节脱位术改变股骨头的位置（后、前、下），可以获得不同关节区域的最佳直视位置。

重建后柱后，将窄的 3.5 mm Jungbluth 钳或 Farabeuf 钳放置在髋臼前缘，直视下对前柱髂骨复位，这对于臼上或臼缘型骨折尤其有用。

另一种复位理念是使用扩展入路将前柱和后柱骨折复位和固定，这样就变成单纯横形骨折。然后，第二步是复位和固定残留的横形骨折[26]。可以通过在坐骨结节和髋臼前缘骨块甚至关节内植入 Schanz 螺钉的方法实现双柱骨块的操作和复位（图16.11）。再用克氏针沿前后柱方向行临时

固定，使用单纯横形骨折的原理进行最终固定（见第十四章）。

在前缘和后缘放置狭窄的 3.5 mm Jungbluth 钳或 Farabeuf 钳可以充分复位横形骨折（图16.12）。

上述技术联合前柱螺钉一起进行最终固定。

针对粉碎性骨折，Masse 等推荐使用关节内植入 Schanz 螺钉或沿垂直骨折线使用枪式复位钳的方法操作骨块[26]。

使用克氏针或螺钉进行前方固定。后方固定采用单纯后柱骨折的固定技术。

- 第七步：重建关节盂。髋臼骨折中常见关节盂撕脱伤，尤其多见于伴有横向骨折线的骨折[38]。

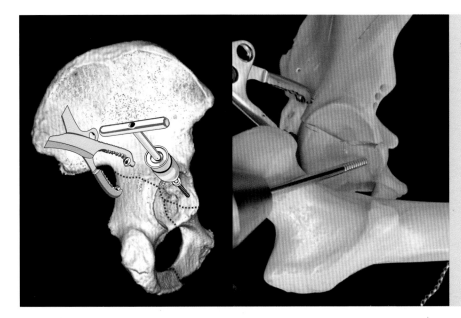

图16.11 使用狭窄的Jungbluth钳操作后方骨折部分，使用关节内插入的Schanz螺钉操作前部

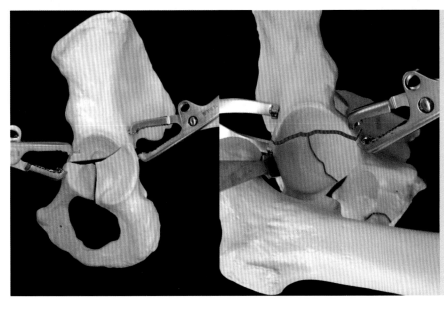

图16.12 通过在髋臼的前、后缘放置窄的Jungbluth钳和Farabeuf钳操作横形骨折

学者对于是否需要固定撕裂的盂唇有争议。Leunig 等建议，如果术中稳定且无损伤，则不需要对撕裂的盂唇进行治疗，如果术中不稳定、盂唇完整并附着于骨碎片时，则进行固定。建议对不稳定和受损的唇裂碎片进行切除术[38]。建议尽可能保留盂唇[39]。

前方入路（骨盆内入路）

多种复位器械可应用于此入路，常用器械如下[29]。

• 球形顶棒。

• 特殊复位钳。

• 枪式复位钳。

此外，还需要各种骨刀、骨凿、骨膜剥离器。

第一步：松动前柱骨折端

首先，进行典型的盆腔内暴露。保护闭孔神经血管束，从四边体表面钝性分离闭孔内肌后，从内侧清除 T 形骨折的前柱部分。骨折暴露范围可直至骶髂关节（SI）。

通过耻骨下剥离（低于骨盆边缘水平），使用刮匙和其他器械彻底清除断端血肿、凝块和骨折碎片。至此，整个骨折端充分暴露在视野下。

第二步：前内侧关节面检查

清理骨折端后，必须根据术前计划确定在关节前部和上部的压缩区域，并以股骨头为模板进行解剖复位。

从内侧或上方移除四边体或前壁的骨折片，以便直接观察关节和松质骨折表面。股骨头、髋臼关节软骨和边缘压缩区域可以部分直视。

存在边缘压缩时，直视下复位[40]。通常，股骨头的复位需要通过使用经皮插入股骨颈的松质骨Schanz螺钉进行侧向牵引，以便从内侧复位。压缩区域的复位需要以股骨头为模板，在透视下使用骨膜剥离器撬拨。骨折片的位置必须通过（经皮）螺钉或克氏针固定。最佳透视位置是闭孔斜位（OOV）。

清理骨折表面并除去血肿部分。剩余的骨缺损可以用来自髂嵴或大转子区域的骨松质填充或者使用骨替代物。

第三步：复位和固定前柱

仅有1个大的前柱骨折块时，使用顶棒向外侧推挤进行复位，恢复头臼关系及髂骨板的连续性。

处理粉碎性骨折时，将每个骨折片逐一拼接，恢复骨盆缘及股骨头的完整性。用克氏针暂时固定（图16.13）。

第四步：复位后柱

通常，在复位前柱后，后柱骨折已经处于接近解剖位置。因此，仅需要"微调"即可达到复位（图16.14）。

后柱可以通过髂腹股沟入路的第一窗口，使用枪式复位钳钳夹复位（图16.15，16.16）。该空心夹具还允许使用克氏针临时固定。然后可以引导使用7.3 mm空心螺钉进行最终固定。

放置克氏针时，应确保相对于骨折线的垂直方向，以获得最佳的复位力量。根据骨折线方向，通常指向坐骨棘的方向。

此外，针对部分骨折类型，可以使用专门设计的复位钳（基于点式复位钳）从骨盆内方向进行复位（图16.17）。钳夹的特殊设计基于相应的骨盆解剖形状。

第五步：固定

进行中和钢板固定。根据骨折形态，可以使用耻骨上或者耻骨下钢板（图16.18）。

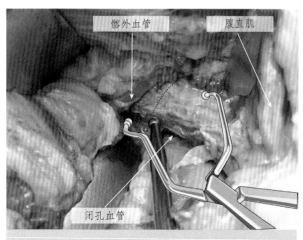

图16.13 通过球形顶棒复位前柱骨折块

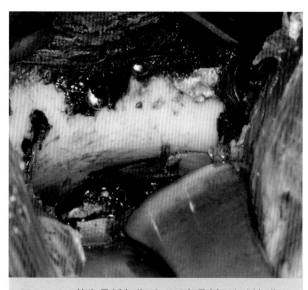

图16.14 前方骨折复位后，后方骨折近解剖复位。此时，仅需要稍微调整即可获得最终复位

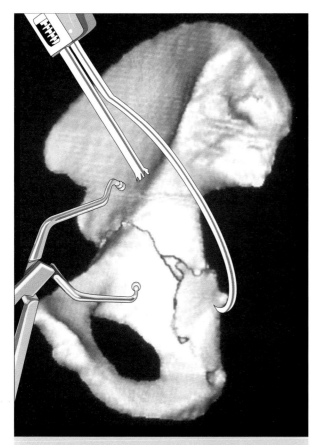

图16.15　使用枪式复位钳经过髂腹股沟入路的第一窗口复位后柱和使用特殊准备的复位钳从内侧直接复位的示意图

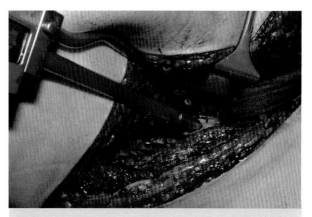

图16.16　术中使用枪式复位钳经过髂腹股沟入路第一窗口复位后柱

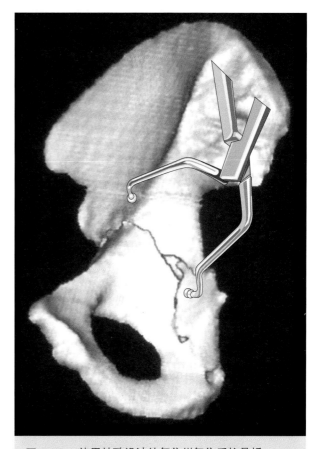

图16.17　使用特殊设计的复位钳复位后柱骨折

针对高位前柱骨折，经过髂腹股沟入路的第一窗口，进行经典的耻骨上钢板固定（腹股沟钢板）。在骨折端两侧分别于耻骨联合附近和靠近骶髂关节的髂骨皮质骨处用 2 个螺钉固定钢板就足够了。解剖复位后，横形骨折的后半部分可以通过经钢板或者钢板外的后柱螺钉固定（图16.19）。靠近骶髂关节的螺钉不应干扰后柱的最终固定。

顺行后柱螺钉经典入口点根据 Letournel 的描述为骶髂关节终点线的外侧 25 mm 和骨盆入口平面后缘前方 10 mm[3]；Pohlemann 将此入口点改为髂耻线外侧 20 mm[41]。螺钉指向坐骨结节。平行于四边形表面钻孔，螺钉长度可达 110 mm。

后柱螺钉在解剖学上骨通道的平均宽度为 11.4 mm。因此，可以拧入 2 个 3.5 或 4.5 mm 螺钉或 7.3 mm 空心螺钉用于后路骨折固定[35]。由此，

螺钉进入关节的风险较小。

对于下部或中间骨折，可以使用耻骨下钢板固定。

在极少数情况下，后柱骨折的解剖复位无法在前面进行，必须考虑额外的后路手术。在

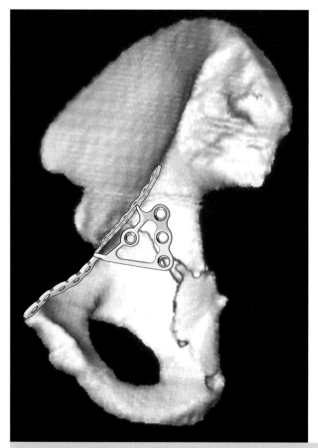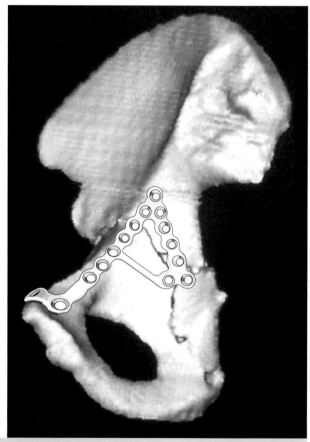

图16.18　耻骨上、耻骨下钢板固定系统

Tannast 等的系列病例报道中，17.6% 的 T 形骨折需要联合后路固定[29]。

第六步：髋臼下缘螺钉固定

生物力学分析表明，使用髋臼下缘螺钉固定效果更好（图 16.20）[10~12]。

螺钉入钉点在髂耻隆起以远 1cm 的耻骨上支的中间位置，其放射学定位在入口位的泪滴附近。钻孔的方向平行于四边体表面的内侧面。

通过 2 个特殊放射学透照体位可确定螺钉位置[10]：

- 闭孔出口位：控制螺钉位置低于关节面并高于闭孔环。

- 1/3 出口位：控制螺钉位置在四边体内侧面的外侧缘。

总的来说，可以预期螺钉长度为 90~110 mm。

前方入路（髂腹股沟入路）

使用髂腹股沟入路复位和固定 T 形骨折的方法与骨盆内入路原则相同，不同点如下。

- 不可直接复位前方和上方边缘压缩区域。

- 仅通过骨窗间接复位前方和上方边缘压缩区域。

- 对压缩骨折的支撑欠佳。

- 仅能通过第二个窗复位前柱骨折（图 16.21）。

- 仅能行耻骨上钢板（非生理）固定。

- 直视下复位和操作后柱骨折受限。

- 只能螺钉固定后柱骨骨折。

16.8 结果

T 形骨折的长期预后最差[1~3]。T 形骨折的

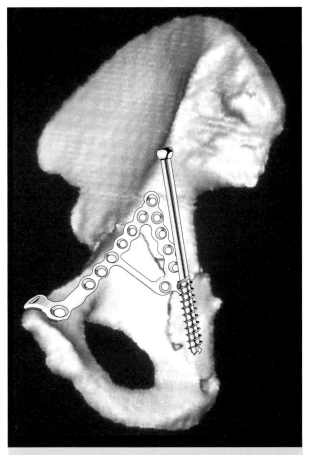

图16.19　使用髂腹股沟钢板和后柱螺钉稳定T形骨折

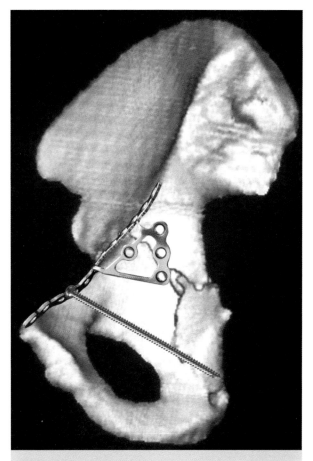

图16.20　T形骨折获得最佳生物力学的髋臼下螺钉位置

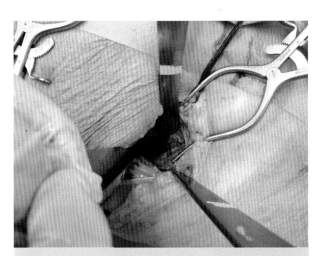

图16.21　使用髂腹股沟入路的第二窗口进入前柱。通常必须进行髂内动脉的广泛松解

复位和入路的选择通常很困难，因此，T形骨折的长期随访数据很罕见且结果不一[1,3,5]。Letournel报道的T形骨折解剖复位率仅为46.7%，而长期随访结果满意率为88.9%[3]。

T形骨折手术治疗后的相关结果（图16.22~16.24）总结见表16.1。

16.8.1 德国第一多中心骨盆研究小组的结果[5]

503例髋臼骨折中，40例为T形骨折（8%）。26例（65%）接受开放复位内固定。1例采用髂腹股沟入路，12例采用Kocher-Langenbeck入路，8例采用扩展入路，4例采用前后联合入路。18例（69.2%）患者获得解剖复位，近解剖复位率为19.2%，不完全复位率为11.6%。随访中，患者均有疼痛。2例患者主诉轻微疼痛，2例伴严重疼痛，5例伴中度

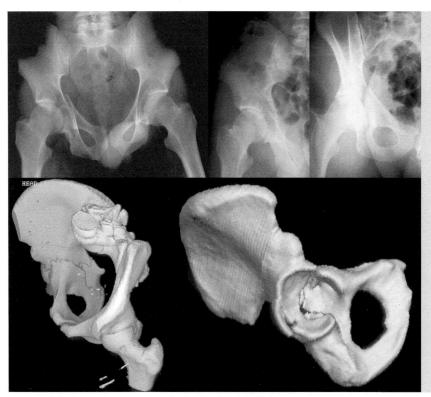

图16.22 中度移位的T形骨折，垂直（倾斜）骨折线在坐骨结节附近的后柱内终止

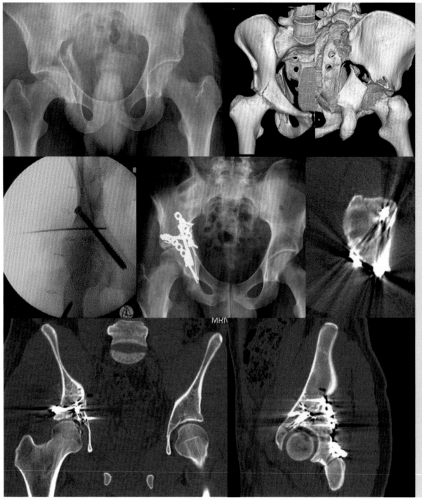

图16.23 严重移位的T形骨折伴股骨头中心脱位。使用前柱螺钉和后柱双钢板获得解剖重建

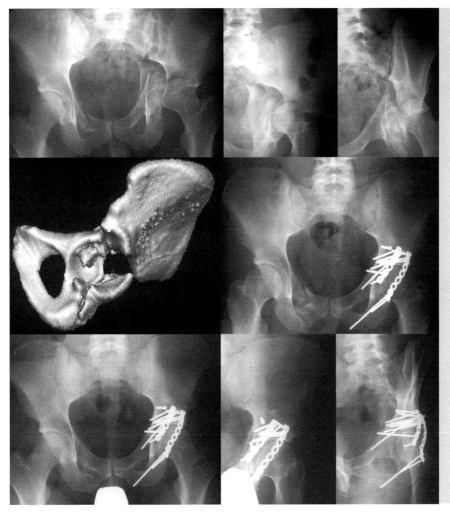

图16.24 严重移位的T形骨折，表现为典型的坐骨耻骨骨折部分内旋，股骨头后上位脱位。单纯经后方钢板、螺钉固定，获得良好关节重建

表 16.1 横形骨折手术治疗文献总结

年份 / 作者	例数	切开复位内固定（例）	解剖复位率（%）	随访例数（例）	关节炎发病率（%）	优良率（%）
1993 GMSGP1*	40	26	69.2	9	–	–
1993 Letournel	30	30	70	26	13.3	88.5
2003 Mears	88	88	54.5	88	–	69
2004 Zhingi	41	41	–	41	–	70.7
2012 Briffa	18	18	38.9	18	–	50
2012 Tannast	96	96	70	70	26	–
总计	313	309	52.1	252	22.9	70.5

*德国第一多中心骨盆研究小组

疼痛。没有关于手术治疗后长期结果的明确数据。

16.8.2 Letournel 的结果[3]

Letournel 报道髋臼 T 形骨折发病率为 7%。总体而言，66 例骨折中，男女性别比为 1.4：1。9 例患者伴术前坐骨神经病变（发生率为 13.6%）；75.6% 的患者存在股骨头中心性脱位，7.6% 的患者髋关节后脱位。

30 例患者在伤后 3 周内进行切开复位内固定。其中，16.1% 采用髂腹股沟入路，12.9% 采用扩展髂股骨入路，54.8% 采用 Kocher-Langenbeck 入路，16.1% 采用前后路联合入路。70% 达到解剖复位。26 例患者获得临床和放射学随访（随访率 86.7%）。使用 Merle d'Aubign 评分标准，总体优良率为 88.5%，较差者占 11.5%。临床结果总体优良率为 88.5%。

影像学方面，73.1% 获得良好结果。未观察到股骨头坏死，但 15.4% 的患者发生创伤后骨关节炎。畸形愈合率为 11.5%。

16.8.3 Mears 的结果[42]

Mears 等报道了 88 例 T 形骨折患者，解剖复位率为 54.5%，28.4% 近解剖复位，13.6% 复位不良。所有患者随访使用 Harris 髋关节评分，临床结果优良率为 69%[43]。

16.8.4 Matta 的结果[1]

262 例髋臼骨折中，31 例为 T 形骨折（11.8%）：61% 采用 Kocher-Langenbeck 入路，13% 使用髂腹股沟入路，19% 使用扩展髂股入路，6% 采用前后联合入路。解剖复位率为 52%，32% 为近解剖复位，16% 复位不良。

根据 Merle d'Aubigné 评分标准，19% 为优，58% 为良，6% 为可，16% 为差。

16.8.5 Zinghi 等的结果[44]

该研究中 T 形骨折的发生率为 8%。根据

Merle d'Aubigné 评分标准，优 17 例，良 12 例，可 5 例，差 7 例。总体而言，优良率为 70.7%。

16.8.6 Briffa 的结果[14]

Briffa 等报道了 18 例 T 形骨折患者的手术结果。解剖复位率为 38.9%，33.3% 近解剖复位，27.8% 复位不良。根据 Merle d'Aubigné 评分标准，优占 11.1%，良占 38.9%，可占 33.3%，差占 16.7%。

16.8.7 Tannast 的结果[15]

Tannast 等报道了 Matta 治疗的 96 例 T 形髋臼骨折患者的详细数据（占所有手术治疗骨折的 12%）。总体而言，70% 获得解剖复位，23% 近解剖复位，7% 复位不良。该研究的终点是二期全髋关节置换术（THR）。术后 2、5、10、20 年存活率分别为 89%、85%、77% 和 74%。行 THR 平均时间为 16 年。

16.8.8 进一步结果

1972—2005 年，共治疗了 134 例 T 形髋臼骨折患者，年龄最小 16 岁。相关文献对这些患者进行了分析[45]。

一般资料

总体而言，74.6% 的患者为男性，25.4% 为女性（男女性别比为 3：1）。平均年龄 35.6 岁（13~89 岁）。

受伤机制方面，94.8% 为高能量创伤，89.8% 为交通事故伤。58.8% 为小汽车乘客事故，1.8% 为卡车事故，17.5% 为摩托车事故，8.8% 为自行车事故，13.3% 为行人事故，而 10.2% 为高处坠落伤。

损伤严重程度

21.6% 的患者为孤立性损伤，50% 为复合伤，28.4% 为多发伤。

损伤严重程度方面，根据汉诺威多发伤评分（PTS）标准，平均得分为 31.1 分（12~94 分），

根据损伤严重程度评分（ISS）标准，平均得分为 20.7 分（9~75 分）。合并骨盆环骨折者占 56.7%。

合并伤

80.6% 的患者合并其他损伤：39.6% 合并创伤性脑损伤，伴发胸部创伤者占 32.8%，腹部创伤占 20.9%。总体而言，23.1% 合并上肢损伤，50% 合并下肢损伤。脊柱损伤占 7.5%。浮动髋部损伤（髋臼骨折伴同侧股骨骨折）占 12.7%。

原发性神经损伤

原发性神经功能缺损占 22.4%，包括坐骨神经损伤 24 例，股神经损伤 1 例，闭孔神经损伤 1 例和臀上神经损伤 1 例。另外，2 例患者在初始检查期间出现神经症状，涉及 L4~S1 神经根。

死亡率

总死亡率为 17.9%，其中 45.5% 为严重损伤，PTS>49 分（IV 组）。根据 Tscherne 标准，这些患者中有 83.3% 是多发伤。

骨折形态

17.2% 的患者表现为臼底型骨折，48% 为臼缘型骨折，48.8% 为臼上型 T 形骨折。垂直骨折成分：垂直穿过闭孔者占 78.8%。后方走向占 14.1%，前方走向占 7.1%。

总体而言，62.7% 的患者伴有股骨头脱位。其中，中心脱位占 69%，后上脱位占 22.6%，后脱位占 4.8%，前脱位 2 例，近端脱位 1 例。

伤后平均 4 小时股骨头复位。总体而言，61.9% 的脱位在入院后 6 小时内复位。

另外，后壁骨折占 20.1%。移位率为 74.1%，未移位率为 25.9%。

最大关节初始位移为 13.0 mm（1~56 mm）。

股骨头损伤

合并股骨头损伤占 22.4%。其中 30% 为股骨头挫伤，23.3% 为边缘压缩，46.7% 为联合损伤。

髋臼软骨损伤

合并髋臼软骨损伤者占 52.2%，髋臼挫伤发生率为 19%，边缘压缩发生率为 40%，髋臼粉碎发生率为 42.2%；关节内骨片发生率为 20.1%，骨片位于关节内者占 51.9%，位于髋臼窝者占 44.4%，而两个位置均有者占 3.7%。

臼底型、臼缘型和臼上型 3 种 T 形骨折类型的分类标准包括骨折移位程度、股骨头脱位、后壁骨折发生率、关节周围软组织损伤、股骨头损伤、髋臼损伤和关节内骨片情况（表 16.2）。

表 16.2 不同类型 T 形骨折的损伤状态

	臼底型	臼缘型	臼上型
最大平均移位	5.8 mm	10.5 mm	18.3 mm
股骨头移位率	21.7%	56.4%	85.7%
后壁骨折率	4.3%	12.7%	33.9%
股骨头损伤率	8.7%	20.0%	30.4%
髋臼软骨损伤率	4.3%	34.5%	64.3%
髋臼粉碎率	8.7%	34.5%	55.4%
关节内骨折率	4.3%	12.7%	33.9%

治疗

52.2% 的患者实施切开复位内固定，非手术治疗者占 47.8%。另外，11.4% 的患者实施骨盆环固定。

在手术治疗的 T 形骨折中，4.3% 为臼底型，41.4% 为臼缘型，54.3% 为臼上型。垂直骨折线经过闭孔环者占 76.5%，经过后方者占 13.7%，经过前方者占 9.8%。平均关节移位距离为 17.4 mm（3~56 mm）。88.6% 合并股骨头脱位，30% 合并后壁骨折。

37.1% 合并股骨头损伤：7 例骨挫伤，7 例边缘压缩，12 例合并挫伤和压缩。

总体而言，64.3% 的患者合并髋关节损伤：20 例髋臼挫伤，41 例边缘压缩，39 例粉碎；

37.1%的关节腔内有骨软骨碎片（13例关节间隙，12例髋臼窝，1例共存）。

手术参数

手术时机为外伤后平均10.4天。Kocher-Langenbeck入路最常用，占47.1%，10%采用髂腹股沟入路治疗，2.9%采用髂股入路治疗，前后联合入路占15.7%，扩展入路占24.3%。

32.9%的患者采用单纯钢板固定，12.9%为单纯螺钉固定，剩余54.2%通过钢板结合螺钉固定。

复位质量

解剖复位率为74.3%，8.6%近解剖，17.1%复位不良。创伤后14天内手术的患者解剖复位率为81.8%，而14天后手术的患者解剖复位仅为46.7%

还有一个学习曲线的过程，1970—1979年，解剖复位率为54.5%，1980—1989年，解剖复位率增至64.0%，1990年以后进一步增加到88.2%。

并发症

并发症发生率为28.6%。6例医源性坐骨神经损伤，2例关节感染。8例患者发生内固定相关并发症：4例关节僵硬并发症（3例翻修手术），4例继发骨折移位。

长期随访结果

平均随访7.2年（2~25年），根据Merle d'Aubigné评分标准，平均得分14.4分（6~18分）。总体而言，功能限制方面，无、轻微、中度和严重者各占25%。

复位质量与放射学结果密切相关：62.2%无创伤后关节炎表现，24.3%存在轻度关节退行性改变，8.1%为中度，5.4%为重度。10.8%的患者有创伤后股骨头坏死（FHN）迹象。1例发生中度FHN，3例发生严重FHN（8.1%）。

56.8%的患者无异位骨化表现。I级骨化16.2%，II级骨化10.8%，III级骨化13.5%，IV级

骨化1例（2.7%）。

总体而言，67.6%的患者具有良好的放射学结果。

32.4%的患者放射学表现较差。其中6例患者需行THR。

影响放射学结果的因素

骨折线高度、是否伴髋关节脱位、股骨头脱位复位的时间、股骨头损伤的情况、是否伴有后壁骨折等对长期随访结果没有影响。

髋臼软骨区域损伤严重影响整体放射学结果。

总体而言，56.3%的存在挫伤和（或）边缘压缩的患者出现相关放射学改变，而没有此类损伤的患者中仅14.3%放射学检查结果不佳。同样，髋臼粉碎性骨折导致不良结果的概率显著增加。此外，合并关节病变的数量与不良放射学结果之间存在关联。

二期全髋关节置换率

9例T形髋臼骨折患者在切开复位内固定后进行二期THR。

7例为臼上型，2例为臼缘型骨折。正位片上平均顶弧角为17.3°（0°~36°）。5例患者合并后壁骨折。5例患者伴有股骨头损伤，9例患者均伴有不同程度的髋臼关节面损伤。7例患者有髋臼粉碎骨折。

9例患者中有4例发生FHN，4例患者出现中度或重度创伤后关节炎的放射学征象。

16.9 总结

T形骨折占所有髋臼骨折的7%~12%。导致这种骨折类型的确切损伤机制仍不清楚。横向骨折线越高，骨折越不稳定。

多数T形骨折存在移位，因此建议手术固定。多数可采用后路手术固定，而前路手术近年来更为常用。

仅 1/2 的患者能够实现解剖复位。然而，据
报道，约 70% 的患者功能结果优良。1/5 的患者
在创伤后的前 10 年内发生创伤后骨关节炎。

T 形骨折切开复位内固定检查清单		
Kocher–Langenbeck 入路 ± 外科髋关节脱位		

影像学评估

常规	CT 检查	
□髂耻线不完整（AP / OOV）	□明确骨折类型	
□髂坐线不完整（AP / IOV）	□关节内碎片	
□闭孔环断裂（AP / OOV）	□上边缘压缩	
□无后壁骨折（AP / OOV）	□前边缘压缩	
□无髂窝受累（AP / IOV）		

横向骨折亚型

□白底型	□白缘型	□白上型

术前准备

□骨盆器械套装	□导尿管	□围手术期抗生素
□往复孔	□血液回输装置	□骨替代物
□单位输血	□所有 X 线检查（AP、IOV、OOV、入口位、出口位、组合斜位）	
□骨盆内植套装（小的骨折块内植物：长钢板、1/3 管型板、骨盆螺钉等）		

复位器械

□长点式复位钳（Weller 钳）	□短点式复位钳（Backhaus 钳）
□长对称复位钳	□长非对称复位钳
□Matta 钳（短/长）	□Farabeuf 钳（小/大）
□枪式复位钳	□球形顶棒
□T 形手柄	□Schanz 螺钉
□特殊复位钳（盆腔内）	□其他：＿＿＿＿＿＿＿＿＿＿＿＿

入路	□Kocher–Langenbeck 入路	□Kocher–Langenbeck + 髋关节外科脱位	
体位	□标准侧卧位	□仰卧位	□轻度屈髋屈膝位
铺单	□仅骨盆	□骨盆 + 同侧大腿	

复位固定步骤

□松动后柱骨折块	□临时固定边缘压缩
□牵引股骨头	□复位前柱骨折
□明确关节（内）病变	□临时固定前柱
□去除关节内碎片	□直视下前柱螺钉固定
□处理 / 复位边缘压缩	□重建关节盂唇
□临时固定边缘压缩	
□复位后柱骨折	
□克氏针临时固定	
□拉力螺钉固定后柱	
□手法控制复位	
□后方钢板固定	
□前柱螺钉固定	
或者	
□髋关节外科脱位	
□明确关节（内）病变	
□去除关节内骨片	
□复位边缘压缩	

ORIF 横形骨折

骨盆内入路

影像学评估

常规   CT 检查

☐髂耻线不完整（AP / OOV）   ☐明确骨折类型
☐髂坐线不完整（AP / IOV）   ☐关节内碎片
☐闭孔环断裂（AP / OOV）   ☐上边缘压缩
☐无后壁骨折（AP / OOV）   ☐前边缘压缩
☐无髂窝受累（AP / IOV）

横向骨折亚型

☐白底型   ☐白缘型   ☐白上型

术前准备

☐骨盆器械套装   ☐导尿管   ☐围手术期抗生素
☐往复孔   ☐血液回输装置   ☐骨替代物
☐单位输血   ☐所有 X 线检查（AP、IOV、OOV、入口位、出口位、组合斜位）
☐骨盆内植套装（小的骨折块内植物：长钢板、 1/3 管型板、骨盆螺钉等）

复位器械

☐长点式复位钳（Weller 钳）   ☐短点式复位钳（Backhaus 钳）
☐长对称复位钳   ☐长非对称复位钳
☐ Matta 钳（短 / 长）   ☐ Farabeuf 钳（小 / 大）
☐枪式复位钳   ☐球形顶棒
☐ T 形手柄   ☐ Schanz 螺钉
☐特殊复位钳（盆腔内）   ☐其他：＿＿＿＿＿＿＿＿＿＿＿＿＿＿

入路   ☐骨盆内入路   ☐骨盆内入路 + 髂窝

体位   ☐仰卧位   ☐臀高位   ☐轻度屈髋屈膝位

铺单   ☐仅骨盆   ☐骨盆 + 同侧大腿   ☐转子部   ☐腹部

复位固定步骤

☐调整骨盆内主要骨块（各种复位技术）
☐盆腔内检查
☐复位股骨头
☐去除关节内骨片
☐复位边缘压缩
☐临时固定边缘压缩
☐复位前柱骨折
☐临时固定前柱
☐复位后柱骨折
☐临时固定后柱
☐耻骨上 / 耻骨下钢板固定
☐打开第一窗口（复位）
☐（后柱螺钉固定）

参考文献

[1] Matta J. Fractures of the acetabulum: accuracy of reduction and clinical results of fractures operated within three weeks after the injury. J Bone Joint Surg Am. 1996; 78-A(11):1632-1645

[2] Pennal GF, Davidson J, Garside H, Plewes J. Results of treatment of acetabular fractures. Clin Orthop Relat Res. 1980(151):115-123

[3] Letournel E, Judet R. Fractures of the Acetabulum. 2nd ed. New York: Springer-Verlag; 1993

[4] Mayo KA. Open reduction and internal fixation of fractures of the acetabulum. Results in 163 fractures. Clin Orthop Relat Res. 1994(305):31-37

[5] Pohlemann T, Gänsslen A, Hartung S. Für die Arbeitsgruppe Becken: Beckenverletzungen/Pelvic Injuries. Hefte zu "Der Unfallchirurg". Berlin, Heidelberg, New York: Springer; 1998; Heft 266

[6] Dakin GJ, Eberhardt AW, Alonso JE, Stannard JP, Mann KA. Acetabular fracture patterns: associations with motor vehicle crash information. J Trauma. 1999; 47(6):1063-1071

[7] Rupp JD, Reed MP, Van Ee CA, et al. The tolerance of the human hip to dynamic knee loading. Stapp Car Crash J. 2002; 46:211-228

[8] Fan Y, Lei J, Zhu F, Li Z, Chen W, Liu X.. Biomechanical Analysis of the Fixation System for T-Shaped Acetabular Fracture. Hindawi Publishing Corporation. Computational and Mathematical Methods in Medicine. 2015; 2015:10

[9] Simonian PT, Routt ML, Jr, Harrington RM, Tencer AF. The acetabular T-type fracture. A biomechanical evaluation of internal fixation. Clin Orthop Relat Res. 1995(314):234-240

[10] Culemann U, Marintschev I, Gras F, Pohlemann T. Infra-acetabular corridor-technical tip for an additional screw placement to increase the fixation strength of acetabular fractures. J Trauma. 2011; 70(1):244-246

[11] Gras F, Marintschev I, Schwarz CE, Hofmann GO, Pohlemann T, Culemann U. Screw- versus plate-fixation strength of acetabular anterior column fractures: a biomechanical study. J Trauma Acute Care Surg. 2012; 72(6):1664-1670

[12] Marintschev I, Gras F, Schwarz CE, Pohlemann T, Hofmann GO, Culemann U. Biomechanical comparison of different acetabular plate systems and constructs-the role of an infra-acetabular screw placement and use of locking plates. Injury. 2012; 43(4):470-474

[13] Fan Y, Lei J, Liu H, Li Z, Cai X, Chen W. [Three-dimensional Finite Element Analysis to T-shaped Fracture of Pelvis in Sitting Position]. Sheng Wu Yi Xue Gong Cheng Xue Za Zhi. 2015; 32(5):997-1003

[14] Briffa N, Pearce R, Hill AM, Bircher M. Outcomes of acetabular fracture fixation with ten years' follow-up. J Bone Joint Surg Br. 2011; 93(2):229-236

[15] Tannast M, Najibi S, Matta JM. Two to twenty-year survivorship of the hip in 810 patients with operatively treated acetabular fractures. J Bone Joint Surg Am. 2012; 94(17):1559-1567

[16] Ochs BG, Marintschev I, Hoyer H, et al. Changes in the treatment of acetabular fractures over 15 years: Analysis of 1266 cases treated by the German Pelvic Multicentre Study Group (DAO/DGU). Injury. 2010; 41(8):839-851

[17] Andersen RC, O'Toole RV, Nascone JW, Sciadini MF, Frisch HM, Turen CW. Modified stoppa approach for acetabular fractures with anterior and posterior column displacement: quantification of radiographic reduction and analysis of interobserver variability. J Orthop Trauma. 2010; 24(5):271-278

[18] Hirvensalo E, Lindahl J, Kiljunen V. Modified and new approaches for pelvic and acetabular surgery. Injury. 2007; 38(4):431-441

[19] Isaacson MJ, Taylor BC, French BG, Poka A. Treatment of acetabulum fractures through the modified Stoppa approach: strategies and outcomes. Clin Orthop Relat Res. 2014; 472(11):3345-3352

[20] Kacra BK, Arazi M, Cicekcibasi AE, Büyükmumcu M, Demirci S. Modified medial Stoppa approach for acetabular fractures: an anatomic study. J Trauma. 2011; 71(5):1340-1344

[21] Laflamme GY, Hebert-Davies J, Rouleau D, Benoit B, Leduc S. Internal fixation of osteopenic acetabular fractures involving the quadrilateral plate. Injury. 2011; 42(10):1130-1134

[22] Liu Y, Yang H, Li X, Yang SH, Lin JH. Newly modified Stoppa approach for acetabular fractures. Int Orthop. 2013; 37(7):1347-1353

[23] Sagi HC, Afsari A, Dziadosz D. The anterior intra-pelvic (modified rivesstoppa) approach for fixation of acetabular fractures. J Orthop Trauma. 2010; 24(5):263-270

[24] Shazar N, Eshed I, Ackshota N, Hershkovich O, Khazanov A, Herman A. Comparison of acetabular fracture reduction quality by the ilioinguinal or the anterior intrapelvic (modified Rives-Stoppa) surgical approaches. J Orthop Trauma. 2014; 28(6):313-319

[25] Keel MJ, Bastian JD, Büchler L, Siebenrock KA. Anteriore Zugänge zum Acetabulum. Unfallchirurg. 2013; 116(3):213-220

[26] Masse A, Aprato A, Rollero L, Bersano A, Ganz R. Surgical dislocation technique for the treatment of acetabular fractures. Clin Orthop Relat Res. 2013; 471(12):4056-4064

[27] Rommens PM. Der ilioinguinale Zugang bei Azetabulumfrakturen. Oper Orthop Traumatol. 2002; 14(13):193-204

[28] Siebenrock KA, Tannast M, Bastian JD, Keel MJ. Posteriore Zugänge zum Acetabulum. Unfallchirurg. 2013; 116(3):221-226

[29] Tannast M, Siebenrock KA. [Operative treatment of T-type fractures of the acetabulum via surgical hip dislocation or Stoppa approach]. Oper Orthop Traumatol. 2009; 21(3):251-269

[30] Siebenrock KA, Gautier E, Woo AK, Ganz R. Surgical dislocation of the femoral head for joint debridement and accurate reduction of fractures of the acetabulum. J Orthop Trauma. 2002; 16(8):543-552

[31] Stöckle U, Hoffmann R, Südkamp NP, Reindl R, Haas NP. Treatment of complex acetabular fractures through a modified extended iliofemoral approach. J Orthop Trauma. 2002; 16(4):220–230

[32] Zeichen J, Pohlemann T, Gänsslen A, Lobenhoffer P, Tscherne H. Nachuntersuchungsergebnisse nach operativer Versorgung von komplizierten Acetabulumfrakturen über erweiterte Zugänge. Unfallchirurg. 1995; 98(7):361-368

[33] Harris AM, Althausen P, Kellam JF, Bosse MJ. Simultaneous anterior and posterior approaches for complex acetabular fractures. J Orthop Trauma. 2008; 22(7):494-497

[34] Ebraheim NA, Xu R, Biyani A, Benedetti JA. Anatomic basis of lag screw placement in the anterior column of the acetabulum. Clin Orthop Relat Res. 1997(339):200-205

[35] Attias N, Lindsey RW, Starr AJ, Borer D, Bridges K, Hipp JA. The use of a virtual three-dimensional model to evaluate the intraosseous space available for percutaneous screw fixation of acetabular fractures. J Bone Joint Surg Br. 2005; 87(11):1520-1523

[36] Letournel E. Acetabulum fractures: classification and management. Clin Orthop Relat Res. 1980(151):81-106

[37] Suzuki T, Smith W, Mauffrey C, Morgan S. Safe surgical technique for associated acetabular fractures. Patient Safety in Surgery. 2013; 7:7ff

[38] Leunig M, Sledge JB, Gill TJ, Ganz R. Traumatic labral avulsion from the stable rim: a constant pathology in displaced transverse acetabular fractures. Arch Orthop Trauma Surg. 2003; 123(8):392-395

[39] Yoo JH, Hwang JH, Chang JD, Oh JB. Management of traumatic labral tear in acetabular fractures with posterior wall component. Orthop Traumatol Surg Res. 2014; 100(2):187-192

[40] Laflamme GY, Hebert-Davies J. Direct reduction technique for superomedial dome impaction in geriatric acetabular fractures. J Orthop Trauma. 2014; 28(2):e39-e43

[41] Pohlemann T, Tscherne H. Zugänge zum Acetabulum. In: Tscherne H, Pohlemann T, ed. Tscherne Unfallchirurgie: Becken und Aceabulum, Kapitel 19. New York: Springer-Verlag; 1998:349-392

[42] Mears DC, Velyvis JH, Chang CP. Displaced acetabular fractures managed operatively: indicators of outcome. Clin Orthop Relat Res. 2003(407):173-186

[43] Harris WH. Traumatic arthritis of the hip after dislocation and acetabular fractures: treatment by mold arthroplasty. An end-result study using a new method of result evaluation. J Bone Joint Surg Am. 1969; 51(4):737-755

[44] Zinghi G, Briccoli A, Bungaro P, et al. Fractures in the horizontal plane. In: Zinghi GF, ed. Fractures of the Pelvis and Acetabulum. Stuttgart: Thieme-Verlag; 2004:188-217

[45] Lange M. The Acetabulum-T-type Fracture: Evaluation of long-term outcome under consideration of prognostic factors. Thesis, Hannover Medical School. 2004

17 双柱骨折

17.1 骨折特点

> **定义**
>
> 双柱骨折是完全关节内骨折，其特征是没有关节面与中轴骨相连（浮动髋臼）。

双柱骨折的发生率约为 20%，因此属于最常见的髋臼骨折类型[1]。

由于关节面与剩余的后骨盆环完全脱离[2]，属于飘浮髋[3]。

首先，有 2 条主要骨折线将前柱与后柱分开，并在髋臼上缘相连接。髋臼顶通常完全附着在前柱上（图 17.1）。这些主骨折线通常有延伸的骨折线，导致联合伤和更复杂的柱骨折。

后柱的骨折线通常起于坐骨大切迹的最近端附近，通过髋臼的后上方区域，到达髋臼窝。可

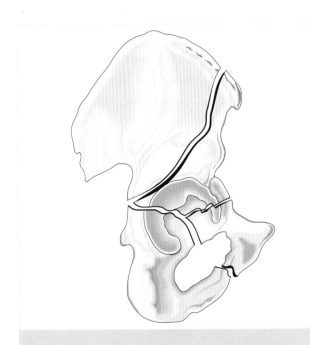

图17.1 典型双柱骨折示意图。髋臼顶与前柱骨折相连

导致耻骨下支各部位骨折。可能并发后壁骨折。后部骨折可以延伸到界线。

前柱骨折通常始于髂嵴各处。有时，多发骨折线可伴有骶髂关节（SI）附近的三角形骨块形成。较罕见的情况是，前部骨折线位置较低，在髂前上棘和髂前下棘之间。如果较低的前柱骨折线与后柱骨折线在同一平面连接，则可以存在向 T 形骨折的过渡性骨折。在极少数情况下，可能涉及骶髂关节。

通常，前柱骨折线在髋臼上方与后方骨折线相交。

影像学方面，双柱骨折的特征性表现是马刺征（图 17.2）[2,4]。这是因为连接到骶髂关节的髂骨后半部分保持在其解剖位置，而骨折的游离髋臼骨片向内侧移位。在闭孔斜位（OOV）中，这导致特征性的侧向骨刺[2,4]。

最常见的双柱骨折多起始于髂嵴近端，并作为前柱多发骨折的一部分，而后方骨片对应于游离的后柱骨片。无论是多发的后柱骨折或前柱骨折，延伸到骶髂关节者少见（图 17.3）。中心性股骨头脱位常见，发生率高达 42%[5]。根据文献描述，在约 1/5 的病例中能观察到髋臼顶部粉碎性骨折。据报道，合并骨盆环损伤的发生率高达 45%[5]。

17.2 影像学标准

• 骨盆前后位（AP）（图 17.4A）：前柱和后柱特征线（例如髂耻线、髂坐线），以及前壁和后壁线均断裂。股骨头通常与后柱骨块一起向中央脱位。髂耻线断裂并向近端移位。髋臼顶部完全移位并向内侧旋转。髂嵴可在任何部位断裂。闭孔环在耻骨下支断

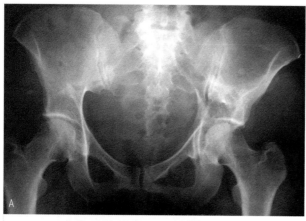
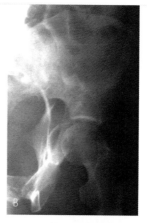
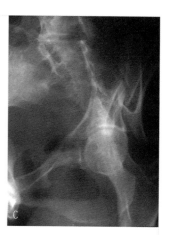
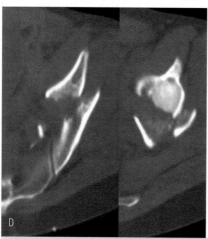
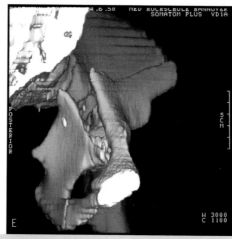

图17.2　A.骨盆正位片示双柱骨折，骨折线走行尚未完全显示；B.髂骨斜位片示后柱骨折；C.闭孔斜位片示典型的马刺征；D.CT轴位片清晰显示臼顶与主轴骨不连续（与马刺征相对应）；E.CT三维重建示典型的前柱外旋、近端移位

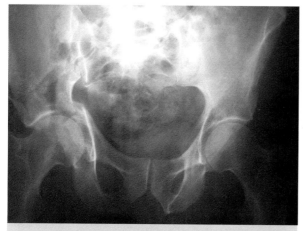

图17.3　双柱骨折延伸至骶髂关节，经髂骨的骨折脱位

裂。有时，马刺征可见，代表双柱断裂（见OOV）。通常合并骨盆环损伤（耻骨联合分离，骶髂关节损伤，对侧耻骨支骨折）。

- 髂骨斜位（IOV）（图17.4B）：髂窝或髂嵴处可见骨折线。坐骨大切迹处髂坐线断裂，表明后柱骨折。穿过四边体的骨折线将前后柱分离。前柱可发现髋臼前壁断裂。

- 闭孔斜位（OOV）（图17.4C）：确切的骨折沿着髂耻线变得清晰，可明确闭孔环破坏。特征性的马刺征清晰可见。

- CT（图17.2D，E）：各层轴位片能分析关节面与轴向主骨架的完全分离。具体移位程度和骨块的位置更加清晰。三维（3D）成像有助于对双柱骨折的整体理解。

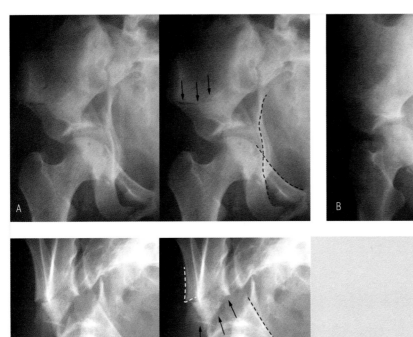

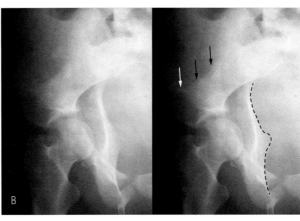

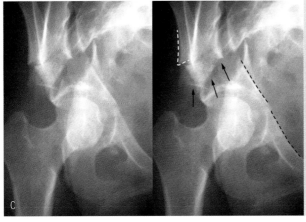

图17.4　A.双柱骨折，骨盆正位片示髂骨骨折线延伸至髋臼，并伴有髂耻线和髂坐线中断；B.髂骨斜位片示后柱骨折并延伸至髂窝；C.闭孔斜位可见马刺征（白虚线）

- 过渡到其他骨折类型：低位前柱骨折（髂前上棘和髂前下棘之间）中，如果存在小的关节面未受损，则可能过渡到 T 形骨折。如果 CT 分析仍有部分关节与轴向骨相连，则可能过渡到前柱伴后半横形骨折。

17.3 病理生物力学

双柱骨折通常由于沿着大转子的传导力由股骨头向内侧撞击髋臼引起。该机制与导致髋臼横形骨折的机制相当。Letournel 在此机制下观察到双柱骨折[2]。Dakin 等证实 44% 的双柱骨折由此机制引起[6]。

典型的骨折形态由以下原因引起：针对髋臼的侧方暴力导致髂耻线水平以下骨折，这条骨折线通常延伸到髂窝，到达髂峰并导致围绕耻骨上支的轴线外旋，形成近端前柱骨块（图 17.2E）。

后柱可表现为各种移位或轻微移位。通常可观察到后柱的内移及整柱内旋。后柱通常与股骨头没有任何接触[3]。

17.4 髋关节稳定性

由于骨折形态导致浮髋损伤，因此，双柱骨折被认为是潜在不稳定骨折。然而，轻微移位的骨折可能仍保留足够的内在稳定性。由于韧带的作用，即使股骨头向内侧移位，髋臼周围骨块仍可以与股骨头相对匹配[2,7]。骨折愈合后，具有一定的稳定性，允许部分负重。

Pierannunzii 等提出，继发匹配通常会导致髋关节加深，引起继发的多向撞击，可能导致功能受损[3]。

17.5 适应证

多数双柱骨折应手术治疗[8,9]。关节解剖重建显著增加了长期结果的优良概率[8]。

17.5.1 保守治疗

在特殊类型的双柱骨折中，针对头臼相对匹配的患者行保守治疗是一种选择。继发匹配的概念由 Letournel 定义，他还描述了股骨头周围的骨折碎片的解剖学上排列[2]。由此，就可能愈合成为相似功能的髋关节。保守治疗为不适合手术治疗的患者提供了一种可能的替代方案，例如具有一般禁忌证的患者，如心血管病变高风险、局部软组织病变（Morel–Lavallée 病变）或稳定期多发伤患者[7]。

17.5.2 手术治疗

手术治疗适应证如下[2,5,10]。

- 关节移位 > 2 mm。
- 髋关节不稳定。
- 股骨头半脱位 / 脱位（头臼不匹配）。
- 股骨头中心性脱位伴有股骨髋臼撞击的风险。
- 合并移位的后柱或壁骨折。
- 软组织嵌入。
- 关节内骨片。
- 臼顶骨折。
- 边缘压缩。
- 神经血管损伤。

17.6 内固定技术

17.6.1 内固定技术的生物力学

Levine 等模拟分析继发匹配对双柱骨折的影响[11]。通过髋臼上和后方钢板内固定技术进行固定。结果显示，在髋臼顶区域产生的力显著增加，在髋臼前方相应减少，但在关节后方区域没有观察到显著变化[11]。

17.6.2 入路

通过多种入路可以实现双柱骨折的手术固定。

- 前路。
- 髂腹股沟入路[2,5,8~10,12,13]。
- 骨盆内入路[14~20]。
- 扩展的髂股入路[2,13,21,22]。
- 前后联合入路[13,23]。

长期以来，双柱骨折的手术治疗主要采用髂腹股沟入路。在系列病例中，髂腹股沟入路的使用率为 50%，扩展入路为 25%，Kocher-Langenbeck 入路为 17%[2,8,24]。随着骨盆内入路的引入，这种手术入路的应用越来越多[14~20]。

手术入路的选择取决于骨折形态。在大多数情况下，存在简单的大块后柱骨折和粉碎性前柱骨折时，建议采用前路手术[5,10]。存在移位后壁骨折或后柱粉碎骨折（伴或不伴后缘压缩）时，单纯前入路不能实现后方解剖复位。这时，建议采用联合入路手术的方法。

在高位后柱骨折中，骨折线延伸至坐骨大切迹的上缘，使用后路手术为相对适应证。这时，骨盆内入路是另一种合适选择。

在双柱骨折合并骶髂关节损伤（髂骨骨折脱位）时可以考虑扩展入路。还可以使用髂腹股沟入路或骨盆内入路联合髂腹股沟入路第一窗口进行充分固定。

部分学者报道在一期手术中或依次使用前后联合入路。Harris 等同时使用了髂腹股沟和 Kocher-Langenbeck 入路[23]。平均手术时间为 280 min，平均失血量为 1 735 mL。通常，很少使用联合入路。联合入路在 Matta 的报道中仅占 2%，Letournel 占 3%，Mayo 占 4%[2,8,25]。

部分学者报道了关于双柱骨折手术入路选择的比较数据。

- Letournel 对 158 例双柱骨折进行分析报道，Kocher-Langenbeck 入路的使用率为 19.6%，髂腹股沟入路为 50.6%，扩展髂股入路为 18.4%，联合入路为 9.4%。

- 德国多中心骨盆研究组评估了 55 例手术治疗的双柱骨折患者，20 例使用 Kocher-Langenbeck 入路，17 例使用髂腹股沟入路，2 例使用 S-P 入路。11 例患者采用扩展入路治疗（5 例为扩展的髂股入路，6 例采用 Maryland 入路），5 例采用 1 期前后联合入路，2 例采用分期前后联合入路[24]。

- Tannast 等报道了 Matta 治疗的 234 例双柱骨折的数据：1% 的患者使用 Kocher-Langenbeck 入路治疗，65% 使用髂腹股沟入路，32% 使用扩展髂股入路，2% 使用前后联合入路[25]。

应尽可能采用单一入路[26~28]。由于前路手术是最常用的方法，因此针对髂腹股沟和骨盆内入路的复位和固定进行详细论述。

17.6.3 复位与稳定技巧

复位技术与选择的手术入路相对应。单一入路越来越受推崇。相应地，学者对髂腹股沟入路及改良骨盆内入路的复位技术进行了相应报道。

髂腹股沟入路

各种复位工具可用于双柱骨折复位。最常用的复位辅助器械如下（图 17.5）。

- 长点式复位钳（Weller 钳）。
- Farabeuf 钳。
- Matta 钳。
- 非对称复位钳。
- 球形顶棒。
- 枪式复位钳。

- 带万能卡头的 T 形手柄，5 mm Schanz 螺钉。

此外，骨刀、骨凿、骨膜剥离器、小钢板可用于辅助复位。

已有学者详细描述了使用髂腹股沟入路重建髋臼双柱骨折的手术技术[2,5,10,29]。

在显露髂腹股沟入路的 3 个窗口之后，复位和固定包括 2 个基本步骤。

- 根据从近端到远端的原则重建前柱。
- 参照重建好的前柱复位后柱，然后使用后柱螺钉固定后柱。

第一步：髂窝清理

主要原则包括对所有骨折表面进行充分清理，从髂嵴周边开始并延伸至骶髂关节。接下来是逐步直接和间接复位髂骨翼。

通常，骨折线延伸至髂嵴。有时，髂骨翼完全骨折，可通过骨折线松动和清理骨折端。在髂嵴存在不完全骨折的情况下，可能需要髂嵴截骨术，以便松动这些骨折线，从而避免骨折端清理和复位时加重损伤（图 17.6）。

髂窝骨折复位完成后，精确复位得以实施。使用点状复位钳（Weller 钳或 Backhaus 钳）进行骨折端的加压和维持（图 17.7）。

为了更好地操纵前柱骨块，建议使用 Farabeuf 钳或大（非对称）复位钳。因为这些钳子位于髂骨的内侧和外侧，所以需要额外切开臀部筋膜并进行轻微的骨膜下剥离。

必须恢复髂嵴的正常轮廓。不确定时，需要

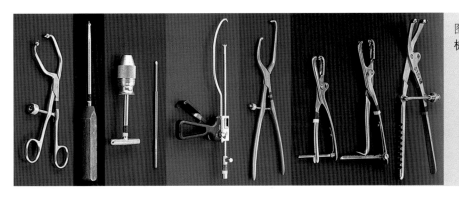

图 17.5 双柱骨折复位的辅助器械

进一步解剖以便直视下复位。

如果复位不充分，则在连接到骶髂关节的（完整的）髂骨部分和不稳定的前柱之间产生偏移。

通过将 Hohmann 牵开器插入骨折端进行 Kapandji 撬拨操作，可以减小这种偏移。

前柱骨块的经典移位是内侧移位。牵开器从髂窝内侧穿过骨折间隙，并且通过撬拨，完成前柱对后方髂骨的复位。

第二步：固定髂骨翼

髂嵴骨折线的固定通常使用长的 3.5mm 皮质骨螺钉进行，该螺钉垂直于骨折线，位于髂嵴下方的骨量充实部位。螺杆长度通常 >50mm（图 17.8）。

此外，用解剖学轮廓的重建板从髂嵴下方的髂窝内侧固定。然而，螺钉长度较短。在骨质疏松的老年患者中，标准螺钉通常强度不足。因此，锁定钢板螺钉是最佳选择。

第三步：固定髂窝关键骨块

游离骨块通常出现在髂耻线附近，必须给予解剖复位和固定。可以使用 3.5 mm 螺钉或暂时使

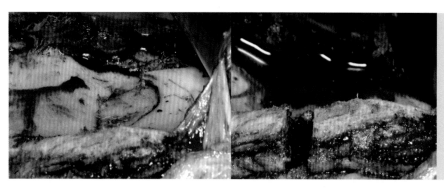

图17.6 髂嵴截骨术，解决不完全髂骨骨折，便于骨折松动

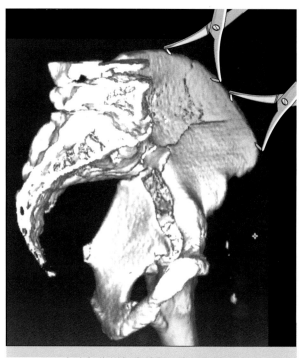

图17.7 点式复位钳复位前柱髂骨翼骨折

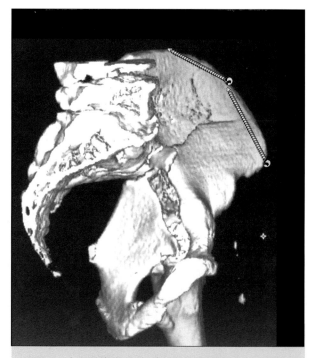

图17.8 长拉力螺钉固定前柱髂骨翼骨折

用克氏针进行固定。也可用小的 3 孔板通过抵抗髂窝外旋力支撑复位（图 17.9）。

第四步：复位前柱主要骨块

前柱的主要骨折线通常靠近界线，并且位于真骨盆入口水平的正下方（图 17.10）。典型表现为骨块的近端移位和外旋畸形。因此，必须通过近端施压向内旋转进行复位，内侧移位的股骨头可能干扰此复位操作。因此，将股骨头复位到其解剖位置至关重要。此步骤通过将 Schanz 螺钉经皮插入股骨颈进行，从而允许将中心性半脱位的股骨头横向拉到其解剖位置。有时，必须给予额外的纵向拉力。这时，通过顶棒沿真骨盆缘垂直骨折线进行内旋推挤可轻松实现前柱骨块的复位（图 17.10）。

有时，可能需要在髂嵴使用 Farabeuf 钳旋转骨块，也可通过将 Schanz 螺钉向前插入前柱碎片或进入骨盆嵴前面。很少需要使用其他复位钳。

通过将 1 根或 2 根至少 2 mm 的克氏针经前柱进入后柱或进入骶髂关节附近区域（通常是完整的）进行固定。同样，在避开 Letournel 描述的

髋臼螺钉固定的危险区域的情况下，也可以进行螺钉固定[2]。

如果复位不全，可以通过髂窝处的小钢板进行附加支撑。Mast 等描述了这种技术[30]，使用 2~4 孔重建板、动力加压钢板（DC）或 1/3 管型钢板，在完整的髂骨后面用 1 枚或 2 枚螺钉固定。

通过逐渐拧紧螺钉产生的压力缩小外旋畸形。有时，需要使用更多的钢板。这些板可以可作为暂时固定或维持复位的终极固定。

第五步：重建关节区

使用髂腹股沟入路的第二窗口，在关节周围进行重建。骨折线可延伸至耻骨上支的不同平面。部分患者需要对内侧及四边体表面的骨块进行复位和固定。

为了复位这些骨块，通常使用顶棒从上到下进行推挤股骨头（图 17.11）。远离危险区域使用克氏针或螺钉进行临时固定[2]。

对于四边体骨折，可以使用大型非对称复位钳（图 17.12）。通常，钳子的一侧臂必须通过另一个切口放置在主切口外。

如果使用这些方法在四边体的区域骨块仍不能充分复位，则可以通过第二或第三窗口放置其他复位钳。

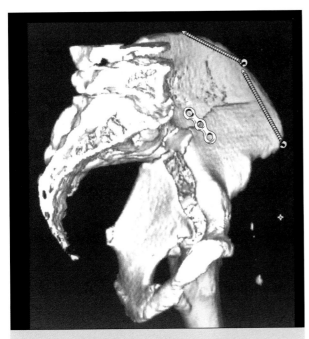

图 17.9 用短钢板纠正外旋畸形以充分复位

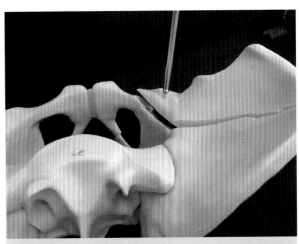

图 17.10 顶棒推挤复位外旋的前柱骨折，复位股骨头内侧移位是前提条件

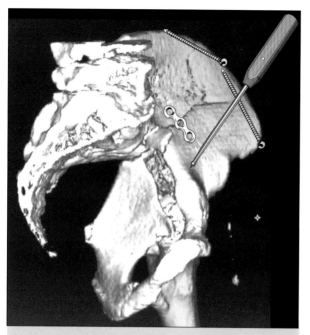

图17.11　使用顶棒通过髂腹股沟入路的第二窗口复位髋关节周边的骨折

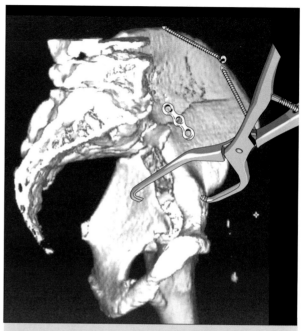

图17.12　使用长非对称复位钳复位四边体骨折

至此，通常可以完成骨块复位。使用插入到股骨头的Schanz螺钉附加横向拉力有助于完成复位过程。

第六步：固定前柱

在某些情况下，可以通过单独螺钉固定。然而，通常推荐使用髂腹股沟钢板固定骨折。将骨盆重建板放在耻骨上方以抵消潜在的近端移位暴力。

通过稍微过度折弯的钢板，在前柱主骨施加轴线压力，作用在前壁，可以实现解剖复位（图17.13）。

经典的髂腹股沟钢板固定需要通过髂腹股沟入路的第二和第三窗口沿前方骨折延伸到耻骨上支。

在主骨折两侧至少用2枚螺钉进行钢板固定，例如髂骨皮质密度较大的2枚螺钉、平行于骶髂关节的2枚螺钉或耻骨联合处2枚螺钉。

根据骨折形态，可以通过钢板植入附加螺钉。在复位后柱骨折后，植入后柱螺钉（见下文）。如果后柱尚未复位，则必须确保没有螺钉影响后柱骨块的复位。

第七步 后柱复位和固定

通常，在前柱解剖复位后，后柱骨块已接近解剖复位。因此，只需要微调即可（图17.14）。因为后柱多是单独的大骨块，因此，最终复位通常没问题。

后柱复位通常使用髂腹股沟入路的第一窗口。有时，必须通过第二窗口插入辅助复位工具。

- 使用尖锐骨钩平行四边体表面放置，直接骨性接触到达坐骨棘。通过提拉，将后柱骨块复位到已经重建和固定好的前柱（图17.15）。临时固定可以使用2.0 mm克氏针通过耻骨表面的钢板到后柱。最终固定则需要经钢板或钢板外的3.5 mm螺钉进行固定。螺钉方向应垂直于后柱的骨折线（图17.8）。预期螺钉长度为50~60 mm。螺旋方向指向坐骨结节通常具有较小的作用力，因为它们更倾斜地通过骨折线，导致二次移位风险增加。植入第二枚螺钉以中和旋转力。
- 也可使用大型非对称复位钳或Matta钳进行后

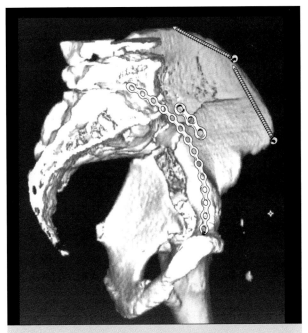

图17.13　髂腹股沟入路，耻骨上钢板最终固定前柱骨折

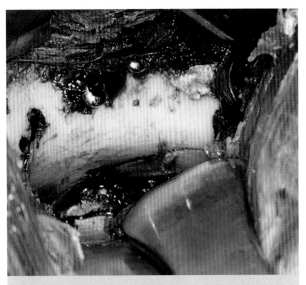

图17.14　解剖复位前柱骨折后，后柱骨折自动复位

柱复位（图17.16）。对于此二者，有必要将切口扩展到髂骨外板以进行侧向夹钳的放置。

- 简单的替代方法是使用枪式复位钳（图17.17）：钳子的放置方法与骨钩相同。该管形器械的主要优点是复位过程和克氏针临时固定为一体。为此，优先推荐枪式复位钳。为了增加侧臂的接触面积，可以使用不同的垫圈。

通过植入1枚或2枚后柱螺钉可以牢固稳定后柱。根据骨折形态，必须考虑螺钉方向的变化，有时与四边体表面平行（图17.18，17.19）。如上文所述，这些螺钉可以经过钢板植入或在钢板外植入。

后柱螺钉骨性通道的平均宽度为11.4 mm。因此，2枚3.5、4.5 mm螺钉或7.3 mm空心螺钉均可植入[31]。螺钉进入关节的风险较低。

后柱螺钉在髂骨的经典入钉点，根据Letournel的描述为骶髂关节前缘的外侧25 mm和骨盆入口平面后方冠状面前方10 mm[2]。Pohlemann将此入钉点改为髂耻线外侧20 mm[32]。

前方入路（骨盆内入路）

使用骨盆内入路治疗双柱骨折的原则与髂腹股沟入路相当。

在延伸到髂嵴的高位骨折中，必须打开髂腹股沟入路的第一窗口，而对于低前柱骨折（髂前上棘和髂前下棘之间），通过骨盆内入路完全可以重建骨折。

与髂腹股沟入路相反，骨盆内入路直接从关节层面开始重建。

第一步：松动前柱骨块

首先，进行标准的骨盆内入路暴露。保护闭孔神经血管束，从四边体表面钝性剥离闭孔内肌，从内侧清理耻骨上支和前壁骨折区域。骨折端暴露可直到骶髂关节。

通过耻骨下方分离（低于骨盆边缘水平），使用刮匙和其他器械彻底清理断端的血肿、凝块和骨折碎片。这时，整个后柱骨折可直视。

第二步：关节内探查

清理骨折端后，必须根据术前计划检查髋臼

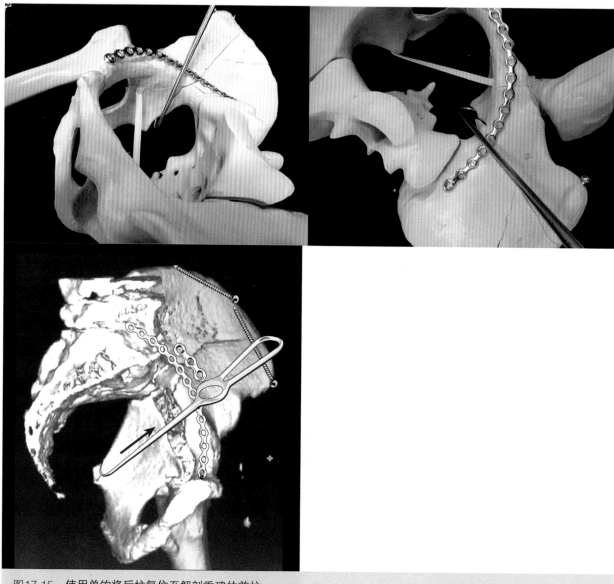

图17.15　使用单钩将后柱复位至解剖重建的前柱

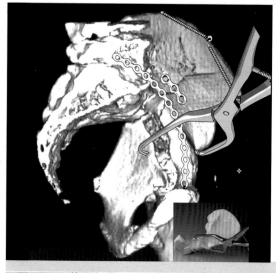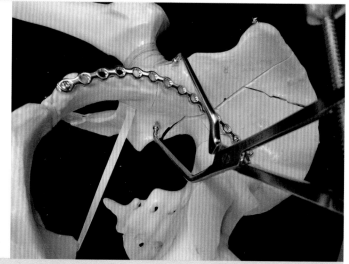

图17.16　使用各种Matta钳将后柱复位至解剖重建的前柱

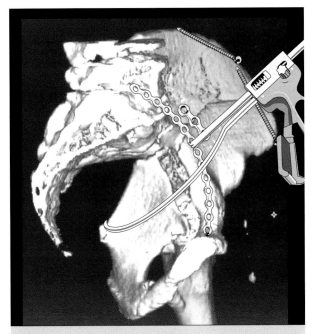

图17.17 使用枪式复位钳复位后柱

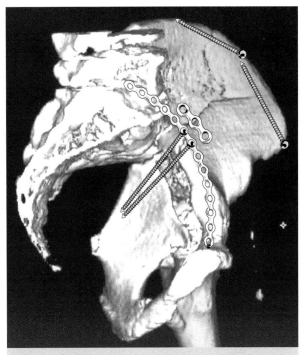

图17.18 髂腹股沟入路，耻骨上钢板联合后柱螺钉进行双柱骨折的经典固定

前方和上方的压缩区域，并以股骨头为模板进行解剖复位。

将四边体表面或前壁的骨片向内侧或上方移位，以直接观察关节和骨折表面。股骨头及部分关节软骨和边缘压缩域可以部分直视下看到。

存在边缘压缩时，这些骨片可在直视下复位[33]。通常，股骨头必须通过使用经皮插入股骨颈的 Schanz 螺钉进行侧向牵拉而从其内侧复位。将股骨头作为模板，使用骨膜剥离器在透视下对撞击区域进行复位。这些骨块的位置必须通过（经皮）螺钉或克氏针固定。最佳透视位置是闭孔斜位。

骨折表面及血肿被清理后，剩余的骨缺损可以使用来自髂嵴或大转子区域的骨松质填充或者使用骨替代物。

第三步：前柱骨折的复位和固定

对于单一、较大的前柱骨块，使用顶棒以略微倾斜的方向推挤，使其与股骨头和髂骨皮质进行复位。

在粉碎性骨折中，逐步将每个骨块复位到完整的骨盆边缘和（或）股骨头（图 17.20）。临时固定用克氏针就足够。也可使用特殊设计的复位钳从骨盆内侧直接复位与加压（图 17.21）。该夹钳的特殊设计与相应的髂血管和髂腰肌解剖相匹配。

通常，这些技术在关节附近能够提供足够的复位。因此，可以忽略髂嵴区域的固定。然而，当整体复位仍不确定时，需要附加髂腹股沟入路第一窗口。

除了盆腔内复位操作之外，还必须结合髂腹股沟入路复位和固定技术。

在进行前柱的最终固定之前，后柱骨块需要给予复位和临时固定，因为在耻骨上方及耻骨内侧的钢板固定会影响后柱复位。

第四步：复位后柱

通常，在复位前柱骨块后，后柱骨块已经接近解剖位置。因此，只需微调即可进一步复位（见图 17.14）。

后柱骨折可以通过髂腹股沟入路的第一窗口

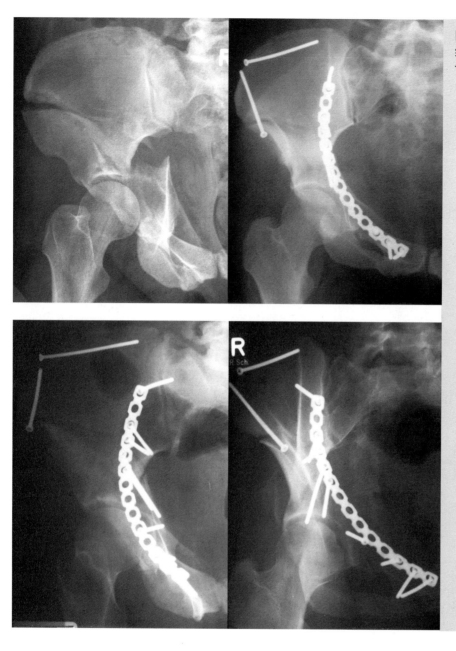

图17.19 双柱骨折典型病例，经髂腹股沟入路，耻骨上钢板联合后柱螺钉固定

使用枪式复位钳解决（图 17.17）。该管状钳还可使用克氏针临时固定，然后引导 7.3 mm 空心螺钉进行最终固定。

放置克氏针时，应相对于骨折线的垂直方向，以获得最佳把持力。根据骨折线方向，通常指向坐骨棘的方向。

此外，针对某些骨折类型，可以使用专门设计的复位钳进行复位，这种复位钳的设计基于点式复位钳，与盆腔解剖相匹配，可以从骨盆内侧直接复位。

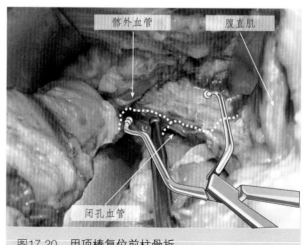

图17.20 用顶棒复位前柱骨折

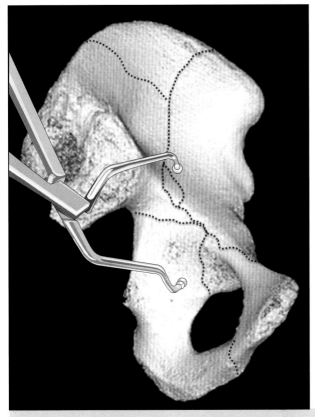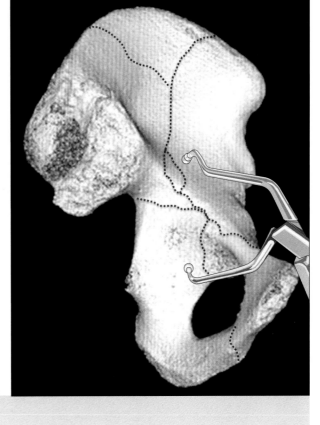

图17.21　使用特殊复位钳复位前柱骨折

第五步：最终固定

使用中和板固定。根据骨折形态，可以使用耻骨上或者耻骨下的钢板固定（图17.22）。

对于高位前柱骨折，在髂腹股沟入路的第一窗口进行经典的耻骨上钢板固定（腹股沟钢板）。钢板两侧各有2枚螺钉固定就足够了，分别固定在耻骨联合附近的耻骨支和靠近骶髂关节的髂骨皮质。解剖复位后，后柱的复位可通过经过或者不经过钢板的后柱螺钉固定。

使用耻骨上或耻骨下钢板时，允许通过钢板的螺钉固定后柱。也可提前沿后柱边缘平行坐骨大切迹放置预弯的1/3管型钢板（图17.23）。然后使用耻骨上钢板平行四边体拧入螺钉压住1/3管型钢板，然后应用垂直四边体的螺钉沿后壁固定后柱[34]。

后柱螺钉在髂骨的经典入钉点，根据Letournel的描述为骶髂关节前缘的外侧25 mm和骨盆入口平面后方冠状面前方10 mm[2]。Pohlemann将此入钉点改为髂耻线外侧20 mm[32]。螺钉指向坐骨结节，平行于四边体表面钻孔，螺钉长度达到110 mm。

后柱螺钉骨性通道的平均宽度为11.4 mm。因此，2个3.5、4.5 mm螺钉或7.3 mm空心螺钉均可植入[31]。螺钉进入关节的风险较低。

对于下部或中间后柱骨折，可使用耻骨下钢板固定。

第六步：髋臼下螺钉固定

生物力学分析表明，使用髋臼下螺钉固定效果更好（图17.24）[35~37]。

螺钉入钉点为髂耻隆起以远1 cm的耻骨上支的中间位置，其影像学位点位于入口位的泪滴附近。钻孔的方向平行于四边体表面的内平面。

通过2个特殊影像学透照位确定螺钉位置[35]。

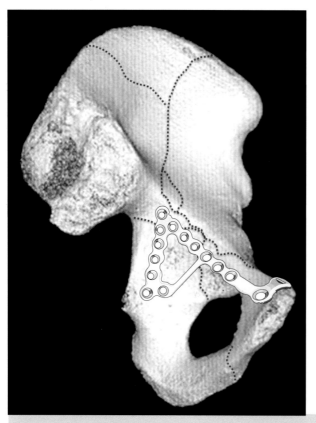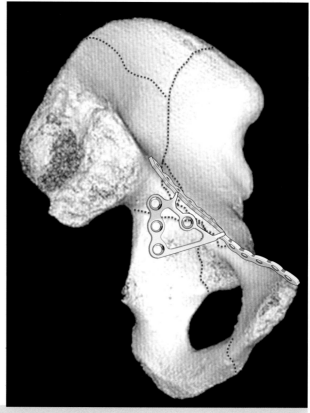

图17.22 耻骨上和耻骨下钢板

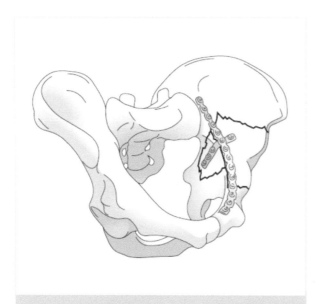

图17.23 使用预弯小钢放置于髂腹股沟钢板的下方来稳定后柱的骨骼模型

- 闭孔出口位：控制螺钉位置低于关节面并高于闭孔环。
- 1/3髂骨出口位：控制螺钉位置在四边形内侧面的外侧缘。

总的来说，可以预期螺钉长度为90~110 mm。

17.7 结果

数项研究报道了双柱骨折手术治疗的结果（图17.25~17.27）。相关结果总结见表17.1。

17.7.1 德国第一多中心骨盆研究小组的结果[24]

503例髋臼骨折中，102例为双柱骨折（20.3%），58例患者（55.9%）进行切开复位内固定。

Kocher-Langenbeck入路使用率为35.7%，髂

腹股沟入路为28.6%，扩展入路为19.6%，联合入路为12.5%。

术后复位解剖率为67.2%，19%接近解剖复位，13.8%复位不良。没有关于长期随访结果的确切数据。

17.7.2 Letournel 的结果 [2]

Letournel 报道双柱骨折类型的发生率为22.7%。158 例患者在 3 周内进行了切开复位内固定。Kocher–Langenbeck 入路的使用率为19.6%，髂腹股沟入路为50.6%，扩展髂股入路为18.4%，联合入路为9.4%。解剖复位率达74.2%。135 例患者获得临床和影像学随访：根据 Merle d'Aubigné 评分标准，56.3% 为优，15.6% 为良，18.5% 为中，9.6% 为差。临床结果总优良率为82.3%。

影像学方面，56.3% 的患者的良好结果，

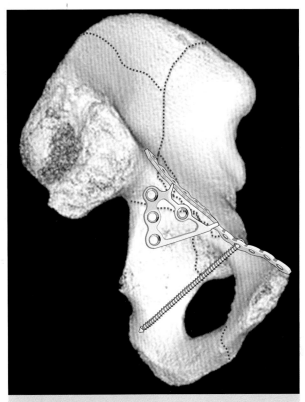

图17.24　髋臼下螺钉的最佳生理力学位置

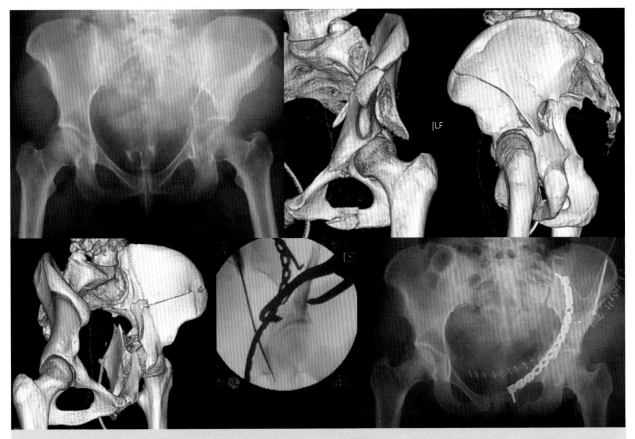

图17.25　双柱骨折，伴有典型的马刺征和内侧髂窝骨块。髂骨翼螺钉联合耻骨上钢板固定前柱，经钢板的后柱螺钉固定后柱

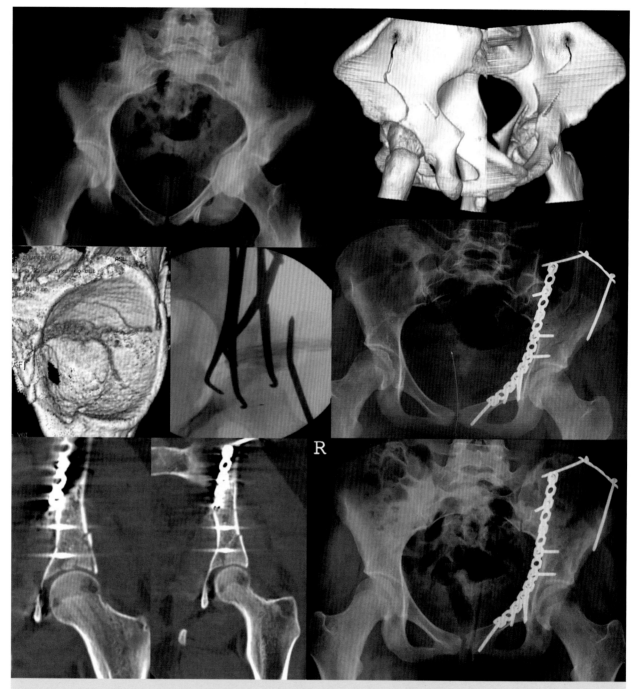

图17.26　不完全高位双柱断裂。在髂嵴截骨术后，用髂骨翼钢板和耻骨上钢板固定前柱和短的后柱螺钉固定后柱

17.1% 发生创伤后骨关节炎。

17.7.3 Mears 的结果[38]

Mears 等报道了 102 例双柱骨折患者：解剖复位率为 63.2%，近解剖复位率为 22.1%，复位不良率为 14.7%。所有患者的随访分析显示，根据

Harris 髋关节评分，临床优良率为 70%[39]。

17.7.4 Matta 的结果[8]

262 例髋臼骨折中，92 例为双柱骨折（35.1%）。总体而言，59% 使用髂腹股沟入路固定，39% 使用扩展髂股入路。解剖复位率为 61.2%，28.2% 近

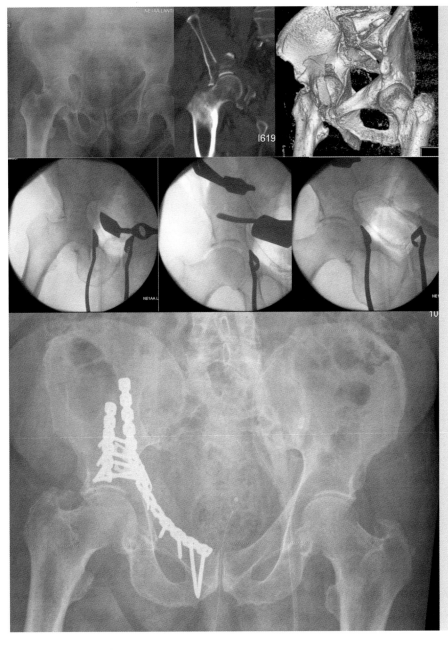

图17.27 前柱骨折合并臼顶压缩病例。骨盆内入路，复位压缩骨折后，应用2枚小的后柱钢板及耻骨上钢板固定

解剖复位。根据 Merle d'Aubigné 评分标准，39% 为优，38% 为良，10% 为中，13% 为差。

17.7.5 Zinghi 等的结果[40]

双柱骨折发生率为 20.7%。共 106 例患者接受手术治疗：Kocher–Langenbeck 入路使用率为 28.3%，联合入路为 38.7%，髂腹股沟入路为 22.6%，扩展髂股入路为 10.4%。

临床结果判定使用 Merle d'Aubigné 评分标准[41]。30 例患者为优，40 例为良。10 例患者有

中等功能受限，26 例患者有严重功能受限。总体而言，临床结果总优良率为 66%。关节炎发生率为 11.3%。

17.7.6 Briffa 的结果[12]

Briffa 等报道了手术固定的 39 例双柱骨折患者：89.7% 获得解剖复位，5.1% 近解剖复位，另有 5.1% 复位不良。临床结果优良率为 48.7%，良好率为 33.3%，差率为 18%。

表 17.1 双柱骨折手术治疗结果的文献总结

年份/作者	例数	切开复位内固定（例）	解剖复位率（%）	随访例数（例）	关节炎发病率（%）	优良率（%）
1993 GMSGP1*	102	58	67.2	-	-	-
1993 Letournel	213	158	74.2	135	17.1	71.9
1995 Moroni	18	18	28	18	-	83
2001 Chen	35	35	100	35	-	100
2003 Mears	102	102	63.2	102	-	70
2004 Zhingi	106	106	66.0	106	11.3	66
2012 Briffa	39	39	89.7	39	-	82
2012 Tannast	234	234	72.9	-	-	-
2012 Gänsslen	131	131	65.5	89	38.2	60.7
Overall	980	881	70.5	524	20.9	71.4

* 德国第一多中心骨盆研究小组

17.7.7 Tannast 的结果 [13]

Tannast 等报道了 Matta 系列中 234 例双柱骨折的详细数据（占所有手术治疗骨折的 29%）。总体而言，72.9% 获得解剖复位，20.6% 近解剖复位。该研究的终点是继发性全髋关节置换术（THR）。术后 2、5、10、20 年后存活率分别为 96%、93%、91%、87%。需要 THR 的平均时间为 2.2 年。

17.7.8 Chen 的结果 [42]

Chen 等分析了 35 例双柱骨折患者，采用三叉形入路和附加的环扎内固定术进行治疗。所有患者均解剖复位。平均 40 个月后，应用 Harris 髋关节评分（平均评分 89 分），所有患者均获得良好或优异的临床结果。

17.7.9 Moroni 的结果 [43]

18 例双柱骨折患者采用髂腹股沟和 Kocher-Langenbeck 入路联合治疗，平均随访 53 个月。

28% 的患者获得解剖复位，近解剖复位率为 61%，复位不良率为 11%。总体而言，根据 Harris 髋关节评分，44% 为优，39% 为良和中，17% 的患者长期效果较差。

17.7.10 Gänsslen 的结果 [5,7,10]

Gänsslen 等分析了 131 例使用不同入路治疗的患者：65.5% 的患者解剖复位，9.9% 近解剖复位，23.7% 复位不全。

在平均 54 个月的随访期间，根据 Merle d'Aubigné 评分标准，89 例患者的平均得分为 15 分。

总体而言，32.6% 的患者结果为优，28.1% 为良，12.4% 为中，27% 为差。共 38.2% 的患者发生髋关节改变，严重关节炎、股骨头坏死、继发性 THR 的发生率为 25.8% [5]。

对使用髂腹股沟入路治疗的 27 例患者的分析发现，在 2 年随访中，80% 以上的患者没有创伤后退行性改变迹象。使用 Merle d'Aubigné 评分，只有 1 例患者为中[41]。因各种原因采取非手术治疗的 35 例患者中，88.6% 的患者存在继发匹配[7]。5 年后，80% 的患者没有或仅有轻微疼痛，77% 的患者在 Merle d'Aubigné 评分中获得优或良的评分。17% 的患者治疗失败，74% 没有创伤后髋关节病的迹象。

17.7.11 Lichte 的结果[44]

Lichte 等分析了术后平均 5 年双柱骨折预后不良的预测因素。

结果显示，原发性骨折脱位 >1 cm 及关节内游离骨片与结果不良相关。伴随 2 种以上关节病变也预示结果不良。

17.7.12 Andersen 的结果[14]

17 例使用骨盆内入路进行手术的首批结果显示：82% 的患者获得解剖复位。

17.8 总结

双柱骨折占所有髋臼骨折的 20% 以上。这种骨折类型多是由于侧方暴力沿着大转子传导，股骨头撞击髋臼所致。多数骨折存在移位，因此建议手术治疗。对大多数双柱骨折，前路手术优势明显。目前临床上越来越多地使用骨盆内入路。

约 70% 的患者实现解剖复位，长期功能随访结果优良率为 70%。1/5 的患者发生退行性关节改变。

哪些患者受益于保守方法以达到二期匹配仍然是不确定的。

双柱骨折切开复位内固定检查清单

影像学评估

常规 　　　　　　　　　　　　　　　　　　　CT

☐髂耻线、髂坐线不完整（AP / OOV）　　　☐明确骨折类型
☐闭孔环中断（AP / OOV）　　　　　　　　☐关节内骨折
☐无后壁骨折（AP / OOV）　　　　　　　　☐上边缘压缩
☐髂窝受累（AP / IOV）　　　　　　　　　☐前边缘压缩

前柱骨折亚型

☐极低　　　　　　　　☐低　　　　　　☐中度　　　　☐高

后柱骨折亚型

☐低（坐骨棘水平）　　☐中度　　　　　☐高（坐骨大切迹上缘）

术前准备

☐骨盆器械套装　　　　　☐导尿管　　　　　　☐围手术期抗生素
☐往复孔　　　　　　　　☐血液回输装置　　　☐骨替代物
☐单位输血　　　　　　　☐所有X线检查（AP、IOV、OOV、入口位、出口位、组合斜位）
☐骨盆内植套装（小的骨折块内植物：长钢板、 1/3管型板、骨盆螺钉等）

复位器械

☐长点式复位钳(Weller钳)　　　☐短点式复位钳(Backhaus钳)
☐长对称复位钳　　　　　　　　 ☐长非对称复位钳
☐Matta钳 （短 / 长）　　　　　☐Farabeuf钳（小 / 大）
☐枪式复位钳　　　　　　　　　 ☐球形顶棒
☐T形手柄　　　　　　　　　　　☐Schanz螺钉
☐特殊复位钳（盆腔内）　　　　 ☐其他：＿＿＿＿＿＿＿＿＿＿

入路　　☐髂腹股沟入路　　　　☐骨盆内入路　　　☐骨盆内入路 + 第一窗口

体位　　☐仰卧位　　　　　　　☐臀高位　　　　　☐轻度屈髋屈膝位

铺单　　☐仅骨盆　　　　　　　☐骨盆 + 同侧腿　　☐腹部
　　　　☐转子部　　　　　　　☐骨盆 - 同侧腿

复位和固定

选项A：髂腹股沟入路　　　　　　选项B：骨盆内入路
顺序：近端到远端　　　　　　　　顺行：内侧到外侧
☐复位髂嵴　　　　　　　　　　　☐骨盆内侧松动前柱骨块
☐临时固定髂嵴骨折　　　　　　　☐骨盆内髋关节探查
☐复位股骨头　　　　　　　　　　☐复位股骨头
☐骨盆边缘复位　　　　　　　　　☐去除关节内骨片
☐螺钉（板）骨固定髂嵴　　　　　☐复位边缘压缩
☐螺钉（板）骨固定髂窝　　　　　☐临时固定边缘压缩
☐螺钉 / 克氏针固定骨盆边缘　　　☐复位主要前柱骨块
☐复位四边体　　　　　　　　　　☐临时固定前柱骨块
☐螺钉固定四边体　　　　　　　　☐（复位髂嵴）
☐（经皮骨窗）　　　　　　　　　☐［螺钉（钢板）固定髂嵴骨折］
☐复位边缘压缩　　　　　　　　　☐［螺钉（钢板）固定髂窝骨折］
☐经皮置入螺钉　　　　　　　　　☐复位后柱骨折
☐复位后柱骨折　　　　　　　　　☐耻骨下钢板固定
☐耻骨上钢板固定　　　　　　　　☐（耻骨上钢板固定）
☐耻骨上钢板 + 后柱螺钉　　　　　☐内—外侧螺钉固定后柱
　　　　　　　　　　　　　　　　☐耻骨上钢板 + 后柱螺钉
　　　　　　　　　　　　　　　　☐（髋臼下螺钉）

参考文献

[1] Giannoudis PV, Grotz MR, Papakostidis C, Dinopoulos H. Operative treatment of displaced fractures of the acetabulum. A meta-analysis. J Bone Joint Surg Br. 2005; 87(1):2–9

[2] Letournel E, Judet R. Fractures of the Acetabulum. 2nd ed. New York: Springer-Verlag; 1993

[3] Pierannunzii L, Fischer F, Tagliabue L, Calori GM, d'Imporzano M. Acetabular both-column fractures: essentials of operative management. Injury. 2010; 41(11):1145–1149

[4] Johnson TS. The spur sign. Radiology. 2005; 235(3):1023–1024

[5] Gänsslen A, Frink M, Hildebrand F, Krettek C. Both column fractures of the acetabulum: epidemiology, operative management and long-term-results. Acta Chir Orthop Traumatol Cech. 2012; 79(2):107–113

[6] Dakin GJ, Eberhardt AW, Alonso JE, Stannard JP, Mann KA. Acetabular fracture patterns: associations with motor vehicle crash information. J Trauma. 1999; 47(6):1063–1071

[7] Gänsslen A, Hildebrand F, Krettek C. Conservative treatment of acetabular both column fractures: does the concept of secondary congruence work? Acta Chir Orthop Traumatol Cech. 2012; 79(5):411–415

[8] Matta J. Fractures of the acetabulum: accuracy of reduction and clinical results of fractures operated within three weeks after the injury. J Bone Joint Surg Am. 1996; 78-A(11):1632–1645

[9] Ochs BG, Marintschev I, Hoyer H, et al. Changes in the treatment of acetabular fractures over 15 years: Analysis of 1266 cases treated by the German Pelvic Multicentre Study Group (DAO/DGU). Injury. 2010; 41(8):839–851

[10] Gänsslen A, Krettek C. Osteosynthese von Zwei-Pfeiler-Frakturen des Azetabulums über den ilioinguinalen Zugang. Oper Orthop Traumatol. 2009; 21(3):270–282

[11] Levine RG, Renard R, Behrens FF, Tornetta P, III. Biomechanical consequences of secondary congruence after both-column acetabular fracture. J Orthop Trauma. 2002; 16(2):87–91

[12] Briffa N, Pearce R, Hill AM, Bircher M. Outcomes of acetabular fracture fixation with ten years' follow-up. J Bone Joint Surg Br. 2011; 93(2):229–236

[13] Tannast M, Najibi S, Matta JM. Two to twenty-year survivorship of the hip in 810 patients with operatively treated acetabular fractures. J Bone Joint Surg Am. 2012; 94(17):1559–1567

[14] Andersen RC, O'Toole RV, Nascone JW, Sciadini MF, Frisch HM, Turen CW. Modified stoppa approach for acetabular fractures with anterior and posterior column displacement: quantification of radiographic reduction and analysis of interobserver variability. J Orthop Trauma. 2010; 24(5):271–278

[15] Hirvensalo E, Lindahl J, Kiljunen V. Modified and new approaches for pelvic and acetabular surgery. Injury. 2007; 38(4):431–441

[16] Isaacson MJ, Taylor BC, French BG, Poka A. Treatment of acetabulum fractures through the modified Stoppa approach: strategies and outcomes. Clin Orthop Relat Res. 2014; 472(11):3345–3352

[17] Kacra BK, Arazi M, Cicekcibasi AE, Büyükmumcu M, Demirci S. Modified medial Stoppa approach for acetabular fractures: an anatomic study. J Trauma. 2011; 71(5):1340–1344

[18] Liu Y, Yang H, Li X, Yang SH, Lin JH. Newly modified Stoppa approach for acetabular fractures. Int Orthop. 2013; 37(7):1347–1353

[19] Sagi HC, Afsari A, Dziadosz D. The anterior intra-pelvic (modified rivesstoppa) approach for fixation of acetabular fractures. J Orthop Trauma. 2010; 24(5):263–270

[20] Shazar N, Eshed I, Ackshota N, Hershkovich O, Khazanov A, Herman A. Comparison of acetabular fracture reduction quality by the ilioinguinal or the anterior intrapelvic (modified Rives-Stoppa) surgical approaches. J Orthop Trauma. 2014; 28(6):313–319

[21] Stöckle U, Hoffmann R, Südkamp NP, Reindl R, Haas NP. Treatment of complex acetabular fractures through a modified extended iliofemoral approach. J Orthop Trauma. 2002; 16(4):220–230

[22] Zeichen J, Pohlemann T, Gänsslen A, Lobenhoffer P, Tscherne H. Nachuntersuchungsergebnisse nach operativer Versorgung von komplizierten

Acetabulumfrakturen über erweiterte Zugänge. Unfallchirurg. 1995; 98(7):361–368

[23] Harris AM, Althausen P, Kellam JF, Bosse MJ. Simultaneous anterior and posterior approaches for complex acetabular fractures. J Orthop Trauma. 2008; 22(7):494–497

[24] Pohlemann T, Gänsslen A, Hartung S. Für die Arbeitsgruppe Becken: Beckenverletzungen/Pelvic Injuries. Hefte zu "Der Unfallchirurg". Berlin, Heidelberg, New York: Springer; 1998; Heft 266

[25] Mayo KA. Open reduction and internal fixation of fractures of the acetabulum. Results in 163 fractures. Clin Orthop Relat Res. 1994(305):31–37

[26] Keel MJ, Bastian JD, Büchler L, Siebenrock KA. Anteriore Zugänge zum Acetabulum. Unfallchirurg. 2013; 116(3):213–220

[27] Rommens P. Der ilioinguinale Zugang bei Azetabulumfrakturen. Oper Orthop Traumatol. 2002; 14(3):193–204

[28] Siebenrock KA, Tannast M, Bastian JD, Keel MJ. Posteriore Zugänge zum Acetabulum. Unfallchirurg. 2013; 116(3):221–226

[29] Tornetta P, Riina J. Acetabular reduction techniques via the anterior approach. Oper Tech Orthop. 1997; 7(3):184–195

[30] Mast J, Jacob R, Ganz R. Planning and Reduction Techniques in Fracture Surgery. Berlin: Springer-Verlag; 1989

[31] Attias N, Lindsey RW, Starr AJ, Borer D, Bridges K, Hipp JA. The use of a virtual three-dimensional model to evaluate the intraosseous space available for percutaneous screw fixation of acetabular fractures. J Bone Joint Surg Br. 2005; 87(11):1520–1523

[32] Pohlemann T, Tscherne H. Zugänge zum Acetabulum. In: Tscherne H, Pohlemann T, ed. Tscherne Unfallchirurgie: Becken und Aceabulum, Kapitel 19. New York: Springer-Verlag; 1998:349–392

[33] Laflamme GY, Hebert-Davies J. Direct reduction technique for superomedial dome impaction in geriatric acetabular fractures. J Orthop Trauma. 2014; 28(2):e39–e43

[34] Hirvensalo E, Lindahl J. Chapter 2.11.2: Intrapelvic approach in acetabular fractures. In: Tile M, et al, ed. Fractures of the Pelvis and Acetabulum. 4th ed. New York: Thieme; 2015;767-774

[35] Culemann U, Marintschev I, Gras F, Pohlemann T. Infra-acetabular corridor-technical tip for an additional screw placement to increase the fixation strength of acetabular fractures. J Trauma. 2011; 70(1):244–246

[36] Gras F, Marintschev I, Schwarz CE, Hofmann GO, Pohlemann T, Culemann U. Screw- versus plate-fixation strength of acetabular anterior column fractures: a biomechanical study. J Trauma Acute Care Surg. 2012; 72(6):1664–1670

[37] Marintschev I, Gras F, Schwarz CE, Pohlemann T, Hofmann GO, Culemann U. Biomechanical comparison of different acetabular plate systems and constructs–the role of an infra-acetabular screw placement and use of locking plates. Injury. 2012; 43(4):470–474

[38] Mears DC, Velyvis JH, Chang CP. Displaced acetabular fractures managed operatively: indicators of outcome. Clin Orthop Relat Res. 2003(407):173–186

[39] Harris WH. Traumatic arthritis of the hip after dislocation and acetabular fractures: treatment by mold arthroplasty. An end-result study using a new method of result evaluation. J Bone Joint Surg Am. 1969; 51(4):737–755

[40] Zinghi G, Briccoli A, Bungaro P, et al. Fractures in several planes. In: Zinghi GF, ed. Fractures of the Pelvis and Acetabulum. Stuttgart: Thieme-Verlag; 2004:220–233

[41] Merle dÀubigné R, Postel M. Functional results of hip arthroplasty with acrylic prosthesis. J Bone Joint Surg Am.. 1954; 35:451–475

[42] Chen CM, Chiu FY, Lo WH, Chung TY. Cerclage wiring in displaced both-column fractures of the acetabulum. Injury. 2001; 32(5):391–394

[43] Moroni A, Caja VL, Sabato C, Zinghi G. Surgical treatment of both-column fractures by staged combined ilioinguinal and Kocher-Langenbeck approaches. Injury. 1995; 26(4):219–224

[44] Lichte P, Sellei R, Kobbe P, Dombroski D, Gänsslen A, Pape H. Predictors of poor outcome after both column acetabular fractures: a 30-year retrospective cohort study. Patient Saf Surg. 2013; 7:9ff

18 老年髋臼骨折

18.1 流行病学

老年患者在髋臼骨折中的占比越来越多。该年龄组患者由于骨量丢失，治疗决策困难，对手术的要求更高。

人口年龄结构的改变导致老年髋臼骨折数量日益增加[1~6]。根据年龄和研究组不同，老年患者占髋臼骨折的比例为10%~25%[1~3,6]。老年人骨折的年龄定义不一，从55岁到65岁不等[1~9]。髋臼骨折的发生率与性别相关，主要取决于年龄的纳入标准[1,5,7~9]。

Keller等报道，高能量创伤后老年患者（>65岁）的髋臼骨折发生率为10%[4]。根据德国骨盆登记处的数据，该年龄组的所有骨盆损伤中，14%为髋臼骨折[10]。研究人员一致认为，老年患者的比例在过去20年中至少翻了一番[1~4,6]。Ferguson等报道了235例60岁以上患者。这些患者在整个髋臼骨折患者中的比例在1980—1993年间为10%，而在1994—2007年间增加到25%[2]。

Sullivan等报道，1993—2010年间65岁以上患者增加了2.5倍[6]。

随着工业国家社会日益老龄化，这过去几十年中，60岁以上患者显著增加[6]。最近的一项荟萃分析表明，414例55岁以上髋臼骨折手术患者的平均年龄为71.8岁[1]。2/3的老年髋臼骨折患者为男性[1,2,4,11,12]。在60岁以上年龄组中，正如预期，许多患者术前合并其他疾病（如心血管疾病、代谢紊乱、慢性肺病、慢性肝脏和肾脏疾病、中风引发的功能限制等）[12~17]，使得治疗决策更加困难。

18.2 损伤机制

交通事故中的高能量创伤往往是导致年轻患者髋臼骨折的原因，然而，近一半的老年髋臼骨折由跌倒等低能量损伤所致[1,2,12,13,18]。

尽管诸项研究中未统一说明致伤原因为高处坠落或者站立行走时等低能量损伤，但低能量创伤导致老年患者髋臼骨折概率可达3%~74%[1,2,11,12,17~23]。

约1/3的髋臼骨折是由高能量创伤所致，交通事故是最常见原因。并非所有研究都能区分交通事故的类型（例如机动车事故、行人等），但汽车驾驶员发生髋臼骨折的风险较高[1,2,12~14,17,22]。低能量损伤导致的髋臼骨折，往往表现为单纯性损伤。据报道，仅1/3的老年患者伴有合并伤，而年轻患者中，约半数伴有合并伤[2,3,13,15,20]。

最常见的合并伤是下肢损伤，头部或胸部损伤也常伴随发生[2,4,17,24]。

18.3 骨折特点

老年髋臼骨折的特征不同于年轻患者[1,2,18,25~28]。

骨折分类基于Letournel标准X线图像（前后位、髂骨斜位、闭孔斜位）[29]。建议通过CT进行详细的骨折评估[30]。老年髋臼骨折的骨折类型变异更高[28,31]。单纯骨折类型中，前柱和前壁骨折较多[27]。复杂骨折类型中，前柱伴后半横形骨折常见[1,2,10,14,19,27,32]。来自德国创伤登记处的数据表明，老年髋臼骨折在 60 岁以上患者中逐渐增加[33]，前柱伴后半横形骨折发生率更是从 1990 年初的 3.1% 增加到现在的近 19%。在多发伤或复合伤患者中，较少观察到这些骨折类型。

骨质量（年龄密切相关）、髋臼顶和四边体表面主要负重区的完整性对于避免股骨头半脱位是非常重要的[10,23,25]。因此，在老年患者中，经常观察到涉及髋臼顶部的边缘压缩[2,10,23,28,34~36]。摔倒导致力量沿大转子传导至髋臼前内侧关节面和四边体表面，产生撞击[2,10,32]。Anglen 等定义了对应于髋臼顶压缩的影像学标志"海鸥征"[25]。它被确定为创伤后骨关节炎快速发展的相关危险因素[17,25,36]。Anglen 表示，海鸥征的存在 100% 导致二次移位[25]。

关于骨折移位，部分调查报道的骨折移位比例更高[2,7]，另有研究发现未移位骨折患者的平均年龄较高[5,22]。

在老年髋臼骨折中，股骨头损伤概率高达 30%，其中 4% 的患者伴有股骨头骨折（Pipkin 骨折）[14]。

18.4 适应证

合并疾病在治疗决策中发挥重要作用，特别是在老年患者中。活跃的青壮年与活动能力较差的高龄患者之间存在很大差异。生理年龄和伤前活动水平是确定治疗决策的基础。多数患者的一般情况有所降低。

代谢疾病、心血管疾病、肥胖和骨质疏松等会显著影响治疗选择[2,7,17,28]。

治疗选择包括保守治疗、经皮螺钉骨折内固定术、切开复位螺钉和钢板内固定，以及伴或不伴有内固定的关节置换术[7,14,26,28,31]。

部分学者提出了老年髋臼骨折的具体治疗方法[1,11,14,17,28,31,37~41]。主要参照标准是骨折位移程度和骨折的稳定性。

没有粉碎的未移位骨质疏松性骨折应该是稳定的骨折[7]。在关节匹配（没有股骨头半脱位）的情况下，这些骨折可以进行保守治疗或通过经皮骨折内固定治疗。

对于一般状况良好且骨折移位的患者，通常建议采用切开复位内固定[3,7,17,25,31]。与年轻患者相似，术后结果与复位的质量相关[2,7,17,19,25,37,42,43]。

后壁持续移位常导致髋关节快速退变[43,44]。

存在相关股骨头原发性软骨损伤或症状性髋关节病的情况下，关节重建结果较差。因此，建议在这些患者中进行关节置换[17,43]。

后柱应足够稳定以便进行假体植入。在个别情况下，可能需要附加后柱骨折内固定术[14,45,46]。

18.5 保守治疗

保守治疗适用于无移位或轻度移位的骨折，无股骨头半脱位。

通常，简单的前柱骨折、部分前壁骨折和横形骨折可以采取非手术治疗[33]。通过牵引间接复位通常是不可能的，因为股骨颈和髋臼之间的关节囊部分没有足够的韧带牵引力[7,40]。

保守治疗包括适当镇痛、指导下的活动和适当的血栓预防措施。建议在患肢施加约 20 kg 的部分负重，在多数高龄老年患者中，这通常是不可能的，因此，保守治疗取决于骨折类型、疼痛可耐受下的活动甚至必须考虑手术稳定性。

过去，保守治疗的适应证通常是一般情况较差和功能需求低的患者[47]。与股骨颈骨折后较高的死亡率相比，髋臼骨折 1 年死亡率仅为

16%[11,13]，但肢体功能较差的比例较高，导致创伤后其他疾病发病率和死亡率上升[7,11,13,40,44,48~50]。

Spencer 等采用牵引治疗未移位骨折，并报道30% 的患者因伴随永久性疼痛而长期效果不可接受[40]。Matta 等报道保守治疗后长期效果不可接受率超过 33%[51]。

随着手术技术的改进，特别是引入经皮固定方法，保守治疗的适应证越来越少[40,52]。保守治疗的并发症包括继发性移位、创伤后关节炎、骨不连，甚至异位骨化[7,23,31]。

在一项回顾性研究中，Bible 等使用 Charlson指数发现并发症发生率较高[13]。与年轻患者手术组死亡率较高相比，老年患者（＞60 岁）在保守治疗后死亡率较高[11]。

因此，保守治疗的经典适应证如下。

• 无须牵引的较小／未移位骨折。
• 某些双柱骨折（继发匹配[53]）。

保守治疗的禁忌证是长期制动、需要牵引治疗、不稳定骨折、关节不匹配和相关合并疾病[28]。

18.6 手术治疗

根据患者的一般情况和伴随损伤，在涉及承重区的所有不稳定或移位骨折中应优先手术重建髋臼[2,7,13,28,29,37,40,42,51,54]。

手术的主要目的是关节面的解剖重建和主要负重区的稳定，尤其是前柱和后柱之间的稳定连接，这是允许充分承重的先决条件。

手术入路的选择还取决于患者年龄和骨折形态。20 世纪 90 年代，2/3 的髋臼骨折采用后路 Kocher-Langenbeck 入路进行治疗[33]。随着骨折形态的变化以及前柱受累比例的增加，在过去的几十年中，前路手术的应用日益广泛。

由于常存在前柱和前壁受累，如今，大部分老年髋臼骨折使用前路治疗[3,10,11,19,25,36~38,55~57]。

关节是否解剖重建是影响手术结果的主要因素[2,7,17,19,25,29,37,42,43]。通常根据 Matta 标准分析复位质量[1,14,19,22,23,25,33,36,42]。关节解剖重建恢复头臼匹配，没有相关股骨头和髋臼软骨损伤，没有臼顶压缩或术后并发症，可以预期结果良好[25,28,58]。导致不良愈合的危险因素是中心性髋关节脱位、股骨头软骨损伤和后壁受累[17,19,59]。横形骨折患者解剖重建率低[25]。

文献报道术中并发症发生率高达 7%，主要为大出血或血栓栓塞[13,14,19,25,58]。

早期报道指出，骨折内固定术后临床优良率为 76%~94%[29,58]。

18.6.1 经皮固定术

对于轻度移位或无移位的髋臼骨折患者，建议使用经皮螺钉内固定术（PSO）。Gay 等报道了6 例髋臼骨折患者采用 PSO 技术[60]。

与此同时，随着手术技术改进和植入物的进一步发展，以及透视技术的发展，PSO 适应证得到了进一步扩展。

PSO 也是一种微创方法，推荐用于多发伤患者和手术耐受度差的患者，PSO 的平均手术时间为 70 min，平均失血量为 100 mL[22,34,49,61]。在一项荟萃分析中，Daurka 等报道，对于 55 岁以上患者，PSO 后死亡率高达 30.5%[1]。然而，这是由于 PSO 组的随访时间更长，并且患者一般情况较差且存在较多合并疾病。

不能进行部分负重且依从性差的多发伤患者尤其适用于 PSO。

Kazemi 等报道 28 例前柱及前方伴后半横形骨折患者行 PSO，结果显示，患者能够术后立即完全负重（疼痛依赖），功能良好，无继发移位[22]。

应使用足够稳定的植入物，可使用直径

6.5~7.3 mm 的空心钉系统[1,20,22,48,49]。

固定前柱的逆行耻骨上支螺钉或起自髂前下棘侧缘向下固定后柱的髋臼上螺钉是经典 PSO 技术[48]。

Moushine 等还描述了从坐骨结节开始的逆行经皮后柱螺钉固定。

术中三维成像可实现最佳的术中复位控制。因此，间接复位技术扩大了 PSO 的适应证。König 等进行了经皮导航球囊复位移位的髋臼骨折[62]。

经后路 PSO 联合初次髋关节置换可治疗涉及前柱的复杂髋臼骨折[20]。

> **临床意义**
>
> 经皮螺钉内固定术对某些特定骨折类型是良好的微创治疗方案。

18.6.2 切开复位内固定

切开复位和内固定（ORIF）是老年髋臼骨折治疗的金标准。ORIF 推荐用于年轻患者的移位骨折[1,2,11~14,17,25,31,63~65]。老年患者通常手术条件较差，因此建议进行详细的手术风险评估。术前存在的症状性髋关节退变是 ORIF 的禁忌证。

同样，在老年患者中，后方 Kocher-Langenbeck 入路最受青睐[29,33,37,42,51]。在过去的几十年中，随着老年髋臼骨折患者的显著增加，髋臼前方受累的情况导致更多采用前路手术。由于骨折形态的变化，前路进一步增多[23,35,36,55]。长期以来，髂腹股沟入路是治疗前柱、前壁和复杂骨折类型的标准入路，例如前方伴后半横形骨折[16,29,37,42,51,54]。然而，在通过第二窗口间接复位骨折时存在困难，存在发生髂外静脉损伤的风险[13,14,19,25,58]。由于老年患者的生理储备减少，因此，减少失血和缩短手术时间是有利的。髂腹股沟入路通常以微创的形式使用，仅打开第一和第三窗口[16]。

Jeffcoat 等对于使用微创髂腹股沟入路和经典的三窗口髂腹股沟入路进行手术治疗的 55 岁以上老年患者进行比较，结果显示，微创髂腹股沟入路，无论手术时间还是术中失血量，都明显优于经典入路[16]，复位质量方面二者相当。

髂腹股沟入路的另一风险是股外侧皮神经可能发生医源性损伤。Caroll 等报道，55 岁以上患者行髂腹股沟入路后，其损伤发生率高达 32%[14]。

老年患者骨折常伴髋臼中心区域压缩[10,23,25,36]。使用髂腹股沟入路无法直视此关节部分，使得复位更加困难[23,35,36,38,42,54,55]。Zha 等在 2/3 的复位质量较差的患者中观察到髋臼内上方的边缘压缩和四边体受累[17]。

最近的研究表明，使用骨盆内入路进行骨折复位，四边体可以直视，并且可以直视下复位髋臼中心部位的压缩骨折[23,35,36,55,66]。

最新设计的内植物旨在专门针对四边体区域，以防止股骨头中心性脱位[10,67,68]。

> **临床意义**
>
> 即使在老年患者中，切开复位内固定也是首选治疗方法。骨盆内入路可直接进入预后相关的四边体区域，并在直视下复位边缘压缩的骨折区域。

与年轻患者一样，术后血肿、血栓栓塞事件、神经损伤和伤口感染通常是老年人髋臼骨折切开复位内固定后的常见并发症[13,14,16,19,25]。急性出血或血栓栓塞事件等血管并发症常危及患者生命，据报道发生率可高达 20%[1,25,34]。

术中失血量在文献中有很大差异。平均失血量为 891 mL（15~9 000 mL），平均手术时间为 232 min[1,11,12,18,25,31,36,55,58]。

术后并发症发生率可高达 40%[1]。常见并发症包括医源性神经损伤、术后出血、深静脉血栓形成、伤口感染或植入物移位[14,25]。Caroll 等报道，髂腹股沟入路股外侧皮神经损伤率高达 32%[14]。采取 Kocher-Langenbeck 入路的坐骨神经损伤发生率为 12%[4,11,12,14,58,65]。据报道，术后血肿形成率高达 10%，高于年轻患者[14,25,33]。该年龄组的深静脉血栓形成率约为 7%[36]。

老年患者术后伤口感染率是年轻患者的 2
倍[1,2,12,14,31,49,57,69]。长期并发症包括创伤后退行性
关节改变、异位骨化，但很少发生骨不连[23,31]。

髋臼骨折后创伤性髋关节炎发生率为
12%~57%[2,29,37,40,47,59,70,71]。老年患者中，创伤后前
5 年内二期髋关节假体置换率为 10%~23%[1,47,59]。
关节置换转换率高取决于初期患者治疗选择，经
皮螺钉固定发生率更高[1]。

老年髋臼骨折患者异位骨化的发生率低于年
轻患者。Laflamme 等报道切开复位内固定后异位
骨化的发生率为 14%[23]。文献资料报道不一，
从 0~21% 不等[3,12,15,18~23,40,44,48,59,63,65,72~75]。髋臼骨
不连是罕见并发症，文献中没有可靠数据[12]。

伴随多种合并疾病的老年患者中，并发症可
以独立发生。常见并发症如尿路感染、心血管事
件、肺气体交换障碍、肾功能不全或肠梗阻[25]。
这些并发症的发生率各不相同[1,25,34]。

通常使用 Merle d'Aubigné 评分分析长期临床
结果。

Daurka 等在对 86 例患者进行的荟萃分析中，
术后平均随访 4 年，患者平均得分为 16.3 分，表
明患者功能结果优良[1]。与切开复位内固定患者
（16.1 分）相比，接受经皮螺钉治疗的患者效果
更好（16.7 分）[1]。切开复位内固定患者的平均
Harris 髋关节评分为 87.9 分，而初期关节置换患
者为 74 分，但随访时间较短[1]。

在分析老年髋臼骨折的治疗结果时，死亡率
至关重要。Gary 等针对 454 例 60 岁以上髋臼骨折
患者的多中心分析显示，1 年死亡率为 16%[11]。
一项荟萃分析显示，55 岁以上老年髋臼骨折患者
行经皮螺钉内固定的总体死亡率高达 30.5%[1]。
然而，与 ORIF 组相比，PSO 组的随访期时间更
长（分别为 47 个月和 121 个月）。

O'Toole 等报道了 107 例患者，平均随访 4.4 年。
总体死亡率为 43%，采用 PSO 治疗的患者死亡率
最高达 67%[44]。原因是 PSO 多作为一般情况较

差和合并疾病较多患者的"抢救"手段[1,44]。

总体而言，伴发多种疾病的老年患者的 5 年
生存率为 80.9%（50%~95%）[1]。

18.7 假体置换

髋臼骨折合并股骨头软骨损伤或髋臼顶的粉
碎骨折给治疗带来了挑战[20,63,64,74,75]。术前存在
退行性关节改变的患者可以从初次关节置换中受
益[20,45,64,76,77,78]。手术时间可能较长，手术过程
会很困难。文献中的治疗建议不一[17,20,32,45,47,59,73~75,77,79~84]。特别是针对老年患者，活动受限与相关
疾病的风险显著相关。与一期髋关节置换相比，
二期手术将限制日常活动的时间加倍，从而导致
相关疾病的发病率和死亡率显著增加。

18.7.1 一期关节置换

髋臼骨折的关节假体置换过程复杂[63]。前
柱和后柱之间的完整性或稳定连接是获得最佳结
果的先决条件[45]。前后柱的固定保证臼杯稳定
并确保足够承重。手术入路的选择基于骨折形态。
Kocher-Langenbeck 入路为初次关节假体置换的最
佳手术入路，同时可进行后柱钢板固定，而单纯
通过前路进行骨折治疗和假体置换更具挑战性。

Chakravarty 等报道了通过后路手术结合 PSO
和初次全髋关节置换术（THA）的结果。与假体
置换联合前后路固定手术相比，失血量较低，平
均 700 mL（220~1 800 mL）[20]。

根据文献报道，骨折内固定术联合 THA 的术
中平均失血量为 1 100 mL（100~4 500 mL），平
均手术时间低于 4 h[63,64,75,76]。

存在髋臼粉碎骨折的情况下，如果没有足够的骨支撑来固定标准臼杯，则应考虑使用三层系统（例如 Burch-Schneider 环）[75]。可能需要自体或同种骨移植来支撑植入物[63,75,83]。另外，有研究报道了使用金属骨小梁植入物填充一期 THA 中的骨缺损[85]。最近的研究表明，使用多孔金属髋臼组件的有较好的短期随访结果[86]。

一期 THA 后神经损伤的发生概率取决于所选择的入路，并且与 ORIF 相当[4,11,12,14,20,58,63~65,75]。

术后并发症包括神经损伤、脱位、伤口感染、异位骨化，以及无菌和感染性松动[64]。异位骨化发生率主要取决于所选择的入路。在后路手术后，老年患者更容易出现异位骨化[3,12,15,17~23,31,40,44,48,59,63,65,73~75]。

一期 THA 的主要优点是可早期负重[18]。Sermon 等进行的一项对比研究报道显示，仅 58% 的患者在一期 THA 后（使用 Harris 髋关节评分）可获得优良的功能结果，而二期 THA 患者的优良率为 76%[71]。因此，一期 THA 的适应证范围较窄[63]。

总体而言，一期 THA 的结果令人鼓舞。Tidermark 等报道，Burch-Schneider 环联合自体骨移植后，尽管脱位率为 30%，但 60% 的患者获得良好效果[75]。基于 Harris 髋关节评分的功能结果优良，平均 84.6 分。

THA 联合骨折内固定术临床优良率较高。Mears 等报道 79% 的患者获得良好功能结果，但随着年龄的增长而变差[39]。Moushine 等观察到 87% 的臼杯移位没有其他松动迹象，并且报道了 94% 的优良率[87]。Boraiah 等报道了 81% 的优良率，没有臼杯松动的放射学表现[88]。

临床意义

骨折内固定联合 THA 并发症同单纯内固定相当，臼杯松动率较低（图 18.1）。主要适应证是累及负重区的髋臼粉碎骨折和伴股骨头损伤。

18.7.2 二期全髋关节置换

髋臼骨折后二期关节置换的适应证主要包括创伤后的髋关节炎或股骨头坏死[17,45,59,71,77,84]。

据报道，初期髋臼骨折内固定术后创伤性关节炎的发生率为 12%~57%[2,17,29,37,40,47,59,70,71]。老年患者中，该比例为 6%~31%[1,16,25,34,44,47,58,59]。

Zha 等确定了发生创伤后髋关节炎的风险因素[17]。

- 髋臼顶压缩（海鸥征[25]）。
- 涉及四边体。
- 股骨头软骨受损。
- 后壁的边缘压缩或粉碎。
- 髋关节后脱位。

Zhang 等观察到 85% 的髋臼后壁骨折患者有继发性创伤性关节炎改变[43]。其他作者也证实了这一风险因素[59,71]。

二期 THA 的术前计划特别重要，因为由于骨缺损引起骨性标志的变化，术中进行解剖学定位可能很困难[59]。

在经典退行性疾病中，通过骨盆正位片进行术前计划。对于创伤后髋关节炎，为了更好地定位和识别涉及的内固定材料，建议对骨盆进行 CT 扫描[45,59,71,73,77,84]。

由于骨缺损和创伤后情况各异，精确重建旋转中心可能很困难[59,73]。Ranawat 等报道，由于非解剖性恢复旋转中心，二期 THA 后的翻修率为 9%[59]。

其他并发症包括神经损伤、关节脱位、感染、异位骨化或无菌性松动。总体而言，髋臼骨折后二期 THA 后的并发症发生率升高[89]。

Sermon 等报道，121 例患者二期关节置换术后神经损伤率为 5%（4 例股神经，2 例坐骨神经）[71]。

据报道，术后假体脱位率高达 9%[17,45,59,71,77,84]。感染率高达 16%，慢性感染率高达 7%[71]。Ranawat 等报道感染率为 6%[59]，并且所有初期骨折内固定术后感染患者，尽管在二期 THA 之前

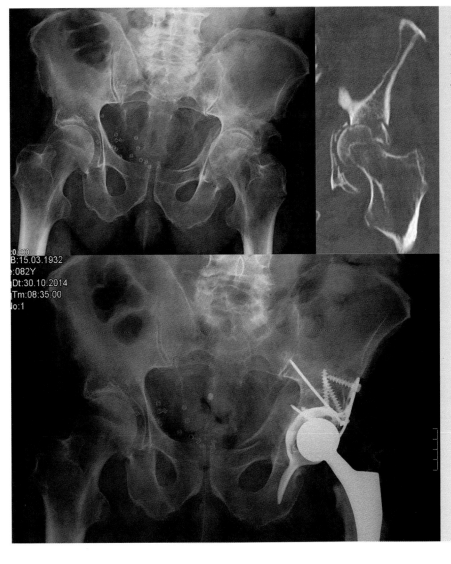

图18.1 73岁老年患者左侧髋臼骨折，伴有髋臼上缘压缩和股骨头损伤。一期行全髋关节置换手术，采用翻修臼杯和标准股骨柄假体

进行了无菌检查，但术后仍发生感染。

二期关节置换术后异位骨化率为 38%~58%[45,59,71,73,77,84]。异位骨化与前期骨折切开复位内固定术不相关[59,77]。

在 THA 后的前 10 年内，无菌性松动造成的翻修占 3%~13%[45,59,77,84]。早期的骨水泥假体无菌性松动率较高[80,84]。

目前没有足够的长期研究证实压配式植入假体的效果更佳[17,45,73,77,84]。

使用骨水泥臼杯组件，预期二次松动率为36%~40%，而伴有或不伴有髋臼缺损重建的非骨水泥杯具有更优异的临床结果[77,80,84]。

一般而言，与标准 THA 相比，髋臼骨折术后二期 THA 存活率降低[45,59,80,84,89]。除髋臼骨缺损外，由于骨折本身导致的骨内在张力的减少可能是造成存活率低的原因[26,73]。据报道，髋臼骨折后二期 THA 后的整体翻修率为 13%~41%[45,59,71,84]。

相比之下，采用 Harris 髋关节评分分析，髋臼骨折后创伤性髋关节炎的二期 THA 功能结果显著改善。

Ranawat 等报道 32 例患者，术前评分为 28 分，术后平均得分为 82 分[59]。Sermon 等报道，使用 Harris 髋关节评分，一期 THA 后仅 58% 的患者具有优良的功能结果，而 76% 的二期 THA 患者结果优良[71]。因此，必须谨慎评价一期关节置换的适应证[45]。Lizaur-Utrilla 等将创伤后和退行性关节置换术进行比较。两组术前 Harris 髋关节评分相近，而创伤后 THA 后患者的评分明显较差[73]。

临床意义

与经典的退行性 THA 相比，创伤后 THA 的存活率更低，但可以预期优良的短期结果（图 18.2）。非骨水泥白杯更适合，并且应该遵循 THA 翻修的原则。

18.8 总结

老年髋臼骨折的治疗要求很高，特别是伴有相关合并疾病的患者。前柱伴后半横形骨折是最常见的骨折类型。

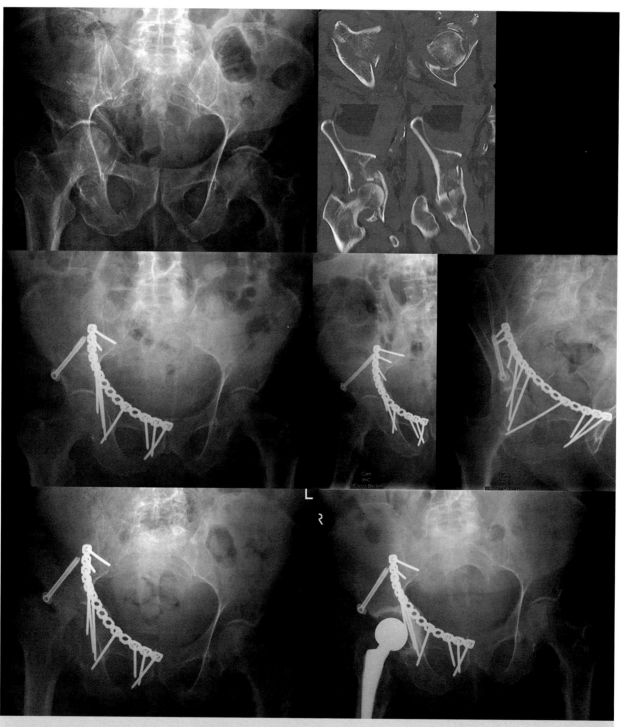

图18.2　右侧前柱伴后半横形骨折，髋臼顶压缩，采用髂腹股沟入路进行关节重建。在康复过程中，患者发生了严重的创伤后退行性变化，需要二期延迟行THA

骨质量的降低导致臼顶边缘压缩发生率并累及四边体。

患者的年龄对治疗决策起着重要作用。ORIF是治疗首选，即使在老年人中也是如此。骨盆内入路允许直视四边体部位骨折，并直视下解剖复位边缘压缩骨折。

在存在臼顶粉碎骨折或术前存在相关退行性疾病的情况下，如果合并疾病允许，应考虑一期THA。必须预期20%严重和40%轻微的并发症发生率。血管损伤并发症很常见。

相关创伤后退行性改变发生率为6%~31%。异位骨化不常见。可以预期功能结果优良，而老年患者1年内死亡率为16%。

参考文献

[1] Daurka JS, Pastides PS, Lewis A, Rickman M, Bircher MD. Acetabular fractures in patients aged >55 years: a systematic review of the literature. Bone Joint J. 2014; 96-B(2):157–163

[2] Ferguson TA, Patel R, Bhandari M, Matta JM. Fractures of the acetabulum in patients aged 60 years and older: an epidemiological and radiological study. J Bone Joint Surg Br. 2010; 92(2):250–257

[3] Fölsch C, Alwani MM, Jurow V, Stiletto R. [Surgical treatment of acetabulum fractures in the elderly. Osteosynthesis or endoprosthesis]. Unfallchirurg. 2015; 118(2):146–154

[4] Keller JM, Sciadini MF, Sinclair E, O'Toole RV. Geriatric trauma: demographics, injuries, and mortality. J Orthop Trauma. 2012; 26(9):e161–e165

[5] Laird A, Keating JF. Acetabular fractures: a 16-year prospective epidemiological study. J Bone Joint Surg Br. 2005; 87(7):969–973

[6] Sullivan MP, Baldwin KD, Donegan DJ, Mehta S, Ahn J. Geriatric fractures about the hip: divergent patterns in the proximal femur, acetabulum, and pelvis. Orthopedics. 2014; 37(3):151–157

[7] Mears DC. Surgical treatment of acetabular fractures in elderly patients with osteoporotic bone. J Am Acad Orthop Surg. 1999; 7(2):128–141

[8] Melton LJ , III, Sampson JM, Morrey BF, Ilstrup DM. Epidemiologic features of pelvic fractures. Clin Orthop Relat Res. 1981(155):43–47

[9] Ragnarsson B, Jacobsson B. Epidemiology of pelvic fractures in a Swedish county. Acta Orthop Scand. 1992; 63(3):297–300

[10] Culemann U, Holstein JH, Köhler D, et al. Different stabilisation techniques for typical acetabular fractures in the elderly–a biomechanical assessment. Injury. 2010; 41(4):405–410

[11] Gary JL, Paryavi E, Gibbons SD, et al. Effect of surgical treatment on mortality after acetabular fracture in the elderly: a multicenter study of 454 patients. J Orthop Trauma. 2015; 29(4):202–208

[12] Li YL, Tang YY. Displaced acetabular fractures in the elderly: results after open reduction and internal fixation. Injury. 2014; 45(12):1908–1913

[13] Bible JE, Wegner A, McClure DJ, et al. One-year mortality after acetabular fractures in elderly patients presenting to a level-1 trauma center. J Orthop Trauma. 2014; 28(3):154–159

[14] Carroll EA, Huber FG, Goldman AT, et al. Treatment of acetabular fractures in an older population. J Orthop Trauma. 2010; 24(10):637–644

[15] Enocson A, Blomfeldt R. Acetabular fractures in the elderly treated with a primary Burch-Schneider reinforcement ring, autologous bone graft, and a total hip arthroplasty: a prospective study with a 4-year follow-up. J Orthop Trauma. 2014; 28(6):330–337

[16] Jeffcoat DM, Carroll EA, Huber FG, et al. Operative treatment of acetabular fractures in an older population through a limited ilioinguinal approach. J Orthop Trauma. 2012; 26(5):284–289

[17] Zha GC, Sun JY, Dong SJ. Predictors of clinical outcomes after surgical treatment of displaced acetabular fractures in the elderly. J Orthop Res. 2013; 31(4):588–595

[18] Rickman M, Young J, Trompeter A, Pearce R, Hamilton M. Managing acetabular fractures in the elderly with fixation and primary arthroplasty: aiming for early weightbearing. Clin Orthop Relat Res. 2014; 472(11):3375–3382

[19] Bastian JD, Tannast M, Siebenrock KA, Keel MJ. Mid-term results in relation to age and analysis of predictive

factors after fixation of acetabular fractures using the modified Stoppa approach. Injury. 2013; 44(12):1793–1798

[20] Chakravarty R, Toossi N, Katsman A, Cerynik DL, Harding SP, Johanson NA. Percutaneous column fixation and total hip arthroplasty for the treatment of acute acetabular fracture in the elderly. J Arthroplasty. 2014; 29(4):817–821

[21] Dunet B, Tournier C, Billaud A, Lavoinne N, Fabre T, Durandeau A. Acetabular fracture: long-term follow-up and factors associated with secondary implantation of total hip arthroplasty. Orthop Traumatol Surg Res. 2013; 99(3):281–290

[22] Kazemi N, Archdeacon MT. Immediate full weightbearing after percutaneous fixation of anterior column acetabulum fractures. J Orthop Trauma. 2012; 26(2):73–79

[23] Laflamme GY, Hebert-Davies J, Rouleau D, Benoit B, Leduc S. Internal fixation of osteopenic acetabular fractures involving the quadrilateral plate. Injury. 2011; 42(10):1130–1134

[24] Alost T, Waldrop RD. Profile of geriatric pelvic fractures presenting to the emergency department. Am J Emerg Med. 1997; 15(6):576–578

[25] Anglen JO, Burd TA, Hendricks KJ, Harrison P. The "Gull Sign": a harbinger of failure for internal fixation of geriatric acetabular fractures. J Orthop Trauma. 2003; 17(9):625–634

[26] Gänsslen A. [Biomechanical principles for treatment of osteoporotic fractures of the pelvis]. Unfallchirurg. 2010; 113(4):272–280

[27] Hill BW, Switzer JA, Cole PA. Management of high-energy acetabular fractures in the elderly individuals: a current review. Geriatr Orthop Surg Rehabil. 2012; 3(3):95–106

[28] Pagenkopf E, Grose A, Partal G, Helfet DL. Acetabular fractures in the elderly: treatment recommendations. HSS J. 2006; 2(2):161–171

[29] Letournel E, Judet R. Fractures of the Acetabulum. 2nd ed. New York: Springer-Verlag; 1993

[30] Miller AN, Prasarn ML, Lorich DG, Helfet DL. The radiological evaluation of acetabular fractures in the elderly. J Bone Joint Surg Br. 2010; 92(4):560–564

[31] Guerado E, Cano JR, Cruz E. Fractures of the acetabulum in elderly patients: an update. Injury. 2012; 43 Suppl 2:S33–S41

[32] Jouffroy P, Bone and Joint Trauma Study Group (GETRAUM). Indications and technical challenges of total hip arthroplasty in the elderly after acetabular fracture. Orthop Traumatol Surg Res. 2014; 100(2):193–197

[33] Ochs BG, Marintschev I, Hoyer H, et al. Changes in the treatment of acetabular fractures over 15 years: Analysis of 1266 cases treated by the German Pelvic Multicentre Study Group (DAO/DGU). Injury. 2010; 41(8):839–851

[34] Casstevens C, Archdeacon MT, d'Heurle A, Finnan R. Intrapelvic reduction and buttress screw stabilization of dome impaction of the acetabulum: a technical trick. J Orthop Trauma. 2014; 28(6):e133–e137

[35] Collinge CA, Lebus GF. Techniques for reduction of the quadrilateral surface and dome impaction when using the anterior intrapelvic (modified Stoppa) approach. J Orthop Trauma. 2015; 29 Suppl 2:S20–S24

[36] Laflamme GY, Hebert-Davies J. Direct reduction technique for superomedial dome impaction in geriatric acetabular fractures. J Orthop Trauma. 2014; 28(2):e39–e43

[37] Judet R, Judet J, Letournel E. Fractures of the Acetabulum: Classification and Surgical Approaches for Open Reduction. Preliminary Report. J Bone Joint Surg Am. 1964; 46:1615–1646

[38] Matta JM. Operative treatment of acetabular fractures through the ilioinguinal approach: a 10-year perspective. J Orthop Trauma. 2006; 20(1) Suppl:S20–S29

[39] Mears DC, Velyvis JH. Acute total hip arthroplasty for selected displaced acetabular fractures: two to twelve-year results. J Bone Joint Surg Am. 2002; 84-A(1):1–9

[40] Spencer RF. Acetabular fractures in older patients. J Bone Joint Surg Br. 1989; 71(5):774–776

[41] Vanderschot P. Treatment options of pelvic and acetabular fractures in patients with osteoporotic bone. Injury. 2007; 38(4):497–508

[42] Matta JM, Letournel E, Browner BD. Surgical management of acetabular fractures. Instr Course Lect. 1986; 35:382–397

[43] Zhang L, Zhou Y, Li Y, Xu H, Guo X, Zhou Y. Total hip arthroplasty for failed treatment of acetabular fractures: a 5-year follow-up study. J Arthroplasty. 2011; 26(8):1189–1193

[44] O'Toole RV, Hui E, Chandra A, Nascone JW. How often does open reduction and internal fixation of geriatric acetabular fractures lead to hip arthroplasty? J Orthop Trauma. 2014; 28(3):148–153

[45] Berry DJ. Total hip arthroplasty following acetabular fracture. Orthopedics. 1999; 22(9):837–839

[46] Strauss E. Management of acetabular fractures in the elderly. Bull Hosp Jt Dis. 2004; 62(1–2):47–52

[47] Schnaser E, Scarcella NR, Vallier HA. Acetabular fractures converted to total hip arthroplasties in the elderly: how does function compare to primary total hip arthroplasty? J Orthop Trauma. 2014; 28(12):694–699

[48] Gary JL, VanHal M, Gibbons SD, Reinert CM, Starr AJ. Functional outcomes in elderly patients with acetabular fractures treated with minimally invasive reduction and percutaneous fixation. J Orthop Trauma. 2012; 26(5):278–283

[49] Mouhsine E, Garofalo R, Borens O, et al. Percutaneous retrograde screwing for stabilisation of acetabular fractures. Injury. 2005; 36(11):1330–1336

[50] Murphy D, Kaliszer M, Rice J, McElwain JP. Outcome after acetabular fracture. Prognostic factors and their inter-relationships. Injury. 2003; 34(7):512–517

[51] Matta JM, Anderson LM, Epstein HC, Hendricks P. Fractures of the acetabulum. A retrospective analysis. Clin Orthop Relat Res. 1986(205):230–240

[52] Toro JB, Hierholzer C, Helfet DL. Acetabular fractures in the elderly. Bull Hosp Jt Dis. 2004; 62(1–2):53–57

[53] Gänsslen A, Hildebrand F, Krettek C. Conservative treatment of acetabular both column fractures: does the concept of secondary congruence work? Acta Chir Orthop Traumatol Cech. 2012; 79(5):411–415

[54] Matta JM. Fractures of the acetabulum: accuracy of reduction and clinical results in patients managed operatively within three weeks after the injury. J Bone Joint Surg Am. 1996; 78(11):1632–1645

[55] Archdeacon MT. Comparison of the ilioinguinal approach and the anterior intrapelvic approaches for open reduction and internal fixation of the acetabulum. J Orthop Trauma. 2015; 29 Suppl 2:S6–S9

[56] Gänsslen A, Frink M, Hildebrand F, Krettek C. Both column fractures of the acetabulum: epidemiology, operative management and long-term-results. Acta Chir Orthop Traumatol Cech. 2012; 79(2):107–113

[57] Tosounidis G, Culemann U, Bauer M, et al. [Acetabular fractures in the elderly. Outcome of open reduction and internal fixation]. Unfallchirurg. 2011; 114(8):655–662

[58] Helfet DL, Borrelli J , Jr, DiPasquale T, Sanders R. Stabilization of acetabular fractures in elderly patients. J Bone Joint Surg Am. 1992; 74(5):753–765

[59] Ranawat A, Zelken J, Helfet D, Buly R. Total hip arthroplasty for posttraumatic arthritis after acetabular fracture. J Arthroplasty. 2009; 24(5):759–767

[60] Gay SB, Sistrom C, Wang GJ, et al. Percutaneous screw fixation of acetabular fractures with CT guidance: preliminary results of a new technique. AJR Am J Roentgenol. 1992; 158(4):819–822

[61] Starr AJ, Reinert CM, Jones AL. Percutaneous fixation of the columns of the acetabulum: a new technique. J Orthop Trauma. 1998; 12(1):51–58

[62] König B, Khodadadyan C, Schäffler A, Pflugmacher R, Stöckle U. [Percutaneously navigated balloon fracture reduction in a displaced acetabular fracture]. Unfallchirurg. 2007; 110(12):1072–1075

[63] De Bellis UG, Legnani C, Calori GM. Acute total hip replacement for acetabular fractures: a systematic review of the literature. Injury. 2014; 45(2):356–361

[64] Herscovici D , Jr, Lindvall E, Bolhofner B, Scaduto JM. The combined hip procedure: open reduction internal fixation combined with total hip arthroplasty for the management of acetabular fractures in the elderly. J Orthop Trauma. 2010; 24(5):291–296

[65] Meena UK, Tripathy SK, Sen RK, Aggarwal S, Behera P. Predictors of postoperative outcome for acetabular fractures. Orthop Traumatol Surg Res. 2013; 99(8):929–935

[66] Shazar N, Eshed I, Ackshota N, Hershkovich O, Khazanov A, Herman A. Comparison of acetabular fracture reduction quality by the ilioinguinal or the anterior intrapelvic (modified Rives-Stoppa) surgical approaches. J Orthop

Trauma. 2014; 28(6):313–319

[67] Schäffler A, Döbele S, Stuby F, et al. [A new anatomical wing plate for osteoporotic acetabular fractures: biomechanical testing and first clinical experience]. Z Orthop Unfall. 2014; 152(1):26–32

[68] White G, Kanakaris NK, Faour O, Valverde JA, Martin MA, Giannoudis PV. Quadrilateral plate fractures of the acetabulum: an update. Injury. 2013; 44(2):159–167

[69] D'Imporzano M, Liuni FM, Tarantino U. Acetabular fragility fractures in elderly patients. Aging Clin Exp Res. 2011; 23(2) Suppl:71–73

[70] Borg T, Hailer NP. Outcome 5 years after surgical treatment of acetabular fractures: a prospective clinical and radiographic follow-up of 101 patients. Arch Orthop Trauma Surg. 2015; 135(2):227–233

[71] Sermon A, Broos P, Vanderschot P. Total hip replacement for acetabular fractures. Results in 121 patients operated between 1983 and 2003. Injury. 2008; 39(8):914–921

[72] Guerado E, Cano JR, Cruz E. Occult acetabular fracture in elderly patients. Open Orthop J. 2012; 6:582–586

[73] Lizaur-Utrilla A, Sanz-Reig J, Serna-Berna R. Cementless acetabular reconstruction after acetabular fracture: a prospective, matched-cohort study. J Trauma Acute Care Surg. 2012; 73(1):232–238

[74] Malhotra R, Singh DP, Jain V, Kumar V, Singh R. Acute total hip arthroplasty in acetabular fractures in the elderly using the Octopus System: mid term to long term follow-up. J Arthroplasty. 2013; 28(6):1005–1009

[75] Tidermark J, Blomfeldt R, Ponzer S, Söderqvist A, Törnkvist H. Primary total hip arthroplasty with a Burch-Schneider antiprotrusion cage and autologous bone grafting for acetabular fractures in elderly patients. J Orthop Trauma. 2003; 17(3):193–197

[76] Beaulé PE, Griffin DB, Matta JM. The Levine anterior approach for total hip replacement as the treatment for an acute acetabular fracture. J Orthop Trauma. 2004; 18(9):623–629

[77] Bellabarba C, Berger RA, Bentley CD, et al. Cementless acetabular reconstruction after acetabular fracture. J Bone Joint Surg Am. 2001; 83-A(6):868–876

[78] Henry PD, Kreder HJ, Jenkinson RJ. The osteoporotic acetabular fracture. Orthop Clin North Am. 2013; 44(2):201–215

[79] Mouhsine E, Garofalo R, Borens O, et al. Acute total hip arthroplasty for acetabular fractures in the elderly: 11 patients followed for 2 years. Acta Orthop Scand. 2002; 73(6):615–618

[80] Romness DW, Lewallen DG. Total hip arthroplasty after fracture of the acetabulum. Long-term results. J Bone Joint Surg Br. 1990; 72(5):761–764

[81] Saxer F, Studer P, Jakob M. [Open stabilization and primary hip arthroplasty in geriatric patients with acetabular fractures: combination of minimally invasive techniques]. Unfallchirurg. 2011; 114(12):1122–1127

[82] Sierra RJ, Mabry TM, Sems SA, Berry DJ. Acetabular fractures: the role of total hip replacement. Bone Joint J. 2013; 95-B(11) Suppl A:11–16

[83] Wang ZM, Sun HZ, Wang AM, et al. Primary total hip arthroplasty for acetabular fracture. Chin J Traumatol. 2006; 9(6):341–344

[84] Weber M, Berry DJ, Harmsen WS. Total hip arthroplasty after operative treatment of an acetabular fracture. J Bone Joint Surg Am. 1998; 80(9):1295–1305

[85] Chana-Rodríguez F, Villanueva-Martínez M, Rojo-Manaute J, Sanz-Ruíz P, Vaquero-Martín J. Cup-cage construct for acute fractures of the acetabulum, re-defining indications. Injury. 2012; 43 Suppl 2:S28–S32

[86] Yuan BJ, Lewallen DG, Hanssen AD. Porous metal acetabular components have a low rate of mechanical failure in THA after operatively treated acetabular fracture. Clin Orthop Relat Res. 2015; 473(2):536–542

[87] Mouhsine E, Garofalo R, Borens O, Blanc CH, Wettstein M, Leyvraz PF. Cable fixation and early total hip arthroplasty in the treatment of acetabular fractures in elderly patients. J Arthroplasty. 2004; 19(3):344–348

[88] Boraiah S, Ragsdale M, Achor T, Zelicof S, Asprinio DE. Open reduction internal fixation and primary total hip arthroplasty of selected acetabular fractures. J Orthop Trauma. 2009; 23(4):243–248

[89] Morison Z, Moojen DJ, Nauth A, et al. Total Hip Arthroplasty After Acetabular Fracture Is Associated With Lower Survivorship and More Complications. Clin Orthop Relat Res. 2016; 474(2):392–398

19 儿童髋臼骨折

19.1 流行病学

儿童髋臼或 Y 形软骨损伤较为少见[1~16]，诊断和治疗相对不一，因此，大多数早期文献仅是病例报道[10,17~20]。

总体而言，据报道，儿童髋臼损伤发生率占儿童骨折的 0.03%~0.3%[1,16]，占儿童骨盆骨折的 3.5%~20.4%[1~13,15,21~23]。

Y 形软骨损伤更为少见[3,17,18,24]。

19.2 解剖特征

儿童骨盆与成人骨盆明显不同。盆骨不易碎，并覆盖有厚厚的骨膜。此外，韧带较强并且存在生长中心，其与骶髂关节（SI）和耻骨联合一起明显增加了暴力吸收能力。

儿童骨骼更易变形，并且由于软骨的存在，在骨折发生之前可以吸收更多的能量[25]。因此，需要更大能量才能导致骨折，并且即使在骨折发生之后，能量也可以转移到骨盆内脏[25,26]。由于这种弹性，盆腔内脏没有得到足够保护，甚至在没有骨盆骨折或脱位的情况下也可能发生盆腔内器官的损伤[26]。

总体而言，髋臼（Y 形软骨）损伤往往更稳定，因为有较厚的骨膜限制了骨折的移位。

不断生长的髋臼包括 3 个主要的骨化中心：耻骨、坐骨和髂骨中心。汇聚在 Y 形软骨复合体内[14,20]，通常在 16~18 岁时融合[20]。

Poinsettia 详细描述了儿童髋关节的发育及髋臼生长板的定位和组织学特征[27]。

生长板位于 3 块盆骨之间。由内侧 3 块盆骨之间凸起的非关节部分（Y 形软骨）和外侧杯状（马蹄形）髋臼透明软骨组成。髂骨和坐骨直接连接，而上方的耻骨通过厚软骨层与二者分开。该复合物的大约 2/3 属于后一种软骨部分[3,27]。

生长板的最大细胞库位于髂骨与坐骨相连的凸缘中[3,27,28]，因此，这部分受损可能导致生长障碍。纵向生长（高度、体积）、横向生长（深度）和部分骨膜生长由该复合体完成[14]，而股骨头促进髋臼同心度的发展[3,20,27]。

髋臼的凸缘内形成了数个二级骨化中心。髋臼骨骺是耻骨上支的最常见骨骺，主要形成髋臼前壁。其从 8 岁开始生长，至 15 岁时融合[14,27]。近端骨骺在 8~9 岁生长，至 18 岁融合，而坐骨骨骺在 9 岁~10 岁形成[3,20,27]。

Y 形软骨向近端和后部连接到真正的髋臼软骨（图 19.1）。

19.3 损伤机制

小儿骨盆骨折的损伤机制与成人相似。但是，骨折类型有着显著差异。侧向压力通常导致成人骨盆环不稳定，同样的机制导致儿童髋臼骨折[10]。沿着股骨颈到髋臼的作用力产生的骨折类型[29]，取决于髋关节位置[29,30]。

大多数儿童髋臼损伤是高能量创伤的结果[30]，而 Y 形软骨损伤通常是由直接损伤引起的[2,3,14,28,31,32]。

主要损伤机制是机动车事故[32,33]。更复杂的损伤机制可导致骨盆环和 Y 形软骨的联合损伤[34]。

与成人骨折一样，通过股骨颈和股骨头到髋臼侧方暴力可导致髋臼损伤或骨折[10,29,30]。

19.4 合并伤

儿童髋臼骨折通常伴有骨盆环损伤、股骨近端或股骨干骨折和合并头部创伤，甚至可合并多

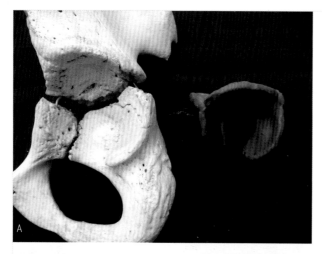

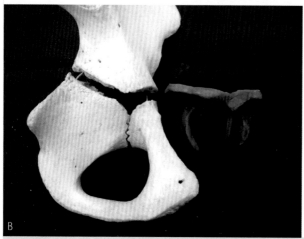

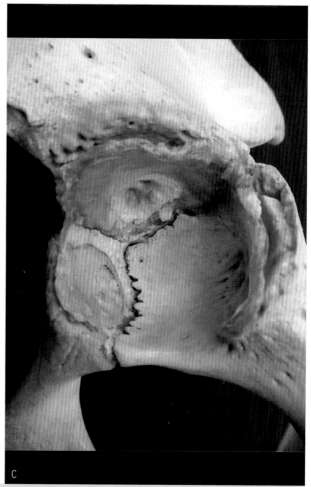

图19.1　7~8岁儿童髋臼生长板和相应骨骼的解剖结构。用橡皮泥模拟Y形软骨，从侧面（A）和内侧（B）显示，髋臼腔显示前、上、后软骨部分（C）

发伤[23,35,36]。

来自德国骨盆创伤登记处的数据显示，多发伤的发生率约为40%，平均伤害严重程度评分（ISS）为16.4分[23]。

合并骨盆环损伤发生率高达58.6%，并且可发生股骨头脱位[24,35]。股骨头脱位的发生导致长期预后不佳[37]。Y形软骨损伤和股骨头的创伤性骨骺损伤可能联合存在[38]。此外，髋臼骨折被视为严重大出血的标志[12,19]。

临床意义

由于儿童骨骼的解剖学和生物力学差异，合并伤发生的概率是成人的2倍[39]。

19.5 诊断

临床评估通常与成人髋臼骨折没有差别，但必须关注可能伴随的盆腔内脏损伤[39]。除了彻底体检外，还必须进行骨盆稳定性测试和盆腔脏器出口检查。股骨近端区域的软组织和骨损伤应着重检查[33,36]。

幼儿创伤性髋臼的放射学评估通常很困难[28,31,40]。前后位（AP）骨盆X射线检查是必须的，即使在此单一视图中，很多骨折被漏诊。髋臼骨骺可能使髋臼骨折的诊断变得更复杂[26,41,42]。

建议在创伤后2~4周进行X线随访，以发现髋臼损伤引发的继发性骨膜反应[9]（图19.2）。

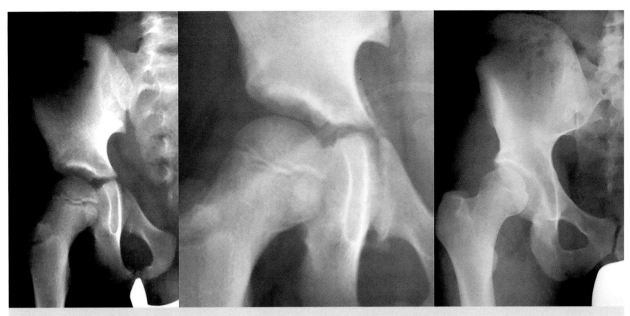

图19.2　Y形软骨损伤，4周后发生骨膜反应，最终发展为髋臼发育不良

骨盆倾斜片（Judet 视图）和入口、出口片可以明确对 Y 形软骨损伤的诊断。MRI 或 CT 扫描对诊断有利[35]。

髋臼骨折的经典 X 线征象如下[40]。

- 生长板移位。
- 髂髂关节线中断。
- 关节腔内积液。
- 胶囊征。
- 泪滴不对称。

超声检查用于检测关节腔内积液的价值尚不清楚。

文献资料显示，仅通过初期 X 线检查，漏诊率高达 22%~80%[3,33,43,44]。因此，对所有疑似髋臼损伤的病例，建议进行 CT 扫描[24,30,34,40,45,46]。更为重要的是动态检测骨软骨损伤[45]。

建议在所有诊断不明确的情况下进行 MRI 检查，例如临床怀疑有盂唇倒置、关节内骨软骨碎片、Y 形软骨闭合[47]。麻醉不是 MRI 评估的禁忌证[35]。

对于长期评估，建议采用 X 线随访，以便监测发育异常[48]。另外，也有学者提出采用 MRI 评估进行随访检查。

19.6 分型

许多学者报道了儿童髋臼损伤的分类标准[20,30,49]。Bucholz 提出的髋臼损伤分类最为常用[3]。这种分类评估了损伤与 Y 形软骨的关系。与 Salter-Harris 分类相似，划分了 3 种损伤类型。

- Ⅰ型：Y 形软骨的骨骺分离。
- Ⅱ型：带有干骺端骨块的骨骺分离。
- Ⅴ型：对生长板的挤压伤。

Letournel 的髋臼骨折分型临床上较少应用[50]。根据 Letournel 分型，Heeg 等对 23 例 17 岁以下髋臼骨折患者中的 17 例进行了分类[33]。其余 6 例根据 Bucholz 分型进行分类[3]。Letournel 分型通常不适用与儿童髋臼损伤，但在青少年组（12~14 岁）中，许多骨折可以用该分类系统进行分类[3,29,50]。

伴或不伴干骺端受累的 Y 形软骨损伤可以由作用在坐骨、耻骨或股骨近端的剪切力引起。此为最常见的损伤类型[51-53]，并且在大多数情况下不影响正常生长，具有相对良好的预后[3,54]。通常，可以观察到骨盆环损伤[2]。第二种涉及 Y 形软骨的挤压损伤（Salter Ⅴ 型）预后不良，有内侧骨桥产生，导致发生骨骺过早闭合的风险。

其他髋臼损伤分类主要分为4个亚组[20,30,49]。Alpar分类为：稳定无移位骨折、不稳定骨折、移位骨折和中央型骨折脱位[30]。Heiss分类为髋臼顶骨折、髋臼底骨折、髋臼缘骨折和中央型骨折脱位[49]。Watts的分类与Alpar相似，进一步将中央型骨折脱位细分为两个亚型[20]。

19.7 治疗

儿童髋臼损伤的主要治疗目标是绝对解剖复位、关节匹配，并且对Y形软骨的血供无损害[20,48]。

一直以来，保守治疗是儿童髋臼骨折的推荐治疗选择[2,49,55]。保守治疗选择包括功能性石膏固定或牵引疗法。对于稳定未移位的骨折，卧床休息，早期理疗，1周后即可部分负重；对于不稳定的移位骨折，建议进行为期6周的牵引治疗，然后再进行非负重6周[30]。有学者推荐髁上牵引3~4周，然后卧床休息2~4周[48,56]，对于稳定的骨折类型亦可应用骨盆支具3~4周[53]。

总之，采用闭合的保守治疗进行完美复位很困难，而且往往无法实现[33]。

根据目前的标准，保守治疗仅适用于稳定和未移位的髋臼骨折（间隙 <2 mm，无台阶，需要相应CT或MRI诊断）[35]。因此，当通过闭合方法不能解剖复位或者骨折不稳定、移位时，需要进行手术治疗[20,28,30,33,48,51~53,55~58]。

儿童髋臼损伤手术指征如下[3,20,28,30,33,48,51~53,57,58]：

• 关节负重区骨折移位 > 2 mm。

• 髋关节不稳定。

• 后壁骨折涉及超过50%的关节面。

• 关节内骨块。

德国骨盆创伤登记处近期的研究中，仅1.5%的儿童髋臼骨折接受手术治疗[23]，其他学者报道的骨折手术率为15%~45%[4,12,44,58]。

手术治疗方案包括：可吸收的经骨缝合术[48]、单纯螺钉固定术、克氏针固定或钢板固定术[30,33,44,48,49,51,53,56,59]。此外，文献报道了1例14岁患儿采用CT引导下经皮固定[60]。

Heeg等报道切开复位内固定后骨折解剖复位率为81.3%[34]。

术后，建议非负重4~8周[51,53]或使用额外牵引[33]。Von Laer建议，是否进一步负重取决于临床耐受程度（疼痛）[53]。然而，Heeg允许术后6周部分负重，术后3个月完全负重[33]。

尽管如此，手术治疗应该包括"稀疏"内固定以避免髋臼发育不良[48,56]。

对于10~12岁以下儿童，Slongo建议采用髂腹股沟入路或Smith-Peterson入路间接复位髋臼前部损伤[35]，并指出可能存在骨畸形。缺少使用骨盆内入路的经验。对于主要为后方的髋臼损伤，6~8岁以下儿童建议采用经后方入路的髋关节脱位技术，8~10岁以上儿童建议进行经典的髋关节脱位伴转子截骨术[35]。植入物选择基于年龄和骨折部位。

德国骨盆创伤登记处报道的6例患儿中，4例采用后方钢板内固定术，2例采用经皮螺钉内固定术[23]。

然而，多数儿童髋臼骨折可以保守治疗。对于严重移位的骨折以及无法实现闭合复位时，建议开放复位[61]。

临床意义

尽管有关手术治疗的推荐越来越多，但尚未建立标准化治疗方案。

19.8 长期结果

19.8.1 死亡率

仅一项研究报道了儿童髋臼损伤后死亡率的数据。据报道，死亡率低至1.5%[6]。

19.8.2 结果

只有少数研究关注儿童髋臼损伤的长期结

果[3,17,18,28,34,36,37,62]。

Heeg 等对儿童髋臼损伤进行了详细的分析[24,32-34]。

首先，他们报道了创伤后平均随访 8 年的 6 例患者。放射学检查发现 Salter-Harris Ⅰ 型或Ⅱ型损伤，未观察到生长障碍，并且报道了优异的功能结果。2 例 Ⅴ 型损伤发生髋臼发育不良并最终手术矫正[34]。在对 23 例儿童髋臼损伤患者进行的进一步分析中，根据 Harris 髋关节评分分析临床和放射学结果，结果显示，保守治疗的结果令人满意。Salter-Harris Ⅴ 型损伤治疗效果不佳。总之，髋臼骨折位移小于 2 mm、稳定的后方骨折脱位和 Salter-Harris Ⅰ 型、Ⅱ 型 Y 形软骨损伤患儿治疗效果更好。Ⅴ 型 Y 形软骨损伤和粉碎性骨折患儿的随访结果不佳。总的来说，功能结果优于放射学结果[33]。

最近，Heeg 在一项多中心研究中分析了 29 例 16 岁以下髋臼骨折患儿[24]。其中 10 例是青少年（15 或 16 岁），7 例通过切开复位内固定治疗，5 例接受手术治疗，其中 2 例有后遗症（股骨头缺血性坏死和髋关节强直）。非手术组未报道髋臼特异性生长障碍。

Stäubli 等对 8 例儿童髋臼骨折患儿进行 20 年的随访，发现 50% 患儿形成骨桥并导致中度或重度髋臼发育不良[36]。

临床意义

儿童髋臼骨折的治疗趋势越来越积极，但长期治疗结果仍未可知。

19.8.3 预后

文献报道的儿童髋臼损伤晚期后遗症如下。

- 创 伤 后 髋 臼 发 育 不 良[2,3,18,28,30-32,36,42,48,51,52,56,62,63]。

- 创伤后股骨头坏死[30,31,37]。

- 下肢不等长[2]。

- 创伤后关节病[37,42]。

- 髋关节强直[19]。

髋臼损伤后的主要风险是发生髋臼发育不良（图 19.3）。Y 形软骨严重损伤可导致其过早闭合引发髋臼发育不良，约占髋臼骨折患者的 5%（0~11%）[28,34]。

据报道，未成年髋臼骨折患者中，Y 形软骨过早闭合或继发性髋臼发育不良率约为 31%（0~55%）[3,9,10,13,21,24]。

由小的骨性或软骨碎片引起的关节周围骨化、软骨血管损伤[3]、Y 形软骨形成骨桥[36] 或血肿骨化[18] 可能是髋臼发育不良的病因，但真实过程仍不清楚。目前的数据仅来自实验研究。在动物实验模型中，Y 形软骨的部分融合导致与年龄相关的髋臼发育不良[17,64,65]。髂骨和耻骨融合仅导致轻微生长障碍，而髂骨与坐骨的融合导

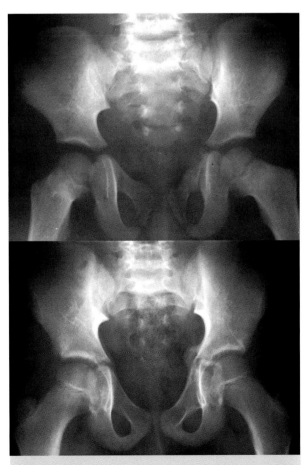

图19.3 Salter-Harris Ⅱ型损伤后髂耻生长板上的骨桥

致发育异常的概率为100%[64]。部分学者通过临床观察证实了这些实验结果[18,28,31,43]。

创伤后髋臼发育不良的典型影像学表现如下[28,40]。

- 骨盆不对称。
- 扁平髋（髋臼发育不良伴较小股骨头）。
- 股骨头外侧半脱位。
- 泪滴/四边体板横向延伸和增宽[3]。
- 关节不匹配。
- CE角减小。
- 股骨近端的生长障碍[3,62]。

此外，还包括髋臼扁平伴内侧壁增厚、股骨头半脱位[3]，髋臼扁平伴髋臼窝增厚、股骨头覆盖不良[48]，内侧髋臼壁增厚合并半骨盆发育不良和（或）股骨头半脱位[63]，形成股骨近端的膨大或其他生长障碍[3,62]。

Y形软骨损伤到髋臼发育不良的平均间隔为12.4年[36]。

有症状的创伤后发育不良手术治疗包括髋臼周围截骨或（和）股骨转子间截骨术[3,28,31,36,40,48,56]。为了尽早发现并发症，建议每年对骨盆进行X线评估，直至成年[39,51]。

关于其他并发症，尤其是治疗的文献报道很少。最近，文献报道了1例髋臼骨折部位发生继发性骨关节炎并且在25岁时进行了髋关节表面置换术的患者[66]。

另外，可以通过切除骨桥而避免畸形加重[67,68]。

19.9 结果

1972—2004年，我们收治了18例儿童髋臼损伤患儿（年龄最大14岁）。

其中，10例为男孩，8例女孩，平均年龄为9岁（2~14岁）；76%的儿童为行走时受到汽车（8例）或骑车人员（4例）的撞击而受伤。5例为乘车伤，1例遭遇铁路交通事故。除2例外，其他患儿均为多发伤，平均ISS为20.3分（9~41分）。

下肢合并伤占60%。上肢（3例）、胸部（5例），腹部（3例）和脊柱（1例）损伤较少。2例为复杂骨盆创伤[69]伴有尿道破裂；11例伴有骨盆环损伤。

6例存在髋臼骨折，12例髋臼生长板受损。

根据Letournel分类，横形骨折2例，T形骨折1例，后壁骨折3例。此6例患者均大于10岁。

另外12例患儿中，9例为单纯骨骺分离，3例为Salter-Harris II型损伤（骨骺骨折脱位）[54]。

根据AO/OTA骨盆环损伤分类标准[70]，1例为稳定的A型损伤（耻骨骨折），4例为B型损伤（3例开书样损伤，1例侧向压缩），6例为C型损伤（5例骶髂关节脱位，1例经髂骨骨折脱位）。

所有患儿均进行骨盆前后位X线片检查。3例接受斜位片检查，2例接受CT检查。

由于严重胸部创伤，1例患儿在创伤后2天死亡。

15例患儿接受保守治疗，包括卧床休息和疼痛耐受性负重。3例患儿接受切开复位内固定术（ORIF）。其中2例（分别为5岁和14岁）伴有后壁骨折，使用克氏针或螺钉内固定治疗。年龄较小患儿的克氏针在手术3个月后移除。1例生长板闭合的14岁髋臼横形骨折患儿接受逆行耻骨上支螺钉内固定术。4例患儿的骨盆环损伤均进行稳定。

17例患儿中，13例接受了至少2年的随访，5例（39%）没有任何不适，7例有轻度腹股沟疼痛，1例初期漏诊的髋臼骨折出现中度腹股沟疼痛。总体而言，92%患儿伴可接受的疼痛。

除1例患儿之外，所有患儿伤侧与健侧髋关节相比具有相同的髋关节活动范围。1例创伤后髋臼发育不良患儿有50%的活动限制（Merle d'Aubigné得分为16分）。其余患儿根据Merle d'Aubigné评分[71]，6例18分，4例17分。1例双侧髋臼损伤患儿的Merle d'Aubigné评分分别为

16 分和 17 分。另 1 例严重颅脑损伤后偏瘫患儿髋关节活动受限（Merle d'Aubigné 评分 11 分）。

未观察到肢体不等长超过 1cm 或创伤后神经损伤。严重颅脑损伤患儿残留尿失禁。

根据德国骨盆创伤登记处的评分对本组患儿长期临床结果进行评价[72,73]，5 例为优，4 例为良，1 例为中，1 例为差。2 例结果不良的原因为头部损伤和创伤后发育不良。

所有患儿均恢复日常生活，11 例患儿完全恢复运动和休闲活动。所有患儿都接受正规的学校教育或专业培训。

影像学方面，仅 5 例患儿髋关节发育正常（2 例 Salter-Harris I 型，1 例 Salter-Harris II 型，2 例横形骨折）。其余 8 例患儿有以下变化。

- 4 例创伤后髋臼发育不良，其中 2 例在初始评估期间漏诊了髋臼损伤，2 例患儿均出现典型的髋臼发育不良征象，股骨头外移，内侧壁增宽，另外 2 例患儿出现腹股沟轻度到中度疼痛，伴有轻度发育不良，泪滴增宽或轻微的股骨头外移。
- 1 例 Salter-Harris I 型损伤患儿出现髋关节头臼不匹配。
- 1 例 14 岁髋臼后壁骨折女性患儿螺钉内固定术后出现中度关节炎，影像学检查显示存在股骨头骨赘，但没有关节间隙变窄。
- 2 例 Salter-Harris I 型损伤患儿髋关节生长板上形成骨桥（图 19.3）。没有临床症状。

重新评估发现：13 例患儿中，6 例在初步评估期间漏诊了髋臼损伤。其中 5 例为 Salter-Harris I 型损伤，1 例为单纯骨骺滑脱。其中 1 例患儿出现临床症状。

总体而言，即使发生 I 型和 II 型损伤，也可导致生长紊乱。本组病例无 V 型损伤。

以上结果与 Heeg 等报道的临床结果和 Gepstein 等的实验结果相矛盾[33,64]。

19.10 总结

儿童髋臼骨折生长板损伤较少见，放射学评估较为困难。

相应地，没有关于发病率的明确数据。另外，关于儿童髋臼损伤的年龄界限，也没有统一的共识。

Salter-Harris 分类很有用。

多数儿童髋臼损伤可以保守治疗。对于严重移位或关节内损伤患儿，越来越多地建议进行开放手术。

应进行定期的随访检查，直至生长停止，以观察可能的髋关节变化，尤其是创伤后髋臼发育不良。

可预期长期结果令人满意。

参考文献

[1] Barabas Z, Hargitai E, Doczi J. Die Beckenverletzungen bei Kindern und Jugendlichen. Zentbl Chir. 1991; 116(3):215

[2] Bryan WJ, Tullos HS. Pediatric pelvic fractures: review of 52 patients. J Trauma. 1979; 19(11):799–805

[3] Bucholz RW, Ezaki M, Ogden JA. Injury to the acetabular triradiate physeal cartilage. J Bone Joint Surg Am. 1982; 64(4):600–609

[4] Grisoni N, Connor S, Marsh E, Thompson GH, Cooperman DR, Blakemore LC. Pelvic fractures in a pediatric level I trauma center. J Orthop Trauma. 2002; 16(7):458–463

[5] Hauschild O, Strohm PC, Culemann U, et al. Mortality in patients with pelvic fractures: results from the German pelvic injury register. J Trauma. 2008; 64(2):449–455

[6] Ismail N, Bellemare JF, Mollitt DL, DiScala C, Koeppel B, Tepas JJ, III. Death from pelvic fracture: children are different. J Pediatr Surg. 1996; 31(1):82–85

[7] Junkins EP, Furnival RA, Bolte RG. The clinical presentation of pediatric pelvic fractures. Pediatr Emerg Care. 2001; 17(1):15–18

[8] Junkins EP, Jr, Nelson DS, Carroll KL, Hansen K,

Furnival RA. A prospective evaluation of the clinical presentation of pediatric pelvic fractures. J Trauma. 2001; 51(1):64–68

[9] Lane-O'Kelly A, Fogarty E, Dowling F. The pelvic fracture in childhood: a report supporting nonoperative management. Injury. 1995; 26(5):327–329

[10] McDonald GA. Pelvic disruptions in children. Clin Orthop Relat Res. 1980(151):130–134

[11] Musemeche CA, Fischer RP, Cotler HB, Andrassy RJ. Selective management of pediatric pelvic fractures: a conservative approach. J Pediatr Surg. 1987; 22(6):538–540

[12] Rieger H, Brug E. Fractures of the pelvis in children. Clin Orthop Relat Res. 1997(336):226–239

[13] Schwarz N, Posch E, Mayr J, Fischmeister FM, Schwarz AF, Ohner T. Longterm results of unstable pelvic ring fractures in children. Injury. 1998; 29(6):431–433

[14] Scuderi G, Bronson MJ. Triradiate cartilage injury. Report of two cases and review of the literature. Clin Orthop Relat Res. 1987(217):179–189

[15] Silber JS, Flynn JM, Koffler KM, Dormans JP, Drummond DS. Analysis of the cause, classification, and associated injuries of 166 consecutive pediatric pelvic fractures. J Pediatr Orthop. 2001; 21(4):446–450

[16] Spiguel L, Glynn L, Liu D, Statter M. Pediatric pelvic fractures: a marker for injury severity. Am Surg. 2006; 72(6):481–484

[17] Hallel T, Salvati EA. Premature closure of the triradiate cartilage. A case report and animal experiment. Clin Orthop Relat Res. 1977(124):278–281

[18] Rodrigues KF. Injury of the acetabular epiphysis. Injury. 1973; 4(3):258–260

[19] Torode I, Zieg D. Pelvic fractures in children. J Pediatr Orthop. 1985; 5(1):76–84

[20] Watts HG. Fractures of the pelvis in children. Orthop Clin North Am. 1976; 7(3):615–624

[21] Chia JP, Holland AJ, Little D, Cass DT. Pelvic fractures and associated injuries in children. J Trauma. 2004; 56(1):83–88

[22] Lujubosic NA. Poranění jamky kycelního kloubu u dětí. Acta Chir Orthop Traumatol Cech. 1967; 34(5):393–400

[23] von Heyden J, Hauschild O, Strohm PC, Stuby F, Südkamp NP, Schmal H, Data from the German Pelvic Trauma Registry Initiative. Paediatric acetabular fractures. Acta Orthop Belg. 2012; 78(5):611–618

[24] Heeg M, de Ridder VA, Tornetta P, III, de Lange S, Klasen HJ. Acetabular fractures in children and adolescents. Clin Orthop Relat Res. 2000(376):80–86

[25] Currey JD, Butler G. The mechanical properties of bone tissue in children. J Bone Joint Surg Am. 1975; 57(6):810–814

[26] Ogden J. Skeletal injury in the child. In: Ogden J, ed. Pelvis. Philadelphia: Lea & Febiger; 1982:423–446

[27] Ponseti IV. Growth and development of the acetabulum in the normal child. Anatomical, histological, and roentgenographic studies. J Bone Joint Surg Am. 1978; 60(5):575–585

[28] Trousdale RT, Ganz R. Posttraumatic acetabular dysplasia. Clin Orthop Relat Res. 1994(305):124–132

[29] Letournel E. Fractures of the pelvis and acetabulum. Paris, France: Ninth AFOR Course andWorkshop; 1993

[30] Alpar E, Owen R. Injuries of the pelvis and hip. In: Alpar EK, Owen R, eds. Paediatric Trauma. Tunbridge Wells, Kent: Castle House Publications Ltd.; 1988:198-206

[31] Ganz R, Gerber C. Fehlverheilte kindliche Frakturen im Becken-und Hüftbereich. Orthopade. 1991; 20(6):346–352

[32] Heeg M, Visser JD, Oostvogel HJ. Injuries of the acetabular triradiate cartilage and sacroiliac joint. J Bone Joint Surg Br. 1988; 70(1):34–37

[33] Heeg M, Klasen HJ, Visser JD. Acetabular fractures in children and adolescents. J Bone Joint Surg Br. 1989; 71(3):418–421

[34] Heeg M, Visser J. Acetabular fractures involving the growth plate. Acta Orthop Scand. 1988; 59(6):755

[35] Slongo TF. Acetabulumverletzungen im Kleinkindes–und Kindesalter. Unfallchirurg. 2013; 116(12):1076–1084

[36] Stäubli H, Ganz R, Fornaro E, Weber B, Magerl F. Die posttraumatische Hüftdysplasie-Langzeitergebnisse nach Y-Fugenverletzungen im Kleinkindesalter.
In: Langzeitresultate in der Orthopädie, Hrsg. AM Debrunner, Enke-Verlag; 1990:140–141

[37] Guingand O, Rigault P, Padovani JP, Finidori G, Touzet P, Depotter J. [Traumatic hip dislocations and acetabular

fractures in children]. Rev Chir Orthop Repar Appar Mot. 1985; 71(8):575–585

[38] Pina-Medina A, Pardo-Montaner J. Triradiate cartilage fracture associated with a transepiphyseal separation of the femoral head: a case report. J Orthop Trauma. 1996; 10(8):575–577

[39] Meyer-Junghänel L, Gänsslen A, Pohlemann T, Tscherne H. Behandlungsergebnisse nach komplexem Beckentrauma bei Kindern. Unfallchirurg. 1997; 100(3):225–233

[40] Stäubli H. Schädigung der Y-Wachstumsfuge des Acetabulums. In: Pförringer W, Rosemeyer B, eds. Die Epiphysenfugen. Munich: Perimed Fachbuch-Verlagsgesellschaft mbH Erlangen; 1987:195–205

[41] Blount W. Verletzungen des Beckens. In: Blount WP, ed. Knochenbrüche bei Kindern. Stuttgart: Georg Thieme Verlag; 1957:186–188

[42] Ehalt W. Verletzungen bei Kindern und Jugendlichen. In: Ehalt W, ed. Verletzungen bei Kindern und Jugendlichen. Stuttgart: Ferdinand Enke Verlag; 1961:275–279

[43] Dora C, Zurbach J, Hersche O, Ganz R. Pathomorphologic characteristics of posttraumatic acetabular dysplasia. J Orthop Trauma. 2000; 14(7):483–489

[44] Silber JS, Flynn JM, Katz MA, Ganley TJ, Koffler KM, Drummond DS. Role of computed tomography in the classification and management of pediatric pelvic fractures. J Pediatr Orthop. 2001; 21(2):148–151

[45] Harder JA, Bobechko WP, Sullivan R, Daneman A. Computerized axial tomography to demonstrate occult fractures of the acetabulum in children. Can J Surg. 1981; 24(4):409–411

[46] Magid D, Fishman EK, Ney DR, Kuhlman JE, Frantz KM, Sponseller PD. Acetabular and pelvic fractures in the pediatric patient: value of two- and threedimensional imaging. J Pediatr Orthop. 1992; 12(5):621–625

[47] Sprenger TR, Howard FM. Fracture of the acetabulum in a 14-year-old patient: 20-year review. Int Orthop. 2001; 25(1):60–62

[48] Blatter R. Frakturen des Beckens und Acetabulums. In: Weber B, Brunner C, Freuler F, eds. Die Frakturenbehandlung bei Kindern und Jugendlichen. New York: Springer; 1978:248–257

[49] Heiss W, Daum R, Fischer H. Beckenfrakturen bei Kindern und Jugendlichen. Hefte Unfallheilkd. 1974; 124:283–286

[50] Letournel E, Judet R. Fractures of the Acetabulum. 2nd ed. New York: Springer-Verlag; 1993

[51] Feil J, Wörsdörfer O. Verletzungen des Beckens und der Wirbelsäule bei Kindern und Jugendlichen. Chirurg BDC Akademie. 1991; 2:7–10

[52] Gottorf T, Egbers H. Behandlungsergebnisse kindlicher Beckenfrakturen. Zentralbl Chir. 1991; 116(3):215–216

[53] Laer Lv. Frakturen und Luxationen im Wachstumsalter. In: Laer LV, eds. Anhang: Beckenfrakturen. New York: Georg Thieme Verlag; 1986:256–264

[54] Salter R, Harris W. Injuries involving the epiphyseal plate. J Bone Jt Surg. 1963; 45-A(3):587–622

[55] Maier W. Operationsindikationen bei Beckenfrakturen. In: Hoffmann-v. Kapherr S, ed. Operationsindikationen bei Frakturen im Kindesalter. New York: Gustav Fischer Verlag; 1987:120–125

[56] Blatter R. Beckenfrakturen beim Kind. Hefte zur Unfallheilkunde. 1979; Heft 140:39–43

[57] Duployer P, Filipe G. Les fractures du bassin de l'enfant à l'exclusion des fractures isolées du cotyle et du sacrum. A propos de 267 cas. Etude anatomique, apport des explorations radiologiques modernes, conduite thérapeutique. Chir Pediatr. 1988; 29(2–3):72–90

[58] Karunakar MA, Goulet JA, Mueller KL, Bedi A, Le TT. Operative treatment of unstable pediatric pelvis and acetabular fractures. J Pediatr Orthop. 2005; 25 (1):34–38

[59] Brooks E, Rosman M. Central fracture-dislocation of the hip in a child. J Trauma. 1988; 28(11):1590–1592

[60] Gagné PT, Bertrand AS, Caudal A, El Hayek T, Amoretti N. CT scan-guided percutaneous osteosynthesis of a complex, multifocal fracture of the pelvic girdle in a 14-year-old adolescent. Skeletal Radiol. 2014; 43(8):1165–1168

[61] Gänsslen A, Hildebrand F, Heidari N, Weinberg AM. Acetabular fractures in children: a review of the literature. Acta Chir Orthop Traumatol Cech. 2013; 80(1):10–14

[62] Lechevallier J, Durand C, Fall I. Fractures du cotyle. Chir Pediatr. 1988; 29(2–3):93–100

[63] Blair W, Hanson C. Traumatic closure of the triradiate cartilage: report of a case. J Bone Joint Surg Am. 1979; 61(1):144–145

[64] Gepstein R, Weiss RE, Hallel T. Acetabular dysplasia and hip dislocation after selective premature fusion of the triradiate cartilage. An experimental study in rabbits. J Bone Joint Surg Br. 1984; 66(3):334–336

[65] Soini J, Ritsilä V. Experimentally produced growth disturbance of the acetabulum in young rabbits. Acta Orthop Scand. 1984; 55(1):14–17

[66] Banerjee S, Barry MJ, Paterson JM. Paediatric pelvic fractures: 10 years experience in a trauma centre. Injury. 2009; 40(4):410–413

[67] Clutter SY, Morgan SJ, Erickson M, Smith WR, Stahel PF. Management of an open acetabular fracture in a skeletally immature patient. Open Orthop J. 2007; 1:9–12

[68] Peterson H. Premature partial closure of the triradiate cartilage treated with excision of a physical osseous bar. Case report with a fourteen-year follow-up. J Bone Joint Surg. 1997; 79-A:767–770

[69] Bosch U, Pohlemann T, Haas N, Tscherne H. Klassifikation und Management des komplexen Beckentraumas. Unfallchirurg. 1992; 95(4):189–196

[70] Orthopaedic Trauma Association Committee for Coding and Classification. Fracture and dislocation compendium. J Orthop Trauma. 1996; 10 Suppl 1: v–ix, 1–154

[71] Merle dÀubigné R, Postel M. Functional results of hip arthroplasty with acrylic prosthesis. J Bone Joint Surg Am. 1954; 35:451–475

[72] Pohlemann T, Gänsslen A, Hartung S. Für die Arbeitsgruppe Becken: Beckenverletzungen/Pelvic Injuries. Hefte zu "Der Unfallchirurg". Berlin, Heidelberg, New York: Springer; 1998; Heft 266

[73] Pohlemann T, Gänsslen A, Schellwald O, Culemann U, Tscherne H. Outcome after pelvic ring injuries. Injury. 1996; 27 Suppl 2:B31–B38

20 异位骨化

20.1 简介

髋臼骨折手术治疗后异位骨化（heterotopic ossifications，HO）的发生可导致严重功能障碍，异位骨化是髋臼骨折术后最常见并发之一。异位骨化的危险因素和预防措施仍存在争议。临床上，根据 Brooker 法将异位骨化进行分类[1]（表 20.1）。

表 20.1	关节周围异位骨化 Brooker1 分级
分级描述	
I	髋臼周围孤立性的异位骨岛
II	髋臼周围、股骨近端出现骨化块，骨块相对间距至少 1cm
III *	髋臼周围、股骨近端出现骨化块，骨块相对间距小于 1cm
IV *	髋关节骨性强直
* 临床明显的分级	

髋臼骨折术后异位骨化的发生率取决于诸多因素。

在过去几十年的文献报道中，异位骨化发生率高达 90%[2~9]。必须考虑入组患者组成、手术入路、骨折类型和预防措施等因素。最近，Baschera 等报道的异位骨化发生率较低[10]。90 例不同类型髋臼骨折患者中共 16 例出现异位骨化（17.7%）。其中 I 级 5 例，II 级 4 例，III 级 3 例，IV 级 4 例[10]。

异位骨化通常在术后 3 个月内发生，在随访过程中发生率没有进一步增长[11]。预防措施下，停止服药后没有观察到进一步骨化生长。

20.2 危险因素

文献报道了创伤后 / 术后异位骨化发生的各种危险因素。

20.2.1 手术入路相关因素

研究分析了不同手术入路的异位骨化发生率，包括后入路（Kocher-Langenbeck 入路）[6]、前入路（髂腹股沟入路）[6]，以及扩展入路[6,12,13] 和改良入路[14~20]。

Kocher–Langenbeck 入路

Kocher-Langenbeck 入路适用于涉及髋臼后方的骨折。软组织损伤可来源于创伤本身或者手术创伤。

在没有任何预防措施的情况下，异位骨化发生率高达 47%[21]，10%~20% 为 III 级或 IV 级骨化[5,6,21~23]，其中约 75% 与功能障碍有关[6,21]。有时需要进行异位骨化切除术[21,24]（图 20.1）。

尽管使用吲哚美辛预防，异位骨化发生率无明显变化，但 III 级和 III ~ IV 级异位骨化明显减少[5,6,22,25~28]。Letournel 报道一小部分患者联合应用吲哚美辛和术后放疗预防异位骨化，结果患者均未发生异位骨化[6]。

总体而言，多名外科医生进行手术时结果较差，1 名外科医生治疗（据 Letournel、Rommens 和 de Ridder 分析）时异位骨化发生率较低。

> **临床意义**
>
> 据报道，采用 K-L 入路异位骨化发生率高达 50%。根据预防措施不同，骨化发生率可降低至 10%~20%。

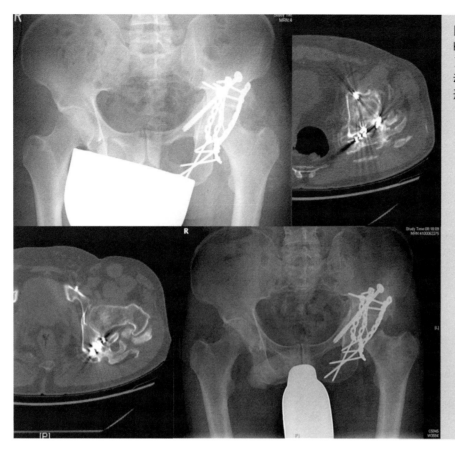

图20.1　横形伴后壁骨折采用K-L入路内固定。术后1年出现Ⅲ级异位骨化，影响髋关节活动。CT显示关节后方大的骨化形成。放疗后进行骨化切除术

髂腹股沟入路

采取髂腹股沟入路时，无须进行相关肌肉剥离。直接牵开髂腰肌，仅进行髂肌骨膜下剥离。相应地，软组织钙化不常见。

在没有任何预防措施的情况下，异位骨化发生率仅为5.5%，而应用吲哚美辛预防，可以完全避免异位骨化发生[5,6]。

采用扩展髂腹股沟入路时，随着臀肌的剥离，异位骨化的发生风险可能增加[6,16]。Letournel报道在无任何预防措施下，异位骨化发生率为5.5%，2例预防应用吲哚美辛的患者均未发生异位骨化[6]。

> **临床意义**
>
> 采用髂腹股沟入路异位骨化发生率较低。应用吲哚美辛预防可完全避免异位骨化的发生。

骨盆内入路

骨盆内入路被越来越多地用于治疗髋臼骨折。由于通常不进行肌肉剥离，异位骨化发生率较低。针对464例患者的最新数据表明，异位骨化总体发生率为3.4%（0~16.7%）[29~36]。

扩展入路

扩展入路允许直视整个髂骨外板和臀部肌肉血管束，理论上异位骨化发生率较高。

在没有预防措施的情况下，Leturnel和Johnson观察到3/4的患者存在关节周围异位骨化[5,6]。严重异位骨化发生率近50%。在应用吲哚美辛预防时，异位骨化总体发生率变化不大，但严重异位骨化发生率下降至15%[5,6,26,37,38]。

不同作者报道了改良髂股入路术后的结果[38~40]。Zeichen等报道了12例患者使用吲哚美辛预防异位骨化[38]，66.7%的患者发生异位骨化，

但仅 1 例为Ⅲ级骨化（8.3%）。

Stöckle 等分析了 34 例联合应用吲哚美辛和放疗预防异位骨化的患者[40]。异位骨化率为 32%，其中 14.7% 为Ⅲ级或Ⅳ级骨化，60% 具有显著功能受限[40]。

Starr 等分析改良入路的异位骨化发生率[39]。其主要预防措施是放疗。异位骨化发生率为 67.4%。严重骨化占 4.6%。

Mears 的三叉形入路[12]因并发症发生率高而被弃用[41,42]，Kinik 等在最近的一项调查中报道，该入路异位骨化发生率较低[43]。

预防方案包括吲哚美辛和放射治疗 3 个月。仅 16.7% 的患者出现异位骨化，仅 6.7% 为Ⅲ级骨化[43]。

临床意义

采取扩展入路后必须采取预防措施。即使预防，预计仍有约 10% 的患者会发生异位骨化。联合应用吲哚美辛和放疗预防或许是最有效的方案。

20.2.2 臀小肌损伤

臀小肌创伤或手术损伤是导致异位骨化的重要原因之一，因为在该肌肉区域经常发现骨化[44]。

Rath 等报道，在彻底清除坏死臀小肌，而不采用其他预防方法时，异位骨化发生率为 10.3%，与应用吲哚美辛预防骨化的发生率相当。

临床意义

术中应仔细清除损伤的臀小肌，以避免骨化。手术结束时，强烈建议使用冲洗枪灌洗伤口。

20.2.3 骨折类型

仅 Letournel[6] 和 Johnson 等[5] 分析了髋臼骨折类型对异位骨化发生率的影响。

Letournel 报告前柱骨折异位骨化的发生率仅为 3%，而其他骨折类型的异位骨化发生率为 15%~30%。

Johnson 等仅提供了双柱骨折和 T 形骨折的数据。无论是否采取预防措施，双柱骨折均导致异位骨化发生，T 形骨折患者更易发生严重骨化[5]。

2 项分析均未报道手术入路相关详细数据。

临床意义

骨折类型似乎不影响异位骨化的发展。

20.2.4 合并脑外伤

Webb 等报道髋臼骨折手术、创伤性脑损伤（TBI）和异位骨化之间可能存在关联[45]。格拉斯哥昏迷评分 <11 分的患者，91% 发生异位骨化，其中 61% 严重影响髋关节运动范围。

Rath 等无法证实这些结果[44]。Letournel 还发现异位骨化的发生与伴随的创伤性脑损伤之间没有关联[6]。合并脑外伤的髋臼骨折患者异位骨化率从 20.8% 增加到 25.8%，仅增加了 5%。

临床意义

合并脑外伤对异位骨化的影响还未证实。

20.2.5 其他风险因素

患者年龄、性别、手术持续时间、失血、手术入路和(或)转子截骨术与异位骨化发生不相关。相关骨折类型更易发生异位骨化，并且Ⅲ、Ⅳ级骨化与延迟治疗密切相关[3]。

Letournel 和 Johnson 均报道创伤后 3 周内和 3 周至 4 个月接受治疗的患者结果相似[5,6]。异位骨化发生率取决于其他预防措施。4 个月以上的延迟手术对骨化率没有影响[6]。

临床意义

以上研究结果表明，异位骨化的发生是手术治疗本身导致的结果。

Bosse 等报道异位骨化与骨折类型、截骨、手术时机和失血之间无相关性。确切的风险因素是女性、中心型髋关节脱位和手术时间延长[46]。

Ghalambor 等报道了其他风险因素。髂股入路、存在 2 处以上关节合并损伤、T 形骨折，以及合并腹部、胸部损伤患者异位骨化风险较高[4]。

Moed 等观察到采用扩展入路的男性患者骨化程度明显增加[47]。

Firoozabadi 等报道，长期人工通气患者的骨化风险显著增加，而整体损伤严重程度（ISS）、髋臼粉碎程度、合并髋关节脱位、股骨头边缘压缩、软组织剥脱、性别、中度 / 重度脑外伤和（或）胸部创伤与异位骨化无关[48]。

Slone 等报道，非裔美国人的严重骨化发生率高于高加索人[49]。

尼古丁吸入导致骨化风险增加（发生率分别为 49%、21%，n = 128）[50]。

临床意义

异位骨化的发生受多因素影响。基本风险因素包括手术入路、创伤性或医源性肌肉损伤，以及其他个体因素。

20.3 预防

使用抗炎药（尤其是吲哚美辛）和放射疗法预防异位骨化备受青睐。

20.3.1 放疗

多项研究证实放射治疗对异位骨化预防的有效性。对 384 例患者进行的荟萃分析显示，放射治疗的预防效果优于吲哚美辛药物预防[25]。

Bosse 等采用扩展入路治疗 38 例髋臼骨折（仅用于特定的骨折类型）[51]。其中 18 例接受放射治疗预防异位骨化。多数患者从术后第三天开始接受放射治疗，共治疗 5 次，每次 2 Gy，共接受 10 Gy 辐射量。照射组的骨化发生率（50%）明显低于对照组（90%），仅 2 例患者发生Ⅲ级骨化，未发生Ⅳ级骨化。在没有任何预防措施的对照组中，7 例患者发展为Ⅲ级骨化，3 例患者发展为Ⅳ级骨化，两组差异显著（$p<0.01$）。髋关节功能

结果取决于骨化的位置而非程度。

Slawson 等分析了 30 例接受 10 Gy 放射治疗的患者，并将该组与 20 例既往病史资料相近的患者进行了对比[9]。结果显示，放疗后Ⅲ级和Ⅳ级骨化发生率显著降低（分别为 10% 和 50%）。

Haas 等用不同剂量对 47 例患者进行放射治疗。大多数患者每次 2 Gy，照射 5 次，其他患者采用 8 Gy 或 6 Gy 单剂量照射[52]。异位骨化发生率为 51%。严重骨化发生率为 12.8%。

Moore 等报道对 20 例患者进行 8 Gy 的单次放射治疗，没有观察到骨化[8]。Anglen 等使用相同的辐射方案，仅观察到 9% 的Ⅲ级骨化发生率[2]。

Burd 等报道，内固定术后 72 小时内单次放射 8 Gy，骨化发生率为 7%[25]。

临床意义

对髋臼区域应用总剂量为 8~10 Gy 的预防性放射治疗后，Ⅲ级骨化发生率约为 10%。

Childs 等进行了一项放疗预防的前瞻性研究[53]，结果显示，使用 7 Gy 的单次放射，Ⅲ级和Ⅳ级异位骨化率减至 4.7% 和 1.2%。

目前已知预防性放疗的最佳时间窗为术后 8 天之内[54]。Childs 等研究了术后放疗的最佳时间[53]。据其研究，术后 24 h 内不得进行预防性放疗，时间窗可以延长到术后第 4 天[53]。

Mourad 等报道了 585 例术后 72 h 内接受放射治疗的患者，结果显示，异位骨化发生率降低[55]。

最近，Archdeacon 观察到术前和术后放疗组的异位骨化率没有差异[56]。

临床意义

应在术后 72 h 内进行放射治疗。

理论上，放疗诱发恶性肿瘤的风险是可以忽略的[57,58]。根据 Kim 等的研究，患者最多接受 30 Gy 辐射量[58]。没有观察到放疗诱发的肿瘤。

因此，推荐剂量为 6~8 Gy，此剂量下风险是可控的。

放疗诱发恶性肿瘤的可能性较小。

20.3.2 吲哚美辛预防

放射疗法应用之前[14]，吲哚美辛预防是金标准[59]。

使用抗炎药预防异位骨化的现象很普遍。通常建议每天服用吲哚美辛，每次 25 mg，持续 3~6 周[5,8,25~27,60,61]。

McLaren 分析了 20 世纪 80 年代收治的 44 例患者，患者均在手术过程中接受臀肌切除术[11]。在没有吲哚美辛预防的情况下，50% 的患者发现明显异位骨化，而应用吲哚美辛预防 6 周者，异位骨化发生率仅为 5.5%。

未采取预防措施的病例，异位骨化发生在 3 个月内；而采取预防措施的患者，停药后未发生进一步骨化。

Burd 等进行的前瞻性随机研究比较髋臼内固定术后采取吲哚美辛或局部放疗预防异位骨化的效果[25]。患者使用吲哚美辛预防后，结果略有好转，但效果不明显，仍有 14% 的患者发生 III ~ IV 级骨化，但必须考虑的是，放疗预防的费用要高出 200 倍[8]。

Matta 等进行前瞻性随机研究分析吲哚美辛预防异位骨化的价值[27]。结果显示，是否应用吲哚美辛的 2 种治疗方案之间没有显著差异。未接受预防治疗的患者发生的骨化体积略大。男性被确定为风险因素[27]。

Karunakar 等通过对 232 例患者进行研究发现，与安慰剂对照组相比，应用吲哚美辛 12 周的治疗组异位骨化发生率并没有下降[22]。长期使用吲哚美辛预防异位骨化患者的骨折愈合延迟和骨不连发生可能增加[60]。Sagi 等指出，给予吲哚美辛 6 周以上时，相应风险会增加[62]。

Schafer 等观察到该疗法的潜在缺点，即治疗依从性差，停药率为 15%[63]。

吲哚美辛对异位骨化的预防作用尚不明确，甚至有可能存在危险。

20.3.3 联合预防

只有一项研究分析了联合吲哚美辛和放疗预防异位骨化的效果，吲哚美辛的用法为每天 3 次，每次 25 mg，共应用 4 周，放疗的剂量为 3 × 4 Gy 或 1 × 7 Gy[64]。结果显示，81.5% 的患者无异位骨化发生，仅 18.5% 的患者发生 I 级骨化。

相比之下，Mourad 等对 585 例患者进行的研究显示，吲哚美辛对异位骨化的预防没有效果。

放疗和吲哚美辛联合预防的效果尚不清楚。

20.4 总结

异位骨化的发生受多因素影响。相关风险因素可能是手术入路、创伤或医源性肌肉损伤的程度，以及个体差异。

术中应避免损伤臀小肌，如果存在损伤，应仔细清创。

采用 K-L 入路的异位骨化发生率可高达 50%。根据预防措施不同，严重骨化率可达 10%。

采用髂腹股沟入路的异位骨化率可以忽略不计。吲哚美辛预防几乎可以完全避免异位骨化的发生。

在没有采用预防措施的情况下，不应使用扩展入路。通过预防，严重骨化发生率约为 10%。

术后 72 h 内，髋臼区域总剂量为 8~10 Gy 的预防性放疗可使 III 级骨化发生率降至约 10%。辐射诱发恶性肿瘤的可能性较低。

放疗和吲哚美辛联合预防异位骨化的效果尚不明。

参考文献

[1] Brooker, AF, Bowerman, JW, Robinson, RA, et al. Ectopic ossification following total hip replacement: incidence and a method of classification. J Bone Joint Surg. 1973; 55A(8):1629–1632

[2] Anglen JO, Moore KD. Prevention of heterotopic bone formation after acetabular fracture fixation by single-dose radiation therapy: a preliminary report. J Orthop Trauma. 1996; 10(4):258–263

[3] Daum W, Scarborough M, Gordon W, Jr, Uchida T.. Heterotopic ossification and other perioperative complications of acetabular fractures. J Orthop Trauma. 1992; 6(4):427–432

[4] Ghalambor N, Matta JM, Bernstein L. Heterotopic ossification following operative treatment of acetabular fracture. An analysis of risk factors. Clin Orthop Relat Res. 1994(305):96–105

[5] Johnson EE, Kay RM, Dorey FJ. Heterotopic ossification prophylaxis following operative treatment of acetabular fracture. Clin Orthop Relat Res. 1994(305):88–95

[6] Letournel E, Judet R. Fractures of the Acetabulum. 2nd ed. New York: Springer-Verlag; 1993

[7] Moed BR, Karges DE. Prophylactic indomethacin for the prevention of heterotopic ossification after acetabular fracture surgery in high-risk patients. J Orthop Trauma. 1994; 8(1):34–39

[8] Moore KD, Goss K, Anglen JO. Indomethacin versus radiation therapy for prophylaxis against heterotopic ossification in acetabular fractures: a randomised, prospective study. J Bone Joint Surg Br. 1998; 80(2):259–263

[9] Slawson R, Poka A, Bathon H, Salazar O, Brumback R, Burgess A. The role of post-operative radiation in the prevention of heterotopic ossification in patients with post-traumatic acetabulur fracture. In J Radiat Oncol Biol Phys. 1989; 17(3):669–672

[10] Baschera D, Rad H, Collopy D, Zellweger R. Incidence and clinical relevance of heterotopic ossification after internal fixation of acetabular fractures: retrospective cohort and case control study. J Orthop Surg. 2015; 10:60

[11] McLaren A. Prophylaxis with Endomethacin for heterotopic bone. J Bone Joint Surg Am. 1990; 72-A(2):245–247

[12] Mears D, Rubash H. Extensile exposure of the pelvis. Contemp Orthop. 1983; 6(2):21–31

[13] Reinert C, Bosse M, Poka A, Schacherer T, Brumback R, Burgess A. A modified extensile exposure for the treatment of complex or malunited acetabular fractures. J. Bone and Joint Surg. 1988; 70(3):329–337

[14] Cole JD, Bolhofner BR. Acetabular fracture fixation via a modified Stoppa limited intrapelvic approach. Description of operative technique and preliminary treatment results. Clin Orthop Relat Res. 1994(305):112–123

[15] Hirvensalo E, Lindahl J, Böstman O. A new approach to the internal fixation of unstable pelvic fractures. Clin Orthop Relat Res. 1993(297):28–32

[16] Karunakar MA, Le TT, Bosse MJ. The modified ilioinguinal approach. J Orthop Trauma. 2004; 18(6):379–383

[17] Kloen P, Siebenrock KA, Ganz R. Modification of the ilioinguinal approach. J Orthop Trauma. 2002; 16(8):586–593

[18] Siebenrock KA, Gautier E, Ziran BH, Ganz R. Trochanteric flip osteotomy for cranial extension and muscle protection in acetabular fracture fixation using a Kocher-Langenbeck approach. J Orthop Trauma. 1998; 12(6):387–391

[19] Siebenrock KA, Gautier E, Woo AK, Ganz R. Surgical dislocation of the femoral head for joint debridement and accurate reduction of fractures of the acetabulum. J Orthop Trauma. 2002; 16(8):543–552

[20] Weber TG, Mast JW. The extended ilioinguinal approach for specific both column fractures. Clin Orthop Relat Res. 1994(305):106–111

[21] Griffin SM, Sims SH, Karunakar MA, Seymour R, Haines N. Heterotopic ossification rates after acetabular fracture surgery are unchanged without indomethacin prophylaxis. Clin Orthop Relat Res. 2013; 471(9):2776–2782

[22] Karunakar M, Sen A, Bosse M, Sims S, Goulet J, Kellam JF. Indometacin as prophylaxis for heterotopic ossification after the operative treatment of fractures of the acetabulum. J Bone Joint Surg. 2006; 88(12):1613–1617

[23] Petsatodis G, Antonarakos P, Chalidis B, Papadopoulos

P, Christoforidis J, Pournaras J. Surgically treated acetabular fractures via a single posterior approach with a follow-up of 2–10 years. Injury. 2007; 38(3):334–343

[24] Wu XB, Yang MH, Zhu SW, et al. Surgical resection of severe heterotopic ossification after open reduction and internal fixation of acetabular fractures: a case series of 18 patients. Injury. 2014; 45(10):1604–1610

[25] Burd TA, Lowry KJ, Anglen JO. Indomethacin compared with localized irradiation for the prevention of heterotopic ossification following surgical treatment of acetabular fractures. J Bone Joint Surg Am. 2001; 83-A(12):1783–1788

[26] de Ridder VA, de Lange S, Kingma L, Hogervorst M. Results of 75 consecutive patients with an acetabular fracture. Clin Orthop Relat Res. 1994(305):53–57

[27] Matta JM, Siebenrock KA. Does indomethacin reduce heterotopic bone formation after operations for acetabular fractures? A prospective randomised study. J Bone Joint Surg Br. 1997; 79(6):959–963

[28] Moed BR, WillsonCarr SE, Watson JT. Results of operative treatment of fractures of the posterior wall of the acetabulum. J Bone Joint Surg Am. 2002; 84-A(5):752–758

[29] Andersen RC, O'Toole RV, Nascone JW, Sciadini MF, Frisch HM, Turen CW. Modified stoppa approach for acetabular fractures with anterior and posterior column displacement: quantification of radiographic reduction and analysis of interobserver variability. J Orthop Trauma. 2010; 24(5):271–278

[30] Bastian JD, Tannast M, Siebenrock KA, Keel MJ. Mid-term results in relation to age and analysis of predictive factors after fixation of acetabular fractures using the modified Stoppa approach. Injury. 2013; 44(12):1793–1798

[31] Hirvensalo E, Lindahl J, Kiljunen V. Modified and new approaches for pelvic and acetabular surgery. Injury. 2007; 38(4):431–441

[32] Laflamme GY, Hebert-Davies J, Rouleau D, Benoit B, Leduc S. Internal fixation of osteopenic acetabular fractures involving the quadrilateral plate. Injury. 2011; 42(10):1130–1134

[33] Liu Y, Yang H, Li X, Yang SH, Lin JH. Newly modified Stoppa approach for acetabular fractures. Int Orthop. 2013; 37(7):1347–1353

[34] Ma K, Luan F, Wang X, et al. Randomized, controlled trial of the modified Stoppa versus the ilioinguinal approach for acetabular fractures. Orthopedics. 2013; 36(10):e1307–e1315

[35] Rocca G, Spina M, Mazzi M. Anterior Combined Endopelvic (ACE) approach for the treatment of acetabular and pelvic ring fractures: A new proposal. Injury. 2014; 45 Suppl 6:S9–S15

[36] Shazar N, Eshed I, Ackshota N, Hershkovich O, Khazanov A, Herman A. Comparison of acetabular fracture reduction quality by the ilioinguinal or the anterior intrapelvic (modified Rives-Stoppa) surgical approaches. J Orthop Trauma. 2014; 28(6):313–319

[37] Alonso JE, Davila R, Bradley E. Extended iliofemoral versus triradiate approaches in management of associated acetabular fractures. Clin Orthop Relat Res. 1994(305):81–87

[38] Zeichen J, Pohlemann T, Gänsslen A, Lobenhoffer P, Tscherne H. Nachuntersuchungsergebnisse nach operativer Versorgung von komplizierten Acetabulumfrakturen über erweiterte Zugänge. Unfallchirurg. 1995; 98(7):361–368

[39] Starr AJ, Watson JT, Reinert CM, Jones AL, Whitlock S, Griffin DR, Borer DS. Complications Following the "T Extensile" Approach: A Modified Extensile Approach for Acetabular Fracture Surgery-Report of Forty-three Patients. J Orthop Trauma. 2002; 16(8):535–42

[40] Stöckle U, Hoffmann R, Nittinger M, Südkamp N, Haas N. Treatment of complex acetabular fractures through the modified extensile iliofemoral approach. Vancouver: OTA, 14th Annual Meeting: Oct. 8–10, 1998

[41] Mears DC, Velyvis JH, Chang CP. Displaced acetabular fractures managed operatively: indicators of outcome. Clin Orthop Relat Res. 2003(407):173–186

[42] Tscherne H, Pohlemann T. Tscherne Unfallchirurgie: becken und Acetabulum. New York: Springer-Verlag; 1998:335–443

[43] Kinik H, Armangil M. Extensile triradiate approach in the management of combined acetabular fractures. Arch Orthop Trauma Surg. 2004; 124(7):476–482

[44] Rath EM, Russell GV, Jr, Washington WJ, Routt ML, Jr. Gluteus minimus necrotic muscle debridement diminishes heterotopic ossification after acetabular

fracture fixation. Injury. 2002; 33(9):751–756

[45] Webb LX, Bosse MJ, Mayo KA, Lange RH, Miller ME, Swiontkowski MF. Results in patients with craniocerebral trauma and an operatively managed acetabular fracture. J Orthop Trauma. 1990; 4(4):376–382

[46] Bosse M, Zwally H, Russell J, Copeland C, Poka A, Brumback R. Heterotopic bone formation following operative reduction of acetabular fractures using a standard posterior approach. Pittsburgh, PA: Surgery of the Pelvis and Acetabulum: The second International Consensus; Oct. 21–27, 1994

[47] Moed BR, Maxey JW. The effect of indomethacin on heterotopic ossification following acetabular fracture surgery. J Orthop Trauma. 1993; 7(1):33–38

[48] Firoozabadi R, O'Mara TJ, Swenson A, Agel J, Beck JD, Routt M. Risk factors for the development of heterotopic ossification after acetabular fracture fixation. Clin Orthop Relat Res. 2014; 472(11):3383–3388

[49] Slone HS, Walton ZJ, Daly CA, et al. The impact of race on the development of severe heterotopic ossification following acetabular fracture surgery. Injury. 2015; 46(6):1069–1073

[50] Kreder HJ, Rozen N, Borkhoff CM, et al. Determinants of functional outcome after simple and complex acetabular fractures involving the posterior wall. J Bone Joint Surg Br. 2006; 88(6):776–782

[51] Bosse MJ, Poka A, Reinert CM, Ellwanger F, Slawson R, McDevitt ER. Heterotopic ossification as a complication of acetabular fracture. Prophylaxis with low-dose irradiation. J Bone Joint Surg Am. 1988; 70(8):1231–1237

[52] Haas ML, Kennedy AS, Copeland CC, Ames JW, Scarboro M, Slawson RG. Utility of radiation in the prevention of heterotopic ossification following repair of traumatic acetabular fracture. Int J Radiat Oncol Biol Phys. 1999; 45(2):461–466

[53] Childs HA, III, Cole T, Falkenberg E, et al. A prospective evaluation of the timing of postoperative radiotherapy for preventing heterotopic ossification following traumatic acetabular fractures. Int J Radiat Oncol Biol Phys. 2000; 47(5):1347–1352

[54] Craven PL, Urist MR. Osteogenesis by radioisotope labelled cell populations in implants of bone matrix under the influence of ionizing radiation. Clin Orthop Relat Res. 1971; 76(76):231–243

[55] Mourad WF, Packianathan S, Shourbaji RA, et al. A prolonged time interval between trauma and prophylactic radiation therapy significantly increases the risk of heterotopic ossification. Int J Radiat Oncol Biol Phys. 2012; 82(3): e339–e344

[56] Archdeacon MT, d'Heurle A, Nemeth N, Budde B. Is preoperative radiation therapy as effective as postoperative radiation therapy for heterotopic ossification prevention in acetabular fractures? Clin Orthop Relat Res. 2014; 472(11):3389–3394

[57] Gregoritch SJ. Prevention of heterotopic ossification: a paradigm for the evolving role of radiation therapy in benign disease. Int J Radiat Oncol Biol Phys. 1996; 36(4):981–983

[58] Kim JH, Chu FC, Woodard HQ, Melamed MR, Huvos A, Cantin J. Radiationinduced soft-tissue and bone sarcoma. Radiology. 1978; 129(2):501–508

[59] Macfarlane RJ, Ng BH, Gamie Z, et al. Pharmacological treatment of heterotopic ossification following hip and acetabular surgery. Expert Opin Pharmacother. 2008; 9(5):767–786

[60] Burd TA, Hughes MS, Anglen JO. Heterotopic ossification prophylaxis with indomethacin increases the risk of long-bone nonunion. J Bone Joint Surg Br. 2003; 85(5):700–705

[61] Ruesch PD, Holdener H, Ciaramitaro M, Mast JW. A prospective study of surgically treated acetabular fractures. Clin Orthop Relat Res. 1994(305):38–46

[62] Sagi HC, Jordan CJ, Barei DP, Serrano-Riera R, Steverson B. Indomethacin prophylaxis for heterotopic ossification after acetabular fracture surgery increases the risk for nonunion of the posterior wall. J Orthop Trauma. 2014; 28(7):377–383

[63] Schafer SJ, Schafer LO, Anglen JO, Childers M. Heterotopic ossification in rehabilitation patients who have had internal fixation of an acetabular fracture. J Rehabil Res Dev. 2000; 37(4):389–393

[64] Moed BR, Letournel E. Low-dose irradiation and indomethacin prevent heterotopic ossification after acetabular fracture surgery. J Bone Joint Surg Br. 1994; 76(6):895–900

21 血栓栓塞并发症

21.1 简介

血栓栓塞并发症可能危及生命，其发生率、分型、治疗和预防措施均存在争议。

深静脉血栓形成（DVT）和（或）肺栓塞（PE）是创伤后继发性死亡的主要危险因素[1]。

然而，对于创伤患者，其发病率[2-9]、危险因素[4,10-13]和最佳预防措施[1,2,6,7,9,11~14,16]仍然不清。

关于过高估计血栓栓塞并发症的问题也仍存争论。一项回顾性研究报道多发伤患者血栓栓塞发生率约为2%，但未详细报道预防措施[17]。甚至对于是否需要进行常规筛查也存在争议[18]。

21.2 发生率

髋臼骨折后血栓栓塞并发症的发生率尚不清楚，主要受合并损伤程度、相关危险因素及预防措施的影响。目前，尚不清楚哪些创伤患者从预防血栓栓塞中受益，以及哪种类型的预防有效[19]。

根据目前的文献报道，骨盆损伤后血栓形成的风险高达61%[4,8,10,16,20~22]。由于入选标准不同，无法确定发病率。众所周知，仅根据临床诊断研究血栓，往往低估了血栓发生率[3,4,8,10,16,21~23]。

最近，Knudson等分析了美国外科医师学会数据库的450 375名创伤患者，发现血栓栓塞的发病率为0.36%[24]。未观察到骨折类型与血栓形成之间存在显著关联[25]。据报道，血栓栓塞发生率为12%~13%，与预防措施无关[13,26~29]。术前无症状血栓形成的发生率是推测的[30]。

> **临床意义**
>
> 髋臼骨折后血栓形成的准确发生率尚不清楚。

21.3 诊断

诊断DVT的方法很多。目前的金标准仍然是静脉造影[29,31,32]，但必须考虑其潜在缺点（如属于侵入性检查、造影剂可能引发并发症，以及评估结果具有多变性）[33]。

此外，微小的末端DVT的临床相关性尚不清楚。据报道，漏诊或未确切诊断的DVT的发生率为20%~40%[33,34]。静脉造影的主要不足是其对盆腔静脉的评估效果有限，但其通常是血栓栓塞并发症的潜在来源[6,7,9,35]。

双能超声检查是分析DVT的良好选择之一，虽然其对近端DVT随访评估的敏感性和特异性高达97%，但其阳性预测值较低[36,37]。

在过去几年中，磁共振静脉造影（MRV）和CT静脉造影（CTV）在临床上变得更加重要[10,32,35,38,39]。Niikura等通过CTV或下肢超声检查进行常规筛查，而非D-二聚体检测进行风险评估，因此，DVT发生率更高[39]。

Montgomery等进行的前瞻性研究比较了45例髋臼骨折患者的近端和盆腔DVT的MRV和静脉造影[39]。MRV检测到的DVT发生率为33%。15例患者中，检测到24个DVT。其中，股浅静脉4例，股静脉9例，髂外静脉1例，髂内静脉7例，髂总静脉3例。然而，58%的DVT未能通过静脉造影术发现，未被发现的DVT主要存在于骨盆或对侧肢体中，而大腿部位90%的DVT可以通过静脉造影检测到[38]。

Stover等对30例骨盆和髋臼骨折患者进行分析，分别使用MRV与CTV对盆腔DVT进行诊断[32]。

其中23例患者使用气压治疗和低分子肝素（LMWH）进行血栓预防，5例患者使用其他形式预防措施，2 例患者未进行有效预防。

通过 CTV 检测到 2 例 DVT（髂总静脉、股浅静脉），发生率为 6.6%，而 MRV 检测到 13.3% 的 DVT。仅 1 例 2 种方法显示相同部位的 DVT。5 例通过静脉造影术获得可疑结果。因此，MRV 的阴性预测值为 100%，CTV 为 50%[33,34]。

最近一项关于 DVT 不同筛查方法的研究表明，82.1% 的矫形骨科和创伤外科医生更喜欢超声检查。MRV 使用率仅为 8.2%，单纯作为临床检查应用者占 27.4%[40]。

临床意义

选择性骨盆静脉造影和四肢静脉超声检查是诊断骨盆和下肢 DVT 最安全的组合。MRV 和 CTV 的价值尚未明确。

没可靠数据证明可根据 D- 二聚体水平升高诊断髋臼骨折患者是否存在 DVT[41]。

一般情况下，对于血栓形成风险较低且 D- 二聚体水平较低的患者，DVT 几乎被排除在外。然而，髋臼骨折患者通常是高危患者。在这些患者中，D- 二聚体的升高对于 DVT 的诊断价值不确切。建议进行额外的临床检查[42,43]，因为创伤本身和手术治疗均可导致 D- 二聚体水平升高[44]。

21.4 预防

目前，文献中没有明确数据支持哪种预防措施更有效[19]。即使是荟萃分析也无法给出明确的预防建议[45]。

Morgan 等报道，骨盆和（或）髋臼骨折创伤患者的 DVT 预防率为 87.8%[40]。接受保守治疗的骨盆和（或）髋臼骨折患者很少进行常规预防[22]。总体而言，50% 的外科医生至少进行过一项 DVT 预防。其中，气压疗法最为常用（77.8%），LMWH 占 44.9%，选择性静脉滤器占 22.2%[40]。

术后，98.9% 的患者至少接受 1 项 DVT 预防措施。其中，气压治疗占 71.5%，其次是皮

下应用 LMWH，运动疗法和华法林治疗约占 50%。近 80% 的病例使用 2 种及以上 DVT 预防方案[40]。药理学上，推荐使用普通肝素（>3 400 IU/d）或黄达肝葵钠进行 DVT 预防至少 7 天，并需要权衡患者的心血管风险和允许负重的程度[15]。

Steele 等报道针对骨盆和髋臼骨折患者早期使用 LMWH 的效果[46]。24 h 内开始联合 LMWH 和气压治疗的患者 DVT 发生率（3%）低于 24 h 后开始预防使用的患者（22%）[46]。此外，肺栓塞发生率显著降低（分别为 0% 和 14%）。两组损伤严重程度相当，因此可以排除主要危险因素的干扰[17]。

Stannard 等在一项前瞻性随机试验中对比分析了有无骨盆 / 髋臼骨折的高风险患者，这些患者接受气压治疗或药物预防[29]。两组患者 DVT 发病率分别为 10% 和 12%。骨盆创伤患者的盆腔 DVT 发生率较高。

Stannard 等进行的另一项前瞻性随机试验比较气压治疗联合 LMWH 与单纯应用 LMWH 的效果[31]。结果显示，联合预防方案组 DVT 发生率明显降低（分别为 8.7%、13.4%）。同时，研究发现，DVT 的发生率与输血量相关。

通常，在进行药物预防时，必须考虑出血风险。Blanchard 等报道，采用 LMWH 预防 DVH 后出血率增加 1.5%[47]。此外，部分患者可能存在药物预防禁忌证[48]。

DVT 的最佳预防措施仍不清楚。Venet 等分析了 12 项前瞻性随机试验，共 2 374 例创伤患者。据报道，应用 LMWH 或普通肝素（UFH）后 DVT 发生率为 0.8%~44%，气压治疗后 DVT 发生率为 3.1%~12%[49]。

与之相反，Velmahos 等进行的荟萃分析发现，气压治疗和肝素治疗没有明显差异[50]。Roberts 等报道使用 LMWH 与 UFH 无明显差异[12]。

21.5 总结

目前，尚无髋臼骨折后血栓栓塞事件发病率、危险因素、诊断和预防方案的确切数据。据报道，无论采取何种预防措施，髋臼骨折后 DVT 发生率约为 12%。

下肢 DVT 诊断建议使用双能超声检查直至腹股沟韧带，而盆腔 DVT 可以通过选择性盆腔静脉造影或 MRV 和 CTV 诊断。

建议采用联合药物和机械预防的方案。

参考文献

[1] Webb LX, Rush PT, Fuller SB, Meredith JW. Greenfield filter prophylaxis of pulmonary embolism in patients undergoing surgery for acetabular fracture. J Orthop Trauma. 1992; 6(2):139-145

[2] Anglen JO, Bagby C, George R. A randomized comparison of sequentialgradient calf compression with intermittent plantar compression for prevention of venous thrombosis in orthopedic trauma patients: preliminary results. Am J Orthop. 1998; 27(1):53-58

[3] Buerger PM, Peoples JB, Lemmon GW, McCarthy MC. Risk of pulmonary emboli in patients with pelvic fractures. Am Surg. 1993; 59(8):505-508

[4] Geerts WH, Code KI, Jay RM, Chen E, Szalai JP. A prospective study of venous thromboembolism after major trauma. N Engl J Med. 1994; 331(24):1601-1606

[5] Geerts WH, Jay RM, Code KI, et al. A comparison of low-dose heparin with low-molecular-weight heparin as prophylaxis against venous thromboembolism after major trauma. N Engl J Med. 1996; 335(10):701-707

[6] Knudson MM, Collins JA, Goodman SB, McCrory DW. Thromboembolism following multiple trauma. J Trauma. 1992; 32(1):2-11

[7] Montgomery KD, Geerts WH, Potter HG, Helfet DL. Thromboembolic complications in patients with pelvic trauma. Clin Orthop Relat Res. 1996(329):68-87

[8] Russell GV, Jr, Nork SE, Chip Routt ML, Jr. Perioperative complications associated with operative treatment of acetabular fractures. J Trauma. 2001; 51(6):1098-1103

[9] Stannard JP, Riley RS, McClenney MD, Lopez-Ben RR, Volgas DA, Alonso JE. Mechanical prophylaxis against deep-vein thrombosis after pelvic and acetabular fractures. J Bone Joint Surg Am. 2001; 83-A(7):1047-1051

[10] Kim JW, Oh CW, Oh JK, et al. The incidence and the risk factors of venous thromboembolism in Korean patients with pelvic or acetabular fractures. J Orthop Sci. 2014; 19(3):471-477

[11] Rogers FB. Venous thromboembolism in trauma patients: a review. Surgery. 2001; 130(1):1-12

[12] Rogers FB, Cipolle MD, Velmahos G, Rozycki G, Luchette FA. Practice management guidelines for the prevention of venous thromboembolism in trauma patients: the EAST practice management guidelines work group. J Trauma. 2002; 53(1):142-164

[13] Velmahos GC, Kern J, Chan LS, Oder D, Murray JA, Shekelle P. Prevention of venous thromboembolism after injury: an evidence-based report–part I: analysis of risk factors and evaluation of the role of vena caval filters. J Trauma. 2000; 49(1):132–138, discussion 139

[14] Montgomery KD, Potter HG, Helfet DL. The detection and management of proximal deep venous thrombosis in patients with acute acetabular fractures: a follow-up report. J Orthop Trauma. 1997; 11(5):330-336

[15] Prisco D, Cenci C, Silvestri E, Emmi G, Ciucciarelli L. Pharmacological prevention of venous thromboembolism in orthopaedic surgery. Clin Cases Miner Bone Metab. 2014; 11(3):192-195

[16] White RH, Goulet JA, Bray TJ, Daschbach MM, McGahan JP, Hartling RP. Deepvein thrombosis after fracture of the pelvis: assessment with serial duplexultrasound screening. J Bone Joint Surg Am. 1990; 72(4):495-500

[17] Stawicki SP, Grossman MD, Cipolla J, et al. Deep venous thrombosis and pulmonary embolism in trauma patients: an overstatement of the problem? Am Surg. 2005; 71(5):387-391

[18] Geoghegan JM, Hassan K, Calthorpe D.

Thromboprophylaxis for acetabular injuries in the UK What prophylaxis is used? Injury. 2006; 37(9):806-812

[19] Knudson MM, Ikossi DG. Venous thromboembolism after trauma. Curr Opin Crit Care. 2004; 10(6):539-548

[20] Fishmann AJ, Greeno RA, Brooks LR, Matta JM. Prevention of deep vein thrombosis and pulmonary embolism in acetabular and pelvic fracture surgery. Clin Orthop Relat Res. 1994(305):133-137

[21] Gruen GS, McClain EJ, Gruen RJ. The diagnosis of deep vein thrombosis in the multiply injured patient with pelvic ring or acetabular fractures. Orthopedics. 1995; 18(3):253-257

[22] Guryel E, Pearce R, Rickman M, Bircher M. Thrombo-prophylaxis in pelvic and acetabular trauma patients: a UK consensus? Int Orthop. 2012; 36(1): 165–169

[23] Poole GV, Ward EF, Griswold JA, Muakkassa FF, Hsu HS. Complications of pelvic fractures from blunt trauma. Am Surg. 1992; 58(4):225-231

[24] Knudson MM, Ikossi DG, Khaw L, Morabito D, Speetzen LS. Thromboembolism after trauma: an analysis of 1602 episodes from the American College of Surgeons National Trauma Data Bank. Ann Surg. 2004; 240(3):490–496, discussion 496-498

[25] Hayes PJ, Carroll CM, Roberts CS, et al. Operative treatment of acetabular fractures in the Medicare population. Orthopedics. 2013; 36(8):e1065-e1070

[26] Böhme J, Müller J, Fröhlich S, Tiemann AH, Josten C. [Fatal risk thrombosis? A prospective study for the incidence of deep vein thrombosis in pelvic fractures]. Z Orthop Unfall. 2009; 147(3):293-297

[27] Britt SL, Barker DE, Maxwell RA, Ciraulo DL, Richart CM, Burns RP. The impact of pelvic and lower extremity fractures on the incidence of lower extremity deep vein thrombosis in high-risk trauma patients. Winner of the Best Paper Award from the Gold Medal Forum. Am Surg. 2003; 69(6):459-463, discussion 464

[28] Sharpe RP, Gupta R, Gracias VH, et al. Incidence and natural history of belowknee deep venous thrombosis in high-risk trauma patients. J Trauma. 2002; 53(6):1048-1052

[29] Stannard JP, Singhania AK, Lopez-Ben RR, et al. Deep-vein thrombosis in highenergy skeletal trauma despite thromboprophylaxis. J Bone Joint Surg Br. 2005; 87(7):965-968

[30] Moed BR, Miller JR, Tabaie SA. Sequential duplex ultrasound screening for proximal deep venous thrombosis in asymptomatic patients with acetabular and pelvic fractures treated operatively. J Trauma Acute Care Surg. 2012; 72(2):443-447

[31] Stannard JP, Lopez-Ben RR, Volgas DA, et al. Prophylaxis against deep-vein thrombosis following trauma: a prospective, randomized comparison of mechanical and pharmacologic prophylaxis. J Bone Joint Surg Am. 2006; 88(2):261-266

[32] Stover MD, Morgan SJ, Bosse MJ, et al. Prospective comparison of contrastenhanced computed tomography versus magnetic resonance venography in the detection of occult deep pelvic vein thrombosis in patients with pelvic and acetabular fractures. J Orthop Trauma. 2002; 16(9):613-621

[33] Couson F, Bounameaux C, Didier D, et al. Influence of variability of interpretation of contrast venography for screening of postoperative deep venous thrombosis on the results of a thromboprophylactic study. Thromb Haemost. 1993; 70(4):573-575

[34] Picolet H, Leizorovicz A, Revel D, Chirossel P, Amiel M, Boissel JP. Reliability of phlebography in the assessment of venous thrombosis in a clinical trial. Haemostasis. 1990; 20(6):362-367

[35] Rubel IF, Potter H, Barie P, Kloen P, Helfet DL. Magnetic resonance venography to evaluate deep venous thrombosis in patients with pelvic and acetabular trauma. J Trauma. 2001; 51(3):622

[36] Davidson BL, Elliott CG, Lensing AW, The RD Heparin Arthroplasty Group. Low accuracy of color Doppler ultrasound in the detection of proximal leg vein thrombosis in asymptomatic high-risk patients. Ann Intern Med. 1992; 117(9):735-738

[37] Lensing AW, Prandoni P, Brandjes D, et al. Detection of deep-vein thrombosis by real-time B-mode ultrasonography. N Engl J Med. 1989; 320(6):342-345

[38] Montgomery KD, Potter HG, Helfet DL. Magnetic resonance venography to evaluate the deep venous system of the pelvis in patients who have an acetabular

fracture. J Bone Joint Surg Am. 1995; 77(11):1639-1649

[39] Niikura T, Lee SY, Oe K, et al. Incidence of venous thromboembolism in pelvic and acetabular fractures in the Japanese population. J Orthop Sci. 2012; 17(3):233–238

[40] Morgan SJ, Jeray KJ, Phieffer LS, Grigsby JH, Bosse MJ, Kellam JF. Attitudes of orthopaedic trauma surgeons regarding current controversies in the management of pelvic and acetabular fractures. J Orthop Trauma. 2001; 15(7):526-532

[41] Fancher TL, White RH, Kravitz RL. Combined use of rapid D-dimer testing and estimation of clinical probability in the diagnosis of deep vein thrombosis: systematic review. BMJ. 2004; 329(7470):821

[42] Kraaijenhagen RA, Piovella F, Bernardi E, et al. Simplification of the diagnostic management of suspected deep vein thrombosis. Arch Intern Med. 2002; 162(8):907-911

[43] Wells PS, Owen C, Doucette S, Fergusson D, Tran H. Does this patient have deep vein thrombosis? JAMA. 2006; 295(2):199-207

[44] Pape HC, Schmidt RE, Rice J, et al. Biochemical changes after trauma and skeletal surgery of the lower extremity: quantification of the operative burden. Crit Care Med. 2000; 28(10):3441-3448

[45] Slobogean GP, Lefaivre KA, Nicolaou S, O'Brien PJ. A systematic review of thromboprophylaxis for pelvic and acetabular fractures. J Orthop Trauma. 2009; 23(5):379-384

[46] Steele N, Dodenhoff RM, Ward AJ, Morse MH. Thromboprophylaxis in pelvic and acetabular trauma surgery. The role of early treatment with low-molecular-weight heparin. J Bone Joint Surg Br. 2005; 87(2):209-212

[47] Blanchard J, Meuwly JY, Leyvraz PF, et al. Prevention of deep-vein thrombosis after total knee replacement. Randomised comparison between a low-molecular-weight heparin (nadroparin) and mechanical prophylaxis with a footpump system. J Bone Joint Surg Br. 1999; 81(4):654-659

[48] Allen TL, Carter JL, Morris BJ, Harker CP, Stevens MH. Retrievable vena cava filters in trauma patients for high-risk prophylaxis and prevention of pulmonary embolism. Am J Surg. 2005; 189(6):656-661

[49] Venet C, Berger C, Tardy B, Viallon A, Decousus H, Bertrand JC. [Prevention of venous thromboembolism in polytraumatized patients. Epidemiology and importance]. Presse Med. 2000; 29(2):68-75

[50] Velmahos GC, Kern J, Chan L, Oder D, Murray JA, Shekelle P. Prevention of venous thromboembolism after injury. Evid Rep Technol Assess (Summ). 2000(22):1-3

22 特殊螺钉和视图

22.1 简介

先进的技术设备越来越多地被用于髋臼骨折手术中。在过去的 20 年中，计算机导航辅助下的经皮螺钉技术成为可能。与传统技术相比，这些现代化设备的应用对临床结果的影响尚不明确。

术中，分析髋臼骨折复位和固定结果的金标准是 X 线透视。尽管髋臼骨折术前是否需要进行 Judet 斜位评估仍存在争议[1,2]，但是其主要价值是便于术中对柱重建和植入物安全定位的理解。

基础 X 线诊断金标准是髋或骨盆的前后位（AP）视图。除了该视图，没有真正的放射学垂直平面可用。对半骨盆解剖的理解是进一步了解髋臼柱理论的基础。半骨盆由闭孔段和髂骨段组成，且髋臼处于其连接区域。

骨盆斜位视图是以 2 个垂直平面进行额外影像检查的基础。考虑到半骨盆的形态解剖学，髂骨翼/窝相对于闭孔段旋转 90°（图 22.1）。

在骨盆正位片中，闭孔段和髂骨翼的角度约为 45°（见第三章）。因此，对于双平面分析采取倾斜视图，骨盆向右或向左旋转 45°。这些观点由 Judet 根据 Waller 的设想进行了优化和描述[3~5]。

为获取最佳视图，应对整个骨盆进行术前 X 线检查，因为一侧的闭孔斜位视图（OOV）就是对侧的髂骨斜位视图（IOV），因此，术中可以与健侧进行比较。也可以通过 CT 数据生成这些图像（图 22.2）。

另外，骨盆环的分析也可通过斜位视图进行，以更好地理解骨盆环结构并进行骨盆环损伤畸形的移位分析。因此，Pennal 引入了入口位（PIV）和出口位（POV）视图[6]。

既往骨盆入口和出口位投射角度相对于骨盆正位为向尾侧或头侧倾斜 40°[6]（图 22.3）。Pohlemann 提出了不同的投射角度：入口位倾斜 40°~60°，出口位倾斜 30°~45°[7]。

最近，Ricci 等重新评估了这些角度并发现，对于最佳入口位，在 S1 水平 X 线与骨盆前后位平面成 21° 角，对于垂直于 S1 的最佳出口位，X 线平面与骨盆前后位平面成 63° 角，而对于 S2 体，X 线平面与骨盆前后位平面成 57° 角[8]。没有观察到性别、年龄，以及正常和畸形骨盆患者的差异。

一项基于韩国人口的分析报道，最佳入口位角度在 S1 处为 24.2°，在 S2 处为 27.9°，而最佳出口位角度在 S1 处为 54.8°，在 S2 处为 52.3°[9]。

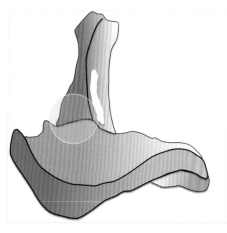
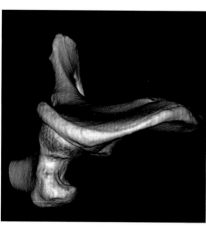

图22.1 髂骨部分和闭孔部分相互垂直，便于理解不同的成像技术

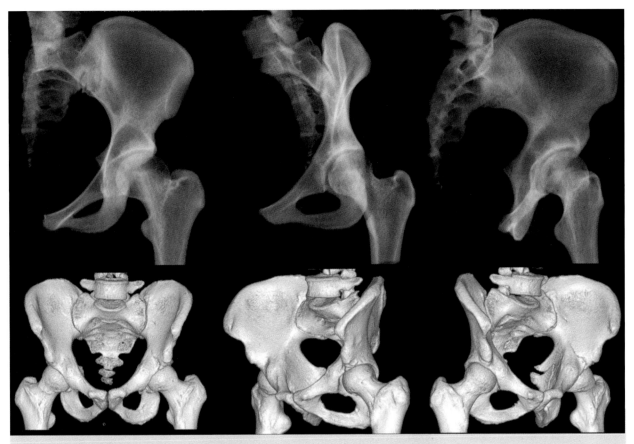

图22.2 骨盆X线成像和标准CT扫描生成的3D成像

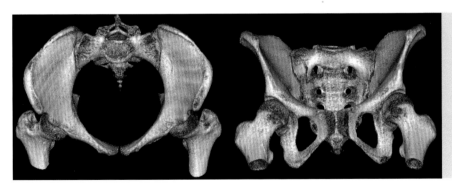

图22.3 CT 3D成像生成的标准入口位和出口位投影

进一步的CT分析显示了与性别无关的最佳入口角度：使用来自CT数据生成的虚拟X线测量为26.7°（25°~29°），使用三维（3D）重建测量的数据为24.3°（22°~26°）；而平均出口角度分别为43.7°（42°~45°）和43.8°（42°~45°）。骶骨畸形导致出口角度增加5°[10]。

长期以来，5种图像（PAP，IOV、OOV Judet位，PIV、POV Pennal位）是评估骨盆环和髋臼损伤的基础。

这5种体位图像结合起来，可以分析不同的骨通道、骨折位置、位移、骨内植物，同时可进行术中和术后的结果评价。

随着治疗髋臼骨折经验的不断增加，无论是传统螺钉植入还是应用导航或二维（2D）/ 3D荧光透视下的微创螺钉技术，出现了特殊体位的视图，以便获得对螺钉最佳位置的理解[11~15]。结合盆腔和髋臼斜位图像可实现术中特殊骨骼通道的可视化操作。

这些骨通道与手术密切相关，特别是采用经皮螺钉植入和使用单切口入路解决特殊类型骨折时。

经皮螺钉植入可以使用透视或者 2D/3D 导航支持的标准入路实施。Crowl 报道了 23 例患者使用这 3 种不同透视技术的情况[16]，证实 3 种透视技术都是合适的，特别是对于前柱或后柱螺钉以及用于稳定骨盆缘的螺钉。

即使是经皮固定技术，治疗的主要目标仍是解剖重建关节。最大 2 mm 的台阶和间隙是可以接受的，因为更大的位移会增加创伤后骨关节炎的发生风险。另外，经皮螺钉应达到与标准钢板技术类似的生物力学稳定性，这已在 T 形骨折的尸体研究中证实[17]。

自 20 世纪 90 年代初首次报道经皮固定技术以来，学者已经描述了许多不同的方法。新器械和新技术都已开发出来[11,15,18]。几乎所有作者都使用空心螺钉系统，首先在透视或导航下打入导针，然后植入空心螺钉[11~15]。

由此，相关骨通道的定义是必不可少的，并且术中特殊体位的图像有助于避免内固定物位置不当。

22.2 半骨盆的环形结构

半骨盆的解剖学是理解骨通道的基础。半骨盆环可以解释为三环结构（图 22.4）。

22.2.1 第一个环：髂骨环

髂骨翼具有环形结构，在髂窝中央是非常薄的骨板，由致密的皮质骨包围。髂窝前方骨质增厚，形成臀中肌柱。在臀中肌柱和臀后线之间，存在薄的中央节段（图 22.5）。有时可观察到一个真性空洞。在半骨盆侧位片上，以下 4 个骨性标志是髂骨环的基础。

- 髂骨环上缘致密骨段由髂嵴代表，从髂前上棘（ASIS）到髂后上棘（PSIS）。
- 前缘是从髂前上棘（ASIS）到骨盆边缘的骨质，向下延伸至髂前下棘（AIIS）下方的关节，前缘有 2~3 cm 良好的骨通道[3]。
- 环的基部由髂臼上通道组成，位于坐骨大

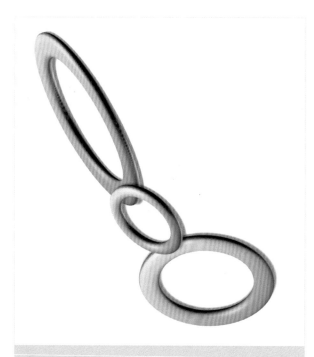

图22.4　半骨盆的三环结构

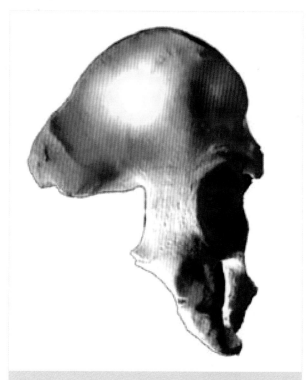

图22.5　臀中肌柱和臀后线之间的髂窝骨质较薄，髂嵴和髋臼上缘骨通道的骨质较厚

切迹的上方；起自髂前下棘（AIIS），止于髂后下棘（PIIS）或髂后上棘（PSIS）。这条 AIIS-PIIS 骨通道的长度为 85~100 mm，AIIS-PSIS 骨通道的长度为 128~141 mm[19]。

- 后缘由 PIIS 和 PSIS 之间的坚强骨质组成，该骨段厚度为 2~3 cm，前方扩展部分可达 2 cm 到达臀后线。

22.2.2 第二个环：髋臼环

第二个环是由月状关节面及周围的骨质组成的关节，分为前壁、较厚的后壁和臼顶，其中，臼顶表现为影像学上的髂骨皮质密度。在中央，存在薄的骨质，即髋臼窝。据报道，其厚度在男性为 4 mm，女性为 3 mm[20]。第二环相对于第一环存在前（内）旋转。

22.2.3 第三个环：闭孔环

第三个环由完整的闭孔组成，具有经典的环形结构，真正的孔被骨质包围形成闭孔环。第三个环相对于第二个环形略微向前（内部）旋转，并由以下 4 部分组成。

- 上缘由 Letournel 和 Culemann 描述的髋臼下骨通道组成[21,22]，用于加强稳定连接前柱和后柱并防止四边体骨折碎片的内侧移位。
- 前缘由耻骨上支和耻骨下支的一部分组成，可以植入长螺钉，作用如同耻骨联合钢板[23]。
- 后缘由坐骨结节延伸到真正的后柱，因此，可以在该部分植入逆行后柱螺钉。
- 第三环的下缘薄弱，无名骨段[4,22]，通常不需要稳定，由于该结构骨质较薄，存在耻骨下支骨折的危险，这种骨折通常在骨盆前环损伤中可观察到[7]。

总的来说，每 2 个环之间存在少量重叠区域（见图 22.4）。Letournel 描述了用单纯螺钉固定特定髋臼骨折的螺钉方向[22]。Isler 总结了这些螺钉方向并报道了固定髋臼骨折的 8 种不同的螺钉方向[24]。最近，Bishop 验证了这些螺钉通道[23]。

在髂骨环处，可以固定前缘、上缘和后缘骨质。髋臼周围存在 4 个固定区域，包括 2 个重叠区域。在闭孔环处，仅有前缘和后缘可用。在环中心内，通常很难甚至不可能进行充分固定。

22.3 髂骨环

可以在髂骨翼处进行前方固定，有时倾斜或前后方向固定某些特殊前柱骨折（见图 12.15）。

髂嵴骨通道是用于固定高位前柱骨折的骨通道。典型的骨折类型是高位前柱骨折、双柱骨折，以及前方伴后半横形骨折，其中前柱骨折部分到达髂嵴。通常，可以根据髂翼的曲率植入长 3.5 mm 的螺钉，也可使用最大直径为 7.3 mm 的螺钉。对于髂嵴螺钉，可选择长 60~80 mm 的螺钉（图 22.6）。

确认髂嵴螺钉位置的经典透视位置是 PAP、IOV，以及确定螺钉的轴位 OOV。

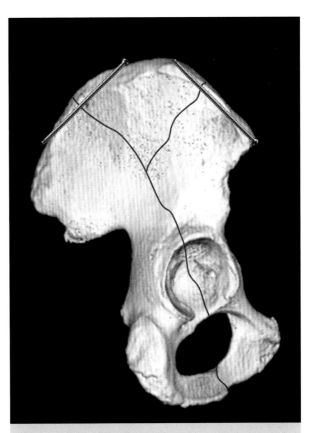

图22.6　髂骨翼螺钉示意图

后缘螺钉固定很少用于髋臼骨折。该区域可以使用经皮植入螺钉固定新月形骨折[25]。

22.4 髋臼环

髋臼环周围的固定对于某些特定类型髋臼骨折是必要的。最常见的固定区域是后壁（详见第八章）。

在极少数情况下，需要固定在髋臼顶和前壁。另一个概念是在髋臼下缘固定前柱与后柱。Letournel 已经描述了髋臼下螺钉的概念[22]，Culemann 最近定义了相应的术中透视图像[21]。

22.4.1 髋臼前方的安全区与危险区

Letournel 定义了螺钉可能穿透的危险区域，特别是在髋臼的前壁区域，并描述了 2 个安全区域[22]。

- 在真骨盆缘连接 AIIS 下缘与坐骨大切迹上缘的线（入口位视图）。
- 在水平线的前面，与髂耻隆起的下部切线。

这 2 条线之间的区域是危险区域，有螺钉穿入关节的可能（图 22.7）。当然，这与螺钉方向相关（图 22.8）。

Ji 等分析了放置在髋臼前壁周围区域的螺钉方向[26]。垂直于骨面，在内侧方向（远离关节）测量 5 个不同的角度，距离髋臼窝或软骨的安全距离为 5 mm。靠近关节分析了 3 个位置：关节前区域、关节中心区域和关节区后域。相应螺钉角

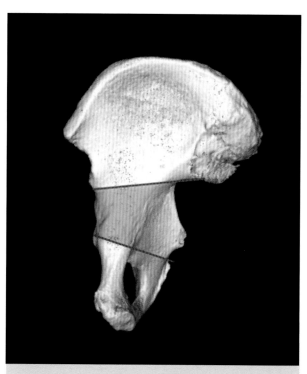

图22.7 髋臼周围前壁的危险区域

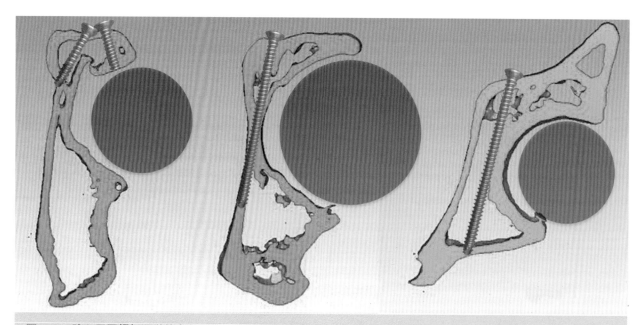

图22.8 髋臼周围螺钉通道的方向

分别为 21.1°、30.4° 和 23.8°。这些点的平均螺钉长度分别为 58.8、42.9、72.4 mm[26]。

Bi 等基于 75 例患者 CT 数据分析了骨盆内侧边缘的平均骨皮质厚度[27]。关节周围，从前面开始，平均厚度分别为 23.0、19.9、13.2、17.4 mm。女性皮质厚度略小于男性。

Wang 等针对中国人群半骨盆进行了相似的分析[28]。在关节周围 3 个平面进行了关于四边体螺钉角度和相对于内侧骨盆边缘宽度的横断面分析：前 1/4 点（AQP），中点（MP）和后 1/4 点（PQP）。

在相应的点上，测量相对于骨盆边缘内侧面 5、10 和 15 mm 避免关节穿透的最大角度，即最

安全的角度，在 AQP 水平分别为 8.2°、14.9° 和 26.1°。在 MP 水平，分别为 4.5°、13.2° 和 23.6°，在 PQP 水平，分别为 -15.2°、-7.4° 和 4.9°。平均骨骼宽度为 6.8、8.2 和 12.1 mm[28]。

22.4.2 髋臼上缘螺钉通道

髋臼上缘螺钉通道（图 22.9，22.10）可用于髋臼上外固定顺行置钉[29,30]、腰椎骨盆固定的逆行置钉[19]和固定新月形骨盆骨折[25,31]。

骨通道始于 AIIS，稍偏外侧平行于骨盆边缘，经坐骨大切迹上缘到达 PSIS 或 PIIS（图 22.9）。这条骨通道的内外侧边界是髂骨的内外侧面，上

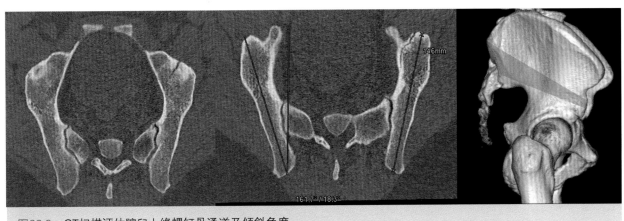

图22.9 CT扫描评估髋臼上缘螺钉骨通道及倾斜角度

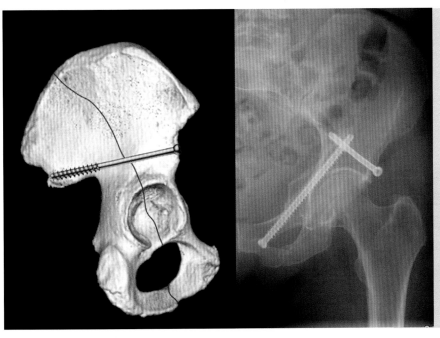

图22.10 髋臼上缘螺钉的示意图及实例

方是 2 层皮质之间变薄区域，底部是髋臼前上部分及坐骨大切迹、骶髂关节的髂骨部分。因此，该通道能够放置前 - 后方向的螺钉，用于固定前柱骨折[22]。

在腰椎—骨盆固定技术中，后方螺钉的起点在 PSIS 前下方[32]。经典的置钉方向为矢状面外侧成角 15°，横断面尾端成角 30°[33]。

Pichler 等基于 CT 数据分析了髋臼上螺钉的长度、最窄区域距离前方入钉点的距离、最窄区域的最大尺寸，以及与矢状面和横断面的角度。在 50 例患者中模拟植入 7.3 mm 螺钉[34,35]。平均螺杆长度为（148±9.4）mm，从入钉点到最窄区域的平均距离为（17.5±3.3）mm，最窄区域为（16.0±2.7）mm。矢状面和冠状面与螺钉之间的夹角分别为 22.4°±3.4° 和 35.3°±4.6°。尽管前柱螺钉通道（ACSC）的直径及长度存在性别差异，但角度没有明显的性别差异[34,35]。

Schildhauer 详细描述了整个通道和通道中的 2 个狭窄区域[19]。男性患者 PSIS-AIIS 长度平均 141.1 mm，女性平均 128.7 mm；男性患者 PIIS-AIIS 长度平均 86.3 mm，女性平均 99.7 mm。男性和女性从后方到第一个狭窄区域的距离分别约为 3 cm 和 2.7 cm；到第二个狭窄区域的距离在上部通路（PSIS-AIIS）男性为 86.3 mm，女性为 84.1 mm，在下部通路（PIIS-AIIS）女性为 52.8 mm，男性为 60.3 mm。因此，在这条通道中可以实现长螺钉的三点稳定。对该骨通道宽度的分析显示，男性可能的螺钉直径为 8 mm，女性则为 6~7 mm。

此外，在特殊骨折类型下，更多的前外侧或外侧螺钉植入有助于固定斜形骨折线或支撑边缘压缩骨折。为了确认髋臼上螺钉位置，对于后壁骨折，Tosounidis 等推荐组合了入口位和闭孔斜位的视图（IOOV）[36]。螺钉方向在矢状面平均内侧倾斜 22°，水平面平均头侧倾斜 35°（图 22.11）[34,35]。

对于 SASC，所有标准位及其组合位视图都推荐使用，建议使用标准 PAP、OOV、IOV、闭

孔出口斜位（COOO）、入口位、侧位、闭孔入口斜位（COOI）和髂骨出口（CIOI）斜位[11,16,37~39]。

影像学方面，最相关的视图是闭孔出口斜位视图（COOO），其骨通道投射为泪滴状[19,29,31,40]。泪滴形图的下方恰与髋臼顶部（眉弓）相切，泪滴形状应尽可能小，以便识别最佳螺钉入钉点。植入螺钉时，应考虑在靠近眉弓近端最大 16 mm 处植入[41]。经典的 IOV 证实了螺钉的最佳位置在坐骨大切迹的上方。

术中螺钉通路的分析应包括以下 4 种位置的视图（图 22.12）。

- 半骨盆侧位视图（LV）证实螺钉在坐骨大切迹的上方[19]。
- COOO 证实从 PSIS 到 AIIS 骨性通道内的螺钉方向，可以排除可能的内侧 / 外侧穿透。
- PIV 证实螺钉通道在骶髂关节的外侧。
- IOV 证实螺钉通路位于坐骨大切迹的上方并确定螺钉的长度。

除 COOO 视图外，Bishop 还建议行 COOI 和 IOV 位图视。

22.4.3 四边体螺钉

四边体螺钉被称为魔术螺钉，在骨折复位后稳定四边体。螺钉入钉点位于髂骨翼的外侧面略高于髋臼的后上方（图 22.13）。大约在坐骨棘水平，穿过四边体的内侧骨皮质[14,15]。

22.4.4 髋臼下螺钉通道

Letournel 提出了髋臼下螺钉，并报道了螺钉的 3 种可能位置（见图 22.8，图 22.14）[22]。

当有较宽大的骨通道时，螺钉可以完全在髋臼窝的底部植入。根据骨通道的大小，可以在不损伤股骨头和髋臼软骨的情况下完成轻微至完全穿透髋臼窝底的螺钉植入[22]。通过触摸四边体，可以实现螺钉方向与四边体的平行。

Culemann 建议采用特殊的术中透视图像监测螺钉最佳位置，并报道术中根据骨性标志确定入

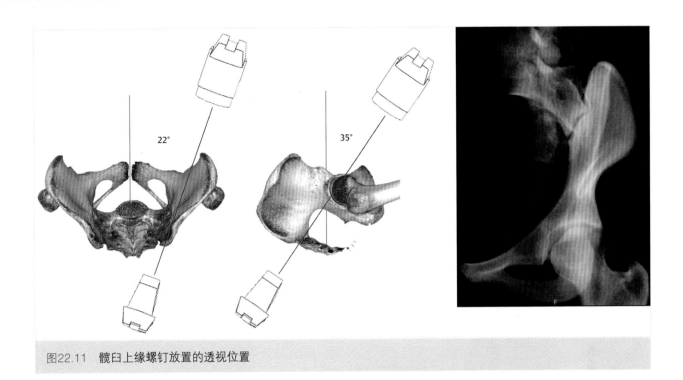

图22.11 髋臼上缘螺钉放置的透视位置

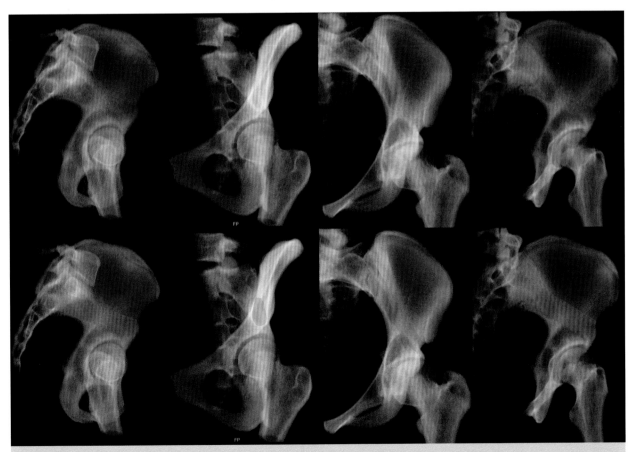

图22.12 术中安全植入髋臼上缘螺钉透视位置。从左到右，依次为侧位、闭孔出口斜位、骨盆入口位、髂骨斜位。红色标记为螺钉通道

钉点[21]。

入钉点位于耻骨上支中线的髂耻隆起最高点前方 1 cm 处。

建议用 3 个投射位置确认螺钉方向，将图像增强器放在对侧。

- 骨盆入口位视图：C 臂 30° 倾斜，确定关节外轴向螺钉/钻头位置。钻头尖端应位于泪滴的中心（图 22.15）。

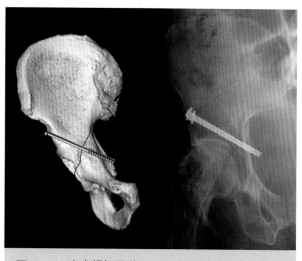

图22.13　魔术螺钉通道：3D示意图和临床实例

- COOO：C 臂旋转到骨折侧，向尾侧倾斜 30°，可确定螺钉/钻头在闭孔上缘的路径（图 22.16）。
- 1/3 髂骨出口斜位视图（1/3 IOO）：C 臂向健侧旋转 15° 并向尾部倾斜 30°，以控制螺钉的位置在四边体外侧和关节线的内侧（图 22.17）。

22.5 闭孔环

在闭孔环，螺钉通道主要用于前柱和后柱螺钉。这些螺钉是髋臼环前方或后方的一部分。

22.5.1 前柱螺钉通道

无论是前柱螺钉（ACS）还是逆行耻骨上支螺钉（rSRS），都需要了解前柱螺钉通道（ACSC）。螺钉通道主要为顺行，从臀后区臀中肌柱开始（图 22.18~22.23）。另外，可以作为耻骨上支螺钉逆行植入[42~45]。

适应证

前柱螺钉通常用于髋臼骨折固定，特别是在

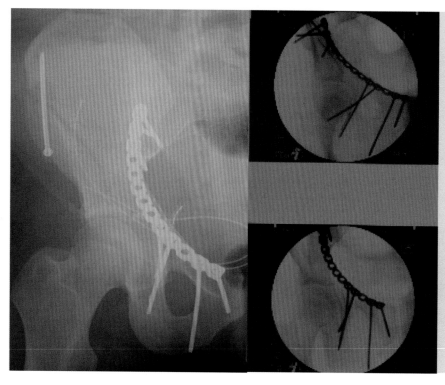

图22.14　髋臼下螺钉的临床实例

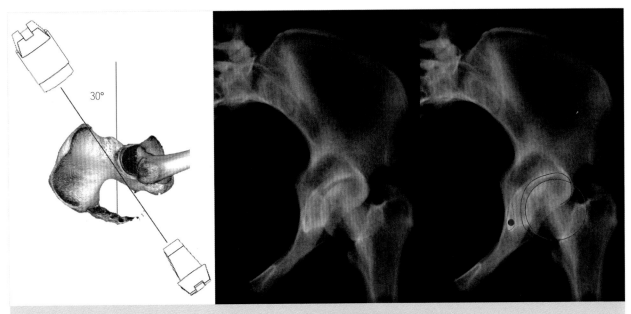

图22.15　骨盆入口位显示髋臼下螺钉的入钉点及仰卧位时透视机的位置

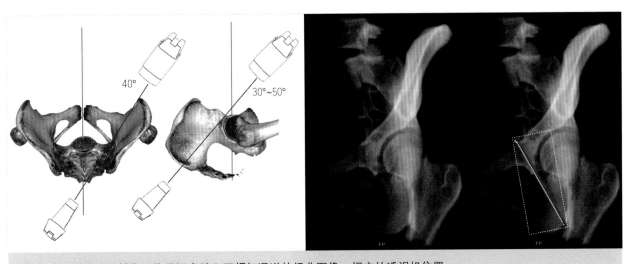

图22.16　闭孔出口斜位图像是证实髋臼下螺钉通道的经典图像，相应的透视机位置

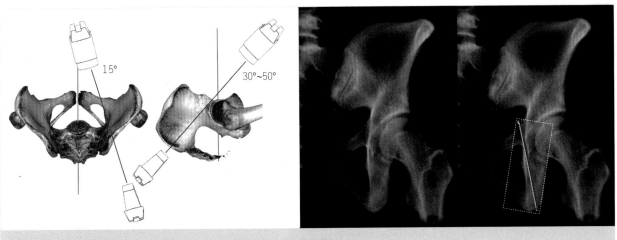

图22.17　1/3髂骨出口斜位视图的透视机位置和相应的X线投影

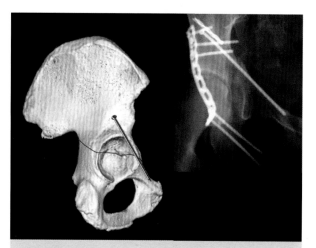

图22.18 前柱螺钉的示意图及临床实例

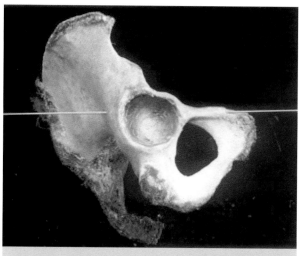

图22.21 逆行前柱螺钉的最佳入钉点在耻骨结节远端，方向沿着耻骨梳

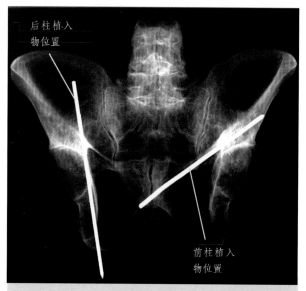

图22.19 显示植入物位置（金属棒代替螺钉）：前柱螺钉（左），后柱螺钉（右）

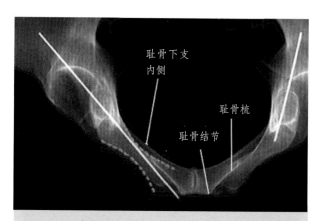

图22.22 前柱螺钉在入口位的方向：绿色虚线表示耻骨上支的前后缘（入口位片，耻骨下支后侧缘投影到耻骨上支的上缘）显示螺钉方向与耻骨梳的关系

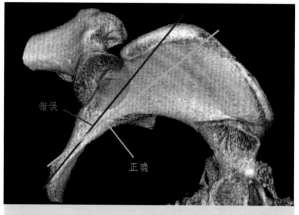

图22.20 前柱螺钉入钉点靠近耻骨联合（错误）有穿透关节的风险；靠近耻骨结节（正确）减小穿透关节的风险

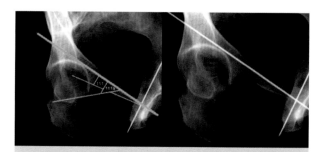

图22.23 前柱螺钉在闭孔斜位片的方向：螺钉方向（绿线）和耻骨结节非透亮线的关系（紫色，111），以及与耻骨上支下缘外侧部分的关系（蓝色，111a）

含有横向骨折成分的髋臼骨折类型中，使用 K-L
入路直视下处理后柱，而前柱螺钉用来固定不能
直视的前柱。使用 K-L 入路以外的附加切口，经
皮入路植入该螺钉[46]。

此外，正如 Lambotte 在 1913 年所描述的那样，
逆行耻骨上支螺钉[42]可用于固定移位的耻骨上
支骨折、低位前柱骨折或具有横向骨折成分的骨
折。

骨形态学

骨通道始于耻骨联合区域，包含整个耻骨上
支直到髋臼前缘、前壁，并在骶髂关节附近的骨
盆边缘区域终止。

周围相关解剖结构包括"死亡冠"、闭孔神
经血管束和髂外血管。

由于有多个骨性标志，通道界限变化很大[47]。
其始于耻骨联合，向外侧数厘米延伸到耻骨结节，
即腹股沟韧带的止点。在中间，可见耻骨上支变
成嵴（耻骨梳），是强壮的耻骨梳骨膜的起点。
耻骨梳与内侧的弓形线一起形成髂耻线，是前柱
的内侧边界。在耻骨梳的外侧，可以看到骨性凹槽，
是髂外血管沿着耻骨上支的通道。在髋臼前缘的
内侧，可见髂耻隆起，为髂耻筋膜的止点，将肌
肉腔隙与血管腔隙分开。髂耻隆起是髋臼前角相
对增厚的骨骼部分。在髂耻隆起之后，存在髂腰
肌凹槽（髂腰肌沟），其终止于 AIIS 的水平。骨
盆入口的上内侧部分形成前柱螺钉通道（ACSC）
上缘的最近端部分。

ACSC 的内部弯曲，包括不同的曲率半径[27]。

ACSC 的下缘不规则，从耻骨上支的三角
形构型开始，延伸到闭孔管、髋臼前角和前壁
区域。

ACSC 的横截面解剖结构不断发生变化[23,26]。
在耻骨上支从三角形变化到圆形[23,26]。在关节区
域周围，从圆形变为水平卵形，到髋臼中上部变
成倒置的小三角形，在通道后部变为基于髋臼的
三角形构型，直到髋臼后面呈斜菱形状[26]。

入钉点

最佳入钉点在临床上很难找到。建议在 2 条
线的交叉点切开皮肤，即骨盆前后位片，通过大
转子的股骨外侧延长线与耻骨结节到 AIIS 的切线
的交点[48]。

许多学者描述了髂骨外侧顺行前柱螺钉
（ACS）的最佳入钉点。

- 根据 Letournel 的理论，入钉点位于髋臼最高
  点近端 3~4 cm 的髂骨外侧，臀前线稍偏后约
  2 cm 的圆形区域[22]。

- Ebraheim 等将进入钉点描述为髋臼顶缘上方
  （46±6）mm，坐骨大切迹的顶点和 ASIS 与
  AIIS 切线连线的中点上方 16 mm；矢状位成
  角为 90.6°，横切面成角为 29°[49]。

- Yi 等将入钉点描述为"髋臼稍上方的臀中肌
  柱上，从髋臼到髂嵴的骨质增厚区域"[32]。

- 顺行前柱螺钉的入钉点在 2 条垂直线的交叉
  点，分别为髂前下棘的尖端垂线和髋臼的上
  缘垂线[50]。根据骨通道的大小，顺行螺钉
  最佳入钉点范围为 2.5 cm² 的区域，通道直径
  约 8.0 mm；在范围为 5.7 cm² 时，通道直径
  约 14.0 mm。

- 耻骨联合中心与逆行耻骨上支螺钉入钉点之
  间的平均距离为 27~28 mm[51]。该入钉点与
  耻骨结节之间的距离为 14~17 mm。

- 顺行前柱螺钉的入钉点与坐骨大切迹的顶点
  之间的距离为 37~42 mm[51]。

- 在一项基于 164 例半骨盆 CT 模型的研究中，
  逆行螺钉入钉点与耻骨联合中点之间的距离
  为（18.4±4.8）mm，与耻骨上支外缘的距离
  为（17.8±2.6）mm[52]。

前柱螺钉的长度

诸多学者报道了基于 CT 测量的 ACSC 长度。
根据对骨通道定义的不同，提出了不同的测量结
果。据报道，平均长度约为 120 mm。

- Chacko 等报道基于 CT 的测量数据，男性前柱螺钉长度为 109.8 mm，女性为 108.8 mm。闭孔斜位视图上，ACSC 定义为从耻骨结节上方 3 mm，经耻骨上支到髋臼后缘[53]。

- Pichler 等在一项基于 CT 的测量中发现，在模拟通道中，7.3 mm 前柱螺钉的平均长度为（127.2 ± 7.1）mm[34,35]。

- 在 160 例日本人 2D CT 分析中，男性和女性的前柱螺钉长度分别为 124.6 mm 和 123.8 mm[50]。

- Shahulhameed 等对前柱长度进行了解剖学分析，报道平均长度为 12cm（10.5~13.2cm）[54]。

- 在基于 164 例半骨盆 CT 模型的研究中，模拟螺钉的平均长度为（109.39 ± 8.95）mm[52]。

前柱螺钉通道的狭窄段

前柱螺钉骨通道有几个狭窄区域（上下和内外），分别位于髂腰肌沟和闭孔神经血管束管[54,55]。

与临床上最密切的峡部是关节和骨通道上方之间的距离。

- Ji 等在 175 次 CT 扫描中测量了关节面水平的骨质厚度，发现平均厚度为 14 mm（男性为 15.4 mm，女性为 11.9 mm）[47]。

- 峡窄部内外侧直径约为 12.5 mm（男性为 17.2 mm，女性为 9.9 mm）[27]。

- 相比之下，Chacko 等分析了 CT 数据并通过入口位图像测量最窄点。男性峡部的平均宽度为 6.4 mm，女性为 5.2 mm，而在 OOV 上，男性髋臼顶距离最窄点为 3.9 mm，女性为 3 mm[53]。

- Attias 等报道了参照数据，最大直径为 6.4 mm²。

- Pichler 等根据 CT 数据分析了耻骨上支整体最窄区域[34,35]。从入钉点到最窄区域的平均距离为（50.6 ± 6.3）mm，整个耻骨上支最窄区域为（14.6 ± 2.4）mm。

- 学者通过 160 例日本人的 2D CT 分析确定了螺钉通道的大小[50]。耻骨通道在耻骨联合区域最窄，男性为 13.5 mm（10~17.5 mm），女性为 10.7 mm（7.3~14.6 mm）。

- 分析前柱螺钉（AACS）轴位图像显示其为椭圆形结构，短直径为 8.9 mm（7.7~10.6 mm）[56]。

- 基于 164 例半骨盆 CT 模型的研究，模拟螺钉通道的平均直径为（8.16 ± 1.21）mm。ACSC 的最窄点位于肌肉和血管空隙的凹槽区域。女性总体数值较小[52]。

综上，根据测量不同，ACSC 的最窄距离在 10~14 mm 之间。

螺钉方向

螺钉方向与临床密切相关。因此，除透视外，术中引导有助于螺钉植入，并且钻头的角度有助于确定最佳螺钉路径。

- Pichler 等根据 CT 数据分析了模拟 7.3 mm 顺行螺钉通道在矢状面和冠状面的角度[34,35]。螺钉与矢状面和冠状面之间的夹角分别为 39.02° ± 3.17° 和 15.05° ± 4.01°。没有观察到显著的性别差异。

- 学者在 160 例日本人的 2D CT 分析中确定了逆行螺钉植入角度[50]。男性在矢状平面向外侧倾斜角度为 54.1°，女性为 55.9°，男性在水平面垂直方向倾斜角度为 66°，女性为 67°。

- 在进一步研究中，前柱螺钉和矢状平面之间的角度为 33.6°（29.6°~36.5°），ACS 与横截面之间的角度为 59.1°（56.4°~63.2°）[56]。

- 针对 164 例半骨盆 CT 模型的研究显示，螺钉与横断面之间的夹角为 39.7° ± 3.9°；螺钉与冠状面之间的夹角为 20.8° ± 4.6°，螺钉与矢状面之间的夹角为 42.7° ± 3.2°[52]。

总的来说，可以定义如下 3 个角度。

- 骨盆前后位外上至内下角度为 33.6°~39°[34,35,56]。

- 骨盆侧位后上到前下的角度为 15°~22.3°

[34,35,50]。

- 水平 / 横断面（入口位）后内到前外指向髋臼上缘角度为 55°~59.1° [50,56]。

近期，Peng 等基于螺钉长度、骨折定位及螺钉入钉点提出了 2 种不同的前柱螺旋通道定义[57]。

前柱螺钉影像学投影

使用不同的术中 X 线图像确认螺钉位置。文献中推荐了几种位置图像。对于前柱螺钉，建议使用所有可能的标准位视图及其组合视图，包括标准 PAP、OOV、IOV、COOO、入口位视图、COOI、CIOI 和髂骨出口斜位（CIOO）视图[11,15,37,39,58~60]。

根据 Pennal 的观点，2 个密切相关的视图是经典的入口和出口位视图[6]。此外，推荐 Judet 改良的 OOV[61]。改良视图包括轻微出口倾斜，从而产生 COOO 视图。近期进一步研究表明，这些不同位置的组合图像可能是术中证实前柱螺钉的最有效方法[32]。

骨盆入口位视图

通过骨盆入口位视图（PIV）可确认导针或钻头不穿透内侧皮质[15]。存在争议的是，耻骨上支和耻骨下支完全重叠，形成柱状结构，是更有帮助[62,63]还是应该避免[23]。Yi 将该重叠位视图描述为髂骨入口视图（IIV）[32]。导针应该从

后部（顺行螺钉）瞄准耻骨上支的中线。基于血管凹槽是中段耻骨上支内侧基底三角形产生的原因，提出内侧（后）导向。由此产生的前方和外侧斜面直接位于耻骨外侧。

在 PIV，逆行耻骨上支螺钉的入钉点通常位于耻骨结节处。根据骨折位置和螺钉长度，可相应变化。

闭孔出口斜位视图

COOO 是确认避免髋关节穿透和骨通路最佳视图（图 22.24，见图 22.16）。出口位图像能够观察到髋关节与髂耻隆起之间最大的骨通道宽度。由于耻骨上支斜面（血管沟）的存在[23]，导针应朝向最后方（最近端）皮质。

该视图上的顺行螺钉起点是髋臼（出口—眉弓）外侧上缘的 1~2 cm。

闭孔入口斜位视图

COOI（闭孔入口位）视图证实了髋臼周围内侧和外侧骨通道，可以排除内侧穿透盆腔的螺钉（图 22.25）。

前柱螺钉轴位图像

最近，为了更充分地分析前柱螺钉的位置，有学者提出了一种新的术中透视图像，即 AACS（图 22.26）。从髂骨斜位（IOV）开始（C 臂向对侧髋

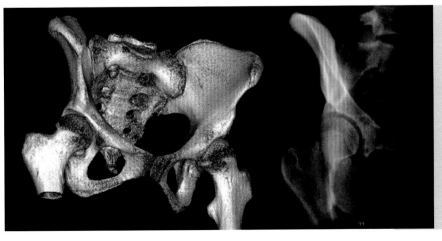

图22.24 闭孔出口斜位片（COOO）分析前柱螺钉通道

关节倾斜约35°），将C臂向足部旋转，形成超出口位图像，直到逐渐出现椭圆形轨迹图像（髋臼前柱视图）[56]。

将图像增强器放置在健侧。导针的起点应位于该通道的中心位置[64]。叠加通道的典型形状是四边形（图22.27），但变异性很大。建议使用锤击技术植入导针。

这条骨通道由四面壁组成。通道的上壁由前

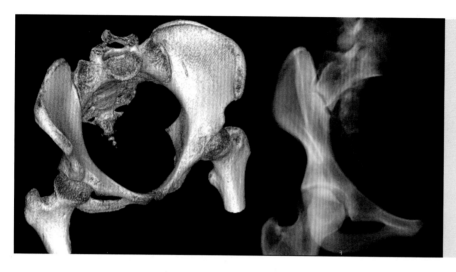

图22.25 闭孔入口斜位片（COOI）分析前柱螺钉通道

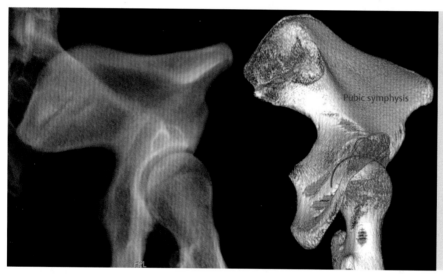

图22.26 前柱螺钉轴位图像（AACSV）的X线投影和3D模型

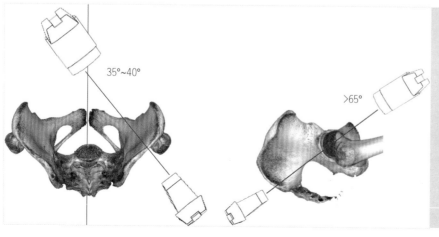

图22.27 前柱螺钉轴位图像透视机的位置

部沟槽和后部髂耻隆起组成，而下壁是髋臼顶和耻骨上支的底。内侧壁和外侧壁是耻骨上支的侧面。

理想的导针或钻头角度在水平面男性为70°~85°，女性为75°~90°；在冠状面男性为30°~40读，女性为35°~45°[64]。

放置导针或钻头后，使用入口和出口位视图确认位置[64]。

改良的髂骨出口斜位视图

Cunningham 将改良后的髂骨出口斜位视图（MIOO）描述为 COOO（闭孔出口斜位）视图的共面视图（非常接近正交），允许直接观察耻骨上支和耻骨结节，以便更容易地识别顺行前柱螺钉起始点[65]。

患者取侧卧位，从 C 臂的 30° 出口位置开始，首先将 C 臂旋转大约 50° 到垂直平面以获得 COOO 视图。在 C 臂平面中进一步旋转 80° 获得 MIOO 视图（图 22.28）。

作为选择之一，最佳骨通道可以通过在螺钉通道中应用造影剂确定[62]。

22.5.2 后柱螺钉通道

了解后柱螺钉通道（PCSC）是应用顺行或者逆行后柱螺钉（PCS）（见图 22.19，图 22.29，22.30）的基础。主要是顺行后柱螺钉，从髂窝区靠近骶髂关节（SI）开始。另外，也可逆行放置，通常是经皮植入。

适应证

可以在顺行或逆行方向上进行后柱螺钉固定[15,39,59,66]。

通常使用髂腹股沟入路的第一窗口进行顺行螺钉植入，以解决横向髋臼骨折类型的后柱受累，相关的骨折类型包括前柱伴后半横形骨折和双柱骨折。

对于特定患者，可以从坐骨结节开始进行微创逆行螺钉植入。

骨形态学

用于顺行螺钉植入的骨通道起始于靠近骶髂关节的髂窝，经过后柱到坐骨结节。相关的周围解剖结构包括髋关节和坐骨神经，后者接近坐骨结节。总体而言，PCS 的植入骨通道狭窄，3D 结构复杂。

Chacko 基于 CT 测量定义了此通道[53]。男性最窄宽度为 7.5 mm，女性为 6.4 mm，男、女最窄的横向宽度分别为 6.2 mm 和 5.1 mm。

双侧半骨盆比较显示为相同直径螺钉通道，男性为 12.9 mm，女性为 11.2 mm[67]。

入钉点

最佳入钉点位于骨盆边缘和骶髂关节前方附近的髂窝内侧。有很多学者描述了此入钉点。

- Letournel 将顺行后柱螺钉入钉点定义为骶髂关节前方 1 cm、外侧 25 mm 的骨盆边缘，垂直于骨盆边缘[22]。

- Mu 等分析了尸体骨盆上顺行后柱螺钉的入钉点。该入钉点由 2 条线定义：第一条线沿着骨盆边缘从骶髂关节前方开始，第二条线内侧垂直第一条线到达入钉点。第一条线平均长度为 23.5 mm，第二条平均长 16.8 mm[68]。

- Chen 等分析了 CT 图像上顺行 PCS 的入钉点。入钉点由 2 条线定义：第一条线从沿骨盆边缘的骶髂关节前缘开始，第二线从内侧垂直第一条线到达入钉点。第一条线的平均长度为 13.6 mm，第二条线平均长 15.3 mm[69]。

- 顺行 PCS 入钉点与骶髂关节前缘切线的距离为 32~35 mm[51]。

- 对于逆行螺钉植入，由于坐骨神经的密切关系，必须避免从坐骨结外侧植入，通过 IOV 和 OOV 监测[32]。

- Ochs 提出逆行 PCS 背侧的最佳入钉点是从坐骨结节下缘指向坐骨结节内侧缘。女性患者的入钉点位更接近坐骨结节的内侧边缘[67]。

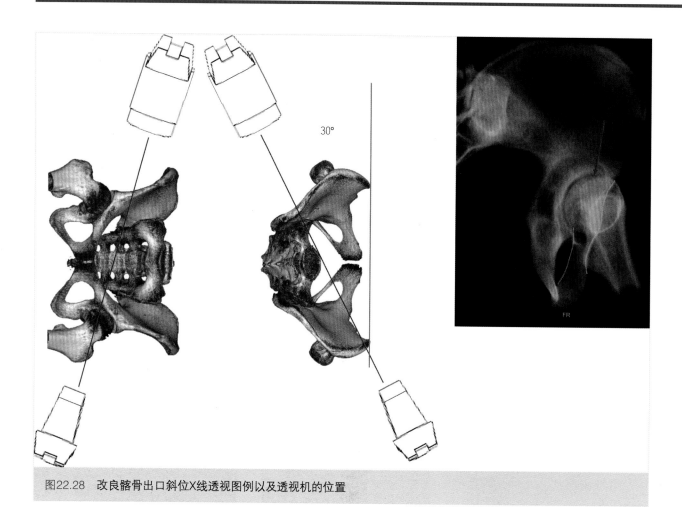

图22.28　改良髂骨出口斜位X线透视图例以及透视机的位置

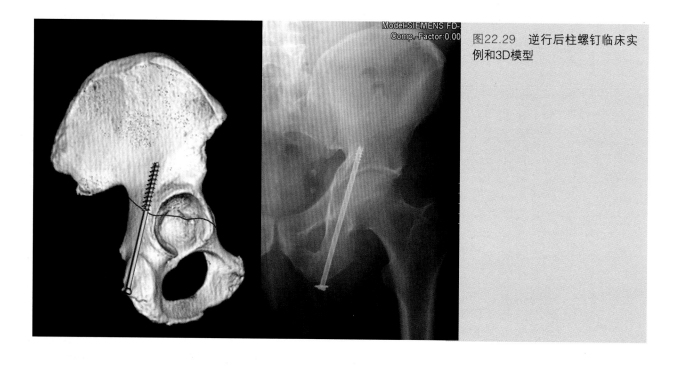

图22.29　逆行后柱螺钉临床实例和3D模型

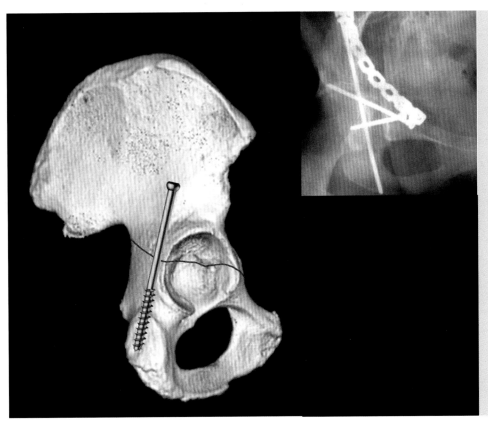

图22.30 顺行后柱螺钉的临床实例及3D模型

后柱螺钉长度

部分学者报道了基于CT或尸体测量的后柱螺钉长度。据报道，平均长度约为105 mm。

- Chacko 等基于CT测量报道，男性长度为109.8 mm，女性为101.3 mm；后柱螺钉长度的定义是在骨盆前后位片中，从坐骨结节的最下部到坐骨大切迹[53]。

- Pichler 等基于CT测量发现，在7.3 mm螺钉的模拟通道中，平均螺钉长度为（107.4±9.1）mm[34,35]。

- Shahulhameed 等对后柱长度进行了解剖学分析，报道的平均长度为13.8 cm（12.0~15.4 cm）[54]。

- Mu 等分析了尸体骨盆上的螺钉长度，发现螺钉平均长度为104.8 mm[68]。

- 双侧半骨盆比较显示相同的螺钉长度，男性为141.8 mm，女性为127.2 mm[67]。

PCSC 的狭窄部位

2项研究讨论了PCSC的狭窄部位。Pichler等根据CT数据分析了整个后柱通道的最窄部位[34,35]。从入钉点到最窄区域的平均距离为（53.2±6.8）mm，整个最窄区域的宽度为20.7 mm。

有学者在对260例半骨盆进行分析，实际植入了逆行后柱螺钉。报道了2个狭窄区域：第一个狭窄区域靠近髋臼下缘，距离入钉点的距离在女、男性分别为43、49 mm；第二个区域位于髋臼中心，距离入钉点71~77 mm[67]。

螺钉方向

顺行螺钉方向具有重要临床意义，因此，除透视外，术中引导有助于螺钉植入，并且钻头的角度可有助于确定最佳螺钉路径。

- Pichler 等基于CT数据分析了模拟的7.3 mm

顺行螺钉通道相对于矢状面和冠状面的角度[34,35]。结果显示，螺钉与矢状面（前后位视图，内倾角）和冠状面（侧位视图，后倾角）之间的角度为18.38°±4.02°和12.0°±5.4°。

- Mu等分析了尸体骨盆上顺行后柱螺钉的入钉点。外倾角度为119°，后倾角度为57°[68]。
- Chen等分析了CT图像上顺行后柱螺钉的入钉点。螺钉与冠状面之间的角度为15.4°，四边体表面与髂骨翼面之间的角度为132.3°[69]。
- 有研究在3个平面中测量后柱螺钉（PCS）角度：后倾角为14°（矢状视图中的螺钉角度），内倾角为8.4°（正视图中的螺钉角度），内倾角为31°（轴向视图中的螺钉角度）[67]。观察到明显的性别差异。

后柱螺钉影像学投影

对于后柱螺钉，建议使用所有可能的标准位图像及其组合位图像，包括标准PAP、OOV、IOV、侧位、闭孔出口斜位（COOO）、髂骨出口斜位（CIOO）和半CIOO[11,15,37,59,60]。

Bishop等推荐IOV、PIV和侧位视图。

- IOV：定义骨通道的后边界，可直视坐骨大切迹和坐骨棘，该视图证实了螺钉位置在髋关节后面。
- PIV：确认内侧边界（四边体）的定位。
- LV：分析骨盆边缘并确认螺钉的出口位于髂窝内侧。

另外，OOV确认了螺钉位置在坐骨结节和坐骨远端。

Wright等提出用于逆行PCS植入的COOO位视图[70]。

Chen等在轴向CT图像上定义了PCSC后壁和内侧壁（四边体）的角度方向[71]。据报道，60°的超IOV和9.2°的低OOV可以获得PCSC的相切位图像。

22.6 其他螺钉通道

根据半骨盆结构，其他骨通道也可用于螺钉植入[23]。

22.6.1 耻骨下支通道

正如在耻骨联合钢板固定螺钉植入中所述，平行或汇聚到耻骨联合下部的螺钉具有长的骨通道，螺钉长度为70~80 mm[72]。这条通道最好在POV上看到，而PIV证实了螺钉的骨内路径。Bishop等推荐了一种超PIV[23]。

22.6.2 臀中肌柱通道

自ASIS外侧4~5 cm一直延伸到髋臼上/后上方，2个髂骨皮质之间有足够厚的骨质，是螺钉植入的通道。该通道更常用于Schanz螺钉植入，用于操纵前柱骨块而不是固定骨折[23]。

22.7 经皮螺钉的适应证

Starr等推荐经皮螺钉固定适用于存在切开复位内固定手术禁忌证患者，为二期髋关节置换术建立基本的骨性结构[73]。特别是在老年患者中，经皮螺钉固定被认为是一种没有年龄限制的治疗选择。

最近的文献指出，手术时间短、软组织损伤轻、失血量少、伤口感染率较低是其主要优点[32,74]。因此，经皮螺钉固定可作为特定骨折类型的治疗选择。在未移位的骨折中，相对于保守治疗，经皮螺钉固定的优点是早期活动时具有更高的稳定性。Kazemi等建议在经皮固定前柱骨折后进行完全负重和不限制活动范围[75]。这正是老年患者的优势，因为部分负重对老年患者相对困难，且长期制动具有不利影响。Ruan指出了经皮螺钉固定髋臼骨折的以下适应证[14]。

- 不能配合部分负重，骨折无移位的患者。
- 涉及髋臼上区域（髋臼顶），无移位（-3 mm）潜在不稳定的骨折。

- 顶弧角 <45° 的横形骨折。
- 可以通过螺钉复位的轻度移位（3~5 mm）的骨折。
- 可以通过闭合复位或通过有限切开进行复位的移位骨折。

相应地，以下是经皮手术的禁忌证[11,14,74]。

- 未复位的骨折。
- 软骨下压缩。
- 关节内游离骨块。
- 粉碎性骨折。
- 不稳定的后壁骨折。

手术经验的不断积累和术中成像技术的改进进一步扩展了经皮螺钉固定手术的适应证。König 等甚至报道了压缩骨折的微创复位和经皮固定技术[12]。

复位不良仅在由于软组织情况或全身情况不能进行开放手术时进行[14]。

22.8 经皮螺钉固定

传统的经皮螺钉固定是比较困难的。因为骨盆解剖结构复杂，且存在螺钉固定的狭窄骨通道，因此需要出色的三维想象力[34,35,55]。此外，还存在进入髋关节或周围神经血管结构损伤的风险。传统透视仅提供复杂 3D 骨盆的 2D 图像，要找到螺钉的正确入钉点并确定正确的方向，通常需要在不同方向进行多次 X 线检查[13,76]。每个螺钉的辐射暴露时间可达 10 min[15]。在脊柱外科手术和骨盆后环的经皮螺钉固定中，可以使用计算机辅助导航。这些理念被用于髋臼手术以改善复位固定结果并减少手术和医患的辐射暴露时间。目前已有多种计算机辅助手术方法。

22.8.1 2D / 3D 导航

二维导航将传统的图像增强器与导航系统相结合[11,37]。该系统包括连接到半骨盆的光学标记物（通常连接到受伤侧的髂嵴）、器械和图像增强器。红外摄像机捕获标记的位置[76]。首先，拍摄常规 X 线片。导航系统的屏幕上最多可显示4 个不同的投影。根据螺钉类型，显示不同位置的图像组合。导航钻头或导航钻头套筒的方向和长度可以在不同的图像中同时进行，而无须重新透视[76]。

三维导航将导航系统连接到 3D 图像增强器。3D 图像增强器能够在患者周围自动移动并将捕获的图像转换为 2D 和 3D 重建，类似于标准 CT 扫描。虽然图像质量不如 CT 扫描[76]，但与 2D 导航相比，它有助于更精确地定位螺钉。

对于 2D 和 3D 导航，射线透视是必需的，因为金属伪像会显著降低图像质量并导致图像不清晰。肥胖、术区具有钢板内固定物或全髋关节置换术（THR）患者的图像质量进一步降低。

22.8.2 CT 导航

基于 X 线透视技术的升级，可以通过 CT 对髋臼进行导航经皮螺钉固定。螺钉固定可以在 CT 单元中进行[77]。最近有学者报道了在局部麻醉下对未移位的横形髋臼骨折行经皮螺钉固定[78]。然而，如果需要切开或有限切开复位操作，则该方法是不合适的。因为相对较大的手术切口，CT 单元是否足够无菌也是有疑问的。此外，CT 中有限的空间可能会干扰移位的髋臼骨折复位过程。

通过将 CT 数据传输到导航系统，CT 数据的优点可以与手术过程相结合[60]。

此外，还需要一个匹配程序，扫描突出的骨性标记并校准导航计算机。然而，使用这种设置不能获取术中关于螺钉位置或复位质量的信息。导致在移位的骨折中，骨折复位后这些数据及程序无法有效应用[79]。

22.8.3 经皮螺钉固定的结果

切开复位和螺钉固定仍然是髋臼骨折治疗的金标准，经皮螺钉固定技术的结果必须与这些结果进行比较，包括位移程度、骨折类型等参数。

经皮螺钉固定的二维 X 线成像

有关经皮螺钉固定技术治疗髋臼骨折临床结果的文献报道越来越多。

Parker 等报道使用传统透视技术对 8 例髋臼骨折进行经皮螺钉固定[38]。仅 3 例患者实现解剖学复位。所有骨折都明显涉及承重区域，顶弧角 <45°。残留骨折间隙 1.25~5 mm。2/3 的患者在随访时获得了可接受的临床结果（根据 Merle d'Aubigné 评分）。

Starr 等报道经皮螺钉固定治疗的 24 例髋臼骨折患者。前柱和后柱螺钉都涵盖[73]。24 例患者被分为两组。老年组 13 例，平均年龄为 66 岁，骨折类型与创伤后骨关节炎的相关性较高，骨折移位平均从 10 mm 复位至 3 mm。其中 2 例患者出现继发性复位丢失。使用 Harris 髋关节评分，该组功能得分为 85 分。所有患者均有髋关节退行性改变，5 例患者接受二期全髋关节置换术。其余 11 例患者平均年龄 29 岁，移位骨折同样采用经皮螺钉固定治疗。骨折分型采用 Letournel 分型[22]。骨折位移从 7 mm 复位到 1 mm。平均随访 12 个月后，使用 Harris 髋关节评分，平均 91 分，功能结果良好。遗憾的是没有报道确切骨折分类和顶弧角。

Mouhsine 等分析了 21 例平均年龄 81 岁的老年患者[59]。所有骨折几乎无移位，最大间隙为 1 mm，采用经皮螺钉稳定。手术目的是防止骨折移位并促进早期活动。8 例横形骨折、6 例 T 形骨折和 7 例双柱骨折得到有效固定。89% 的患者功能结果评定为优良。多数患者植入前柱和后柱螺钉。在至少 2 年的随访期间未观察到创伤后骨关节炎，没有发生神经血管并发症；1 例后柱螺钉位置不佳，但没有不良临床后果。作者没有报道横向骨折线的高度或顶弧角。

Gary 等进行的回顾性分析报道 35 例经皮螺钉固定患者，平均随访 6.8 年[80]。仅无移位或轻微移位的骨折患者接受经皮螺钉固定。其功能结果和二期全髋关节置换率与切开复位内固定

（ORIF）相当。

导航经皮螺钉固定的结果

Stöckle 等报道了导航下经皮螺钉固定治疗髋臼骨折的实验和临床结果[60,79,81]。实验中，25% 真实的 rSRS 位置与导航系统预期的螺旋路线位置不同。16.7% 的近端穿出或进入关节[79]。相反，没有观察到 PCS 的错位。在临床研究中，10 枚用于固定无移位的髋臼骨折的经皮螺钉均无错位[60,81]。

Hong 等报道了 18 例髋臼骨折患者（平均年龄 42.1 岁），12 处移位，8 处无移位。骨折类型方面，9 例为前柱骨折，5 例为横形骨折，3 例为 T 形骨折，3 例为前柱伴后方横形骨折。通过 2D 导航经皮螺钉固定骨折[18]。12 处移位骨折中的 6 处通过有限切口进行微创复位，然后通过经皮螺钉固定，共植入 30 枚螺钉。骨折间隙从术前的 10 mm（2~22 mm）复位至术后的 3 mm（0~5 mm）。关节面台阶从 4 mm（1~10 mm）复位到术后的 2 mm（0~4 mm）。经过平均 21 个月的随访，根据 Merle d'Aubigné 评分，13 例优，4 例良，1 例可。1 例患者由于复位操作而出现短暂的股神经功能减退。83% 患者只需要一次尝试就可以实现最佳导针定位。

Gras 等在 14 例髋臼骨折患者中植入 36 枚螺钉。经皮螺钉固定的指征是最大位移 3 mm[11]。没有观察到螺钉错位，功能结果（Merle d'Aubigné 评分）评分：2 例优，6 例良，1 例可，1 例差。

为了显示与传统 X 线透视相比导航下经皮植钉的优点，Ochs 等进行了一项实验研究[13]。在尸体骨盆模型中，采用常规、2D 或 3D 导航植入共 210 枚螺钉（ACS、PCS 和髋臼上螺钉）。结果显示，使用 3D 导航的螺钉穿出率（7%）最低，相比之下，2D 导航（20%）和常规技术（14%）

穿出率较高；未观察到手术时间的缩短，导航组的辐射暴露更高。

使用 3D 图像增强器和导航的另一项实验研究强调了该方法的安全性[82]。通过获取术中 CT 图像，可以检测到 3 枚螺钉位置不良，这是使用传统技术未观察到的。

Ruan 等在 5 例患者的四边体上进行 3D 导航下螺钉固定[14]。通过 3D 导航，可以充分可视化骨折间隙，这有利于螺钉垂直于骨折线安全植入。因此，可以避免螺钉位置不良。

在实验设置中，2D 和 3D X 线透视导航有效避免了螺钉穿透关节，基于 3D 图像的导航结果更优[37]。

最近一项分析比较多中心 C 臂 3D 导航和传统 2D 透视引导下经皮 rSRS 固定前柱骨折的效果，3D 导航在手术时间、螺钉植入时间、透视时间和平均失血量等方面结果更优[83]。另外，使用 3D 导航观察到螺钉位置更佳。

CT 引导下的导航受到诸多质疑，因此很少使用。尽管如此，也已有很多优异临床结果报道。

Basel 小组首先报道了 CT 导航。Jacob 等报道了 3 例双柱骨折和 1 例前柱骨折，通过 CT 导航经皮固定[84]，所有骨折均为未移位或轻微移位。Huegli 等报道了移位前柱骨折采用 CT 导航下经皮螺钉充分固定[85]。

Brown 等报道了 10 例 11 种不同骨折类型的患者。治疗包括切开复位和 CT 导航螺钉固定，结果显示，软组织切开的时间和范围可减少多达 20%[86]。

Eude 等对 16 例髋臼骨折（未报道确切的骨折类型）患者进行 CT 导航下经皮螺钉固定，患者最大位移为 2 mm[87]。主要植入髋臼上螺钉，未发现相关并发症。

> **临床意义**
>
> 导航下经皮螺钉固定可以在无移位或轻微移位的髋臼骨折中提供足够的稳定性。

22.9 总结

目前，不常规推荐采用经皮螺钉固定技术治疗髋臼骨折。

经皮螺钉固定的适应证是未移位或轻微移位的骨折，而这些骨折通常可以通过保守治疗治愈。

不稳定骨折的髋关节功能预后不良，可能是经皮固定的指征，以利于早期行髋关节置换术。

经皮螺钉固定与保守治疗相比，允许早期活动可能是主要适应证。

然而，掌握螺钉通道和经皮固定技术与缩短手术时间和减轻软组织创伤密切相关。

参考文献

[1] Clarke-Jenssen J, Øvre SA, Røise O, Madsen JE. Acetabular fracture assessment in four different pelvic trauma centers: have the Judet views become superfluous? Arch Orthop Trauma Surg. 2015; 135(7):913-918

[2] Petrisor BA, Bhandari M, Orr RD, Mandel S, Kwok DC, Schemitsch EH. Improving reliability in the classification of fractures of the acetabulum. Arch Orthop Trauma Surg. 2003; 123(5):228-233

[3] Judet R, Letournel E. Les Fractures Du Cotyle. Paris: Masson et Cie; 1974

[4] Letournel E. [Fractures of the cotyloid cavity, study of a series of 75 cases]. J Chir (Paris). 1961; 82:47–87

[5] Walle A. Dorsal acetabular fractures of the hip (Dashboard fractures). Acat Chir Scand. 1955; 205:1-94

[6] Pennal GF, Tile M, Waddell JP, Garside H. Pelvic disruption: assessment and classification. Clin Orthop Relat Res. 1980(151):12-21

[7] Pohlemann T, Gänsslen A, Hartung S. für die Arbeitsgruppe Becken, HT, H. Beckenverletzungen/ Pelvic Injuries. Hefte zu. Unfallchirurg. 1998:266

[8] Ricci WM, Mamczak C, Tynan M, Streubel P, Gardner M. Pelvic inlet and outlet radiographs redefined. J Bone Joint Surg Am. 2010; 92(10):1947-1953

[9] Young P, Ho K, Nair S, Yeon W. Optimal Pelvic Inlet and Outlet Radiograph Angles in Korean Patients. J Korean

Orthop Assoc. 2012; 47:9-14

[10] Pekmezci M, Rotter P, Toogood P, Morshed S, Kandemir U. Reexamination of pelvic inlet and outlet images using 3-dimensional computed tomography reconstructions. J Orthop Trauma. 2014; 28(6):324-329

[11] Gras F, Marintschev I, Mendler F, Wilharm A, Mückley T, Hofmann GO. [2Dfluoroscopic navigated screw osteosynthesis of acetabular fractures: A preliminary report]. Z Orthop Unfall. 2008; 146(2):231-239

[12] König B, Schaser K, Schäffler A, Stöckle U, Haas N. [Percutaneous reduction and stabilization of a dislocated acetabular fracture. Case report]. Unfallchirurg. 2006; 109(4):328-331

[13] Ochs BG, Gonser C, Shiozawa T, et al. Computer-assisted periacetabular screw placement: Comparison of different fluoroscopy-based navigation procedures with conventional technique. Injury. 2010; 41(12):1297-1305

[14] Ruan Z, Luo CF, Zeng BF, Zhang CQ. Percutaneous screw fixation for the acetabular fracture with quadrilateral plate involved by three-dimensional fluoroscopy navigation: surgical technique. Injury. 2012; 43(4):517-521

[15] Starr AJ, Reinert CM, Jones AL. Percutaneous fixation of the columns of the acetabulum: a new technique. J Orthop Trauma. 1998; 12(1):51-58

[16] Crowl AC, Kahler DM. Closed reduction and percutaneous fixation of anterior column acetabular fractures. Comput Aided Surg. 2002; 7(3):169-178

[17] Chang JK, Gill SS, Zura RD, Krause WR, Wang GJ. Comparative strength of three methods of fixation of transverse acetabular fractures. Clin Orthop Relat Res. 2001(392):433-441

[18] Hong G, Cong-Feng L, Cheng-Fang H, Chang-Qing Z, Bing-Fang Z. Percutaneous screw fixation of acetabular fractures with 2D fluoroscopy-based computerized navigation. Arch Orthop Trauma Surg. 2010; 130(9):1177-1183

[19] Schildhauer TA, McCulloch P, Chapman JR, Mann FA. Anatomic and radiographic considerations for placement of transiliac screws in lumbopelvic fixations. J Spinal Disord Tech. 2002; 15(3):199-205, discussion 205

[20] Dienstknecht T, Müller M, Sellei R, et al. Percutaneous screw placement in acetabular posterior column surgery: gender differences in implant positioning. Injury. 2014; 45(4):715-720

[21] Culemann U, Marintschev I, Gras F, Pohlemann T. Infra-acetabular corridor-technical tip for an additional screw placement to increase the fixation strength of acetabular fractures. J Trauma. 2011; 70(1):244-246

[22] Letournel E, Judet R. Fractures of the Acetabulum. 2nd ed. New York: Springer-Verlag; 1993

[23] Bishop JA, Routt ML, Jr. Osseous fixation pathways in pelvic and acetabular fracture surgery: osteology, radiology, and clinical applications. J Trauma Acute Care Surg. 2012; 72(6):1502-1509

[24] Isler B. Anatomic Considerations for Screw Placement in Acetabular Fractures. Handout AO Pelvic Course, 161. Davos, Switzerland: AO/ASIF Pelvic Course; 1994:11-16

[25] Shui X, Ying X, Mao C, et al. Percutaneous Screw Fixation of Crescent Fracture-Dislocation of the Sacroiliac Joint. Orthopedics. 2015; 38(11):e976-e982

[26] Ji X, Bi C, Wang F, Jiang Y, Wang D, Wang Q. Digital anatomical measurements of safe screw placement at superior border of the arcuate line for acetabular fractures. BMC Musculoskelet Disord. 2015; 16:55

[27] Bi C, Ji X, Wang F, Wang D, Wang Q. Digital anatomical measurements and crucial bending areas of the fixation route along the inferior border of the arcuate line for pelvic and acetabular fractures. BMC Musculoskelet Disord. 2016; 17:125

[28] Xian-quan W, Jin-fang C, Xue-cheng C, et al. A quantitative anatomic study of plate-screw fixation of the acetabular anterior column through an anterior approach. Arch Orthop Trauma Surg. 2010; 130(2):257-262

[29] Gänsslen A, Pohlemann T, Krettek C. [A simple supraacetabular external fixation for pelvic ring fractures]. Oper Orthop Traumatol. 2005; 17(3):296-312

[30] Lidder S, Heidari N, Gänsslen A, Grechenig W. Radiological landmarks for the safe extra-capsular placement of supra-acetabular half pins for external fixation. Surg Radiol Anat. 2013; 35(2):131-135

[31] Starr AJ, Walter JC, Harris RW, Reinert CM, Jones AL. Percutaneous screw fixation of fractures of the iliac wing

and fracture-dislocations of the sacro-iliac joint (OTA Types 61-B2.2 and 61-B2.3, or Young-Burgess "lateral compression type II" pelvic fractures). J Orthop Trauma. 2002; 16(2):116-123

[32] Yi C, Burns S, Hak DJ. Intraoperative fluoroscopic evaluation of screw placement during pelvic and acetabular surgery. J Orthop Trauma. 2014; 28(1):48-56

[33] Sagi HC. Technical aspects and recommended treatment algorithms in triangular osteosynthesis and spinopelvic fixation for vertical shear transforaminal sacral fractures. J Orthop Trauma. 2009; 23(5):354-360

[34] Pichler W, Puchwein P, Clement H, Grechenig C, Grechenig W. Percutaneous fixation of acetabular fractures: Computer assisted determination of safe zones, angles and lengths for screw insertion. Suom Ortoped Traumatol. 2013; 36:94-100

[35] Puchwein P, Enninghorst N, Sisak K, et al. Percutaneous fixation of acetabular fractures: computer-assisted determination of safe zones, angles and lengths for screw insertion. Arch Orthop Trauma Surg. 2012; 132(6):805-811

[36] Tosounidis T, Giannoudis P. Use of Inlet-Obturator Oblique View (Leeds View) for Placement of Posterior Wall Screws in Acetabular Fracture Surgery. J Orthop Trauma. 2016

[37] Gras F, Marintschev I, Klos K, Mückley T, Hofmann GO, Kahler DM. Screw placement for acetabular fractures: which navigation modality (2-dimensional vs. 3-dimensional) should be used? An experimental study. J Orthop Trauma. 2012; 26(8):466-473

[38] Parker PJ, Copeland C. Percutaneous fluoroscopic screw fixation of acetabular fractures. Injury. 1997; 28(9-10):597-600

[39] Rommens PM. Is there a role for percutaneous pelvic and acetabular reconstruction? Injury. 2007; 38(4):463-477

[40] Gardner MJ, Nork SE. Stabilization of unstable pelvic fractures with supraacetabular compression external fixation. J Orthop Trauma. 2007; 21(4):269-273

[41] Haidukewych GJ, Kumar S, Prpa B. Placement of half-pins for supra-acetabular external fixation: an anatomic study. Clin Orthop Relat Res. 2003 (411):269-273

[42] Lambotte A. Chirurgie opératoire des fractures. Paris; 1913

[43] Routt ML, Jr, Simonian PT, Grujic L. The retrograde medullary superior pubic ramus screw for the treatment of anterior pelvic ring disruptions: a new technique. J Orthop Trauma. 1995; 9(1):35-44

[44] Starr AJ, Nakatani T, Reinert CM, Cederberg K. Superior pubic ramus fractures fixed with percutaneous screws: what predicts fixation failure? J Orthop Trauma. 2008; 22(2):81-87

[45] Tscherne H. Personal communication; 1990

[46] Connelly CL, Archdeacon MT. Transgluteal posterior column screw stabilization for fractures of the acetabulum: a technical trick. J Orthop Trauma. 2012; 26(10):e193-e197

[47] Xiaoxi J, Fang W, Dongmei W, et al. Superior border of the arcuate line: Three dimension reconstruction and digital measurements of the fixation route for pelvic and acetabular fractures. Int Orthop. 2013; 37(5):889-897

[48] Bozzio AE, Wydra FB, Mitchell JJ, Ackerson RM, Mauffrey C. Percutaneous fixation of anterior and posterior column acetabular fractures. Orthopedics. 2014; 37(10):675-678

[49] Ebraheim NA, Xu R, Biyani A, Benedetti JA. Anatomic basis of lag screw placement in the anterior column of the acetabulum. Clin Orthop Relat Res. 1997(339):200-205

[50] Suzuki T, Soma K, Shindo M, Minehara H, Itoman M. Anatomic study for pubic medullary screw insertion. J Orthop Surg (Hong Kong). 2008; 16(3):321-325

[51] Dienstknecht T, Müller M, Sellei R, et al. Screw placement in percutaneous acetabular surgery: gender differences of anatomical landmarks in a cadaveric study. Int Orthop. 2013; 37(4):673-679

[52] Chen KN, Wang G, Cao LG, Zhang MC. Differences of percutaneous retrograde screw fixation of anterior column acetabular fractures between male and female: a study of 164 virtual three-dimensional models. Injury. 2009; 40(10):1067-1072

[53] Chacko A, Mostert P, Snyckers C, Ismail F. Measurement of acetabular column sizes for guiding percutaneous fixation of acetabular fractures in the South African population. Paper presented at: European Congress of

Radiology. Poster No.: C-0758, 2013, Austria

[54] Shahulhameed A, Roberts CS, Pomeroy CL, Acland RD, Giannoudis PV. Mapping the columns of the acetabulum–implications for percutaneous fixation. Injury. 2010; 41(4):339-342

[55] Attias N, Lindsey RW, Starr AJ, Borer D, Bridges K, Hipp JA. The use of a virtual three-dimensional model to evaluate the intraosseous space available for percutaneous screw fixation of acetabular fractures. J Bone Joint Surg Br. 2005; 87(11):1520-1523

[56] Zheng Z, Wu W, Yu X, et al. Axial view of acetabular anterior column: a new X-ray projection of percutaneous screw placement. Arch Orthop Trauma Surg. 2015; 135(2):187-192

[57] Peng Y, Zhang L, Min W, Tang P. Comparison of anterograde versus retrograde percutaneous screw fixation of anterior column acetabular fractures. Int J CARS. 2016; 11(4):635-639

[58] Giannoudis PV, Bircher M, Pohlemann T. Advances in pelvic and acetabular surgery. Injury. 2007; 38(4):395-396

[59] Mouhsine E, Garofalo R, Borens O, et al. Percutaneous retrograde screwing for stabilisation of acetabular fractures. Injury. 2005; 36(11):1330-1336

[60] Stöckle U, König B, Dahne M, Raschke M, Haas NP. [Computer assisted pelvic and acetabular surgery. Clinical experiences and indications]. Unfallchirurg. 2002; 105(10):886-892

[61] Judet R, Judet J, Letournel E. Fractures of the acetabulum: classification and surgical approaches for open reduction. J Bone Joint Surg Am. 1964; 46:1615-1646

[62] Vioreanu MH, Mulhall KJ. Intra-operative imaging technique to aid safe placement of screws in percutaneous fixation of pelvic and acetabular fractures. Acta Orthop Belg. 2011; 77(3):398-401

[63] Winkelhagen J, van den Bekerom MP, Bolhuis HW, Hogervorst M. Preliminary results of cannulated screw fixation for isolated pubic ramus fractures. Strateg Trauma Limb Reconstr. 2012; 7(2):87-91

[64] Zhang L, Zhang W, Mullis B, et al. Percutaneous Anterior Column Fixation for Acetabulum Fractures, Does It Have to Be Difficult?-The New Axial Pedicle View of

the Anterior Column for Percutaneous Fixation. J Orthop Trauma. 2016; 30(1):e30-e35

[65] Cunningham BA, Ficco RP, Swafford RE, Nowotarski PJ. Modified Iliac Oblique-Outlet View: A Novel Radiographic Technique for Antegrade Anterior Column Screw Placement. J Orthop Trauma. 2016; 30(9):e325-e330

[66] Giannoudis PV, Tzioupis CC, Pape HC, Roberts CS. Percutaneous fixation of the pelvic ring: an update. J Bone Joint Surg Br. 2007; 89(2):145-154

[67] Ochs BG, Stuby FM, Stoeckle U, Gonser CE. Virtual mapping of 260 threedimensional hemipelvises to analyse gender-specific differences in minimally invasive retrograde lag screw placement in the posterior acetabular column using the anterior pelvic and midsagittal plane as reference. BMC Musculoskelet Disord. 2015; 16:240

[68] Mu WD, Wang XQ, Jia TH, Zhou DS, Cheng AX. Quantitative anatomic basis of antegrade lag screw placement in posterior column of acetabulum. Arch Orthop Trauma Surg. 2009; 129(11):1531-1537

[69] Chen H, Wang G, Li R, et al. A novel navigation template for fixation of acetabular posterior column fractures with antegrade lag screws: design and application. Int Orthop. 2016; 40(4):827-834

[70] Wright RD, Jr, Hamilton DA, Jr, Moghadamian ES, Bruce BT, Selby JB. Use of the obturator-outlet oblique view to guide percutaneous retrograde posterior column screw placement. J Orthop Trauma. 2013; 27(6):e141-e143

[71] Chen W, Zhang Z, Lu Y, Li J, Zhang Y, Shen Y. Fluoroscopic views for safe insertion of lag screws into the posterior column of the acetabulum. BMC Musculoskelet Disord. 2014; 15:303

[72] Pohlemann T, Gänsslen A. Die Operation der Symphysen-sprengung. Oper Orthop Traumatol. 1999; 11(2):149-159

[73] Starr AJ, Jones AL, Reinert CM, Borer DS. Preliminary results and complications following limited open reduction and percutaneous screw fixation of displaced fractures of the acetabulum. Injury. 2001; 32 Suppl 1:SA45-SA50

[74] Gary JL, Lefaivre KA, Gerold F, Hay MT, Reinert CM, Starr AJ. Survivorship of the native hip joint after percutaneous repair of acetabular fractures in the elderly.

Injury. 2011; 42(10):1144-1151

[75] Kazemi N, Archdeacon MT. Immediate full weightbearing after percutaneous fixation of anterior column acetabulum fractures. J Orthop Trauma. 2012; 26(2):73-79

[76] Stöckle U, Schaser K, König B. Image guidance in pelvic and acetabular surgery-expectations, success and limitations. Injury. 2007; 38(4):450-462

[77] Gay SB, Sistrom C, Wang GJ, et al. Percutaneous screw fixation of acetabular fractures with CT guidance: preliminary results of a new technique. AJR Am J Roentgenol. 1992; 158(4):819-822

[78] Amoretti N, Huwart L, Hauger O, et al. Percutaneous screw fixation of acetabular roof fractures by radiologists under CT and fluoroscopy guidance. AJR Am J Roentgenol. 2013; 200(2):447-450

[79] Stöckle U, König B, Hofstetter R, Nolte LP, Haas NP. [Navigation assisted by image conversion. An experimental study on pelvic screw fixation]. Unfallchirurg. 2001; 104(3):215-220

[80] Gary JL, VanHal M, Gibbons SD, Reinert CM, Starr AJ. Functional outcomes in elderly patients with acetabular fractures treated with minimally invasive reduction and percutaneous fixation. J Orthop Trauma. 2012; 26(5):278-283

[81] Stöckle U, König B, Schaser K, Melcher I, Haas NP. [CT and fluoroscopy based navigation in pelvic surgery]. Unfallchirurg. 2003; 106(11):914-920

[82] Grossterlinden L, Nuechtern J, Begemann PG, et al. Computer-assisted surgery and intraoperative three-dimensional imaging for screw placement in different pelvic regions. J Trauma. 2011; 71(4):926-932

[83] He J, Tan G, Zhou D, et al. Comparison of Isocentric C-Arm 3-Dimensional Navigation and Conventional Fluoroscopy for Percutaneous Retrograde Screwing for Anterior Column Fracture of Acetabulum: An Observational Study. Medicine (Baltimore). 2016; 95(2):e2470

[84] Jacob AL, Suhm N, Kaim A, Regazzoni P, Steinbrich W, Messmer P. Coronal acetabular fractures: the anterior approach in computed tomography-navigated minimally invasive percutaneous fixation. Cardiovasc Intervent Radiol. 2000; 23(5):327–331

[85] Huegli RW, Staedele H, Messmer P, Regazzoni P, Steinbrich W, Gross T. Displaced anterior column acetabular fracture: closed reduction and percutaneous CT-navigated fixation. Acta Radiol. 2004; 45(6):618-621

[86] Brown GA, Willis MC, Firoozbakhsh K, Barmada A, Tessman CL, Montgomery A. Computed tomography image-guided surgery in complex acetabular fractures. Clin Orthop Relat Res. 2000(370):219-226

[87] Eude P, Damon F, Eude G, et al. [Percutaneous osteosynthesis of pelvic fractures with CT control]. J Radiol. 2000; 81(1):63-68

23 结果评分

23.1 简介

髋臼骨折治疗的结果评价应使用既定的评分系统进行标准化。

髋臼骨折的治疗目标是在完全负重下，恢复髋关节的无痛生理活动度（ROM）。这个目标是通过不同的手术方式或非手术治疗实现的。

治疗结果受多种因素的影响，比如骨折内固定的质量和关节面的恢复。术后影响治疗结果的其他因素包括异位骨化、股骨头坏死或血栓栓塞并发症。

为了评估髋臼骨折的长期预后，统一的随访标准很重要，可以比较不同治疗方式的优劣。

临床评估和放射学评估的参数不同。不同的评分参数部分也不同，尤其侧重于髋关节。也可以使用与标准健康人群相关的评价总体健康状况的其他测量工具。此外，分析长期随访结果与特定创性参数之间的相关性是有用的。

23.2 髋关节功能临床评估

创伤和随访之间的平均随访时间通常以月计算。临床随访应使用标准化评估表进行。

23.2.1 临床随访体格检查

使用不同的评估工具对髋关节功能的长期临床结果进行评估。

常用的评估工具可以分为单纯关注髋关节功能的结果评分（例如 Harris 髋关节评分、Merle d'Aubigné 评分），以及非针对特定疾病或损伤的一般健康结果评分（例如 SF –36、SF–12、EuroQol）。

此外，评估参数应使用德国第一多中心组骨

盆研究小组（arbeitsgemeinschaft becken I）推荐的相关参数[1]。

疼痛

髋关节周围疼痛和髋关节疼痛由检查者（客观估计）和患者（主观评估）共同评估。

客观疼痛评估分为无疼痛、轻微疼痛、中度疼痛和重度疼痛（表 23.1）；主观疼痛评估分为无疼痛或轻度疼痛（VAS<10%）、中度疼痛（VAS 10%~74%）和重度疼痛（VAS ≥ 75%）。

此外，需要进行疼痛定位，区分疼痛在髋关节区和腹股沟区、骨盆后环区（髂嵴、骶髂关节、骶骨、臀肌区域）或骨盆前环区（耻骨联合和耻骨）。如果骨盆环出现疼痛，需要进行伴随骨盆环骨折的评估。

表 23.1 疼痛评估标准

类别	症状
无疼痛	无髋臼周围疼痛
轻度疼痛	长时间负重后轻度疼痛，未服用止痛药物，无活动受限
中度疼痛	活动时经常疼痛，较少服用止痛药，活动轻微受限
重度疼痛	休息时持续疼痛，影响睡眠，需规律镇痛

髋关节运动范围

从中立位置开始记录髋关节的运动范围，包括具有严重活动受限的患者。严重髋关节活动受限的定义为屈曲 <90°，伸展 <0°，以及外展、内收、外旋和内旋均 <10°。

此外，通过 Trendelenburg 征评估外展肌的功能（表 23.2）。

表 23.2 外展肌功能分级（Trendelenburg 征）

分数	定义
0	正常
1	肌力减退，无明显下垂，长距离行走后跛行
2	站立时中度下垂并且非常不稳
3	严重下垂，平衡紊乱（Dunchenne 征），无法单腿站立

神经损伤

所有与骨折相关的永久性神经系统损伤均包括在内，并根据严重程度进行分级。

- 1级：主观未感受到敏感功能障碍。
- 2级：主观能感受到敏感功能障碍，但仍有自我保护意识和（或）没有功能障碍。
- 3级：敏感性功能障碍，丧失保护意识和（或）运动功能障碍，功能丧失。

23.2.2 Merle d'Aubigné 评分

Merle d'Aubigné 评分是最常用的评价髋臼骨折临床和功能结果的评分系统[2-14]。该评分系统主要用于评估全髋关节置换术后的功能结果，包含 3 项内容：疼痛、活动范围和行走能力[15]。

每项分为 6 个等级，得分越低表明结果越差（表 23.3）。最大值是 18 分（最优结果），最小值是 3 分（最差结果）。

获得总分之后，根据以下 4 个分数段进行分类。

- 18 分：优（无功能障碍）。
- 15~17 分：良（轻度功能障碍）。
- 13~14 分：中（中度功能障碍）。
- <13 分：差（严重功能障碍）。

23.2.3 髋关节 Harris 评分

Harris 髋关节评分[16]用于髋臼骨折的长期预后研究[17,18]。该评分是临床和功能结果评分，包括主观选项和客观选项。在全髋关节置换术后，该评分被广泛用于结果评价，具有高效性和高可靠性的特点。

满分为 100 分，包括 5 个评估项目（图 23.1）。

- 疼痛。
- 行走状态。
- 日常活动。
- 畸形 / 挛缩。
- 活动范围。

每个项目的评分不同。疼痛项目占 44%，占比较重。将 5 个项目的得分相加分为以下 4 类。

- 90~100 分：优。
- 80~89 分：良。

表 23.3 髋臼骨折预后 Merle d'Aubigné 评分[15]

	疼痛	活动范围	行走
6	无痛	屈曲 >90°	正常
5	轻度或间歇疼痛，活动正常	屈曲 70° ~90°	无须拐杖，长距离行走后轻度跛行
4	行走后疼痛，轻松步行 30 分钟或以上	屈曲 50° ~70°	跛行，长距离行走需要拐杖
3	中度疼痛，步行不能超过 20 分钟	屈曲 30° ~50°	严重跛行，需要拐杖
2	行走时重度疼痛，步行少于 10 分钟	屈曲 <30°	严重受限，需双拐
1	重度疼痛，无法行走	僵硬	需卧床

Ⅰ.疼痛（44分）

A.无痛	44
B.轻微疼痛,偶发,不影响活动	40
C.轻度疼痛,不影响日常活动,剧烈活动引发中度疼痛,偶服阿司匹林镇痛	30
D.中度疼痛,尚可仍受,影响日常活动或工作。需服强力镇痛药	20
E.重度疼痛,严重影响日常活动	10
F.卧床,不能活动	0

Ⅱ.功能（47分）

A.步态（33分）

1.跛行	无	11
	轻度	8
	中度	5
	重度	0
2.行走辅助	不需要	11
	长距离行走1个手杖	7
	大多时间需要1个手杖	5
	单拐	3
	2个手杖	2
	双拐或无法行走	0
3.行走距离	不受限	11
	6个街区	8
	2~3个街区	5
	室内活动	2
	卧床或轮椅	0

B.活动（14分）

1.上楼梯	正常、不需要扶手	4
	正常、需要扶手	2
	勉强上楼	1
	不能上楼	0
2.穿袜子、系鞋带	容易	4
	困难	2
	不能	0
3.坐椅子	任何角度椅子大于1小时	5
	高椅子大于半小时	3
	坐椅子不能超过半小时	0
4.乘坐公共交通	能	1
	不能	0

Ⅲ.畸形（4分）

A.<30° 固定挛缩
B.< 10° 固定内收
C.<10° 固定内旋
D.肢体长度差异小于3.2 cm

Ⅳ.活动范围*（5分）

A.屈曲	0° ~45°	×1.0
	45° ~90°	×0.6
	90° ~110°	×0.3
	>110°	×0.0
B.外展	0° ~15°	×0.8
	15° ~20°	×0.3
	>20°	×0.0
C.外旋	0° ~15°	×0.4
	>15°	×0.0
D.内旋	任意	×0.0
E.内收	0° ~15°	×0.2
F.伸直	任意	×0.0

分级	
90~100	优
80~90	良
70~80	可
70	差

图23.1 Matta确定的顶弧角示意图。由垂直线和经过关节面的第一条骨折线确定的角度定义顶弧角（以度为单位）。骨盆前后位（左），闭孔斜位（中），髂骨斜位（右）。（引自Baierlein SA.Frakturklassifika-tionen。Stuttgart:Thieme; 2011.）

- 70~79分：可。
- <70分：差。

23.3 创伤期相关参数

为了将上述评分结果与个体损伤参数相关联，必须在创伤期记录可能影响长期愈合的某些因素。

例如，长期随访过程中，往往忽略了初始复位质量与继发性关节退变发展之间的确切相关性。通常，仅表明在非解剖关节重建后，发生退行性关节改变的风险增加。为了分析影响长期愈合的其他因素,除比较骨折类型或关节解剖学重建外,其他参数(如边缘压缩或股骨头的损伤)可能也是有用的。

以下参数由德国创伤学会骨盆多中心研究小组推荐。髋臼骨折后评估应包括以下参数。

23.3.1 年龄与性别

应以年为单位报道患者的年龄,以便分析年龄依赖性结果。患者的性别应以常规方式评估。

23.3.2 外伤类型

通常,区分不同的致伤原因便于分析致伤原因与骨折类型之间的相关性。

致伤原因可分为:轿车事故、卡车事故、摩托车事故、自行车事故和机动车事故致行人损伤、简单摔倒(跌倒)、高处跌落(意外或自杀)和其他事故。此外,可以分为高能量创伤(例如道路交通事故和高处跌落)与低能量创伤。事故类型通常以常规形式进行评估。

23.3.3 损伤机制

应区分一般和具体损伤机制。一般损伤机制分为直接撞击创伤和持久性冲击伤,例如侧翻来自不同方向的力量交替冲击。

髋关节和骨盆的具体损伤机制分为前后(AP)损伤、侧方损伤、轴向损伤和复合损伤。

损伤机制通常以常规标准进行评估。

23.3.4 入院方式

确定直接入院和外院转入患者的比率。

23.3.5 创伤严重程度

对创伤严重程度的评估,按照一般创伤类型进行分类,并使用创伤严重程度评分(ISS),以便具有国际可比性。

单纯性髋臼骨折与髋臼骨折合并骨盆环骨折存在差异。通常,伴随的骨盆环骨折存在较大的变异,因此,多数分析应考虑单纯髋臼骨折。

合并骨盆环骨折时,分类应至少包括骨盆环骨折类型(根据 AO 分类的 A、B、C)。

为了分析合并创伤(如多发伤、复合伤)的影响,应记录合并伤并确定 ISS 评分。

23.3.6 骨折类型

髋臼骨折分类应根据 Letournel 分类标准进行[6]。

23.3.7 合并伤

合并损伤的类型会影响整体健康质量评估得分(如 SF-36、SF-12、EuroQol,表 23.5)。因此,可能是影响长期预后的因素。

可以根据既定标准分析头部(创伤性脑损伤)、胸部、腹部、脊柱和四肢的合并损伤。仅在超过 200 例患者的大型研究中,建议对合并损伤进行详细评估。若病例较少,至少应记录合并损伤的部位。

23.3.8 影像学诊断

需区分常规 X 线和 CT 成像。对于 X 线评估,应考虑拍摄骨盆前后位片、Judet 位片(闭孔斜位和髂骨斜位)和 Pennal 位片(骨盆入口和骨盆出口)。可使用多层 CT 成像(多向重建)及三维(3D)重建(股骨头减影)。

23.3.9 骨折形态和骨折特点

根据骨折类型,应记录其特定的骨折参数。前几章已重点分析了骨折类型相关内容。

在具有横向骨折成分的骨折中,应评估该骨折线的确切走行(如臼底、臼缘、臼上)。在具有后壁骨折的类型中,应评估后壁骨折的水平(如上部、背部、下部)。

根据股骨头脱位的方向描述脱位。股骨头脱位的方向可分为后方、中心、前方、上方和下方。

复位的时间以创伤后小时数记录，分为创伤 6 h 内复位和创伤 6 h 后复位。

由于髋臼后壁骨折与预后密切相关，因此需要记录后壁骨折。后壁骨折分为非移位骨折和移位骨折。

关节水平的主要最大位移是在 CT 扫描上以毫米为单位测量的。分为小于 5 mm 或大于 5 mm 的位移。

为了评估髋臼负重顶的骨折情况，需测量 Matta 等确定的顶弧角[19]（图 23.2）。

应记录股骨头的损伤，并区分是软骨挫伤还是局部压缩。进一步区分单纯骨折和合并的挫伤和（或）压缩。

髋臼关节面的损伤分为挫伤、压缩和粉碎性骨折。同样，记录是单纯骨折还是合并损伤。

记录关节内骨片的情况。此外，还应记录骨片是否存在于真正的关节腔或马蹄窝中。

23.3.10 治疗

主要区别手术治疗和非手术治疗。手术治疗时需要记录手术时机（创伤后数天）、手术入路、体位（俯卧、侧卧或仰卧）、内固定方式（钢板、螺钉、关节置换、经皮等）、手术时间（以分钟计），并估计失血量（以毫升计）。

对于非手术治疗患者，应注明非手术治疗的适应证。

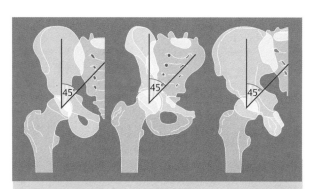

图23.2　Matta顶弧角示意图，由垂直线和经过关节面的第一条骨折线确定的角度定义顶弧角（以度为单位）。左图为骨盆前后位，中图为闭孔斜位，右图为髂骨斜位

合并骨盆环损伤时，应记录骨盆环治疗的相关信息。

手术治疗患者应注明合并髋关节囊和髋关节周围肌肉组织的损伤情况。关节囊的损伤被描述为撕裂或完全断裂，而肌肉的损伤被描述为挫伤或断裂。

由于髋关节的后方肌肉仅在相应手术入路中暴露，因此肌肉损伤的评估仅在后路或延长入路患者中进行。

23.3.11 术后影像评估

建议使用 3 个评价标准来评估术后影像学结果。

- 据 Matta 标准[19]，术后影像学评估分为解剖复位（关节水平最大间隙或台阶 1 mm）、近解剖复位（关节水平最大间隙或台阶 2~3 mm）和复位不良（关节水平最大间隙或台阶 >3 mm）。必须区分测量是基于普通 X 线还是术后 CT 扫描。

- 为了分析术后关节的匹配性，测量髋臼顶（眉弓）和股骨头的平行度，若平行，则结果被评估为匹配良好。

- 另外，分析 X 线片是否存在术后股骨头半脱位的情况（见第三章）。在骨盆前后位片上确定双侧股骨头的中心，并绘制相应的圆。测量股骨头中心与骨盆中线的距离（连接双侧骶髂关节远端中点通过耻骨联合中心的线）以及两条线穿过股骨头中心平行于骶髂关节线的近远端距离（图 23.3）。

23.3.12 住院情况

确定重症监护治疗的时间。此外，应记录开始运动康复的时间、与髋臼骨折治疗相关的并发症等。

23.3.13 死亡率

分析死亡率和死因时，应涉及死亡时间和损

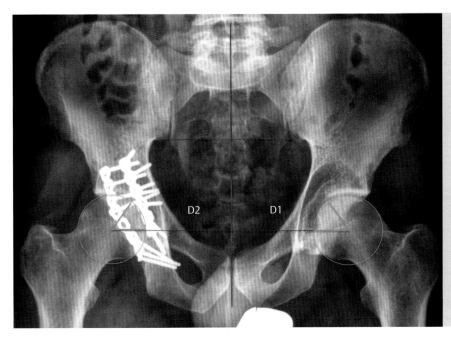

图23.3 根据Shi等的标准，评估术后髋关节位置[20]

伤严重程度。

23.4 髋关节评估的一般标准

多种对髋关节功能评估的评分标准已经刊出，但尚未得到普遍实施。

牛津髋关节评分是标准化的问卷[21]。它包含12项全髋关节置换术后日常活动密切相关的疼痛和髋关节功能。因此，指的是一般的功能结果，而不是患者的临床评估。

每个问题的答案，有5个选项，评分为1~5分。最高得分为60分，分数越高表示结果越差。

国际髋关节功能评分工具（IHOT）是一项与SF-36和SF-12相比，专注髋关节的综合评分工具。有IHOT-33和IHOT-12两个版本[22,23]。

23.5 一般生活质量评分

大多评分系统涉及健康相关的一般生活质量（如SF-36、SF-12、EuroQol），并非针对某种疾病或伤害。因此，只有影响生活质量的改变才能反映到评分系统中。为此，只有关于髋关节功能状态的结论是局限的。

德国多中心骨盆研究小组推荐以下评分。

23.5.1 SF-36

SF-36问卷是一种综合评估工具，涵盖不同疾病，用于主观评估患者健康及与健康相关的生活质量[24]。SF-36的完成时间约为10 min。

问卷包含八类主观健康感知，可涵盖身心健康的基本情况（表23.4）。

• 生理功能。
• 生理职能。
• 疼痛。
• 总体健康。
• 生命活力。
• 社会功能。
• 情感职能。
• 心理健康。

此外，每个单项都会询问与过去一年相比，近期健康状况如何。1995年Bullinger采用德语翻译了SF-36[24]。

表 23.4　SF-36 八类项目的定义

生理功能	健康状况影响日常身体活动的程度
生理职能	身体健康问题影响日常生活的程度，如做家务
躯体疼痛	躯体疼痛影响日常工作的程度
总体健康	一般健康状况的评估
生命活力	活力的评估（有力量、充满活力、劳累、精疲力竭）
社会功能	健康状况影响社会功能的程度
情感职能	情绪管理影响日常生活的程度，如做家务
心理健康	一般心理状况的评估

23.5.2 SF-12

SF-12 是 SF-36 的减缩版，用于评估与健康相关的生活质量。SF-12 由 8 类组成。完成时间较短，大约需要 2 min。

SF-12 是调查生活质量相关的最常用和最有效的问卷之一[24]。

23.5.3 欧洲五维健康量表 (EQ-5D)

EQ-5D 是一份健康问卷，单向指数表达患者的生活质量，得分范围为 5（非常好）~15（非常差）（http://www.euroqol.org）。EuroQol-Score 开发于 20 世纪 80 年代。目标是形成一种非针对特定疾病的工具评估患者生活质量。该调查表从以下角度分析问题[25]（表 23.5）。

- 活动能力。
- 生活自理能力。
- 日常生活完成情况（如工作、学习、家务、休闲活动）。
- 躯体疼痛不适。
- 焦虑/抑郁。

表 23.5　欧洲五维健康量表[25]

项目	可能答案
活动能力	1. 行走正常 2. 行走有困难 3. 卧床
自理能力	1. 生活自理 2. 洗漱、穿衣有困难 3. 无法洗漱或穿衣
日常生活完成情况（如工作、学习、家务、休闲活动）	1. 日常生活正常 2. 日常生活有困难 3. 无法日常生活
疼痛/不适	1. 无疼痛、不适 2. 中度疼痛、不适 3. 重度疼痛、不适
焦虑/抑郁	1. 无焦虑、抑郁 2. 中度焦虑、抑郁 3. 重度焦虑、抑郁

5 类中的每一项都包括 3 个选项（没问题、个别问题、问题较大）[26]。

EuroQol 的第二部分包括视觉模拟量表。主观分析患者目前健康状况。要求患者以视觉模拟量表评估现在的健康状况，0 表示健康状态最差，100 表示健康状态最佳。

23.6 放射学评估

常规 X 线检查是髋臼骨折后的影像学随访基础。首推使用骨盆前后位片，还应进行双斜视图（IOV、OOV）扫描。CT 扫描仅用于特殊情况。

分析影响髋臼骨折长期愈合的基本参数，包括髋关节创伤后骨关节炎、创伤性股骨头坏死和异位骨化。

需注明二期髋关节置换的时间窗。

依据 Helfet 或 Tönnies 分类，划分髋关节骨关节炎的等级。根据 Helfet 骨关节炎分类标准[27]分为 4 个等级：1 级为正常髋关节，4 级为严重髋关节畸形（表 23.6）。Tönnies 等开发了类似的评分标准（表23.7）[28]。

根据Brooker分类标准，将髋关节周围骨化分为4个等级（表23.8）[29]。

根据Ficat和Arlet分类标准，评估股骨头坏死的分级（表23.9）[30,31]。

根据这些标准，定义髋关节治疗失败的影像标准如下。

- 发生3或4级创伤后骨关节炎。
- 发生3或4级股骨头坏死。
- 发生3或4级异位骨化。
- 接受全髋关节置换术。

表23.6　创伤后髋关节炎的Helfet分级

等级	放射学特征
1级	正常或与对侧未受伤髋关节相同
2级	轻度增生，软骨下骨硬化带，关节间隙狭窄，关节不匹配
3级	中度增生，关节半脱位，股骨头内点状硬化、增生，关节间隙狭窄
4级	股骨头重度畸形，软骨下骨囊肿，股骨头点状增生及半脱位，多发增生，关节间隙明显狭窄

表23.7　创伤后髋关节炎的Tönnies分级[28]

等级	放射学特征
0	无关节炎征象
1级	股骨头/髋臼轻度硬化，关节间隙轻度狭窄，边缘轻度凸起
2级	股骨头/髋臼有小囊变，关节间隙中度狭窄，中度的股骨头不对称
3级	股骨头/髋臼有大的囊变

表23.8　异位骨化Brooker分级[29]

等级	放射学特征
1级	髋臼周围孤立性的异位骨岛
2级	髋臼周围、股骨近端出现骨化块，骨块相对间距至少1 cm
3级	髋臼周围、股骨近端出现骨化块，骨块相对间距小于1 cm
4级	髋关节骨性强直

表23.9　股骨头坏死Ficat和Arlet分级

等级	放射学特征
1级	正常或轻度异常
2级	股骨头内骨小梁紊乱，弥漫性或局限性硬化，囊肿形成，股骨头局部偏平
3级	股骨头内死骨和硬化形成，股骨头不对称，关节间隙正常或狭窄
4级	股骨头塌陷

23.7 总结

髋臼骨折长期随访应当依据标准参数进行。患者一般生活质量评估可参照SF–36、SF–12、EuroQol，主要评分工具应包括髋关节功能评分，推荐使用Merle d'Aubigné评分标准，因为该评分系统涵盖疼痛及髋关节功能的诸多信息。对于影像学评估，按照常用的评分标准即可。

参考文献

[1] Pohlemann T, Gänsslen A, Hartung S. Für die Arbeitsgruppe Becken: Beckenverletzungen/Pelvic Injuries. Hefte zu. Unfallchirurg. 1998; 266

[2] Briffa N, Pearce R, Hill AM, Bircher M. Outcomes of acetabular fracture fixation with ten years' follow-up. J Bone Joint Surg Br. 2011; 93(2):229-236

[3] de Palma L, Santucci A, Verdenelli A, Bugatti MG, Meco L, Marinelli M. Outcome of unstable isolated fractures of the posterior acetabular wall associated with hip dislocation. Eur J Orthop Surg Traumatol. 2014;

24(3):341-346

[4] Gänsslen A, Steinke B, Krettek C. Osteosynthese von Frakturen der hinteren Wand des Azetabulums. Oper Orthop Traumatol. 2009; 21(3):283-295

[5] Kim HT, Ahn JM, Hur JO, Lee JS, Cheon SJ. Reconstruction of acetabular posterior wall fractures. Clin Orthop Surg. 2011; 3(2):114-120

[6] Letournel E, Judet R. Fractures of the Acetabulum. 2nd ed. Berlin: Springer; 1993

[7] Magu NK, Gogna P, Singh A, et al. Long term results after surgical management of posterior wall acetabular fractures. J Orthop Traumatol. 2014; 15(3):173-179

[8] Matta J. Fractures of the acetabulum: accuracy of reduction and clinical results in patients managed operatively within three weeks after the injury. J Bone Joint Surg Am. 1996; 78(11):1632-1645

[9] Mayo KA, Letournel E, Matta JM, Mast JW, Johnson EE, Martimbeau CL. Surgical revision of malreduced acetabular fractures. Clin Orthop Relat Res. 1994(305):47-52

[10] Mitsionis GI, Lykissas MG, Motsis E, et al. Surgical management of posterior hip dislocations associated with posterior wall acetabular fracture: a study with a minimum follow-up of 15 years. J Orthop Trauma. 2012; 26(8):460-465

[11] Pantazopoulos T, Nicolopoulos CS, Babis GC, Theodoropoulos T. Surgical treatment of acetabular posterior wall fractures. Injury. 1993; 24(5):319-323

[12] Rommens P, Gimenez M, Hessmann M. Is the posterior wall avulsion the simplest acetabular fracture? Eur J Trauma. 2000; 26(4):144-154

[13] Tannast M, Najibi S, Matta JM. Two to twenty-year survivorship of the hip in 810 patients with operatively treated acetabular fractures. J Bone Joint Surg Am. 2012; 94(17):1559-1567

[14] Zhang Y, Zhao X, Tang Y, Zhang C, Xu S, Xie Y. Comparative study of comminuted posterior acetabular wall fracture treated with the Acetabular Tridimensional Memory Fixation System. Injury. 2014; 45(4):725-731

[15] Merle d'Aubigné M. Traitement chirurgical de la coxarthrie. Soc Intern de Chirurgie Orthopaedique 1948; 240–247

[16] Harris WH. Traumatic arthritis of the hip after dislocation and acetabular fractures: treatment by mold arthroplasty. An end-result study using a new method of result evaluation. J Bone Joint Surg Am. 1969; 51(4):737-755

[17] Chiu FY, Lo WH, Chen TH, Chen CM, Huang CK, Ma HL. Fractures of posterior wall of acetabulum. Arch Orthop Trauma Surg. 1996; 115(5):273-275

[18] Mears DC, Velyvis JH, Chang CP. Displaced acetabular fractures managed operatively: indicators of outcome. Clin Orthop Relat Res. 2003(407):173-186

[19] Matta JM, Anderson LM, Epstein HC, Hendricks P. Fractures of the acetabulum. A retrospective analysis. Clin Orthop Relat Res. 1986(205):230-240

[20] Shi HF, Xiong J, Chen YX, Wang JF, Wang YH. Radiographic analysis of the restoration of hip joint center following open reduction and internal fixation of acetabular fractures: a retrospective cohort study. BMC Musculoskelet Disord. 2014; 15:277-283

[21] Dawson J, Fitzpatrick R, Carr A, Murray D. Questionnaire on the perceptions of patients about total hip replacement. J Bone Joint Surg Br. 1996; 78(2):185-190

[22] Griffin DR, Parsons N, Mohtadi NG, Safran MR, Multicenter Arthroscopy of the Hip Outcomes Research Network. A short version of the International Hip Outcome Tool (iHOT-12) for use in routine clinical practice. Arthroscopy. 2012; 28(5):611-616, quiz 616-618

[23] Martin DP, Engelberg R, Agel J, Snapp D, Swiontkowski MF. Development of a musculoskeletal extremity health status instrument: the Musculoskeletal Function Assessment instrument. J Orthop Res. 1996; 14(2):173-181

[24] Bullinger M. SF 36. Fragebogen zum Gesundheitszustand. Handanweisung. Göttingen: Hogrefe; 1998

[25] Moock J. Präferenzbasierte Lebensqualitätsmessung: Der EQ-5D Fragebogen. Phys Med Rehab Kuror. 2008; 18:245-248

[26] Brooks R. EuroQol: the current state of play. Health Policy. 1996; 37(1):53-72

[27] Helfet DL, Borrelli J, Jr, DiPasquale T, Sanders R. Stabilization of acetabular fractures in elderly patients. J Bone Joint Surg Am. 1992; 74(5):753-765

[28] Tönnis D. Die angeborene Hüftdysplasie und Hüftluxation im Kindes- und Erwachsenenalter. Berlin: Springer; 1984

[29] Brooker AF, Bowerman JW, Robinson RA, Riley LH, Jr. Ectopic ossification following total hip replacement. Incidence and a method of classification. J Bone Joint Surg Am. 1973; 55(8):1629-1632

[30] Ficat RP. Idiopathic bone necrosis of the femoral head. Early diagnosis and treatment. J Bone Joint Surg Br. 1985; 67(1):3-9

[31] Ficat R, Arlet J. Ischemia and Necrosis of Bone. London: Williams & Wilkins; 1980

24 Pipkin IV 股骨头骨折

24.1 简介

关于股骨头骨折有多种分类系统。最常用的分类系统是 Pipkin（表 24.1），该系统基于标准 X 线分析而不是 CT 或 MRI 数据[1]。

Brumback 进一步细化了该分类（表 24.2），并整合了前、后、中心性骨折脱位类型，髋臼后方受累的大小和髋关节的稳定性[2]。

表 24.1 股骨头骨折的 Pipkin 分型

分型	标准
I	髋脱位伴股骨头远端凹陷骨折
II	髋脱位伴股骨头近端凹陷骨折
III	I 型或 II 型损伤合并股骨颈骨折
IV	I 型或 II 型损伤合并髋臼骨折

表 24.2 股骨头骨折的 Brumback 分型

分型	标准
1	后脱位合并股骨头骨折，累及下内侧非负重区
1A	髋臼轻微骨折或无骨折，复位后稳定
1B	髋臼骨折，复位后不稳定
2	后脱位合并股骨头骨折，累及上内侧负重区
2A	髋臼轻微骨折或无骨折，复位后稳定
2B	髋臼骨折，复位后不稳定
3	髋脱位（未明确方向）合并股骨颈骨折
3A	无股骨头骨折
3B	有股骨头骨折
4	前脱位合并股骨头骨折
4A	压缩性：上外侧股骨头负重区压缩
4B	经软骨型：股骨头负重区骨软骨剪切骨折
5	中心性骨折脱位合并股骨头骨折

最近，Chiron 等将骨软骨损伤和股骨头压缩损伤纳入其分类中（表 24.3）[3,4]。

表 24.3 股骨头骨折的 Chiron 分型

分型	标准
1	骨软骨碎片
2	1/4 股骨头骨折
3	1/3 股骨头骨折
4	1/2 股骨头骨折
5	完全塌陷

多篇概述报道了本病的损伤机制、初期抢救、一般治疗建议和并发症[3,5,6]。

关于股骨头骨折的治疗，文献存在争议，因为许多文献未能分析特定的骨折类型，并根据不同 Pipkin 骨折类型总结临床结果[7~9]。针对 14 例涵盖所有骨折类型患者的分析报道显示，优良率为 78%[10]。在 Giannoudis 等针对 450 例股骨头骨折患者进行荟萃分析，结果表明，对于 Pipkin I 型骨折，损伤骨片切除优于开放复位内固定（ORIF），而对于 II 型骨折则建议 ORIF[11]。针对 110 例包含所有骨折类型患者的分析没有发现最佳治疗方案。总体而言，平均随访 6 个月，近 20% 的患者需要进行延期全髋关节置换术（THR）[4]。最近，针对 24 例 Pipkin I 型股骨头骨折病例的分析表明，骨片切除优于复位[12]，另一项针对 37 例包含所有骨折类型患者的分析报道，优良率为 67%[13]。有趣的是，Giannoudis 等报道了骨片大小对预后的影响，结果显示，骨片越小（I 型与 II 型），临床预后越差[11]。

总之，Giannoudis 等的荟萃分析表明，长期结果与治疗方式无关。非手术治疗的优良率为

63.1%，骨片切除术为 65%、ORIF 为 61.6%、初期 THR 为 60%[11]。

此外，最佳手术入路仍存在争议[13-17]，前路或后路手术各有优势。但髋关节外科脱位的理念已变得越来越流行。

临床意义
Pipkin Ⅰ型或Ⅱ型骨折，预期优良率为 60%~80 %[4,10,13]。

针对 1974—2007 年的文献（包括德国文献）综述分析了 325 例数据完整的股骨头骨折病例[16,18~44]。

共获得 106 例 Pipkin Ⅰ型骨折、104 例 Pipkin Ⅱ型骨折、23 例 Pipkin Ⅲ型骨折和 92 例 Pipkin Ⅳ型骨折患者的相关参数。其中Ⅳ型骨折约占 28.3%。

近期分析表明，Ⅳ型股骨头骨折，包括股骨头骨折和髋臼骨折（最常见的是后壁骨折或后缘撕脱），约占 30%。Giannoudis 等对 Pipkin 骨折进行了文献综述，结果表明，Pipkin Ⅳ型骨折约占所有 Pipkin 骨折的 30%[11]。根据 Chiron 分类对 55 例患者进行分析，34.4% 的股骨头损伤是 Pipkin Ⅳ型损伤[3]，同一组患者的 Pipkin Ⅳ型骨折发生率为 27.3%[4]，但 Scolaro 等观察到该骨折类型仅占 15%[9]。

临床意义
Pipkin Ⅳ型骨折约占所有股骨头骨折的 30％。

24.2 Pipkin I 型骨折

针对 325 例股骨头骨折患者的文献综述有 106 例为Ⅰ型股骨头骨折[16,18~44]。治疗方式：29 例单纯复位，39 例骨片切除，34 例股骨头骨折螺钉内固定术。1 例行克氏针内固定，3 例行初期股骨头置换术（1 例双极头假体、2 例全髋）。伤后 6 h 内复位股骨头脱位者临床和放射学结果优异。

根据 Thompson/Epstein 和（或）Merle d'Aubigné 评价标准，长期随访结果如下。

- 单纯闭合复位者，平均随访 92.5 个月后，临床和影像学优良率分别为 75% 和 74%。
- 骨片切除者，平均随访 92.5 个月后，临床和影像学优良率分别为 64% 和 76%。
- 螺钉内固定者，临床和影像学优良率分别为 69% 和 72%。

针对手术入路（前部或后部）的分析表明，后路手术的临床和影像学结果更优。

最近，Chen 等分析了 16 例患者，其中 8 例仅闭合复位，8 例接受骨片切除治疗。

根据 Thompson 和 Epstein 评分，以及 Merle d'Aubigné 评分标准，骨片切除后，临床和影像学结果优良率为 87.5%（随访 39 个月，无缺血性坏死，1 例Ⅲ级异位骨化），单纯闭合复位组优良率仅为 50%（随访 39 个月，缺血性坏死发生率为 25%）[45]。

临床意义
Pipkin Ⅰ型骨折，所有治疗方式临床结果相当。早期复位髋关节脱位是有利的。临床结果不依赖于治疗方式选择，更倾向于骨片切除。手术入路更倾向于后路。

24.3 Pipkin Ⅱ型骨折

针对 325 例股骨头骨折患者的文献综述中 104 例为Ⅱ型股骨头骨折[16,18~44]。治疗方式：24 例单纯复位，11 例骨片切除，64 例股骨头螺钉内固定。5 例患者进行初次股骨头置换（1 例双极头假体、4 例 THR）。根据 Thompson 和 Epstein[46] 和（或）Merle d'Aubigné 评分标准[47]，长期随访结果如下：

- 闭合复位者，平均随访 71 个月后，临床和影像学结果优良率均为 76%。
- 骨片切除者，平均随访 46 个月后，临床和影像学结果优良率分别为 54% 和 63%。
- 螺钉内固定者，平均随访 38 个月后，临床和影像学结果优良率分别为 77% 和 78%。

共获得 40 例患者的手术入路相关数据。其中 11 例选用 Smith-Peterson 入路，7 例选用前外侧入路，6 例选用直接外侧入路，6 例选用 Kocher-Langenbeck，10 例选用 Kocher-Langenbeck + 髋关节脱位入路。总之，手术入路对临床结果并无影响。

> **临床意义**
>
> 螺钉固定是 II 型股骨头骨折的首选治疗方式。单纯复位和 ORIF 后的临床和影响学结果相当，而骨片切除术的结果最差。手术入路的选择取决于个人偏好。

骨片切除的结果有生物力学分析的支持。Holmes 等分析了移位型 Pipkin 股骨头骨折骨片切除后生物力学，结果表明，股骨头骨折导致髋关节中心 / 关节顶的压力明显增加，尤其是 II 型股骨头骨折[48]。

24.4 Pipkin III 型骨折

针对 325 例股骨头骨折患者的文献综述中 23 例为 III 型骨折[16,18-44]。治疗方式：17 例初次髋关节置换术（双极头或 THR），5 例骨片切除加股骨颈骨折内固定，3 例螺钉内固定。髋关节置换术后临床和影像学效果优异。该型的结果较 I 型或 II 型股骨头骨折差。

近期研究表明，II 型股骨头骨折的治疗效果最差；随访 6 个月后，股骨头颈部骨折重建术后相关股骨头坏死发生率较高[9]。

24.5 Pipkin IV 型损伤

根据 Pipkin 分类，IV 型股骨头骨折，包括股骨头骨折合并髋臼骨折（最常见的是后壁骨折或后缘撕脱）占 30%~40%（图 24.1，24.2）。Giannoudis 等针对 Pipkin 骨折进行的回顾性分析表明，Pipkin IV 型骨折在所有 Pipkin 骨折中约占 30%[11]。根据 Chiron 分类，55 例患者中 34.4%

属于 Pipkin IV 型损伤。Chiron 等分析了 55 例股骨头骨折患者和 19 例经典 Pipkin IV 型损伤患者。1 例患者行初次 THR，7 例发展为骨关节炎，1 例发展为 AVN，另外 3 例行延期 THR[3]。

早期文献资料已经关注 IV 型股骨头损伤，但缺乏详细资料数据。Epstein 等报道了 Pipkin 骨折预后较差。其报道的 242 例髋关节后方骨折脱位系列病例中，仅 2 例是 Pipkin IV 型骨折，没有长期随访结果。Roeder 等报道了 5 例 IV 型股骨头骨折的不同治疗方案。Epstein 等进一步报道了 8 例 IV 型股骨头骨折，其中 2 例单纯闭合复位、3 例早期闭合复位、二期切开复位，3 例一期切开复位。但缺乏关于髋臼骨折类型的数据[14,21]。

Hougaard 等首次在 IV 型股骨头骨折中区分髋臼骨折，其报道了 2 例患者，均为股骨头中央凹以远的骨折，以及髋臼缘的移位骨折。治疗为早期髋关节闭合复位，随后进行股骨头骨片切除和髋臼缘骨折螺钉内固定。2 例患者分别随访 6 年和 10 年，期间均未发生 AVN 或髋关节退行性改变，功能结果均为良好[27]。

Yoon 等报道了 5 例 IV 型股骨头骨折，髋臼骨折情况未进一步描述。其中 2 例为 Pipkin I 型骨折，3 例为 Pipkin II 型骨折。4 例患者行骨片切除，1 例患者行股骨头骨折螺钉内固定术。随访平均 4 年，临床结果显示：优 1 例，良 3 例，可 1 例。放射学评估，优 3 例，良 2 例[42]。

Schiedel 等报道了 11 例 Pipkin IV 股骨头骨折。治疗方式：5 例骨片切除，3 例螺钉内固定术，1 例纤维蛋白黏附。另外，对于髋臼骨折，4 例使用钢板固定，3 例使用螺钉固定[49]。

奥地利多中心研究显示，Pipkin 骨折中 37% 属于 IV 型损伤[30]。治疗方式：7 例螺钉内固定术，5 例骨片切除，4 例初期 THR，1 例保守治疗。影像学评估显示，35.3% 正常，轻度退行性改变发生率为 17.6%，中度改变发生率为 11.8%，AVN 发生率为 11.8%。此外，23.5% 的患者接受 THR。因此，35.3% 的患者预后较差。手术入路：

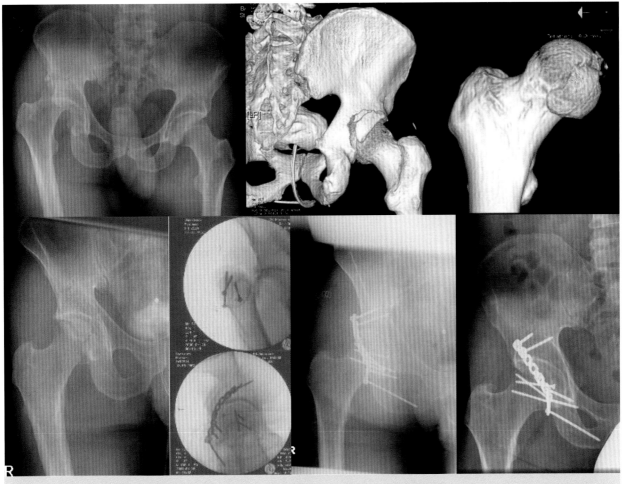

图24.1　29岁男性患者，右侧股骨头骨折脱位，伴有Pipkin I型骨折和髋臼后壁骨折。采用K-L入路进行股骨头骨折螺钉固定和后壁骨折重建钢板内固定术

2例前方入路，5例侧方入路，3例后方入路，3例联合入路，3例不详。

Solberg 等报道了 12 例 Pipkin IV 股骨头骨折，均采用 Kocher-Langenbeck 入路，采取保留臀肌的髋关节外科脱位技术。其中 10 例为 Pipkin I 型骨折，2 例为 Pipkin II 型骨折。11 例首先使用螺钉重建股骨头骨折，然后进行髋臼缘骨折的后方钢板固定。1 例采用股骨头骨片切除。所有患者在髋臼上缘均有关节盂撕裂[50]。

11 例患者的骨折全部顺利愈合，1 例在 27 周时出现早期 AVN。4 例发生异位骨化，其中 1 例为 Brooker III 型骨化。

临床结果评估使用 Merle d'Aubigné 评分，平均 15.6 分；5 例优，5 例良，2 例差。影像学评估使用根据 Thompson-Epstein 评分，12 例患者中 10 例优良，III 级异位骨化患者被评定为可，AVN 患者被评定为差。

IV 型股骨头损伤中，当股骨头骨折类型为 I 型损伤时较 II 型有更好的临床结果[16,18~44]。

Giannoudis 等针对 88 例 Pipkin IV 型损伤患者进行荟萃分析，11.4% 的患者接受非手术治疗，与之相应的手术治疗率为 88.6%。作者未进一步描述髋臼骨折的类型。除保守治疗的 8 例（10%）外，其余 80 例患者中，22.5% 行骨片切除，62.5% 行 ORIF，5% 行初始 THR。57 例患者采用 Thompson-Epstein 评分标准：15.8% 为优，36.8% 为良，14% 为中，33.3% 为差。总体而言，功能评价优良率仅 52.6%[11]。

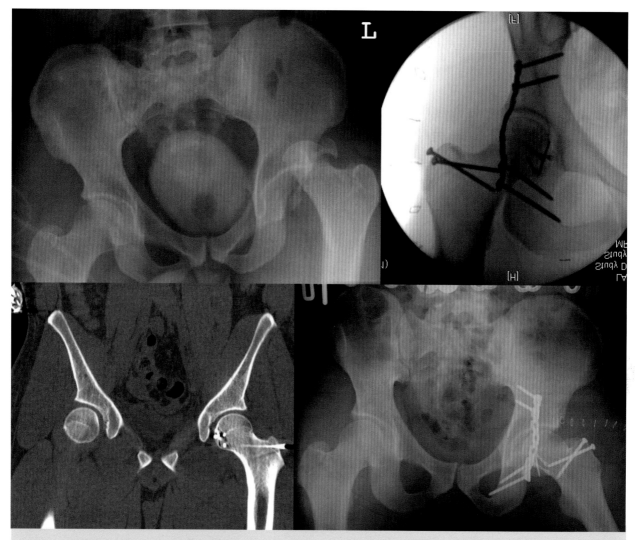

图24.2 23岁男性患者，左侧股骨头骨折脱位，伴有Pipkin I型骨折和髋臼后壁骨折。采用髋关节脱位技术股骨头使用螺钉固定和后壁骨折重建钢板内固定术

临床意义

据大量文献综述，Pipkin IV 型损伤推荐 ORIF。

使用 Brumback 分类，88 例IV型损伤患者中，2 例髋关节中心性型骨折脱位伴股骨头骨折的患者预后不良[11]。

临床意义

中心性股骨头骨折脱位可能导致更糟糕的预后。

Tonetti 等分析了 110 例股骨头骨折[4]。其中，45 例为股骨头损伤合并髋臼骨折，对应于IV型 Pipkin 骨折。治疗方式：20 例骨片切除，8 例股骨头骨折内固定，3 例单纯髋臼骨折内固定，14 例保守治疗。该组病例无初始 THR。但随访中 10 例患者（共 38 例）行延期 THR（THR 率为 26.3%）。

根据 Chiron 分类，30 例患者为 Pipkin I 型或 II 型损伤并伴髋臼骨折，其余 15 例患者仅有股骨头骨软骨损伤。根据更精确的数据：11 例患者采取保守治疗，11 例患者采取骨片切除，6 例患者采取股骨头内固定，2 例患者进行单纯髋臼内固定[4]。

Chiron 等分析了 55 例股骨头骨折患者，共 19 例为经典的 Pipkin Ⅳ 型损伤。1 例患者行初始 THR，7 例进展为骨关节炎，1 例进展为 AVN，另外 3 例行延期 THR[3]。

Oransky 等报道用 Pipkin Ⅳ 型骨折的长期预后更差，其中 2 例行骨片切除，6 例行骨折内固定。尽管整体临床预后一般，但放射学结果，尤其是 ORIF 后的放射学结果较好[51]。

Guimarães 等报道了 2 例Ⅳ型股骨头骨折患者。其中 1 例固定髋臼骨折，但未固定股骨头骨折，该患者早期发展为髋关节炎，预后不佳。另外 1 例患者行初始 THR[52]。

最近，Yu 等分析了 9 例 Pipkin Ⅳ 型损伤患者。其中 4 例为 Pipkin Ⅱ 型股骨头骨折，5 例为 Pipkin Ⅰ 型股骨头骨折，手术均采用 Gibson 入路。所有病例的髋臼骨折均为后壁 / 边缘骨折。9 例患者中 7 例达到解剖重建，2 例复位不良。平均随访 17 个月，根据 Merle d'Aubigné 评分，平均得分为 16 分。1 例发生 AVN，需 THR 治疗[53]。

临床意义

长期预后与整个关节损伤数量有关。

治疗股骨头骨折患者的手术入路选择仍存在争议。

入路的选择取决于后缘 / 壁骨片的大小以及由此导致的髋关节不稳定。当需要进行后壁骨块重建或存在髋关节不稳定时，建议采用后路手术；而在其他情况下，前路手术就足够了[54]。

最近的研究表明，髋关节外科脱位技术有较好的长期随访结果，预期并发症发生率较低[11]，在 Pipkin Ⅳ 型骨折中越来越受青睐[50,55,56]。

临床意义

针对髋臼合并股骨头骨折的患者，推荐髋关节外科脱位技术。

参考文献

[1] Pipkin G. Treatment of grade IV fracture-dislocation of the hip. J Bone Joint Surg Am. 1957; 39-A(5):1027-1042, passim

[2] Brumback RJ, Kenzora JE, Levitt LE, Burgess AR, Poka A. Fractures of the femoral head. Hip. 1987:181-206

[3] Chiron P, Lafontan V, Reina N. Fracture-dislocations of the femoral head. Orthop Traumatol Surg Res. 2013; 99(1) Suppl:S53-S66

[4] Tonetti J, Ruatti S, Lafontan V, et al. Is femoral head fracture-dislocation management improvable: A retrospective study in 110 cases. Orthop Traumatol Surg Res. 2010; 96(6):623-631

[5] Philpott M, Ashwood N, Ockendon M, Moores T. Fractures of the femoral head. Trauma. 2013; 16:9-17

[6] Ross JR, Gardner MJ. Femoral head fractures. Curr Rev Musculoskelet Med. 2012; 5(3):199-205

[7] Mostafa MF, El-Adl W, El-Sayed MA. Operative treatment of displaced Pipkin type I and II femoral head fractures. Arch Orthop Trauma Surg. 2014; 134(5):637-644

[8] Park K, Lee K, Na B, Yoon T. Clinical and ardiographic outcomes of femoral head fractures: excision vs. fixation in Pipkin type I: what is the optimal choice fro femoral head fracture? J Orthop Res. 2015; 20:702-707

[9] Scolaro J, Marecek G, Firoozabadi R, Krieg J, Routt M. Management and radiographic outcome of femoral head fractures. J Orthopaed Traumatol, 2017

[10] Guan H, Liu X, Su J, Zhang C, Sun J, Fu Q. [Treatment and short-term effect analysis of Pipkin fracture]. Zhongguo Xiu Fu Chong Jian Wai Ke Za Zhi. 2009; 23(3):265-267

[11] Giannoudis PV, Kontakis G, Christoforakis Z, Akula M, Tosounidis T, Koutras C. Management, complications and clinical results of femoral head fractures. Injury. 2009; 40(12):1245-1251

[12] Chen Z, Lin B, Ding Z, et al. [Treatment of Pipkin type I fracture of femoral head associated with posterior dislocation of the hip]. Zhongguo Xiu Fu Chong JianWai Ke Za Zhi. 2011; 25(5):521-525

[13] Hu H, Yang H, Wang G, et al. [Analysis of influencing

factors of hip functional recovery after Pipkin fracture surgery]. Zhongguo Xiu Fu Chong Jian Wai Ke Za Zhi. 2012; 26(4):433-436

[14] Epstein HC, Wiss DA, Cozen L. Posterior fracture dislocation of the hip with fractures of the femoral head. Clin Orthop Relat Res. 1985(201):9-17

[15] Jessberger S, Blattert TR, Wagner R, Weckbach A. Reduktion der zugangsassoziierten Morbidität bei Pipkinfrakturen - Eine Verlaufsbeobachtung (1982-2000). Zentralbl Chir. 2002; 127(6):485-489

[16] Keel M, Eid K, Isler B, Trentz O, Ertel W. The role of surgical hip dislocation in the treatment of acetabular and femoral head fractures. Eur J Trauma. 2005; 31:138-147

[17] Swiontkowski MF, Thorpe M, Seiler JG, Hansen ST. Operative management of displaced femoral head fractures: case-matched comparison of anterior versus posterior approaches for Pipkin I and Pipkin II fractures. J Orthop Trauma. 1992; 6(4):437-442

[18] Butler JE. Pipkin Type-II fractures of the femoral head. J Bone Joint Surg Am. 1981; 63(8):1292-1296

[19] de Thomasson ERT, Guingang O, Mazel C. Fixation of femoral head fragment with Scarf's screw. A case report. Eur J Orthop Surg Traumatol. 2001; 11:161-163

[20] Dreinhöfer KE, Schwarzkopf SR, Haas NP, Tscherne H. Femurkopfluxationsfrakturen. Langzeitergebnisse der konservativen und operativen Therapie. Unfallchirurg. 1996; 99(6):400-409

[21] Epstein HC. Posterior fracture-dislocations of the hip; long-term follow-up. J Bone Joint Surg Am. 1974; 56(6):1103-1127

[22] Fabre A, Bures C, Levadoux M, Leguilloux P, Rigal S. A comminuted femoral head fracture without hip disloaction. Eur J Orthop Surg Traumatol. 2003; 13:166-168

[23] Galois L, Pfeffer F, Kermarrec I, Traversari R, Mainhard D, Delagoutte J. Posterior dislocation of the hip with concomitant ipsilateral fractures of both the femoral head adn shaft: a case report. Eur J Orthop Surg Traumatol. 2001; 11:129-131

[24] Guiral J, Jerez J, Oliart S. Bilateral Pipkin type II fracture of the femoral head. Injury. 1992; 23(6):417-418

[25] Henle P, Kloen P, Siebenrock KA. Femoral head injuries:

Which treatment strategy can be recommended? Injury. 2007; 38(4):478-488

[26] Hermus JP, Laan CA, Hogervorst M, Rhemrev SJ. Fixation of a Pipkin fracture with bio-absorbable screws. Case report and a review of the literature. Injury. 2005; 36(3):458-461

[27] Hougaard K, Thomsen PB. Traumatic posterior fracture-dislocation of the hip with fracture of the femoral head or neck, or both. J Bone Joint Surg Am. 1988; 70(2):233-239

[28] Kloen P, Siebenrock K, Raaymakers E, Marti R, Ganz R. Femoral head fractures revisited. Eur J Trauma. 2002; 28:221-233

[29] Lang-Stevenson A, Getty CJ. The Pipkin fracture-dislocation of the hip. Injury. 1987; 18(4):264-269

[30] Lederer S, Tauber M, Karpik S, Bogner R, Auffarth A, Resch H. Hüftkopffrakturen. Eine Multicenterstudie. Unfallchirurg. 2007; 110(6):513-520

[31] Marchetti ME, Steinberg GG, Coumas JM. Intermediate-term experience of Pipkin fracture-dislocations of the hip. J Orthop Trauma. 1996; 10(7):455-461

[32] Maroske D, Thon K, Fischer M. [Hip dislocation with femur head fracture]. Chirurg. 1983; 54(6):400-405

[33] Mostafa MM. Femoral head fractures. Int Orthop. 2001; 25(1):51-54

[34] Oberhammer J. Frakturen des Femurkopfes bei der traumatischen Hüftluxation. Hefte Unfallheilkd. 1974; 124:272-275

[35] Roeder LF, Jr, DeLee JC. Femoral head fractures associated with posterior hip dislocation. Clin Orthop Relat Res. 1980(147):121-130

[36] Sarvestani M, Belzer W. Therapie der Femurkopfkalottenbrüche. Hefte Unfallheilkd. 1974; 124:269-272

[37] Schönweiss T, Wagner S, Mayr E, Rüter A. [Late results after fracture of the femoral head]. Unfallchirurg. 1999; 102(10):776-783

[38] Stannard JP, Harris HW, Volgas DA, Alonso JE. Functional outcome of patients with femoral head fractures associated with hip dislocations. Clin Orthop Relat Res. 2000(377):44-56

[39] Stockenhuber N, Schweighofer F, Seibert FJ. Diagnostik,

Therapie und Prognose der Pipkin-Frakturen (Femurkopf-Verrenkungsbrüche). Chirurg. 1994; 65(11):976–981, discussion 981-982

[40] Treacy RB, Grigoris PH. Bilateral Pipkin type I fractures. Injury. 1992; 23(6):415-416

[41] Weigand H, Ritter G, Schweikert C. Die operative Versorgung von Hüftpfannenbrüchen mit standardisiertem Verfahren nach anatomischen und biomechanischen Gesichtspunkten. Unfallchirurgie. 1978; 4:231-238

[42] Yoon TR, Rowe SM, Chung JY, Song EK, Jung ST, Anwar IB. Clinical and radiographic outcome of femoral head fractures: 30 patients followed for 3-10 years. Acta Orthop Scand. 2001; 72(4):348-353

[43] Zehi K, Karray S, Litaiem T, Douik M. [Fracture-luxation of the femur head. Apropos of 10 cases]. Acta Orthop Belg. 1997; 63(4):268-273

[44] Zotter K, Titze A. Femurkopffrakturen bei Verrenkungsbrüchen des Hüftgelenks - operative Versorgung mit Knochenschrauben. Hefte Unfallheilkd. 1974; 124:85-87

[45] Chen ZW, Lin B, Zhai WL, et al. Conservative versus surgical management of Pipkin type I fractures associated with posterior dislocation of the hip: a randomised controlled trial. Int Orthop. 2011; 35(7):1077-1081

[46] Thompson VP, Epstein HC. Traumatic dislocation of the hip; a survey of two hundred and four cases covering a period of twenty-one years. J Bone Joint Surg Am. 1951; 33-A(3):746-778, passim

[47] D'Aubigné RM, Postel M. Functional results of hip arthroplasty with acrylic prosthesis. J Bone Joint Surg Am. 1954; 36-A(3):451-475

[48] Holmes W, Solberg B, Bay B, Laubach J, Olson S. Biomechanical consequences of excision of displaced Pipkin femoral head fractures. OTA; 1999

[49] Schiedel F, Rieger H, Joosten U, Meffert R. Wenn die Hüfte nicht "nur" luxiert: Funktionelle Spätergebnisse nach Hüftkopffrakturen. Unfallchirurg. 2006; 109(7):538-544

[50] Solberg BD, Moon CN, Franco DP. Use of a trochanteric flip osteotomy improves outcomes in Pipkin IV fractures. Clin Orthop Relat Res. 2009; 467(4):929-933

[51] Oransky M, Martinelli N, Sanzarello I, Papapietro N. Fractures of the femoral head: a long-term follow-up study. Musculoskelet Surg. 2012; 96(2):95-99

[52] Guimaraes R, de Souza G, Reginaldo S, Ono N, Honda E, Polesello G, Riccioll W. Study of the treatment of femoral head fractures. Rev Bras Ortop. 2010; 45:355-361

[53] Yu Y, Hsu Y, Chou Y, Tseng I, Su C, Wu C. Surgical treatment of Pipkin type IV femoral head fracture: an alternative surgical approach via a modified Gibson approach in nine patients. J Orthop Surg. 2017; 25:1-6

[54] Thannheimer A, Gutsfeld P, Bühren V. Aktuelle Therapieoptionen bei Hüftkopfluxationsfrakturen. Chirurg. 2009; 80(12):1140-1146

[55] Kokubo Y, Uchida K, Takeno K, et al. Dislocated intra-articular femoral head fracture associated with fracture-dislocation of the hip and acetabulum: report of 12 cases and technical notes on surgical intervention. Eur J Orthop Surg Traumatol. 2013; 23(5):557-564

[56] Massè A, Aprato A, Alluto C, Favuto M, Ganz R. Surgical hip dislocation is a reliable approach for treatment of femoral head fractures. Clin Orthop Relat Res. 2015; 473(12):3744-3751

25 假体周围髋臼骨折

与假体周围股骨骨折相比，假体周围髋臼骨折很少见。因此，相应文献资料较少，病例数也比较少[1-5]。

假体周围髋臼骨折的确定危险因素包括重度骨质疏松及其他导致骨质量异常的疾病、具有潜在的髋臼周围骨缺损部位、骨溶解、风湿性关节炎、外科手术的类型、臼杯位置不良、植入物选择和患者年龄（年轻/活跃患者风险较高）[6]。

25.1 流行病学

假体周围髋臼骨折不如假体周围股骨骨折常见。其预后取决于后柱的完整性和稳定性[7]。

假体周围髋臼骨折可以发生在术中、术后早期、相关创伤和应力性骨溶解后[6]。另外，相应病理性改变如骨质疏松症、严重骨溶解、感染、肿瘤和Paget病等均可降低其结构完整性[8]。

从历史上看，1974年的一项分析报道显示，采用骨水泥臼杯术中骨折的发生率低于0.02%，相当于1/5 400的风险[9]。采用非骨水泥臼杯，该风险略增至1/1 490，发生率为0.07%[10]。生物力学数据表明，由于在非骨水泥臼杯压配过程中冲击力较高，理论上骨折风险更高[11-13]。

近期的一项分析显示，非骨水泥杯植入术中髋臼骨折发生率高达0.4%[14]，而使用骨水泥杯时没有观察到髋臼骨折。椭圆形单杯的骨折发生率最低，为0.09%，使用半球形组合臼杯时发生率明显增至3.5%[14]。

Mayo Clinic针对非骨水泥臼杯和骨水泥臼杯进行的研究显示，初次和翻修全髋关节置换（THR）的假体周围髋臼骨折的数据如下[15]。

- 0.43% 初次 THR，非骨水泥杯。
- 0.05% 初次 THR，骨水泥杯。

- 0.74% 翻修 THR，非骨水泥杯。
- 0.53% 翻修 THR，骨水泥杯。

总之，初始 THR 后，假体周围髋臼骨折发生率为0.24%，二次/翻修 THR 后，假体周围髋臼骨折发生率增至0.68%，约为初始 THR 的3倍[15]。

另外，臼杯类型影响骨折发生率。植入非骨水泥椭圆形臼杯，与半球形臼杯相比，骨折发生率更高[11,16]。

Kim 等的实验表明，压配植入的非骨水泥臼杯是主要风险因素[16]。

相比之下，目前尚无关于初次和翻修 THR 术后假体周围髋臼骨折率的明确数据。Benazzo证实，3.8% 的髋关节翻修是由于髋臼骨折，预计在不久的将来该比例会更高[8,17]。

最近，梅奥诊所首次报道了32 684例初次 THR 和5 435例翻修 THR 患者的数据[15]。

初次 THR 髋臼骨折发生率为0.6%，其中非骨水泥臼杯为0.5%，骨水泥杯臼杯为0.64%。与之对应，翻修 THR 髋臼骨折发生率明显更高（为1.5%，非骨水泥臼杯为1.5%，骨水泥臼杯为1.3%）[15]。

30岁以下患者中，这一比例更高，为1.7%[18]。

临床意义

THR 术中髋臼骨折的发生率较低。植入非骨水泥杯会增加骨折风险。翻修 THR 进一步增加了这种风险。髋臼骨折发生率在初次 THR 为0.6%，翻修 THR 为1.5%。

在特定骨骼条件下骨折发生率更高。文献综述报道，类风湿性关节炎患者 THR 髋臼骨折率为2%~5%[19]。

25.2 损伤机制

急性期，术中植入压配臼杯、拧紧臼杯或髋臼研磨过程中可能发生髋臼骨折。

术后早期，创伤性跌倒或事故可导致髋臼骨折。因此，常见创伤性骨折。

后期，缓慢进展的髋臼周围骨折可能是臼杯松动的结果[20]，通常发生在聚乙烯磨损引起的骨溶解后，这会影响整体骨质量甚至导致骨缺损。在所有金属对金属骨溶解反应的情况下，应考虑腐蚀或感染。

此外，有关于在非骨水泥和骨水泥杯植入后迟发性髋臼骨折的报道，可能与术前已有的骨质疏松症等危险因素有关[21]。

Lyons 等将这些与骨折相关的因素分为技术相关因素和植入相关因素[22]。明确的技术相关因素包括翻修流程、骨缺损、超大杯组件和研磨不足，而植入物相关因素是压配性植入和非骨水泥杯。

> **临床意义**
>
> 除经典创伤外，髋臼骨折是技术和植入相关因素的结果。

25.3 诊断

关于诊断，术中骨折必须与创伤后骨折和迟发性骨折进行区分。

25.3.1 术中骨折

对于术中髋臼周围骨折的检查需要高度谨慎，因为这些骨折常常被忽视。实验分析显示，18 例骨折中，仅 15 例可通过放射线检测到[16]。临床经验证实，30% 的髋臼骨折被忽视[13]。因此，术中必须进行 X 线检查[23]。阻力突然变化、怀疑植入物不稳定、异常声音或临床查体变化可能是潜在骨折的迹象，应至少进行术中透视检查。针对所有可疑病例，建议术后早期进行 CT 检查。

通常，术后早期普通 X 线检查可显示骨折征象。由于斜位片通常不足以分析骨折线，因此建议使用 CT，可能需要进行额外的 CT 血管造影[6,10,24]。

针对所有病例，详细的病史和临床检查是进一步诊断和治疗的基础。

25.3.2 创伤后骨折

疑似损伤/骨折的损伤机制可分为高能量创伤和低能量创伤[21]。对于后者，应考虑术中骨折漏诊的可能性[1]。

急性创伤导致的骨折可能出现突发腹股沟区疼痛、急性功能丧失、肢体不等长，甚至局部血肿形成。在极少数情况下，甚至可能发生危及生命的出血[10,25]。

除骨盆前后位（AP）平片外，建议采用多平面重建 CT 扫描进行诊断。影像诊断的主要目的是分析植入物的潜在不稳定性，因为原发性未移位的骨折常出现二次移位。

25.3.3 非创伤性骨折

当出现活动或负重时引发疼痛，主观感觉不稳定或力线改变时，均提示慢性假体松动。假体类型对翻修手术的术前准备至关重要。既往手术情况、次数及感染病史对于进一步手术也很重要。对于迟发髋臼骨折，必须排除感染[26]。

骨盆前后位 X 线片、髋关节侧位及 CT 扫描可发现潜在的危险因素。CT 扫描分析可发现骨溶解和骨缺损。

核心问题是评估假体的稳定性。不同程度的骨溶解可能是不稳定的间接征象。与早期 X 线相比，通亮线、臼杯移位和位置变化是假体不稳定性的进一步迹象[23]。

25.4 分类

多种髋臼周围/假体周围骨折分类系统可供选择。髋臼周围骨折的分类受外伤时间（术中与术后）和骨缺损的影响。

Chal-laghan 等首次提出术中髋臼骨折的分类[16,27]，而术后骨折分类由 Peterson 和 Lewallen 提出[10]。根据臼杯的稳定性，可将术后骨折分为两类[10]。骨折线的位置影响进一步的治疗。因此，分析应侧重于前柱骨折（常累及耻骨支）、后柱骨折（坐骨受累）、内侧壁受累（四边形）或臼顶受累。

此外，根据 D'Antonio 分类标准，髋臼骨缺损的分类符合美国矫形外科医师学会（AAOS）的指南分类标准[28]，因为髋臼周围骨质量对于进一步治疗的预后至关重要。相应地，如果存在臼杯松动迹象，则必须对骨缺损进行 CT 分析[21]。

为了制定充分的术前计划，Paprosky 等提出了一种基于骨缺损和臼杯稳定性的分类[29]。Davidson 进一步将这种分类简化为 3 种主要骨折类型[17]。

最近，AO 组织推荐了更普遍的假体周围骨折分类 [统一分类系统（UCS）]，整合了解剖学和骨折位置[30,31]。

UCS 将骨盆的 AO/OTA 骨折分类与特殊的假体周围骨折参数结合起来。该分类包含 6 个亚组，分类总结见表 25.1~25.6。

表 25.1　术中髋臼周围骨折分型[27]

类型	描述
A 型	前壁骨折
B 型	横断骨折
C 型	臼底骨折
D 型	后壁 / 柱骨折

表 25.2　术后髋臼周围骨折分型[10]

类型	描述
I 型	假体稳定
II 型	假体不稳定

表 25.3　髋臼缺损 AAOS 分型[28]

类型	描述
I 型（节段性缺损）	a) 周围：髋臼上方 / 前方 / 后方缺损 b) 中央型：内侧壁缺损
II 型（腔性缺损）	a) 周围型：髋臼上方 / 前方 / 后方腔隙性骨缺损 b) 中央型：内侧壁腔隙性骨缺损
III 型	混合型骨缺损
IV 型	骨盆不连续
V 型	关节融合

表 25.4　髋臼周围骨折 Paprosky 分型[29]

类型	描述
术中假体骨折	a) 术中发现，假体稳定，骨折未移位 b) 术中发现，假体不稳定，骨折移位 c) 术中未发现骨折
切除术中骨折	a) 骨缺损 <50% b) 骨缺损 >50%
外伤骨折	a) 假体稳定 b) 假体不稳定
溶解性骨折	a) 骨缺损 <50% b) 骨缺损 >50%
骨盆不连续	a) 骨缺损 < 50% b) 骨缺损 > 50% c) 合并骨盆骨折

表 25.5　髋臼周围骨折的 Davidson 分类[17]

类型	描述
I 型	不影响假体稳定性的无移位骨折
II 型	影响假体稳定性的无移位骨折
III 型	移位骨折

表 25.6　髋臼周围 / 假体周围骨折美国分类 [30,31]

类型	描述	亚型
A 型	关节外	骨性隆起部位的撕脱骨折（髂前上棘、髂前下棘等）
B 型	关节内	B1 假体稳定 B2 假体不稳定 B3 假体不稳定 + 骨量差（骨溶解、骨质疏松、粉碎骨折）
C 型	关节外	不涉及髋臼的骨盆环损伤
D 型	关节外 / 内	双侧 A~C 型骨折
E 型	关节外	同侧白杯或假体柄周围骨折
F 型	关节内	半髋置换术后 A~C 型骨折

25.5 治疗

假体周围骨折多发生于伴多种合并疾病的老年患者。即使合并骨质疏松症也推荐切开复位内固定（ORIF），因为长期制动或者不能早期负重可能导致更多并发症[32]。

假体周围髋臼骨折治疗的主要目标是获得稳定的白杯，避免骨折扩展，维持假体位置，保持力线，重建骨缺损，以维持或恢复旋转中心。因此，髋臼的前柱和后柱必须足够稳定以承受假体的运动。骨假体界面稳定对于白杯的长期功能是非常重要的[24]。

治疗措施包括保守治疗和手术治疗。在手术治疗的患者中，白杯压配植入（有 / 无固定螺钉），植入 Burch-Schneider 防内突加强杯，cage 加强系统，插座杯和（或）骨折内固定相结合，以允许患者部分负重。

25.5.1 一般建议

治疗方式的选择取决于假体的稳定性和骨折移位程度。

假体稳定

对于无移位或较小移位的髋臼骨折，白杯通常稳定（Peterson 和 Lewalen 分型 I 型）[10]，建议保守治疗[27]。如果白杯稳定，但骨盆环不稳定，则建议行切开复位内固定术。根据骨折类型，进行前方或后方钢板固定。

对于移位的髋臼骨折，即使白杯稳定，由于剪切力的增大，白杯松动率也会增加[13]。

假体不稳定

对于 Peterson 和 Lewallen 分型 II 型骨折[10]，建议联合使用骨折内固定和白杯翻修术[21]。由于解剖学各异，推荐使用重建钢板。

另外，必须考虑明显的髋臼周围骨缺损，特别是存在持续白杯松动时。骨缺损的 CT 分析和分类对于翻修杯类型的选择至关重要。在极少数情况下，需要定制假体。非骨水泥白杯与水泥白杯相比临床效果更好[33]。

翻修系统（例如 Burch-Schneider 环、Müller 或 Ganz 支撑壳）是进一步选择，但是近端移位与髋臼后上骨缺损有关。特殊的骨折形态决定特殊的稳定解决方案[34]。

25.5.2 未移位的术中骨折

术中骨折通常是无移位且稳定的骨折（Peterson 和 Lewalen 分型 I 型）[10]，因此建议保守治疗[8,27,29]。

Haidukewych 等发现，21 例术中髋臼骨折患者中 81% 属于稳定的无移位骨折，给予充分保守治疗[14]。可能存在二次位移[7,13]，特别是骨折涉及后柱时。2/3 的后柱骨折伴不稳定和继发失败[7]。

Benozzo 证实，这些骨折通常在后柱中表现为典型的不完全垂直骨折线，这是由于骨赘去除不足或研磨不充分[8]。即使临床检查白杯稳定，也建议使用螺钉固定[8,13,24]。

25.5.3 移位的术中骨折

术中移位的髋臼骨折，即使白杯稳定，由于

剪切力的增大，也会增加臼杯的松动率[13]。臼杯不稳定是骨折内固定术的明确指征。Benozzo 提出，在最终植入所选择的臼杯组件之前，应用 1 枚或 2 枚钢板固定后柱骨折。存在骨缺损时，推荐使用髋臼翻修技术[8,24]。建议患者取侧卧位进行手术。

25.5.4 术后早期发现骨折

此类患者的主要问题是不能对骨折和假体进行稳定性测试[8]。因此，有 3 种治疗可供选择。

- 骨折移位较小，臼杯稳定，臼杯位置良好→保守治疗，部分负重和短期放射学随访[6,8]。
- 骨折移位较小，臼杯移位→后方钢板内固定术，附加螺钉固定再植入非骨水泥臼杯。
- 移位骨折 ± 臼杯组件错位 / 移位→后方钢板

内固定术，更换臼杯（图 25.1），如有必要，可增加螺钉固定非骨水泥臼杯或使用 cage 进行额外的稳定性重建[29]。

25.5.5 创伤性骨折

创伤性骨折通常是新损伤的结果，最常见于行走时跌倒造成的低能量创伤。可以观察到髋臼周围骨盆环损伤及髋臼骨折。同样，可以分为 6 组给予治疗建议。

- 未移位的髋臼骨折，臼杯稳定→保守治疗，部分负重 6~8 周，髋屈曲不超过 60°，短期放射学随访[6,8]。
- 未移位的髋臼骨折，臼杯不稳定，正常骨量→后方钢板内固定术，再植入非骨水泥臼杯螺钉固定。

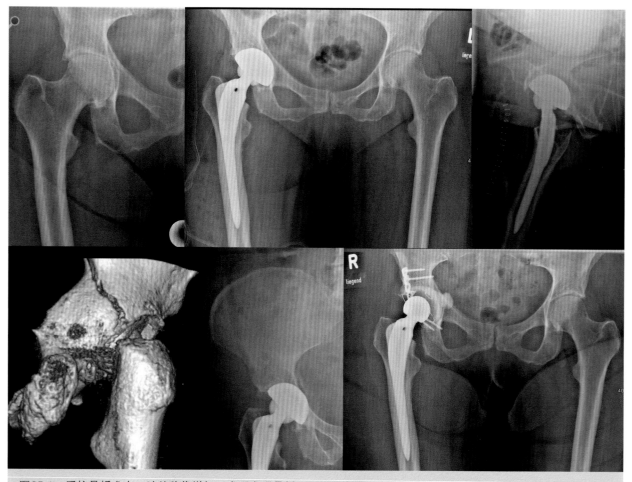

图25.1 后柱骨折术中，随着移位增加，术后发现骨折。翻修证实术中臼杯不稳，给予更换臼杯联合后方钢板内固定

- 未移位的髋臼骨折,臼杯不稳定,骨缺损→后方钢板内固定术,防内突cage和骨水泥臼杯。
- 移位的髋臼骨折,臼杯不稳定→后方钢板内固定术,臼杯修复,取决于骨量。
- 未移位的髋臼周围骨盆环骨折→保守治疗,部分负重6周,密切进行放射学随访(3、6周)。
- (较小)移位的髋臼周围骨盆环骨折→通过髂腹股沟入路的第一和第三窗口或骨盆内入路进行微创钢板固定术。

Zettl等针对8例THR后髋臼骨折患者(平均年龄83岁)进行前瞻性研究,随访平均10年(0.3~21年)。臼杯在受伤时稳定。采用双切口微创入路进行腹股沟钢板固定术治疗[35]。未发生相关并发症,并且所有患者的功能状态与未经手术年龄组生活质量相当[5]。

25.5.6 慢性骨折

慢性骨折伴有某种类型的骨盆/髋臼不连续(图25.2)。此类病例的治疗方案需要根据骨缺损程度的不同而有所区别。

治疗的首要目标是重建髂骨和坐骨之间的髋臼周围骨量,以及稳定的臼杯植入。可选择非骨水泥臼杯、金属骨小梁或多孔臼杯,允许附加螺钉固定。对于更大的骨缺损,可以使用cage重建[36]。另外,通常通过同种异体骨移植促进骨生长。

可能存在以下几种骨缺损情况:单纯局限的骨缺损、较大的缺损,以及完全骨盆不连续性合并骨质疏松。

根据骨质量,骨折的复位和固定是治疗这些损伤的重要步骤之一。

骨质量较好的患者,通过经典横形骨折的切开复位内固定技术,应用后路钢板固定和非骨水泥臼杯植入完成,可以实现良好的骨折端接触。此外,必须考虑植骨。对于伴有髋臼缘缺失的较大骨缺损患者,需要考虑联合应用后方钢板固定、大量植骨和特殊设计的髋臼杯(例如三翼状臼杯[37]、cage加强)。

相反,当存在骨溶解、骨量丢失,导致骨盆不连续时,由于骨端不能直接接触,且骨质量较差,直接骨愈合是不可能的,因此不能选择钢板内固定。只有机械稳定性足够并且预期能够实现一期骨愈合时,才考虑使用钢板内固定。否则,推荐

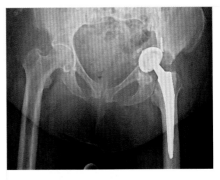
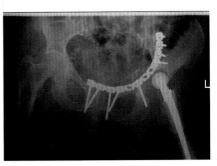
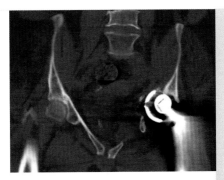
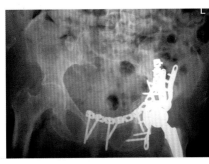

图25.2 慢性骨溶解导致臼杯松动、移位并伴有骨盆不连续;第一步,前路钢板固定重建双柱的连续性,患者病情稳定后进行第二步,即定制髋臼假体置换

使用个体化的治疗方案[38]。

有多篇报道应用骨移植、钢板内固定，然后使用三翼加强和骨水泥聚乙烯臼杯植入，取得了良好的治疗效果[36,37,39,40]。

对于某些较大骨缺损导致的骨盆不连续，经上述治疗之后，持续微动可能导致后期内固定疲劳失效和臼杯松动[41]。

多孔钽植入物可以桥接缺陷（即髋臼牵引技术）[41,42]。椭圆的髋臼多孔钽组分可单独使用，以允许骨结合到植入物或与另外的多孔钽组分结合。臼杯部件的螺钉固定增加了整体稳定性[41]。

亦可进一步选择个体化定制的三翼臼杯或加强 cage[43,44]。

最后一种选择是直接在髂骨中固定基座杯[45]。

25.6 总结

假体周围髋臼骨折较为少见。治疗方案取决于植入物的稳定性。充足的骨量是获得最佳效果的先决条件。初始和翻修髋关节技术的是治疗这些损伤的基础（图 25.3，25.4）。

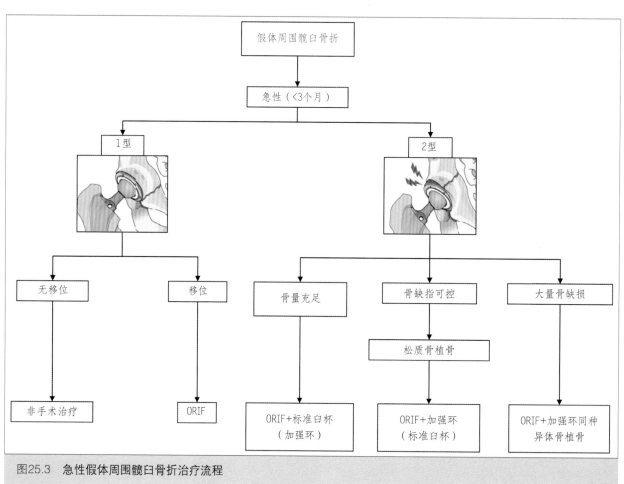

图25.3 急性假体周围髋臼骨折治疗流程

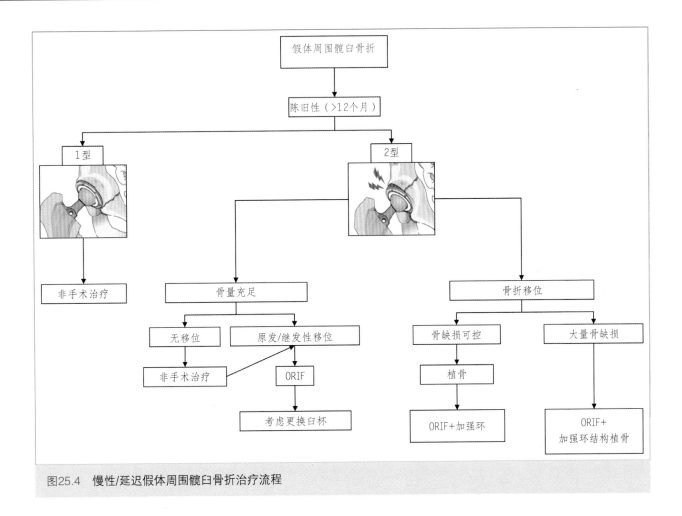

图25.4　慢性/延迟假体周围髋臼骨折治疗流程

参考文献

[1] Desai G, Ries MD. Early postoperative acetabular discontinuity after total hip arthroplasty. J Arthroplasty. 2011; 26(8):1570.e17–1570.e19

[2] McGrory BJ. Periprosthetic fracture of the acetabulum during total hip arthroplasty in a patient with Paget's disease. Am J Orthop. 1999; 28(4):248–250

[3] Miller AJ. Late fracture of the acetabulum after total hip replacement. J Bone Joint Surg Br. 1972; 54(4):600–606

[4] Sánchez-Sotelo J, McGrory BJ, Berry DJ. Acute periprosthetic fracture of the acetabulum associated with osteolytic pelvic lesions: a report of 3 cases. J Arthroplasty. 2000; 15(1):126–130

[5] Zettl R, Eschbach D, Ruchholtz S. Management of periprosthetic acetabular fractures in elderly patients– a minimally invasive approach. Int Orthop. 2015; 39(9):1845–1849

[6] Simon P, von Roth P, Perka C. Treatment algorithm of acetabular periprosthetic fractures. Int Orthop. 2015; 39(10):1995–2003

[7] Laflamme GY, Belzile EL, Fernandes JC, Vendittoli PA, Hébert-Davies J. Periprosthetic fractures of the acetabulum during cup insertion: posterior column stability is crucial. J Arthroplasty. 2015; 30(2):265–269

[8] Benazzo F, Formagnana M, Bargagliotti M, Perticarini L. Periprosthetic acetabular fractures. Int Orthop. 2015; 39(10):1959–1963

[9] McElfresh EC, Coventry MB. Femoral and pelvic fractures after total hip arthroplasty. J Bone Joint Surg Am. 1974; 56(3):483–492

[10] Peterson CA, Lewallen DG. Periprosthetic fracture of the acetabulum after total hip arthroplasty. J Bone Joint Surg Am. 1996; 78(8):1206–1213

[11] Curtis MJ, Jinnah RH, Wilson VD, Hungerford DS. The initial stability of uncemented acetabular components. J

Bone Joint Surg Br. 1992; 74(3):372–376

[12] Kroeber M, Ries MD, Suzuki Y, Renowitzky G, Ashford F, Lotz J. Impact biomechanics and pelvic deformation during insertion of press-fit acetabular cups. J Arthroplasty. 2002; 17(3):349–354

[13] Sharkey PF, Hozack WJ, Callaghan JJ, et al. Acetabular fracture associated with cementless acetabular component insertion: a report of 13 cases. J Arthroplasty. 1999; 14(4):426–431

[14] Haidukewych GJ, Jacofsky DJ, Hanssen AD, Lewallen DG. Intraoperative fractures of the acetabulum during primary total hip arthroplasty. J Bone Joint Surg Am. 2006; 88(9):1952–1956

[15] Abdel M, Berry D. Epidemiology of periprosthetic fractures. Hip. In: Schütz M, Perka C (Hrsg.), eds. AOTrauma: Periprosthetic Fracture Management. Stuttgart: Thieme Verlag; 2013:8–9

[16] Kim YS, Callaghan JJ, Ahn PB, Brown TD. Fracture of the acetabulum during insertion of an oversized hemispherical component. J Bone Joint Surg Am. 1995; 77(1):111–117

[17] Davidson D, Pike J, Garbuz D, Duncan CP, Masri BA. Intraoperative periprosthetic fractures during total hip arthroplasty. Evaluation and management. J Bone Joint Surg Am. 2008; 90(9):2000–2012

[18] Adelani MA, Keeney JA, Palisch A, Fowler SA, Clohisy JC. Has total hip arthroplasty in patients 30 years or younger improved? A systematic review. Clin Orthop Relat Res. 2013; 471(8):2595–2601

[19] Zwartelé RE, Witjes S, Doets HC, Stijnen T, Pöll RG. Cementless total hip arthroplasty in rheumatoid arthritis: a systematic review of the literature. Arch Orthop Trauma Surg. 2012; 132(4):535–546

[20] Berry DJ, Lewallen DG, Hanssen AD, Cabanela ME. Pelvic discontinuity in revision total hip arthroplasty. J Bone Joint Surg Am. 1999; 81(12):1692–1702

[21] Holzapfel BM, Prodinger PM, Hoberg M, Meffert R, Rudert M, Gradinger R. Periprothetische Frakturen bei Hüftendoprothese : Klassifikation, Diagnostik und Therapiestrategien. Orthopade. 2010; 39(5):519–535

[22] Lyons M, MacDonald S, Abdel M, et al. Arthroplasty. Risk of acetabular fractures. In: Schütz M, Perka C (Hrsg.), eds. AOTrauma: Periprosthetic Fracture Management. Stuttgart: Thieme Verlag; 2013:33–34

[23] Claes L, Kirschner P, Perka, C, Rudert, M. Manual der Endoprothetik. Hüfte udn Hüftrevision. Berlin: Springer; 2011

[24] Chitre A, Wynn Jones H, Shah N, Clayson A. Complications of total hip arthroplasty: periprosthetic fractures of the acetabulum. Curr Rev Musculoskelet Med. 2013; 6(4):357–363

[25] Harvie P, Gundle R, Willett K. Traumatic periprosthetic acetabular fracture: life threatening haemorrhage and a novel method of acetabular reconstruction. Injury. 2004; 35(8):819–822

[26] Fink B, Lass R. Diagnostischer Algorithmus der schmerzhaften Hüfttotalendoprothese. Z Orthop Unfall. 2016; 154(5):527–544

[27] Callaghan JJ, Kim YS, Pederson DR, Brown TD. Periprosthetic fractures of the acetabulum. Orthop Clin North Am. 1999; 30(2):221–234

[28] D'Antonio JA, Capello WN, Borden LS, et al. Classification and management of acetabular abnormalities in total hip arthroplasty. Clin Orthop Relat Res. 1989(243):126–137

[29] Della Valle CJ, Momberger NG, Paprosky WG. Periprosthetic fractures of the acetabulum associated with a total hip arthroplasty. Instr Course Lect. 2003; 52:281–290

[30] Duncan C, Haddad F. Chapter 4.2: Classification. In: Schütz M, Perka C (Hrsg.), eds. AOTrauma: Periprosthetic Fracture Management. Stuttgart: Thieme Verlag; 2013:50–51, 69–74

[31] Duncan CP, Haddad FS. The Unified Classification System (UCS): improving our understanding of periprosthetic fractures. Bone Joint J. 2014; 96-B(6):713–716

[32] Cochu G, Mabit C, Gougam T, et al. [Total hip arthroplasty for treatment of acute acetabular fracture in elderly patients]. Rev Chir Orthop Repar Appar Mot. 2007; 93(8):818–827

[33] Malchau H, Herberts P, Eisler T, Garellick G, Söderman P. The Swedish total hip replacement register. J Bone Joint Surg Am. 2002; 84-A Suppl 2:2–20

[34] Mittelmeier W, Hauschild M, Bader R, Gradinger R. Spezialimplantate. In: Gradinger R, Gollwitzer H (Hrsg), eds. Ossäre Integration. New York: Springer; 2006

[35] Ruchholtz S, Buecking B, Delschen A, et al. The two-incision, minimally invasive approach in the treatment of acetabular fractures. J Orthop Trauma. 2013; 27(5):248–255

[36] Petrie J, Sassoon A, Haidukewych GJ. Pelvic discontinuity: current solutions. Bone Joint J. 2013; 95; -; B(11) Suppl A:109–113

[37] Taunton MJ, Fehring TK, Edwards P, Bernasek T, Holt GE, Christie MJ. Pelvic discontinuity treated with custom triflange component: a reliable option. Clin Orthop Relat Res. 2012; 470(2):428–434

[38] Wirtz D, Rader C, Reichel H. Revisionsendoprothetik der Hüftpfanne. Heidelberg: Springer Verlag; 2008

[39] Resch H, Krappinger D, Moroder P, Blauth M, Becker J. Treatment of periprosthetic acetabular fractures after previous hemi- or total hip arthroplasty: Introduction of a new implant. Oper Orthop Traumatol. 2016; 28(2):104–110

[40] Villanueva M, Rios-Luna A, Pereiro De Lamo J, Fahandez-Saddi H, Böstrom MP. A review of the treatment of pelvic discontinuity. HSS J. 2008; 4(2):128–137

[41] Sporer SM, Bottros JJ, Hulst JB, Kancherla VK, Moric M, Paprosky WG. Acetabular distraction: an alternative for severe defects with chronic pelvic discontinuity? Clin Orthop Relat Res. 2012; 470(11):3156–3163

[42] Brown NM, Hellman M, Haughom BH, Shah RP, Sporer SM, Paprosky WG. Acetabular distraction: an alternative approach to pelvic discontinuity in failed total hip replacement. Bone Joint J. 2014; 96-B(11) Supple A:73–77

[43] DeBoer DK, Christie MJ, Brinson MF, Morrison JC. Revision total hip arthroplasty for pelvic discontinuity. J Bone Joint Surg Am. 2007; 89(4):835–840

[44] Holt GE, Dennis DA. Use of custom triflanged acetabular components in revision total hip arthroplasty. Clin Orthop Relat Res. 2004(429):209–214

[45] Tohtz S, Katterle H, Matziolis G, Drahn T, Perka C. [The reconstruction of extended acetabular bone defects in revision hip arthroplasty–risk factors for migration and loosening using the pedestal cup]. Z Orthop Unfall. 2007; 145(2):176–180

索　引

B

Biomechanics 生物力学